Leitlinien

der Gynäkologie und Geburtshilfe

Band I

Allgemeine Gynäkologie
Gynäkologische Onkologie
Urogynäkologie
Gynäkologische Infektiologie
Psychosomatik

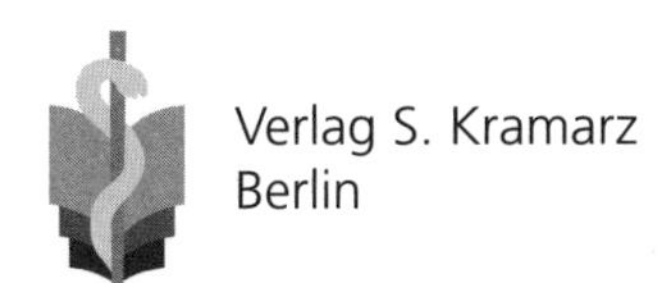

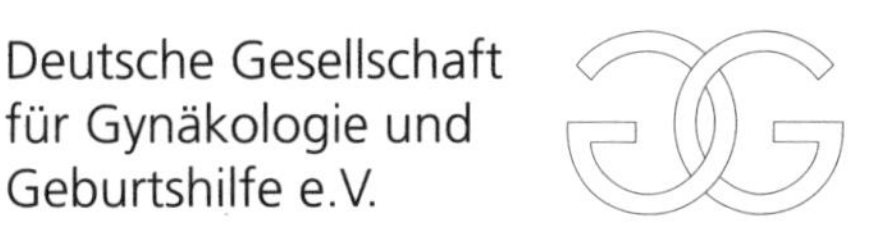

Anmerkungen

Leitlinien sind mit (S1), (S2) oder (S3) gekennzeichnet, entsprechend ihrem Grad an Evidenz und Konsens; sie sind zusätzlich mit einer Katalognummer der Arbeitsgemeinschaft wissenschaftlich-medizinischer Fachgesellschaften (AWMF) versehen (siehe 3-Stufen-Prozess, Band I, S. 10).

Dokumente ohne Leitliniencharakter sind als „Konsensuspapier", „Empfehlung", „Stellungnahme" etc. gekennzeichnet.

Die Leitlinien-Arbeit erfolgt kontinuierlich. In den Fällen, in denen eine Überarbeitung oder auch eine neue Leitlinie demnächst zu erwarten ist, wurde dies in den hier vorgelegten Bänden gekennzeichnet. Der aktuelle Stand ist den Homepages der DGGG und der AWMF zu entnehmen.

Alle hier vorgestellten Leitlinien wurden von der Leitlinienkommission und dem Vorstand der DGGG bestätigt.

Haftungshinweis

Die Leitlinien und Empfehlungen der DGGG sind systematisch entwickelte Hilfen für Ärzte. Sie gelten für Standardsituationen, dienen der Entscheidungsfindung in spezifischen Diskussionen und berücksichtigen die aktuellen wissenschaftlichen Erkenntnisse und in der Praxis bewährte Verfahren zum Zeitpunkt der Publikation. Leitlinien sorgen für mehr Sicherheit in der Medizin, sollen aber auch ökonomische Aspekte berücksichtigen. Durch die Leitlinien soll die Methodenfreiheit des Arztes nicht eingeschränkt werden. Leitlinien sind für Ärzte rechtlich nicht bindend und haben daher weder haftungsbegründende noch haftungsbefreiende Wirkung. Für die Richtigkeit insbesondere von Dosierungsangaben und Zeitintervallen kann von Autoren, DGGG und Verlag keine Verantwortung übernommen werden.

CIP-Titelaufnahme der Deutschen Bibliothek

Leitlinien der Gynäkologie und Geburtshilfe
Hrsg. von der Deutschen Gesellschaft für Gynäkologie und Geburtshilfe e.V. (DGGG)
Leitlinienkoordinator: Prof. Dr. med. Rolf Kreienberg

Leitlinienkommission der DGGG: Mitglieder der Leitlinienkommission siehe Band I, S. 8

ISBN 9-783941-130098

Gestaltung und Satz: Corinna Märting, Berlin
Lektorat: Dr. A. Kronenberg, Stadtlohn

Printed in Germany by CPI books, Leck

Verehrte Kolleginnen und Kollegen,

die Deutsche Gesellschaft für Gynäkologie und Geburtshilfe (DGGG) gehört zu den führenden medizinischen Fachgesellschaften Deutschlands in der Erstellung von Empfehlungen und Leitlinien zu allen Gebieten des Faches. Zudem entsendet sie Delegierte für die Mitarbeit an wichtigen interdisziplinären Leitlinien.

Die Leitlinienkommission der DGGG hat ihre Arbeit vor über zehn Jahren aufgenommen. Sie inittiert, berät, begleitet die Erarbeitung und auch die laufende Aktualisierung von Empfehlungen und Leitlinien, die von Mitgliedern der DGGG – vornehmlich von Arbeitsgemeinschaften und der ihr nahe stehenden Fachgesellschaften – geplant und erstellt werden. Die DGGG ist damit anerkannt und erfolgreich.

Leitlinien informieren über den State of the Art sowie die diagnostischen und therapeutischen Standards. Sie sollen es Fachärztinnen und Fachärzten ermöglichen, mit der Entwicklung der Medizin Schritt zu halten, und sollen sie bei ihrer ärztlichen Tätigkeit und der lebensbegleitenden Fortbildung unterstützen.

Leitlinien markieren dabei einen Handlungskorridor, in dem die ärztliche Therapiefreiheit im Interesse der notwendigen individuellen Patientenbehandlung erhalten bleibt. Dieser Korridor kann verlassen werden, wenn es die Situation und das Krankheitsbild unserer Patientinnen erfordern. Allerdings sollte eine solche Abweichung sorgfältig begründet und dokumentiert werden.

Ein besonderer Dank gilt an dieser Stelle allen Autorinnen und Autoren, die sich mit großem Engagement den hohen wissenschaftlichen und formalen Ansprüchen der Leitlinienerarbeitung gestellt und diese mit einem oft erheblichen Aufwand erarbeitet haben.

Wir hoffen, dass dieses Engagement dazu beiträgt, die Qualität der medizinischen Versorgung der uns anvertrauten Patientinnen weiter zu verbessern.

Prof. Dr. med. Rolf Kreienberg

Präsident der DGGG 2008 – 2010
Leitlinienbeauftragter der DGGG

Prof. Dr. med. Klaus Friese

Präsident der DGGG 2010 – 2012

Inhaltsverzeichnis

Band I

Die Nummerierungen der Leitlinien beziehen sich auf das Leitlinienregister der DGGG (www.dggg.de).

Die Mitglieder der Leitlinienkomission

Stand Juli 2010

Präsident der DGGG
Leitlinien-Beauftragter der DGGG und Vorsitzender der Leitlinienkommission
Prof. Dr. med. Rolf Kreienberg
Direktor der Universitäts-Frauenklinik
Universitätsklinikum Ulm
Prittwitzstraße 43
D – 89075 Ulm

Stellvertretender Vorsitzender der Leitlinien-Kommission
Prof. Dr. med. Dietrich Berg
Schwaigerstraße 33
D – 92224 Amberg

Präsident 2006–2008
Prof. Dr. med. Walter Jonat
Direktor der Universitäts-Frauenklinik
Universitätsklinikum Schleswig-Holstein
Campus Kiel
Michaelisstr. 16
D - 24105 Kiel

Generalsekretär der DGGG
Prof. Dr. med. Klaus Vetter
Vivantes Klinikum Neukölln
Klinik für Geburtsmedizin
Rudower Str. 48
D – 12351 Berlin

Präsident des Berufsverbandes der Frauenärzte (BVF)
Dr. med. Christian Albring
Elmstraße 14
D – 30657 Hannover

Bundesarbeitsgemeinschaft Leitender Ärztinnen und Ärzte in der Frauenheilkunde und Geburtshilfe (BLFG)
Prof. Dr. med. Rüdiger Rauskolb
Bürgermeister-Peters-Straße 2 b
D – 37154 Northeim

Junges Forum
Dr. med. Kerstin Rhiem
Universitäts-Frauenklinik Köln
Kerpener Straße 34
D – 50931 Köln

Allgemeine Gynäkologie und Gynäkologische Onkologie
Prof. Dr. med. Matthias Beckmann
Direktor der Universitäts-Frauenklinik
Universitätsklinikum Erlangen
Universitätsstraße 21-23
D – 91054 Erlangen

Gynäkologische Endokrinologie und Fortpflanzungsmedizin
Prof. Dr. med. Ludwig Kiesel
Direktor der Universitäts-Frauenklinik
Universitätsklinikum Münster
Albert-Schweitzer-Straße 33
D – 48149 Münster

Pränatal- und Geburtsmedizin
Prof. Dr. med. Karl T. M. Schneider
Leiter der Abteilung für
Perinatalmedizin und des
Mutter-Kind-Zentrums
Frauenklinik der TU München
Ismaningerstraße 22
D – 81675 München

Beisitzerin
Claudia Halstrick
Rechtsanwältin
Nymphenburgerstr. 113
D – 80636 München

Referentin des Leitlinienbeauftragten
Susanna Kramarz
D - 14008 Berlin

Methodischer Hintergrund von Leitlinien: 3-Stufen-Klassifizierung der AWMF

Die Leitlinien der wissenschaftlichen medizinischen Fachgesellschaften in Deutschland werden nach drei Entwicklungsstufen klassifiziert.

1. Stufe = Entwicklungsstufe 1 (S1)

Eine repräsentativ zusammengesetzte Expertengruppe der wissenschaftlichen medizinischen Fachgesellschaft erarbeitet im informellen Konsens eine **S1-Handlungsempfehlung**, die von der Leitlinienkommission der DGGG geprüft und vom Vorstand der DGGG verabschiedet wird. Bei der DGGG ist es üblich, schon bei S1-Leitlinien benachbarte Arbeitsgemeinschaften mit hinzuzuziehen, in vielen Fällen auch benachbarte Fachgesellschaften.

2. Stufe = Entwicklungsstufe 2 (S2e oder S2k)

Leitlinien, die entweder auf einer strukturierten Konsensfindung einer repräsentativen, interdisziplinären Gruppe von Experten, Anwendern und Patienten oder auf einer systematischen Analyse der wissenschaftlichen Belege (Evidenz) beruhen, werden der S2-Klasse zugeordnet.

S2e-Leitlinien: Eine **formale Evidenz-Basierung** bedeutet, dass die aktuell verfügbare Literatur zum Leitlinienthema systematisch recherchiert, ausgewählt und bewertet wird. Jede Literaturstelle wird auf ihre methodische und inhaltliche Qualität überprüft. Der gesamte Prozess wird dokumentiert und zu kritischen Fragestellungen werden Evidenztabellen erstellt. Diese dienen als Grundlage der Entscheidungsfindung bei der Formulierung der Empfehlungen.

S2k-Leitlinien: Eine **formale Konsens-Basierung** bedeutet, dass die Empfehlungen im Rahmen einer strukturierten Interaktion der Leitliniengruppe erarbeitet werden. Dazu werden wissenschaftlich begründete Techniken eingesetzt (Nominaler Gruppenprozess, Strukturierte Konsensuskonferenz, Delphi-Verfahren). Die Beiträge aller Teilnehmer werden systematisch erfasst und zusammengeführt, der gesamte Prozess wird dokumentiert. Die Moderation erfolgt durch unabhängige, in den Konsensustechniken erfahrene Leitlinienberaterinnen und –berater.

3. Stufe = Entwicklungsstufe 3 (S3)

Für **S3-Leitlinien** gelten die Anforderungen einer S2e- UND einer S2k-Leitlinie. Zusätzlich wird die Erfüllung weiterer methodischer Kriterien gefordert, die heute international in einheitlicher Weise definiert werden. Für den deutschen Raum sind diese in Form des Deutschen Leitlinien-Bewertungsinstruments (DELBI) publiziert (siehe www.delbi.de).

Für alle Leitlinien ist ein Leitlinienreport zur Methodik zwingend, aus denen die Vorgehensweise bei der Erstellung transparent wird.

Da Leitlinienreports bei S2- und S3-Leitlinien häufig sehr umfangreich sind, wurde in den vorliegenden Bänden auf den Abdruck verzichtet. Die Reports sind den Langversionen im Internet (Homepage der DGGG: www.dggg.de, Homepage der AWMF: www.leitlinien.net und Homepages der Arbeitsgemeinschaften) zu entnehmen. Die Langversionen der onkologischen Leitlinien sind vollständig im Zuckschwerdt-Verlag, München publiziert.

DGGG Leitlinienregister 2010	1	Allgemeine Gynäkologie und gynäkologische Onkologie
	1.1	Allgemeine Gynäkologie
	1.1.1	Die laparoskopische suprazervikale Hysterektomie
AWMF Leitlinienregister	015/003 (S1)	

Deutsche Gesellschaft für Gynäkologie und Geburtshilfe (DGGG),
Arbeitsgemeinschaft Gynäkologische Endoskopie (AGE)

Die laparoskopische suprazervikale Hysterektomie (LASH)

Inhaltsverzeichnis

1 Handlungsempfehlung

Die laparoskopische suprazervikale Hysterektomie stellt eine operative Alternative zur abdominalen Hysterektomie und zur vaginalen Hysterektomie dar. Sie wird seit den 90er-Jahren klinisch angewendet.

Aufgrund der invaliden Datenlage hat die hier vorliegende Handlungsempfehlung in allen Aspekten ein Evidenzlevel IV nach AWMF- und RCOG-Kriterien und einen Empfehlungsgrad C nach AWMF.

2 Einleitung

Seit der ersten Stellungnahme durch die Arbeitsgemeinschaft Gynäkologische Endoskopie (AGE) der Deutschen Gesellschaft für Gynäkologie und Geburtshilfe (DGGG) gemeinsam mit der Europäischen Gesellschaft für Gynäkologische Endoskopie (ESGE) zur laparoskopischen suprazervikalen Hysterektomie (LASH) im Jahr 2004 (7) hat sich der Anteil an suprazervikalen Hysterektomien an der Gesamtzahl der Hysterektomien in Deutschland und international weiter erhöht, wobei genaue Zahlen nicht vorliegen. In den USA beträgt der Anteil an suprazervikalen Hysterektomien ca. 2% (1).

In Skandinavien werden zwischen 21–36% der abdominalen Hysterektomien als suprazervikale Hysterektomien durchgeführt. In Dänemark wurde der Anteil an abdominalen totalen Hysterektomien innerhalb von zehn Jahren um 38% gesenkt (1988 173 und 1998 107 pro 100.000 Frauen pro Jahr). Andererseits stieg der Anteil an abdominalen suprazervikalen Hysterektomien im gleichen Zeitraum von 7,5% auf 41,5% pro 100.000 Frauen im Jahr (4).

Die Hauptargumente, die zum Einsatz der laparoskopischen suprazervikalen Hysterektomie (LASH) führten, beinhalteten zwei Überlegungen:

- Nutzung der Vorteile des minimalinvasiven Zuganges und Operierens durch den Einsatz der Laparoskopie im Vergleich zur Laparotomie,
- Senkung der operationsbedingten Morbidität und Vermeidung befürchteter Folgeerscheinungen am Beckenboden durch das Belassen der Zervix.

In einer Metaanalyse aus dem Jahr 2007 wurden die bis Juli 2005 publizierten randomisierten Studien und Beobachtungsstudien analysiert, die totale abdominale und suprazervikale Hysterektomien miteinander vergleichen (6).

Bei der abdominalen suprazervikalen Hysterektomie waren die Operationszeit kürzer, der Blutverlust geringer und die febrile Morbidität vermindert. Bezüglich der Transfusionsrate bestand kein Unterschied (6, 12).

Die Vorteile der abdominalen suprazervikalen Hysterektomie im Vergleich zur abdominalen Hysterektomie konnten in Bezug auf Inkontinenz, Verdauung und Sexualfunktion in bisher durchgeführten Metaanalysen nicht belegt werden (6, 12).

3 Indikationsstellung

Als Hauptindikationen für die LASH werden der symptomatische Uterus myomatosus, die Adenomyosis uteri mit Beschwerden und therapieresistente dysfunktionelle Blutungsstörungen angesehen. Fehlende prämaligne oder maligne Veränderungen der Zervix bzw. des Corpus uteri gelten als wesentliche Voraussetzungen für die Durchführung einer LASH. Zervixmyome und eine rektovaginale Endometriose stellen relative Kontraindikationen dar.

4 Anamnese, Diagnostik und Aufklärung

Nach Verifizierung der Beschwerden durch die Erhebung der gynäkologischen Anamnese sind folgende Methoden der Diagnostik für eine korrekte Indikationsstellung erforderlich:

- gynäkologische Untersuchung,
- Sonographie,
- Zytologie der Zervix (Pap-Abstrich nicht älter als zwölf Monate),
- kolposkopische Beurteilung der Zervix.

Bei sonographischen Auffälligkeiten oder schwer beurteilbarem Endometrium sollte zum Ausschluss von Malignität präoperativ eine fraktionierte Abrasio mit diagnostischer Hysteroskopie erfolgen.

Die präoperative Aufklärung zur Operation sollte das gesamte Spektrum der zur Verfügung stehenden operativen und alternativen nichtoperativen Therapiemethoden umfassen:

- hormonelle Therapie,
- Endometriumablation bzw. -resektion,
- hysteroskopische Myomresektion,

- Myomembolisation,
- Myomenukleation (laparoskopisch oder per Laparotomie),
- laparoskopische suprazervikale Hysterektomie,
- komplette Hysterektomie (vaginal, abdominal, LAVH, TLH).

5 Erwartete Vorteile beim Belassen der Zervix

- Erhalt der Integrität des Beckenbodens,
- keine Verkürzung der Scheide,
- keine Verschlechterung der Sexualität,
- geringe intraoperative Komplikationsrate (keine Blasenpräparation, geringeres Ureterläsionsrisiko),
- kurzer stationärer Aufenthalt,
- schnellere Rekonvaleszenz.

Die Patientin ist dahingehend aufzuklären, dass bei der LASH der Zervixstumpf nicht entfernt wird und dass sie sich deshalb regelmäßig zu den Früherkennungsuntersuchungen vorstellen sollte.

Die Fortschritte auf dem Gebiet der HPV-Diagnostik und die Zulassung des ersten Impfstoffes gegen das Zervixkarzinom tragen neben den diagnostischen Standardmethoden (Zytologie, Kolposkopie) zur Verbesserung der Früherkennung bzw. Prävention des Zervixkarzinoms bei.

6 Malignomrisiko nach LASH

Für Frauen nach LASH liegt das Risiko, an einem invasiven Zervixstumpfkarzinom zu erkranken, in Ländern mit Früherkennungsprogrammen für das Zervixkarzinom zwischen 0,1 und 0,2% (9, 15). Es ist damit vergleichbar mit dem in der Literatur berichteten Risiko von 0,17% (2), ein Karzinom des Scheidenstumpfes nach abdominaler Hysterektomie zu entwickeln. Frühe Läsionen lassen sich ohne Probleme durch gezielte Biopsien bzw. Konisation entfernen.

Für Länder, in denen keine Früherkennungsprogramme existieren und somit die Screeninguntersuchungen vor und nach einer LASH nicht gewährleistet sind, ist die LASH nicht als Standardoperation bzw. als breit anzuwendende Alternative zur totalen Hysterektomie geeignet.

7 Blutungen nach LASH

Auf die Möglichkeit von persistierenden, meist leichten Regelblutungen ist ebenfalls hinzuweisen. Die Blutungshäufigkeit wird zwischen 0 und 25% angegeben (3), wobei Blutungen auch nach Koagulation bzw. Resektion des endozervikalen Kanals und der Transformationszone beobachtet wurden.

8 LASH im Vergleich zu anderen Methoden der Hysterektomie

Es fehlen randomisierte prospektive Untersuchungen mit ausreichenden Patientenzahlen zu den immer wieder zitierten Vor- und Nachteilen der LASH im direkten Vergleich mit den klassischen kompletten abdominalen und vaginalen Hysterektomien und mit den laparoskopisch assistierten vaginalen (LAVH) bzw. totalen laparoskopischen Hysterektomien (TLH). Die wenigen bisher vorhandenen randomisierten Studien vergleichen fast ausschließlich die abdominale suprazervikale mit der abdominalen totalen Hysterektomie (5, 10, 11, 16, 17).

Die bisherigen Daten aus zahlreichen retrospektiven Beobachtungsstudien und nur wenigen randomisierten prospektiven Untersuchungen zu den Auswirkungen der Hysterektomien auf die Sexualität und dem Einfluss auf die Entwicklung bzw. Vermeidung von postoperativen Deszensusproblemen oder Harnentleerungsstörungen sind

- teilweise widersprüchlich,
- schwer miteinander vergleichbar,
- meist ohne Langzeitergebnisse und
- nur auf geringen Patientenzahlen basierend.

Derzeit lassen sich die theoretischen Vorteile der LASH hinsichtlich des selteneren Auftretens eines Deszensus und von Harnentleerungsstörungen, zumindest in Studien, in denen abdominale suprazervikale Hysterektomien evaluiert wurden, nicht verifizieren (6).

Die Metaanalyse aus dem Jahr 2007 (6) und eine Literaturrecherche aus dem Jahr 2004 (8) lassen bis heute noch keine eindeutigen Schlussfolgerungen zu den Vor- und Nachteilen der LASH zu. Es werden Trends beschrieben (6), die sich aus elf schwer vergleichbaren Beobachtungsstudien und vier randomisierten prospektiven Untersuchungen zusammensetzen. Diese hatten zumeist eine kurze Nachbeobachtungszeit (Beobachtungsstudien: meist sechs bis zwölf Monate; randomisierte Studien: meist sechs bis zwölf oder 24 Monate) und nur kleine Patientengruppen (Beobachtungsstudien: 100 bis 678 Patientinnen; randomisierte Studien: 22 bis 319 Patientinnen).

Die o. g. Metaanalyse bezog sich nicht auf die laparoskopische Technik der suprazervikalen Hysterektomie, zeigte aber tendenziell, dass sich Harninkontinenzsymptome in beiden Gruppen verbesserten. Eine randomisierte Studie zeigte einen Vorteil der kompletten gegenüber der suprazervikalen Hysterektomie (11). Eine ähnliche Tendenz, die ebenfalls nicht signifikant war, wurde für das häufigere Auftreten eines Prolapses nach suprazervikaler Hysterektomie festgestellt.

Hinsichtlich der Operationszeit, des Blutverlustes und der peri- und postoperativen Komplikationsraten zeigte die suprazervikale Hysterektomie signifikante Vorteile gegenüber der kompletten Hysterektomie. Keine signifikanten Unterschiede zwischen kompletter (vaginaler oder abdominaler) Hysterektomie und suprazervikaler abdominaler Hysterektomie ließen sich bezogen auf die Sexualität und die Lebensqualität nach der Operation feststellen. In allen drei Gruppen kam es zu einer Verbesserung (14). Eine einzige, kürzlich erschienene, randomisierte retrospektive Untersuchung, die LASH mit totalen laparoskopischen Hysterektomien verglich, ergab keine signifikanten Unterschiede in beiden Patientengruppen hinsichtlich der operativen Komplikationen und den klinischen Resultaten nach einem Beobachtungszeitraum von zwei Jahren (13).

9 Voraussetzungen zur Durchführung einer LASH

- Unauffälliger zytologischer Abstrich der Zervix uteri, kein Anhalt für zervikale Dysplasie und kein Anhalt für prämaligne oder maligne Endometriumveränderungen.
- Kritische individuelle Indikationsstellung bei retrozervikaler Endometriose. In diesem Fall ist eine komplette operative Sanierung der Endometriose während der LASH durchzuführen.
- Kritische individuelle Indikationsstellung bei Zervixmyomen. In diesem Fall ist eine LASH nur durchzuführen, wenn sich die Zervixmyome während der LASH entfernen lassen.
- Wunsch des Zervixerhaltes durch die Patientin nach umfassender präoperativer Beratung und Bereitschaft der Patientin zur regelmäßigen postoperativen Krebsfrüherkennungsuntersuchung.
- Akzeptanz von möglichen geringgradigen postoperativen Periodenblutungen.
- Bei Inkontinenz- bzw. Deszensusproblemen müssen spezifische Zusatzmaßnahmen erfolgen.

Argumente zur Durchführung einer LASH sind:

- Bei Nulliparae bzw. bei Zustand nach einer oder mehreren Kaiserschnittentbindungen mit Uterus myomatosus stellt die LASH ein schonendes Operationsverfahren dar.

- Bei Patientinnen mit dem Wunsch nach Organerhalt kann die LASH bei abgeschlossener Familienplanung eine Alternative zur Myomenukleation, zur Endometriumablation oder zur kompletten Hysterektomie darstellen.
- Die laparoskopische suprazervikale Hysterektomie kann unter Berücksichtigung der oben genannten Voraussetzungen als sinnvolle Alternative zu anderen operativen und nichtoperativen Behandlungsverfahren bei benignen Erkrankungen des Uterus angesehen werden.

10 Fazit

Auch wenn im Jahr 2008 weiterhin keine validierten Langzeitdaten über postoperative Ergebnisse nach LASH im Vergleich mit den klassischen und minimalinvasiven totalen Hysterektomietechniken vorliegen, hat sich in den letzten Jahren in der klinischen Erfahrung gezeigt, dass diese Methode das Spektrum der Behandlungsmethoden benigner uteriner Veränderungen erweitert hat. Auch wenn zunehmend der Wunsch durch die Patientinnen bzw. durch die einweisenden Gynäkologen an den Operateur getragen wird, die Zervix zu erhalten, muss auch in Zukunft die Indikationsstellung kritisch und individuell erfolgen.

Es bleibt weiteren Untersuchungen vorbehalten, ob nicht durch die Analyse von selektierten Patientengruppen (z. B. Nulliparae, Zustand nach Sectio caesarea) die erwarteten Vorteile der laparoskopischen suprazervikalen Hysterektomie bestätigt werden.

Außerdem gilt es, die Langzeitergebnisse nach LASH bei Patientinnen mit Endometriose bzw. Adenomyosis zu analysieren, da hier die Zufriedenheitsraten niedriger und die Zahl der Nachoperationen höher liegt als nach LASH wegen symptomatischem Uterus myomatosus bzw. Blutungsstörungen. Die ökonomischen Vorteile der laparoskopischen suprazervikalen Hysterektomie wurden bisher nicht untersucht.

11 Literatur

1. Brill AJ. Hysterectomy in the 21st Century. Different Approaches, Different Challenges. Clinical Ostectrics & Gynecology 2006, 49 (4) 722–735

2. Fox JF, Remington P, Layde P, Klein G. The effect of hysterectomy on risk of abnormal screening Papanicolaou test result. Am J Obstet Gynecol 1999; 180: 1104–1109

3. Ghomi A, Hantes J, Lotze EC. Incidence of cyclical bleeding after laparoscopic supracervical hysterectomy. J Minim Invasive Gynecol 2005; 12: 201–205

4. Gimbel H, Settnes A, Tabor A. Hysterectomy on benign indication in Denmark 1988–1998. A register-based trend analysis. Acta Obstet Gynecol Scand 2001; 80: 267–272

5. Gimbel H, Zobbe V, Andersen BM, Filtenborg T, Gluud C, Tabor A. Randomised controlled trial of total versus subtotal hysterectomy with one-year follow-up results. BJOG 2003; 110: 1088–1098

6. Gimbel H. Total or subtotal hysterectomy for benign uterine disease? A meta-analysis. Acta Obstet Gynecol Scand 2007; 86: 133–144

7. Hucke J, Wallwiener D, Diedrich K. Die laparoskopische suprazervikale Hysterektomie. Frauenarzt 2004; 45 (7): 681–682

8. Jenkins TR. Laparoscopic supracervical hysterectomy. Am J Obstet Gynecol 2004; 191: 1875–1884

9. Killku P, Gronroos M. Preoperative electrocoagulation of endocervical mucosa and later carcinoma of cervical stump. Acta Obstet Gynecol Scand 1982; 61: 265–267

10. Kuppermann M, Summit Jr RL, Varner E, McNeeley SG, Goodman-Gruen D, Learman LA, et al. Sexual functioning after total compared with supracervical hysterectomy: a randomized trial. Obstet Gynecol 2005; 105: 1309–1318

11. Learman LA, Summit RL Jr, Varner RE et al. A randomized comparison of total or supracervical hysterectomy: surgical complications and clinical outcomes. Obstet Gynecol 2003; 102: 453–462

12. Lethaby A, Ivanova V, Johnson NP. Total versus subtotal haysterectomy for benign gynaecological conditions (Review). Cochrane Database of Systematic Reviews 2006, Apr 19; (2) CD 004993.

13. Morelli M, Noia R, Chiodo D, et al. Laparoscopic supracervical hysterectomy versus laparoscopic total hysterectomy: a prospective randomized study. Minerva Ginecol 2007; 59: 1–10

14. Roovers JP, van der Bom JG, van der Vaart CH, Heintz PM. Hysterectomy an sexual wellbeing: prospective, observational study of vaginal hysterectomy, subtotal abdominal hysterectomy, and total abdominal hysterectomy. BMJ 2003; 327: 774–777

15. Scott JR, Sharp HT, Dodson MK, Norton PA, Warner HR. Subtotal hysterectomy in modern gynecology: a decision analysis. Am J Obstet Gynecol 1997; 176: 1186–1192

16. Thakar R, Ayers S, Clarkson P, Stanton S, Manyonda I. Outcomes after total versus subtotal abdominal hysterectomy. N Engl J Med 2002; 347: 1318–1325

17. Thakar R, Ayers S, Georgakapolou A, Clarkson P, Stanton S, Manyonda I. Hysterectomy improves quality of life and decrases psychiatric symptoms: prospective and randomized comparison of total versus subtotal hysterectomy. BLOG 2004; 111: 1115–1120

Erstfassung	2004
Überarbeitung	2008. Gültigkeit im Jahr 2010 bestätigt.
Beteiligte Fachgesellschaften, Arbeitsgemeinschaften und Organisationen	Deutsche Gesellschaft für Gynäkologie und Geburtshilfe · Arbeitsgemeinschaft Gynäkologische Endoskopie
Autoren der letzten Überarbeitung	PD Dr. med. B. Bojahr, Berlin (Federführung) Dr. med. W. Zubke, Tübingen Dr. med. T. Schollmeyer, Kiel
Anmerkungen	S1-Leitlinie Methoden- und Leitlinienreport siehe Homepages der DGGG und der AWMF Die Autoren der hier vorgelegten Handlungsempfehlung arbeiten an dem S2-Leitlinienverfahren „Hysterektomie" der DGGG mit. Die geplante Leitlinie wird die Handlungsempfehlung zur LASH aufnehmen und ersetzen. Diese tritt dann außer Kraft.

DGGG Leitlinienregister 2010	1	Allgemeine Gynäkologie und gynäkologische Onkologie
	1.1	Allgemeine Gynäkologie
	1.1.2	Diagnostik und Therapie der Endometriose
AWMF Leitlinienregister	015/045 (S1)	

Diagnostik und Therapie der Endometriose

1.1.2 identisch mit 2.1.3 siehe Band II, S. 19 ff.

Deutsche Gesellschaft für Gynäkologie und Geburtshilfe (DGGG),
Arbeitsgemeinschaft Gynäkologische Endoskopie (AGE),
Arbeitsgemeinschaft Gynäkologische Onkologie (AGO)

Laparoskopische Operation von Ovarialtumoren

Inhaltsverzeichnis

Die vorliegenden Empfehlungen sollen dazu beitragen, unnötige operative Eingriffe an den Adnexen zu vermeiden und die verschiedenen, heute zur Verfügung stehenden Methoden der operativen Laparoskopie einerseits und der traditionellen Laparotomie andererseits indikationsgerecht einzusetzen.

1 Indikationsstellung

Die differenzierte Indikationsstellung zu einem operativen Eingriff an den Adnexen hat höchstens Vorrang vor der Wahl des operativen Zugangs und muss unabhängig hiervon Bestand haben.

2 Präoperative Diagnostik

Die zur Verfügung stehende klinische und apparative Diagnostik liefert nützliche Schätzwerte bezüglich der Dignität eines Ovarialprozesses, lässt aber eine absolut verlässliche Unterscheidung zwischen benignen und malignen Ovarialläsionen nicht zu.

2.1 Sonographie

Während bei fortgeschrittenen Fällen eines Ovarialkarzinomes oftmals der klinische Eindruck bei der Entscheidungsfindung ausreichend ist, kann bei kleineren Ovarialtumoren die Sonomorphologie wegweisend sein. Aussagen über die tatsächliche Größe des Tumors, die Zahl der Kammern, das Vorliegen solider Anteile, die Dicke etwaiger Septen, das Vorhandensein von Binnenstrukturen, die Viskosität der Zystenflüssigkeit, den ein- oder beidseitigen Befall der Ovarien sowie das Vorliegen von Aszites sind vielfach möglich und müssen entsprechend dokumentiert werden. Eine sichere Aussage über Gut- oder Bösartigkeit ist jedoch auch bei diesen sonomorphologischen Merkmalen nicht möglich. Die Sonographie des Beckens wird aber als generelle präoperative Methode empfohlen.

2.2 Computertomographie

Sensivität und Spezifität der Computertomographie und Kernspintomographie des Beckens rechtfertigen keine generelle Empfehlung zur präoperativen Diagnostik bei Vorliegen oder Annahme eines Adnex(Ovarial)-Prozesses.

2.3 Tumormarker

Tumormarker (CA 12-5 und ggf. CA 72-4) können in Einzelfall zur Diagnostik beitragen. Die Bestimmung von CA 12-5 ist jedoch auch oft, z.B. bei entzündlichen Prozessen, einer Endometriose sowie bei Vorliegen von Myomen u. a., erhöht. Somit trägt die Bestimmung der Tumormarker nur eingeschränkt zur Abschätzung der Dignität bei.

3 Aufklärung der Patientin

Die Aufklärung der Patientin vor der operativen Abklärung von Ovarialprozessen hat den aktuellen Wissensstand in Diagnostik und Therapie von gut- und bösartigen Ovarialtumoren einzubeziehen und dabei auch die individuelle Situation der Patientin zu berücksichtigen. Wird eine laparoskopische Operation geplant, so ist stets auch darauf hinzuweisen, dass eine Laparotomie notwendig werden kann, falls eine adäquate Sanierung des Befundes laparoskopisch nicht möglich ist, intraoperativ entgegen der präoperativen Annahme der Verdacht auf das Vorliegen eines Malignoms geäußert werden muss oder laparotomiebedürftige Komplikationen eintreten. Die Wahrscheinlichkeit einer unerwarteten Malignomdiagnose liegt nach sorgfältiger präoperativer Abklärung lediglich bei 0,5%.

Da eine intraoperative Schnellschnittdiagnose bei Ovarialtumoren oftmals problematisch ist, empfiehlt es sich, schon bei der Aufklärung darauf hinzuweisen, dass es in diesen Fällen sinnvoll sein kann, die endgültige Diagnose am Paraffinschnitt abzuwarten und erst dann eine stadiengerechte Operation durchzuführen. Die letztendliche Entscheidung über das intraoperative Vorgehen im Individualfall liegt jedoch beim Operateur, der intraoperativ nach Sachlage entscheiden wird.

Bei Tumoren unklarer Dignität, insbesondere wenn ein organerhaltendes Vorgehen beabsichtigt ist, muss die Patientin darüber aufgeklärt werden, dass eine eventuelle Ruptur eines Karzinoms die Prognose verschlechtern und eine postoperative Chemotherapie notwendig werden kann.

4 Strukturelle Voraussetzungen

Unabhängig von allgemeingültigen Anforderungen an die Ausstattung von Operationssälen für ambulante und stationäre Eingriffe gelten speziell für die Ovarialchirurgie folgende Bedingungen:

1. In jedem Operationssaal, in dem laparoskopische Eingriffe am Ovar vorgenommen werden, muss jederzeit auch eine Laparotomie indikationsgerecht durchgeführt werden können.
2. Alle Befunde, bei denen präoperativ durch Klinik, Anamnese und bildgebende Verfahren ein Malignom nicht mit hoher Sicherheit ausgeschlossen werden kann – wie das z.B. bei intrazystischen, echoreichen Bezirken der Fall wäre –, müssen, auch laparoskopisch, in einer Klinik operiert werden, in der gleichen Sitzung eine stadiengerechte Operation eines Ovarialkarzioms vorgenommen werden könnte. Bzgl. der Personalstruktur der interdisziplinären Zusammenarbeit (Chirurgie, Schnellschnittdiagnostik u.a.) gelten die gleichen Anforderungen unabhängig von der gewählten Operationstechnik, ob Laparoskopie oder Laparotomie.

5 Zum operativen Vorgehen

Um unnötige Operationen (Laparotomien, aber auch Laparoskopien) zu vermeiden, ist bei prä- und perimenopausalen Patientinnen mit einer einkammerigen, außen und innen sonographisch glatten Zyste des Ovars bis zu einem Durchmesser von ca. 6 cm bei Beschwerdefreiheit eine Verlaufskontrolle sinnvoll. Nimmt die Zyste an Größe zu oder treten Beschwerden auf, so ist eine Operation indiziert. Diese sollte laparoskopisch durchgeführt werden. Die Zysten sollen in toto entfernt werden. Die Fensterung von zys-tischen Befunden ist obsolet. Ausnahmen stellen lediglich funktionelle Zysten dar.

Ovarialeingriffe gehören seit Etablierung der Qualitätssicherung zu den Traceroperationen, welche jährlich von allen Operateuren abgefragt und ausgewertet werden.

Hierbei gilt es zu beachten, dass grundsätzlich für jeden Ovarialeingriff (auch für funktionelle Zysten) eine Histologie gefordert wird, wobei lediglich Adhäsiolysen ausgeschlossen sind.

Darüber hinaus wurde für Patientinnen mit Follikel- und Corpus-luteum-Zysten oder Normalbefund als führendem histologischem Befund ein maximaler Anteil von 20% am gesamten Operationsgut angesetzt.

An diesen Richtgrößen, die sich in den vergangenen Jahren als sinnvoll und praktikabel erwiesen haben, sollte sich jeder Einzeloperateur und jede Institution, in der Ovarialeingriffe durchgeführt werden, orientieren.

Mehrkammerige Zysten und solche mit intrazystischen, sonographisch nachgewiesenen Strukturen sind Hinweise, dass es sich um Tumoren (Geschwülste) handelt, deren Dignität präoperativ nicht mit der notwendigen Sicherheit eingeschätzt werden kann. Bzgl. der Entfernung dieses Tumors unterliegen beide Operationsmethoden, die Laparoskopie wie auch die Laparotomie, dem gleichen Sicherheitsstandard: unverletzte Bergung und Entfernung der Geschwulst. Bei postmenopausalen Frauen erfolgt der Eingriff als Ovarektomie oder Adnexektomie. Bei prämenopausalen Frauen, insbesondere bei noch nicht abgeschlossener Familienplanung oder dem Wunsch nach Organerhalt, bedarf die Ausdehnung des Eingriffes im Sinne der Adnexktomie einer strengen Indikationsstellung. Dem Wunsch nach organerhaltenden Vorgehen ist allerdings das erhöhte Risiko des Tumoraufbruchs während des Eingriffs mit den im Falle eines Malignoms unvermeidbaren Folgen der intraoperativen Tumorzellverschleppung entgegenzuhalten und die Patientin bereits präoperativ aufzuklären.

Bei Ovarialtumoren, die aufgrund ihrer Klinik sowie der präoperativen Zusatzuntersuchung verdächtig oder maligne erscheinen, ist eine eventuelle Laparoskopie sorgfältig unter onkologischen Gesichtspunkten zu planen. Die Möglichkeit des Wechsels zur Laparotomie mit stadiengerechter Operation muss gegeben sein. Bei „Zufallsbefund Ovarialkarzinom“ sollte keine weitere Operation laparoskopisch angestrebt (außer Diagnosesicherung) und die definitive Operation per laparotomiam einzeitig oder zweizeitig durchgeführt werden.[1]

Bei klinisch bereits bestehendem Verdacht auf ein Ovarialkarzinom ist eine primäre Laparotomie indiziert .

Bei klinisch und apparativ diagnostizierten, fortgeschrittenen Ovarialmalignomen hat die diagnostische Laparoskopie mit Entnahme von Biopsien nur in Kliniken und onkologischen Zentren einen Platz, in denen diese Maßnahme lediglich zur Diagnosesicherung und unmittelbar vor der stadiengerechten Krebstherapie durchgeführt wird. Bei einem zweizeitigen Vorgehen besteht immer die Gefahr der Ausbildung von Implantationsmetastasen in den Laparoskopiekanälen.

Grundsätzlich gelten für die operative Versorgung des Ovarialkarzinoms die Vorgaben der S2k-Leitlinie „Diagnostik und Therapie maligner Ovarialtumoren“.

---

1 Nur dann, wenn die personellen und apparativen Voraussetzungen für eine komplette laparoskopische Operation und eine langjährige Kompetenz in der laparoskopischen Onkochirurgie vorliegen, kann im Individualfall insbesondere bei epithelialen Ovarialtumoren im Stadium I die laparoskopische Durchführung des Eingriffs unter Beachtung der onkologischen Grundsätze erwogen werden. Die Planung, Durchführung und Nachbetreuung derartiger Eingriffe unter Studienbedingungen ist wünschenswert. Diese Option ist noch nicht evidenzgeprüft.

Nota bene: Diese Anmerkung ist nicht Bestandteil der Leitlinie.

6 Zur Operationstechnik

Die Laparoskopie beginnt nach dem Einführen der Optik und Anlegen der Arbeitstrokare mit der Inspektion des kleinen Beckens sowie des Mittel- und Oberbauches.

Vor Beginn jeder operativen Manipulation an einem suspekten Ovarialtumor wird Douglassekret aspiriert oder über eine Lavage des kleinen Beckens die Möglichkeit der zytologischen Beurteilung geschaffen.

Die lupenoptische Inspektion des vorliegenden Befundes ermöglicht es, die Oberfläche des Prozesses, seinen Ausgangspunkt und die Ausbreitung zu beurteilen. Nicht beurteilt werden kann durch das Laparoskop die Binnenstruktur eines Ovarialtumors. Die Einschätzung der Dignität erfolgt intraoperativ unter Einbeziehung auch aller aus der präoperativen Diagnostik bekannten Befunde.

Bei der laparoskopischen Operation eines Tumors unklarer Dignität unterscheidet sich der Sicherheitsstandard nicht von dem bei Laparotomie: unversehrte Präparation, Bergung und Entfernung.

Nach der Bergung des Operationspräparates im reißfesten Beutel sind evtl. Punktionen und Verkleinerungen der Geschwulst so vorzunehmen, dass dadurch keine Verschleppung von Beutelinhalt in den Bauchraum oder die Bauchdecke erfolgt. Am Ende der laparoskopischen Operation erfolgt die Kontrolle des Operationsgebietes einschließlich einer abschließenden Inspektion der Nachbarorgane und -strukturen hinsichtlich Bluttrockenheit und Verletzungen. Die Einlage einer Douglasdrainage wird gelegentlich sinnvoll, bei Arbeitskanälen für Trokare mit einem Durchmesser über 10 mm sind Fasziennähte empfehlenswert. Der Operationsbericht muss so detailliert abgefasst sein, dass ein Sachkundiger in der Lage ist, den Operationsverlauf nachzuvollziehen.

Die von den Arbeitsgemeinschaften Gynäkologische Endoskopie (AGE) und Gynäkologische Onkologie (AGO) hier vorgelegten Empfehlungen berücksichtigen, dass sowohl für das laparoskopische Operationsverfahren als auch für die Operation per laparotomiam gleiche Sicherheitsstandards, insbesondere im onkologischen Bereich, gelten. Methodenbezogene Absenkungen der onkologischen Sicherheit sind nicht vertretbar.

7 Literatur

1. Brandner P, Neis KJ, Walle M. The Influence of Operative Laparoscopy on the General Operative Concept in Gynecology. J Am Assoc Gynecol Laparoscop 1994; 1 (4, Part 2): 4-5

2. Canis M, Botchorishvili R, Manhes H, Wattiez A, Mage G, Pouly JL, Bruhat Ma. Management of adnexal masses: role and risk of laparoscopy. Semin Surg Oncol 2000; 19 (1): 28-35

3. Canis M, Rabischon B, Houlle C, Botchorishvili R, Jardon K, Safi A, Wattiez A, Mage G, Pouly JL, Bruhat MA. Laparoscopic management of adnexal masses: a gold standard? Curr Opin Obstet Gynecol 2002; 14 (4): 423-428

4. Canis M, Jardon K, Niro J, Rabischon B, Bourdel N, Botchorishvili R, Pouly JL, Mage G. Endoscopic management of gynecological malignancies: an update. Bull Acad Matl Med 2007; 191 (7): 1357-1365; discussion 1365-1366

5. De Wilde RL, Hesseling M. Diagnosis and therapy of adnexal tumors in postmenopause. A prospective study. Geburtshilfe Frauenheilk 1994; 54 (8): 440-443

6. Kurman RJ, Visvanathan K, Roden R, Wu TC, Shih IeM. Early detection and treatment of ovarian cancer: shifting from early stage to minimal volume of disease based on a new model of carcinogenesis. Am J Obstet Gynecol 2008; 198 (4): 351-356

7. Kindermann G, Maassen V, Kuhn W. Laparoscopic preliminary surgery of ovarian malignancies. Experiences from 127 German gynecologic clinics. Geburtshilfe Frauenheilk 1995; 55 (12): 687-694

8. Laberge PY, Levesque S. Short-term morbidity and long-term recurrence rate of ovarian dermoid cysts treated by laparoscopy versus laparotomy. J Obstet Gynaecol Can 2006; 28 (9): 789-793

9. Marana R et al. Operative laparoscopy for ovarian cysts. Excision vs. aspiration. J Reprod Med 1996; 41: 435-438

10. Maneo A, Vignali M, Chiari S, Colombo A, Mangioni C, Landoni F.Are borderline tumors of the ovary safely treated by laparoscopy? Gynecol Oncol 2004; 94 (2): 387-392

11. Mettler L, Semm K, Shive K. Endoscopic management of adnexal masses. JSLS 1997; 1 (2): 103-112

12. Milad MP, Olson E. Factors that increase the risk of leakage during surgical removal of benign cystic teratomas, Hum Reprod 1999; 14 (9): 2264-2267

13. Vilos GA, Alshimmiri MM. Cost-benefit analysis of laparoscopic versus laparotomy salpingo-oophorectomy for benign tubo-ovarian disease. J Am Assoc Gynecol Laparosc 1995; 2 (3): 299-303

14. Wallwiener D, Diel IJ, Sohn C, Grischke EM, Brandsch R, Kurek R, Heberling D, Bastert G. Laparoscopy in (apparently) benign ovarian tumors between benefit and catastrophy and the deceptive safety of laparoscopic lap sacs. Zentralbl Gynakol 1996; 118 (2): 53-61

15. Vergote I, De Brabanter J, Fyles A, Bertelsen K, Einhorn N, Sevelda P, Gore ME, Karn J, Verrelst H, Sjovall K, Timmerman D, Vandewalle J, Van Gramberen M, Trope CG. Prognostic factors in 1545 patients with stage I invasive epithelial ovarium carcinoma : Importance of degree of differential and cyst rupture in predicting relapse. The Lancet 2001; 357: 176-182

Erstfassung	1998
Überarbeitung	2004, 2008. Gültigkeit im Jahr 2010 bestätigt.
Beteiligte Fachgesellschaften, Arbeitsgemeinschaften und Organisationen	Deutsche Gesellschaft für Gynäkologie und Geburtshilfe · Arbeitsgemeinschaft Gynäkologische Endoskopie · Arbeitsgemeinschaft Gynäkologische Onkologie Bundesgeschäftsstelle Qualitätssicherung · Landesgeschäftsstelle Saarland
Autoren der letzten Überarbeitung	Prof. Dr. med. K. J. Neis, Saarbrücken (Federführung) Prof. Dr. med. M. W. Beckmann, Erlangen Prof. Dr. med. D. Berg, Amberg Dr. med. M. Bücheler, Saarbrücken Prof. Dr. med. R. Kreienberg, Ulm Prof. Dr. med. T. Römer, Köln Prof. Dr. med. B. Schmalfeldt, München Prof. Dr. med. D. Wallwiener, Tübingen Prof. Dr. med. R. L. de Wilde, Oldenburg
Anmerkungen	S1-Leitlinie Methoden- und Leitlinienreport siehe Homepages der DGGG und der AWMF

DGGG Leitlinienregister 2010	1	Allgemeine Gynäkologie und gynäkologische Onkologie
	1.1	Allgemeine Gynäkologie
	1.1.4	Weibliche genitale Fehlbildungen
AWMF Leitlinienregister	015/064 (S1 + IDA)	

Deutsche Gesellschaft für Gynäkologie und Geburtshilfe (DGGG, herausgebende Fachgesellschaft), Arbeitsgemeinschaft Gynäkologische Endoskopie, Arbeitsgemeinschaft Kinder- und Jugendgynäkologie, Deutsche Gesellschaft für Urologie, Deutsche Gesellschaft für Kinder- und Jugendmedizin, Deutsche Gesellschaft für Gynäkologische Endokrinologie und Fortpflanzungsmedizin, Deutsche Gesellschaft für Humangenetik

Weibliche genitale Fehlbildungen

Inhaltsverzeichnis

1 Epidemiologie

Derzeit vorliegende Information zur Prävalenz und klinischen Bedeutung genitaler Fehlbildungen entstammen Beobachtungen aus überwiegend retrospektiven Longitudinalstudien. Je nach Selektion des untersuchten Kollektivs und verwendeter Methodik variieren die Ergebnisse erheblich zwischen etwa 0,2–0,4 % in der allgemeinen Bevölkerung und 3–13 % bei Sterilität/Infertilität.

Eine Analyse autoptischer Befunde ergab unter 4.561 konsekutiven Fällen tot- oder lebendgeborener Kinder eine Rate von 6,4 % an Fehlbildungen des Urogenitalsystems, darunter aber nicht ausschließlich genitale Malformationen (4). Im Rahmen sonographischer Untersuchungen aus nicht fehlbildungsassoziierter Indikation bei 2.065 Mädchen und Frauen zwischen 8 und 93 Jahren fanden sich uterine Anomalien in 0,4 % (1), in einer weiteren Sonographiestudie unter Verwendung dreidimensionaler Ultraschalltechnik an 1.046 Frauen dagegen 5,4 % (5). Als Zufallsbefund im Rahmen laparoskopischer Sterilisationen (n = 2.639) betrug die Rate 0,3 % (3).

Die überwiegende Zahl von Untersuchungen, die sich mit epidemiologischen Zahlen genitaler Fehlbildungen beschäftigen, sind motiviert durch die Frage der Relevanz vor allem uteriner Anomalien unter dem Aspekt der Fertilität und geburtshilflicher Fragestellungen.

Eine 2007 publizierte retrospektive Studie an einem Kollektiv von 5.571 Schwangeren, die im Zustand nach Sectio nun eine Spontangeburt anstrebten, fand Müller-Fehlbildungen bei 165 dieser Frauen und damit entsprechend einer Rate von 2,96 % (2).

Im Hinblick auf die Frage der Therapieindikation bei septiertem Uterus wurde eine Population von 679 fertilen Frauen untersucht, wobei sich eine uterine Fehlbildungsrate von 3,2 %, darunter in 9 von 10 Fällen in Form eines Uterus subseptus, ergab (10). In einer Hysteroskopie-Studie an 322 Frauen mit uterinen Blutungsstörungen betrug die Rate uteriner Fehlbildungen 10 % (6). Unterschieden wurden ein Uterus arcuatus (6,5 %), subseptus oder bicornis (3,7 %) und unicornis (0,3 %). Im Vergleich zur Population von Frauen mit regulärer Uterusentwicklung resultierten bei vorhandener Fehlbildung signifikant höhere Abort- und geringere Raten an Termingeburten.

Bei 3.000 Frauen mit unerfülltem Kinderwunsch unterschiedlicher Ursache fanden sich mittels Hysterosalpingographie, Laparoskopie und/oder Hysteroskopie insgesamt 13 % kongenitale Anomalien des Uterus. Dazu zählten 9,27 % Uteri arcuati, 2,67 % bicornes, 0,37 % partielle Septen und 0,13 % komplette Septen sowie in 0,57 % unicornes und in 0,33 % didelphes (9).

Die erhöhte Prävalenz von Fehlbildungen bei Infertilität bestätigt eine retrospektive Analyse von 3.181 Patientinnen anhand hysterosalpingographischer, aber auch invasiv-operativer Daten (4). Die Frequenz uteriner Fehlbildungen betrug hier insgesamt 4,0 %, variierte aber signifikant zwischen 6,3 % bei Infertilität und 3,8 % bei fertilen Frauen sowie 2,4 % bei Sterilität. Auch die verschiedenen Formen uteriner Fehlbildungen waren mit einer unterschiedlichen reproduktiven Prognose assoziiert, darunter Unicornis und Didelphys mit einer Chance von 37–40 % für eine Lebendgeburt, Bicornis mit 62,5 % und Septus mit 62 % Chancen für eine Lebendgeburt. Letztere Formen gingen aber mit einem besonders hohen Risiko für Fehlgeburten (25–38 %) und vorzeitige Wehentätigkeit (25–47 %) einher. Die Chance auf eine Lebendgeburt betrug beim Uterus arcuatus dagegen 82,7 %.

Die umfangreichste Zusammenschau gewährt eine Metaanalyse aus dem Jahr 1998 (7) unter Einbeziehung von insgesamt 47 Studien aus 14 Ländern mit dem Resultat einer allgemeinen Prävalenz von Müller-Fehlbildungen von 1 auf 201 Frauen entsprechend einer Rate von 0,5 %.

Auf die Daten von insgesamt 573.138 Frauen, die in 22 der genannten Studien auf Uterusfehlbildungen gescreent worden waren, stützt sich das Ergebnis einer Prävalenz von 0,17 % entsprechend 1 von 594 fertilen Frauen. Statistisch hochsignifikant different ergab sich demgegenüber eine Prävalenz von 3,5 % entsprechend 1 von 29 bei Infertilität, beruhend auf einer Analyse der Daten von 6.512 Patientinnen.

Dieselbe Metaanalyse betrachtete auch 19 Studien mit insgesamt 1.092 fertilen und 456 infertilen Frauen im Hinblick auf die Verteilung der Subtypen von Müller-Malformationen. Es resultierte eine Prävalenz von 7 % für den Uterus arcuatus, 34 % für den septierten Uterus, 39 % für den Uterus bicornis, 11 % didelphys, 5 % unicornis und 4 % für hypoplastische/aplastische und andere Formen.

Statements

Die Prävalenz genitaler Fehlbildungen liegt in der allgemeinen Bevölkerung bei 0,2–0,4 %, aber bis zu 13 % bei Sterilitäts-/Infertilitätspatientinnen. (LoE III)

Im Vergleich zur Population von Frauen mit regulärer Uterusentwicklung resultieren bei vorhandener Fehlbildung signifikant höhere Abort- und geringere Raten an Termingeburten. (LoE III)

Literatur

1. *Byrne J, Nussbaum-Blask A, Taylor WS, Rubin A, Hill M, O'Donnell R, Shulman S. Prevalence of Müllerian duct anomalies detected at ultrasound. Am J Med Genet 2000; 94 (1): 9–12*

2. *Erez O, Dukler D, Novack L, Rozen A, Zolotnik L, Bashiri A, Koifman A, Mazor M. Trial of labor and vaginal birth after cesarean section in patients with uterine Müllerian anomalies: a population-based study. Am J Obstet Gynecol 2007; 196 (6): 537*

3. *Gupta S, Jain M. Incidental observations during routine laparoscopic sterilisation. J Indian Med Assoc 1998; 96 (12): 365–366*

4. *Gutermann M, Tennstedt A, Schreiber D. Malformations of the urogenital system in autopsy material of children. Zentralbl Allg Pathol 1984; 129 (3): 209–214*

5. *Jurkovic D, Gruboeck K, Tailor A, Nicolaides KH. Ultrasound screening for congenital uterine anomalies. Br J Obstet Gynaecol 1997; 104 (11): 1320–1321*

6. *Maneschi F, Zupi E, Marconi D, Valli E, Romanini C, Mancuso S. Hysteroscopically detected asymptomatic müllerian anomalies. Prevalence and reproductive implications. J Reprod Med 1995; 40 (10): 684–688*

7. *Nahum GG. Uterine anomalies. How common are they, and what is their distribution among subtypes? J Reprod Med 1998; 43 (10): 877–887*

8. *Raga F, Bauset C, Remohi J, Bonilla-Musoles F, Simón C, Pellicer A. Reproductive impact of congenital Müllerian anomalies. Hum Reprod 1997; 12 (10): 2277–2281*

9. *Rózewicki S, Bielewicz W, Iwanicki M, Puchalski A. Developmental anomalies of the uterus in a population of 3000 women with various causes of infertility. Ginekol Pol 1992; 63 (10): 515–517*

10. *Simón C, Martinez L, Pardo F, Tortajada M, Pellicer A. Müllerian defects in women with normal reproductive outcome. Fertil Steril 1991; 56 (6): 1192–1193*

2 Ätiologie

Aufgrund der embryologischen Prozesse sind uterine Fehlbildungen häufig mit vaginalen und zervikalen Anomalien sowie Fehlbildungen der Adnexe und des Harntraktes assoziiert. Sie sind häufig im Kindesalter klinisch inapparent und werden mit dem Einsetzen der Menarche, der sexuellen Aktivität oder dem Wunsch nach einer Schwangerschaft symptomatisch.

Die Müller-Gänge entstehen durch longitudinale Einstülpungen des Zölomepithels im Bereich der anterolateralen Oberfläche der Urogenitalleiste. In der Mittellinie trifft der eine Müller-Gang auf den der anderen Seite. Die beiden Gänge sind anfangs durch ein Septum voneinander getrennt, vereinigen sich jedoch später zum Uterovaginalgang. Das Septum zwischen den beiden Gängen kann eine gewisse Zeit weiterbestehen. Die gemeinsame untere Spitze der beiden Gänge wächst in kaudaler Richtung weiter, bis sie auf die Hinterwand des Sinus urogenitalis trifft. Beidseits des Uterovaginalkanals münden die Wolff-Gänge getrennt in den Sinus urogenitalis ein, die sich aber beim weiblichen Geschlecht bei der Entwicklung der Vagina bis auf wenige Überreste zurückbilden. Im weiblichen Geschlecht entwickelt sich der Müller-Gang weiter und bildet die Eileiter, den Uterus und die Vagina.

Das Spektrum an Müller-Gang-Fusionsanomalien ist groß und beinhaltet die Möglichkeit des gemeinsamen Auftretens von doppelt angelegten Uteri (Uterus bicornis, didelphys), partiellen Fusionsstörungen der Müller-Gänge (Uterus arcuatus, septus, subseptus), doppelt angelegten Zervizes und Vaginae aufgrund von longitudinalen Vaginalsepten.

Bis zur Erstellung des Manuskriptes lagen keine nachgewiesenen Gendefekte bei isolierten Müller-Gang-Fehlbildungen beim Menschen vor. Studien an Mausmodellen zeigten, dass vor allem die HOX-Gene, hierbei speziell *HOXA9, A10, A11* und *A1*3, eine essentielle Rolle bei der Entwicklung des Urogenitaltraks spielen. Dabei konnte gezeigt werden, dass *HOXA10* für die Uterusentwicklung, *HOXA11* für den kaudalen Uterus- und Zervix-Anteil, *HOXA13* für die obere Vagina und *HOXA9* für die Eileiterentwicklung verantwortlich ist. Eine Hemmungsfehlbildung der Müller-Gänge (Aplasie oder inkomplette Fusion der Gänge) wird nach derzeitigem Wissensstand als Ursache genitaler Malformationen gesehen.

Neben chromosomalen Aberrationen in komplexen Fehlbildungssyndromen konnten kürzlich auch submikroskopische genomische Imbalancen, die Chromosomen 1q21.1, 17q12, 22q11.21 und Xq21.31 betreffend, beschrieben werden.

Als Beispiel ist das Mayer-Rokitansky-Küster-Hauser-Syndrom (MRKHS) mit kompletter Vaginal- und Zervixaplasie bei rudimentären Uterushörnern anzuführen. Das MRKH-Syndrom ist ein klinisch und genetisch heterogenes Krankheitsbild. Bei einer kleinen Untergruppe von MRKH-Patientinnen, die zusätzlich eine Hyperandrogenämie aufwiesen, konnten Mutationen im *WNT4*-Gen in 1p35 nachgewiesen werden. Die Hypothese, dass eine Aktivierung des Anti-Müller-Hormons (AMH) zur Regression der Müller-Gänge und somit zur Vaginalatresie bzw. Uterusagenesie führt, konnte für das MRKHS nicht belegt werden. Als Beispiele komplexer Syndrome, die mit Müller-Gang-Fehlbildungen und anderen assoziierten Fehlbildungen einhergehen, sind das McKusick-Kaufman-Syndrom (MKKS), das Hand-Fuß-Genital-Syndrom (HFGS) und das Wolf-Hirschhorn-Syndrom (WHS) aufzuführen. Mittlerweile konnte gezeigt werden, dass sowohl das Bardet-Biedl-Syndrom (BBS) assoziiert mit Uterus bicornis und Vaginalseptum als auch das MKKS durch Mutationen im *MKKS*- bzw. synonym im *BBS6*-Gen bedingt sein können. Dieses Syndrom wird autosomal rezessiv vererbt. Neben zahlreichen anderen Stigmata besteht die Möglichkeit des Auftretens eines Morbus Hirschsprung und von Analatresien. Beim weiblichen Geschlecht schließt das Fehlbildungsspektrum

Hydrometrokolpos, Vaginalatresien/-stenosen und transversale Vaginalmembranen, bei männlichen Individuen einen Kryptorchismus ein. Als besonderes Merkmal ist bei diesen Patienten eine Syn-/Polydaktylie vorhanden. Im Kontext mit Fehlbildungen der Müller-Gang-Derivate kann dieses Symptom diagnoseweisend sein. Beim HFGS, welches bei weiblichen Individuen mit Fusionsanomalien der Müller-Gänge und Fehlbildungen der distalen Extremitäten verbunden ist, sind dagegen Mutationen im Transkriptionsfaktor *HOXA13* beschrieben. Jedoch konnte bisher keine Mutation in *HOXA13* bei isolierten Müller-Gang-Aplasien gefunden werden. Das Wolf-Hirschhorn-Syndrom (WHS), bedingt durch partielle Deletionen auf Chromosom 4p, geht mit schwerer psychomotorischer Retardierung einher. Mehrfach wurden assoziierte Uterusaplasien beschrieben. Beim WHS konnten bisher keine eindeutigen Hinweise erbracht werden, dass *WHSC1, WHSC2* und *MSX1* im Bereich von 4p16 in die Pathogenese involviert sind.

Neben genetischen Ursachen sind auch exogene Faktoren wie polychlorierte Biphenyle als auch das Diethylstilbestrol (DES) sowie alle Substanzen, die in die Geschlechtshormonregulation als auch ihrer beeinflussenden Faktoren und Gene eingreifen, zu erwähnen.

Diagnostik, Therapie und Management der meist primär oder sekundär endokrin bedingten „disorders of sex development“ (DSD) oder des Adrenogenitalen Syndroms sind Gegenstand anderer Leitlinien, z. B. der Arbeitsgemeinschaft Pädiatrische Endokrinologie der Deutschen Gesellschaft für Kinder- und Jugendmedizin (www.paediatrische-endokrinologie.de).

Statements

Bislang konnten keine Gendefekte bei isolierten Müllergangfehlbildungen nachgewiesen werden. (GoR A)

Genomische Imbalancen scheinen häufiger bei komplexen Syndromen mit weiblichen Genitalfehlbildungen assoziiert zu sein. (GoR B)

Exogene Faktoren scheinen in Kombination mit genetischen Faktoren einen gemeinsamen Einfluss auf die weibliche Genitalentwicklung zu haben. (GoR D)

Literatur

1. Bendavid C, Pasquier L, Watrin T, Morcel K, Lucas J, Gicquel I, Dubourg C, Henry C, David V, Odent S, Levêque J, Pellerin I, Guerrier D. Phenotypic variability of a 4q34-->qter inherited deletion: MRKH syndrome in the daughter, cardiac defect and Fallopian tube cancer in the mother. Eur J Med Genet 2007; 50: 66–72

2. Biason-Lauber A, Konrad D, Navratil F, Schoenle EJ. A WNT4 mutation associated with Mullerian duct regression and virilization in a 46,XX woman. New Eng J Med 2004; 351: 792–798

3. Biason-Lauber A, De Filippo G, Konrad D, Scarano G, Nazzaro A, Schoenle EJ. WNT4 deficiency – a clinical phenotype distinct from the classic Mayer-Rokitansky-Küster-Hauser syndrome: a case report. Hum Reprod 2007; 22: 224–229

4. Burel A, Mouchel T, Odent S et al. Role of HOXA7 to HOXA13 and PBX1 genes in various forms of MRKH syndrome (congenital absence of uterus and vagina). J Negat Results Biomed 2006; 5: 4

5. Cheroki C, Krepischi-Santos AC, Rosenberg C et al. Report of a del22q11 in a patient with Mayer-Rokitansky-Kuster-Hauser (MRKH) anomaly and exclusion of WNT-4, RAR-gamma, and RXR-alpha as major genes determining MRKH anomaly in a study of 25 affected women. Am J Med Genet A 2006; 140: 1339–1342

6. Cheroki C, Krepischi-Santos AC, Szuhai K, Brenner V, Kim CA, Otto PA, Rosenberg C. Genomic imbalances associated with Mullerian aplasia. J Med Genet 2008; 45: 228–232

7. Guerrier D, Mouchel T, Pasquier L, Pellerin I. The Mayer-Rokitansky-Küster-Hauser syndrome (congenital absence of uterus and vagina) – phenotypic manifestations and genetic approaches. J Negat Results Biomed 2006; 27

8. Morcel K, Camborieux L; Programme de Recherches sur les Aplasies Müllériennes, Guerrier D. Mayer-Rokitansky-Küster-Hauser (MRKH) syndrome. Orphanet J Rare Dis 2007; 14: (2): 13

9. Mortlock DP, Innis JW. Mutation of HOXA13 in hand-foot-genital syndrome. Nat Genet 1997; 15: 179–180

10. Oppelt P, Strissel PL, Kellermann A et al. DNA sequence variations of the entire anti-Mullerian hormone (AMH) gene promoter and AMH protein expression in patients with the Mayer-Rokitanski-Kuster-Hauser syndrome. Hum Reprod 2005; 20: 149–157

11. Shirota M, Mukai M, Sakurada Y, Doyama A, Inoue K, Haishima A, Akahori F, Shirota K. Effects of vertically transferred 3,3',4,4',5-pentachlorobiphenyl (PCB-126) on the reproductive development of female rats. J Reprod Dev 2006; 52: 751–761

12. Stelling JR, Bhagavah B, Gray MR, Reindollar RH. HOXA13 Homeodomain mutation analysis in patients with Mullerian system anomalies. J Soc Gynecol Invest 1998; 5: 140A

13. Stone DL, Slavotinek A, Bouffard GG et al. Mutation of a gene encoding a putative chaperonin causes McKusick-Kaufman syndrome. Nat Genet 2000; 25: 79–82

14. Suzuki A, Urushitani H, Sato T, Kobayashi T, Watanabe H, Ohta Y, Iguchi T. Gene expression change in the Müllerian duct of the mouse fetus exposed to diethylstilbestrol in utero. Exp Biol Med (Maywood) 2007; 232: 503–514

15. Taylor HS, Vanden Heuvel GB, Igarashi P. A conserved Hox axis in the mouse and human female reproductive system: late establishment and persistent adult expression of the Hoxa cluster genes. Biol Reprod 1997; 57: 1338–1345

16. Wennerholm UB, Bergh C, Hamberger L et al. Incidence of congenital malformations in children born after ICSI. Hum Reprod 2000; 15: 944–948

3 Klassifikation

Um die unterschiedlichen Ausprägungen der genitalen Fehlbildungen einzugliedern, führte 1907 Straßmann (10) erstmals eine systematische Unterteilung in Uterus bilocularis (septus, subseptus) und Uterus bifidus (bicornis, didelphys) ein. Anhand dieser groben, lediglich auf den Uterus begrenzten Einteilung war eine Zuordnung vieler Fehlbildungen nicht möglich, so dass 1979 Buttram (3) eine in sechs Untergruppen gegliederte Klassifikation vorschlug. Diese wurde 1988 von der „American Feritility Society" (AFS) überarbeitet (2). Der hauptsächliche Unterschied gegenüber der Klassifikation von Buttram besteht darin, dass der Uterus arcuatus in einer eigenen Untergruppierung gegenüber dem Uterus subseptus abgegrenzt wird.

Die AFS-Klassifikation ist einfach zu verstehen und aus diesem Grund die derzeit weltweit am meisten benutzte Einteilung (Abbildung 1). Allerdings weist die aktuelle AFS-Klassifikation einige Defizite in der Handhabung auf. So lassen sich nicht alle genitalen Fehlbildungen eindeutig den einzelnen sieben Gruppen zuordnen. Aufgrund der Komplexität kommen bei bestimmten Fehlbildungen mehrere Gruppen im Zuge der Beschreibung in Betracht. Weiterhin werden vaginale und assoziierte Fehlbildungen anderer Organe vernachlässigt.

Andere Einteilungen wie die revidierte Version von Acien orientieren sich hauptsächlich an der embryologischen Entwicklung (1). Diese erfasst neben der uterinen Fehlbildung auch Veränderungen von Vagina, Adnexen und renalem System, ist aber in der klinischen Anwendung äußerst komplex und schwierig in der jeweiligen Zuordnung.

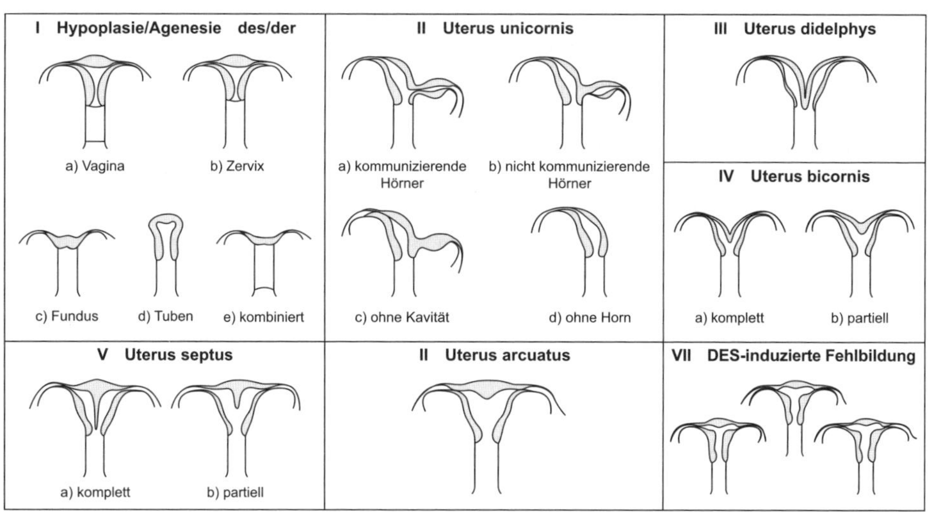

Abb. 1: Klassifikation der American Fertility Society.

Die Einschränkungen der aktuellen AFS-Klassifikation liegen in der nicht gegebenen Möglichkeit, Varianzen der Malformation in exakte Organuntergruppe einzugliedern. Alle gültigen Klassifikationen beschränken sich hauptsächlich auf den Uterus und die Vagina und vernachlässigen Fehlbildungen der Adnexe. Ebenfalls werden assoziierte Fehlbildungen, die in Abhängigkeit der genitalen Malformation in bis zu 30 % vorliegen, nicht berücksichtigt (6, 8).

Da bis dato noch keine zugrunde liegenden molekulargenetischen Veränderungen der jeweiligen Fehlbildungen nachweisbar waren (4, 7, 9), wurde die VCUAM-Klassifikation entwickelt, welche sich an den anatomischen Variationen des äußeren und inneren Genitale der Frau orientiert. Ziel der Klassifikation ist eine möglichst individuelle und exakte Beschreibung der Fehlbildung. Diese Beschreibung sollte reproduzierbar und klinisch einsetzbar sein (5).

Das äußere und innere Genitale der Frau wurde entsprechend der Anatomie in folgende Untergruppen eingeteilt: Vagina (V), Cervix (C), Uterus (U). Da im Rahmen von IVF bzw. ICSI der Eitransportmechanismus keine Rolle spielt, wurden Tube und Ovar unter dem Begriff Adnexe (A) zusammengefasst. In jeder Gruppe erfolgte eine systematische Untergliederung der möglichen Organveränderungen. Für das Fehlen einer Pathologie wurde die Ziffer 0 gewählt. Je stärker die Malformation ausgeprägt war, umso höher erfolgte die numerische Einteilung. Die höchste Zahl in jeder Gruppe galt der Atresie bzw. Aplasie (Tabelle 1).

Assoziierte Fehlbildungen treten häufig bei Malformationen der Müller-Gänge auf. Diese wurden in der separaten Untergruppe „assoziierte Malformationen“ (M) in die Klassifikation aufgenommen. Auf eine exakte Gliederung der „assoziierten Malformation“ wurde wegen der Vielzahl an möglichen Variationen bewusst verzichtet. Stattdessen soll lediglich die betroffene Organgruppe wie z. B. renales System „R“ oder Skelett „S“ erfasst werden. Eine Mehrfachnennung in der Gruppe (M) ist möglich (Tabelle 1).

Lässt sich eine Veränderung mit der vorliegenden Einteilung nicht erfassen, sollte diese mit dem Zeichen „+“ dokumentiert werden. Wurde eine Fehlbildung nicht komplett abgeklärt, wird für die Erfassung der jeweiligen Untergruppe das Zeichen „#“ vorgeschlagen.

Tab.1: VCUAM (Vagina Cervix Uterus Adnex-associated Malformation)-Klassifikation.

Vagina (V)	0	unauffällig
	1a	partielle Hymenalatresie
	1b	komplette Hymenalatresie
	2a	inkomplettes Scheidenseptum < 50 %
	2b	komplettes Scheidenseptum/Duplex
	3	Introitusstenose
	4	Hypoplasie
	5a	einseitige Atresie
	5b	komplette Atresie
	S1	Sinus urogenitalis (tiefe Konfluenz)
	S2	Sinus urogenitalis (mittlere Konfluenz)
	S3	Sinus urogenitalis (hohe Konfluenz)
	C	Kloake
	+	sonstige
	#	unbekannt
Cervix (C)	0	unauffällig
	1	Cervix duplex
	2a	Atresie/Aplasie einseitig
	2b	Atresie/Aplasie beidseitig
	+	sonstige
	#	unbekannt
Uterus (U)	0	unauffällig
	1a	arcuatus
	1b	subseptus < 50 % des Cavum
	1c	subseptus > 50 % des Cavum
	2	bicornis, duplex
	3	hypoplastischer Uterus
	4a	einseitig rudimentär oder aplastisch
	4b	beidseitig rudimentär oder aplastisch
	+	sonstige
	#	unbekannt
Adnexe (A)	0	unauffällig
	1a	Fehlbildung Tube einseitig, Ovarien unauffällig
	1b	Fehlbildung Tube beidseitig, Ovarien unauffällig
	2a	Hypoplasie/Streakgonade einseitig (ggf. inkl. Fehlbildung Tube)
	2b	Hypoplasie/Streakgonade beidseitig (ggf. inkl. Fehlbildung Tube)
	3a	Aplasie einseitig
	3b	Aplasie beidseitig
	+	sonstige
	#	unbekannt

Tab.1: VCUAM-Klassifikation (Fortsetzung)

assoziierte Fehlbildungen (M)	0	unauffällig
	R	renales System
	S	Skelettsystem
	C	kardiales System
	N	neurologisches System
	+	sonstige
	#	unbekannt

Statements

Die am häufigsten angewandte Klassifikation ist die der „American Fertility Society“ (AFS). (GoR D)

Die VCUAM-Klassifikation erlaubt eine exakte und reproduzierbare anatomische Beschreibung der Fehlbildung inkl. assoziierter Malformationen. (GoR D)

Literatur Klassifikation

1. Acien P, Acien M, Sánchez-Ferrer M. Complex malformation of the female genital tract. New types and revision of classification. Hum Reprod 2004; 19: 2377–2384

2. American Fertility Society. The American Fertility Society classifications of adnexal adhesions, distal tubal occlusion secondary due to tubal ligation, tubal pregnancies, müllerian anomalies and intrauterine adhesions. Fertil Steril 1988; 49: 944–955

3. Buttram VC, Gibbons WE. Müllerian Anomalies: A proposed classification. Fertil Steril 1979; 32: 40–46

4. Nahum GG. Uterine anomalies. How common are they, and what is their distribution among subtypes? J Reprod Med 1998; 43: 877–887

5. Oppelt P, Renner SP, Brucker S, Strissel P, Strick R, Oppelt PG, Doerr HG, Schott GE, Hucke J, Wallwiener D, Beckmann MW. The V-C-U-A-M-Classification (Vagina-Cervix-Uterus-Adnex-associated Malformation) A new classification for genital malformations. Fertil Steril 2005; 84 (5): 1493–1497

6. Oppelt P, Renner SP, Kellermann A, Brucker S, Hauser GA, Ludwig KS, Strissel PL, Strick R, Wallwiener D, Beckmann MW. Clinical aspects of Mayer-Rokitansky-Kuester-Hauser syndrome: recommendations for clinical diagnosis and staging. Hum Reprod 2006; 21 (3): 792–797

7. Oppelt P, Strissel PL, Kellermann A, Seeber S, Humeny A, Beckmann MW, Strick R; Correlation of DNA Sequence Variations of the Entire Anti-Müllerian Hormone (AMH) Gene Promoter and AMH Protein Expression with the Mayer-Rokitanski-Küster-Hauser Syndrome. Hum Reprod 2004; 20 (1): 149–157

8. Oppelt P, von Have M, Renner SP, Paulsen M, Kellermann A, Strissel PL, Strick R, Brucker S, Ludwig KS, Wallwiener D, Beckmann MW. Female genital malformations and their associated abnormalities: recommendations for clinical diagnosis and staging. Fertil Steril 2007; 87 (2): 335–342

9. Simpson JL. Genetics of the female reproductive ducts. Am J Med Genet 1999; 89: 224–239

10. Strassmann P. Die operative Vereinigung eines doppelten Uterus. Zentral Gynäk 1907; 43: 1322–1335

4 Diagnostik

4.1 Vorbemerkungen

Grundsätzlich sollte man sich bei der Diagnostik im Kindes- und Jugendalter auf möglichst wenig invasive Maßnahmen beschränken und eine Strahlenbelastung auf ein Minimum reduzieren. Die Mehrzahl aller genitalen Fehlbildungen erkennt man durch die einfache Inspektion und abdominale Sonographie relativ sicher. Physische und psychische Traumen durch unnötige Untersuchungen müssen vermieden werden. Das ableitende Harnsystem kann bei genitalen Fehlbildungen mitbetroffen sein und sollte in die Diagnostik einbezogen werden (z. B. durch Nephrosonographie). Narkoseuntersuchungen können erforderlich sein, sollten jedoch nur im besonderen Ausnahmefall zum Einsatz kommen.

Selbstverständlich muss bei V. a. auf eine genetisch bedingte Fehlbildung die entsprechende genetische Diagnostik und bei vermuteter endokriner Ursache die Hormondiagnostik mit weiterführenden Tests veranlasst werden. Die interdisziplinäre Kooperation mit Kinderärzten, pädiatrischen Endokrinologen, Kinderchirurgen und Kinderurologen ist notwendig.

Besonders wichtig ist die Antwort auf die Frage, ob die diagnostizierte Fehlbildung isoliert oder als Teil eines Symptomenkomplexes (z. B. Androgeninsensitivität) bzw. eines Syndromes zu sehen ist (z. B. Klitorishypertrophie beim adrenogenitalen Syndrom).

4.2 Spezielle Maßnahmen

Der Ausschluss von Fehlbildungen beginnt bereits unmittelbar nach der Geburt eines Mädchens im Rahmen der Erstuntersuchung (U 1). Bei der Inspektion der Anogenitalregion sollte vor allem auf einen geöffneten Anus, auf die Größe der Klitoris und auf das Vorhandensein eines Fluor neonatalis geachtet werden. Durch vorsichtiges Spreizen der meist sehr sukkulenten großen und kleinen Labien sind der in der Regel gut östrogenisierte Hymen und die Urethralöffnung gut einsehbar. Fehlt der typische weißliche Fluor, ist an eine Uterus- und/oder Vaginalaplasie (Mayer-Rokitansky-Küster-Hauser-Syndrom, MRKHS) oder eine Hymenalatresie zu denken. Liegt eine komplexe Fehlbildung oder ein uneindeutiges äußeres Geschlecht vor, wird nach den Empfehlungen der Arbeitsgruppe Ethik im Netzwerk Intersexualität „Besonderheiten der Geschlechtsentwicklung bei DSD" (Ethische Grundsätze und Empfehlungen bei DSD, Monatssch Kinderheilkd 2008; 156: 241–245) vorgegangen und eine entsprechende interdisziplinäre Diagnostik und Beratung eingeleitet (DSD = disorders of sexual development).

Auch in der hormonellen Ruhephase bis zum Beginn der Ovarialfunktion genügt in der Regel die einfache Inspektion, um Pseudofehlbildungen und echte Fehlbildungen zu erkennen. Eine Vaginoskopie ist nur bei unklarer Genitalblutung (Ausschluss eines Tumors) und chronisch rezidivierendem, übelriechendem Fluor (Ausschluss eines Fremdkörpers) gerechtfertigt. Der Nachweis von Normvarianten oder Anlagestörungen (z. B. Doppelanlagen) spielt in dieser Zeitspanne keine Rolle, da zu diesem Zeitpunkt keine Therapie erforderlich ist. Erst mit dem Beginn der Pubertätsentwicklung, der Menarche und/oder dem Wunsch nach Kohabitation kann sich hier Handlungsbedarf ergeben.

Die Differenzierung zwischen einem Mayer-Rokitansky-Küster-Hauser-Syndrom (MRKH) und einer Hymenalatresie kann in der hormonalen Ruhephase schwierig sein und die Ultrasonographie zu falsch negativen Ergebnissen führen. Deshalb ist eine Abklärung erst mit Beginn der Pubertät sinnvoll, da zu diesem Zeitpunkt der Uterus mit seinem Endometriumecho deutlich besser darstellbar ist.

Dann ist auch der Einsatz der üblichen geteilten (schmalen) Specula meist gefahrlos möglich. Der Hymen ist unter dem Einfluss der Östrogene gut dehnbar und wird daher bei der vorsichtigen Spiegeleinstellung nicht verletzt. Auf ein behutsames Vorgehen ist jedoch zu achten.

Die genaue Inspektion der Vagina ist zum Ausschluss von Septen und Doppelanlagen (z. B. zwei Portiones) von großer Bedeutung.

Die Abdominalsonographie bei gefüllter Harnblase erlaubt eine schnelle, gefahrlose, kostengünstige und nicht invasive Beurteilung des inneren Genitales ohne Strahlenbelastung. Auch die Sonographie der Nieren und des ableitenden Harnsystems ist bei einigen Krankheitsbildern eine wichtige Ergänzung der Diagnostik.

Eine Kernspintomographie mit Füllung der Vagina mit Sonogel ist erst bei unklarer Situation im kleinen Becken indiziert. Eine mit Strahlenbelastung verbundene Computertomographie ist in aller Regel vermeidbar.

Eine diagnostische Laparoskopie ist nur in Ausnahmefällen indiziert, nicht jedoch bei V. a. ein MRKH-Syndrom, weil dieses durch die typische Anamnese, den Inspektionsbefund, rektale Palpation und abdominale Sonographie eindeutig diagnostizierbar ist.

Finden sich ultrasonographisch Hinweise auf eine Doppelanlage des Uterus oder das Vorliegen eines Uterusseptums, wird im Kindes- oder Jugendalter keine Hysteroskopie durchgeführt. Diese diagnostische Maßnahme ist nur bei Sterilitätspatientinnen gerechtfertigt.

Eine Karyotypisierung sollte bei Patientinnen immer dann erfolgen, wenn endokrinologisch ein hypergonadotroper Hypogonadismus nachgewiesen wird, bei fehlendem Uterus laborchemisch ein Hinweis auf eine Störung der Androgenproduktion oder eine Androgeninsensitivität sowie ein uneindeutiges äußeres Genitale vorliegen. Bei auffälligem ACTH-Kurztest wird eine molekulargenetische Untersuchung auf ein AGS oder Late-onset-AGS durchgeführt. Liegt ein diskrepantes phänotypisches zu karyotypischem Geschlecht nach der Chromosomenanalyse vor, so orientiert man sich an den Empfehlungen der Arbeitsgruppe Ethik (Ethische Grundsätze und Empfehlungen bei DSD, Monatssch Kinderheilkd 2008; 156: 241–245) zur weiteren Betreuung und Beratung.

Eine endokrinologische Diagnostik ist in Abgrenzung zu einer konstitutionellen Entwicklungsverzögerung in der Kinder- und Jugendgynäkologie bedeutsam bei ausbleibender Pubertätsentwicklung jenseits des 14. Lebensjahres zum Ausschluss oder Nachweis einer Ovarialinsuffizienz. Liegen klinische Hinweise auf eine Hyperandrogenämie vor oder zeigt sich eine Klitorishypertrophie, so werden die Androgene bestimmt, ein ACTH-Kurztest und ein Dexamethasonhemmtest durchgeführt. Ergibt der ACTH-Test einen biochemischen Hinweis auf ein AGS, so schließt sich die molekulargenetischen Untersuchung an. Zeigt der Dexamethasonhemmtest keine Suppression der Androgene, wird eine bildgebende Diagnostik des Abdomens zur Tumorsuche durchgeführt.

Statements

Die Diagnostik bei V. a. gynäkologische Fehlbildungen im Kindes- und Jugendalter setzt viel Erfahrung, ein kindergerechtes Instrumentarium und Ambiente und gutes Einfühlungsvermögen des Untersuchers/der Untersucherin voraus. Nur dann gelingt es, die Kinder und Jugendlichen vor ungerechtfertigten Maßnahmen zu schützen.

Die interdisziplinäre Kooperation mit Kinderärzten, pädiatrischen Endokrinologen, Kinderchirurgen und Kinderurologen ist im Einzelfall notwendig.

Das ableitende Harnsystem kann bei gynäkologischen Fehlbildungen betroffen sein und muss ggfs. mit abgeklärt werden.

Grundsätzlich ist zu überlegen, ob eine Fehlbildung isoliert oder als Teil eines Syndroms bzw. eines Symptomenkomplexe zu sehen ist. (GoR D)

5 Therapieoptionen der einzelnen Fehlbildungen

5.1 Hymenalatresie (VCUAM V1a/b)

Die operative Korrektur zur Herstellung eines normal konfigurierten Hymenrings kann grundsätzlich zu jedem Zeitpunkt erfolgen, idealerweise aber erst dann, wenn der Hymenalsaum einer östrogenen Stimulation unterworfen ist (beim Neugeborenen oder in der Adoleszenz). Die Abgrenzung zu einer Vaginalaplasie ist in der hormonellen Ruhephase u. U. schwierig. Deshalb sollte eine Korrektur nach der Thelarche und vor der zu erwartenden Menarche erfolgen (ca. ein Jahr nach Thelarche).

Die operative Korrektur wird durch mittige Inzision des Hymens und Resektion über einem in der Scheide geblockten Blasenkatheter mit einem Laser oder monopolarer Stromnadel vorgenommen. Die Resektion bei partieller Hymenalatresie (Hymen bifenestratus, Hymen altus, Hymen punctatus, Hymen cribriformis) erfolgt in identischer Weise. Eine primäre Inzision erübrigt sich dabei.

Statement

Eine Korrektur sollte nach der Thelarche und vor der zu erwartenden Menarche erfolgen. (GoR D)

Literatur Hymenalatresie

Anthuber S, et al. [Abnormalities of external and internal genitalia. Gynakol Geburtshilfliche Rundsch 2003; 43 (3): 136–145

Garden AS, Bramwell R. Treatment of imperforate hymen by application of Foley catheter. Eur J Obstet Gynecol Reprod Biol 2003; 106 (1): 3–4

5.2 Scheidenseptum (VCUAM V 2a/b)

5.2.1 Longitudinales Scheidenseptum

Die operative, vollständige Entfernung des longitudinalen Scheidenseptums ist bei Kohabitationsbeschwerden indiziert. Auch bei asymptomatischen Patienten muss spätestens vor Eintreten einer Schwangerschaft bzw. vor einer vaginalen Geburt die Entfernung des Septums diskutiert werden, um höhergradige Geburtsverletzungen zu vermeiden.

Die Resektion erfolgt kranial und kaudal zweier scharfer, langer Klemmen, die vom Introitus bis zu den zwei Portiones auf das Septum gesetzt werden. Mit der Resektion und der Naht im Scheidenniveau wird eine Scheidenwulst vermieden. Die Scheidenvorder- und Hinterwand werden dann mit Einzelknopfnähten vernäht.

Liegt nur eine partielle kaudale Fusion der Müller-Gänge vor, so kommt es bei einem Uterus duplex zu einem partiellen Transversalseptum und damit zu einem einseitigen Hämatokolpos/Mukokolpos. Die Therapie besteht aus einer Resektion des Septums, indem an der sich vorwölbenden Stelle zunächst mit einer Kanüle aspiriert und dann der partielle Anteil des Septums scharf reseziert wird.

5.2.2 Transversales Scheidenseptum

Ein transversales Scheidenseptum äußert sich in einer Amenorrhoe mit Ausbildung eines Hämatokolpos. Die operative Therapie besteht in der Exzision des Septums. Zur Vermeidung von Scheidenstenosen kann die Methode nach Grüneberger mit plusförmiger Inzision des kaudalen Anteils des Septums, sternförmiger Inzision des kranialen Anteils und querer Vernähung im Bereich der Scheidenwände empfohlen werden.

Statement

Ein Scheidenseptum sollte vor einer vaginalen Geburt entfernt werden. (GoR D)

5.2.3 Literatur

Grünberger W. Operative Korrektur kongenitaler Fehlbildungen. Frauenarzt 2006; 47: 2

5.3 Hypoplasie und Atresie der Vagina (VCUAM V4-5a/b)

5.3.1 Definition

Als Vaginalhypoplasie wird eine zu kleine Anlage der Vagina bezeichnet. Das Wort Atresie (griechisch: atretos = ohne Öffnung) bezeichnet die Nichtanlage oder den angeborenen Verschluss eines Hohlorgans oder einer (natürlichen) Körperöffnung.

5.3.2 Klinik

Das Leitsymptom der Vaginalaplasie ist die primäre Amenorrhoe meist ohne zyklische Unterbauchbeschwerden. Diese Malformation kommt selten isoliert vor, oft in Kombination mit einer Uterusaplasie z. B. im Rahmen eines Mayer-Rokitansky-Küster-Hauser-Syndroms. Ist der Uterus normal ausgebildet, treten zyklische, zunehmende Unterbauchschmerzen aufgrund einer Ansammlung des Menstruationsblutes im Sinne einer Hämatometra auf.

Ein Teil der Patientinnen stellt sich primär aufgrund der Unfähigkeit zur Kohabitation vor.

5.3.3 Therapieoptionen

A. Nichtoperative Dehnungsverfahren

Letzteres wurde erstmals 1938 von Frank et al. beschrieben. Die motivierte Patientin sollte hierbei täglich mehrmals mit Glasdilatatoren dehnen. Länge und Durchmesser wurden kontinuierlich gesteigert. Nach 6–8 Wochen waren angeblich Scheidenlängen von bis zu 7,5 cm erreicht, Kohabitation war ohne Probleme möglich. Andere Autoren mit höheren Fallzahlen beschreiben mittlere Behandlungszeiträume von sieben Monaten, häufig mit Erfolgsraten unter 50 % (35, 38). Ingram et al. gelang es, die Dilatation für die Patientinnen zu erleichtern, indem sie einen Fahrradsitz entwickelten, wodurch es möglich wurde, die Dehnung im Sitzen vorzunehmen. Mit dieser Methode konnten gute Ergebnisse (Patientinnenzufriedenheit in Bezug auf Koitus) bei Patientinnen mit MRKH-Syndrom, aber auch bei anderen Ursachen der Vaginalaplasie oder -stenose erzielt werden (41).

Mittlerweile werden Dilatatoren aus unterschiedlichen Materialien, vorwiegend aber Plastik oder Hartgummi, verwendet.

Nachteil dieser nichtoperativen Methode ist, dass sie eine hohe Motivation der Patientin voraussetzt, häufig schmerzhaft, langwierig und belastend ist. Als vorteilhaft anzusehen ist, dass die Risiken einer Operation fehlen.

Da häufig nur eine inkomplette Invagination im Dammbereich besteht, die nur bei ständiger sexueller Aktivität aufrechterhalten werden kann, ist diese Methode für die noch jugendliche Patientin ohne regelmäßigen Verkehr eher nicht geeignet. Die Indikation zur nichtoperativen Dehnung besteht unserer Meinung nach zumindest bei Patientinnen, die hochmotiviert und sich der langen Therapiedauer bewusst sind sowie einer operativen Methode ablehnend gegenüberstehen.

Statements

Vorteil: „unblutiges" Verfahren mit weniger Risiken und Komplikationen, keine Narkose. (GoR D)

Nachteil: langwierige Therapie, erfordert höchste Motivation, schmerzhaft, falsche Technik mit z. B. Dilatation der Urethra, dauerhafte Anwendung nötig, da Schrumpfungsneigung, Prolapsgefahr. (GoR D)

Indikation: hochmotivierte, gut angeleitete Patientin, die operativem Vorgehen zunächst oder überhaupt ablehnend gegenübersteht.

B. Operative Rekonstruktionsverfahren

Zahlreiche operative Methoden mit ihren Modifikationen sind beschrieben.

Vaginale Tunnelung

a) McIndoe-Scheide

Hautlappen werden zur Bildung der Neovagina schon sehr lange verwendet. In den meisten Fällen erfolgt die Hautentnahme von der Vorderseite des Oberschenkels oder vom Gesäß. Die Tunnelung der Neovagina erfolgt bis zum Douglasperitoneum. Der Hautlappen wird auf eine Prothese gezogen und diese in die Vagina eingelegt. Der Hautlappen wird am Introitus befestigt und entweder die Labien mit einer Naht vereinigt oder die Prothese an die Labien angenäht, um diese in situ zu halten.

Bei den Erstbeschreibern wurde nach zwei Wochen die Prothese entfernt, der Hautlappen war in der Regel mit der Unterlage verwachsen. Eine postoperative Prothese wurde für mindestens sechs Monate getragen. Probleme waren partielle Nekrose des Hautlappens und als Folge davon Granulationsgewebebildung, Drucknekrosen der Urethra und Fistelbildungen (37).

Lang et al. verwendeten in den 70er-Jahren in Anlehnung an die Therapie ausgedehnter Hautverbrennungen erstmals Maschentransplantate (33). Diese Methode erlaubte eine sparsame Entnahme der Haut. Die Verwendung eines perforierten Phantoms ermöglichte die Drainage von Blut und Wundsekret. Ohne systematische Nachbehandlung mit Prothesen wurden bei der Mehrzahl der Patientinnen gute anatomische und funktionelle Ergebnisse erreicht (in der Mehrzahl Scheidenlängen > 8 cm). Die häufigste Komplikation ist ein Nicht- oder nur partielles Anwachsen des Transplantats. Erheblichen Einfluss auf die perioperative Komplikationsrate haben hierbei vorausgehende vaginale oder perineale Operationen. So werden Komplikationen wie Fisteln, Blutungen, Stenosen und Absterben des Transplantats in 25–40 % der Patientinnen beschrieben, die eine vorausgehende Operation in diesem Bereich hatten (10).

Die postoperative Scheidenlänge lag zwischen 6 und 9,5 cm, wobei 78–100 % der Patientinnen sich zufrieden im Bezug auf ihr Sexualleben äußerten (2, 22, 27, 38, 41, 45). Allerdings existiert keine spezifische Studie, die die sexuelle Zufriedenheit untersucht, um diese Ergebnisse zu beweisen.

Als allgemeine Nachteile der McIndoe-Technik werden die Schrumpfungstendenz mit dauerhafter postoperativer Dilatationsnotwendigkeit, die fehlende bis mäßige Lubrikation sowie die Gefahr des Vaginalprolaps aufgrund fehlender Verankerung angesehen. Des Weiteren sind in der englischen Literatur bislang mindestens fünf Fälle von Karzinomen im Bereich der Neovagina beschrieben, die aufgrund des meist jungen Alters der Patientinnen besondere Herausforderungen darstellen (24, 28, 39). Vorteil der Methode ist das relativ einfache Vorgehen und damit das kleine Operationstrauma, so dass wir die Indikation für die McIndoe-Methode bei Patientinnen nach größeren Voroperationen und/oder Kontraindikation für ein abdominales Vorgehen sehen.

b) Verwendung von Amnion

Ashworth et al. verwendeten Amnion anstelle von Spalthaut mit vergleichbaren Resultaten.

c) Davydov-Scheiden

Auch diese beinhalten keine Transplantation menschlichen Gewebes auf einen fremden Empfänger, sondern verwenden autologes Peritoneum. Zur Gewinnung von Peritoneum ist allerdings zusätzlich eine Laparoskopie oder Laparotomie mit zusätzlichem Operationstrauma und Risiken notwendig (40). 1970 führten Davydov et al. eine bedeutende Änderung ein, indem sie die Operation ausschließlich von vaginal durchführten. Um das Douglasperitoneum von Blase und Rektum unterscheiden zu können, wurde 2–3 Tage vor dem Eingriff eine Pelviskopie durchgeführt. Das Anlegen eines Pneumoperitoneums bewirkte eine vermehrte Bildung von Peritonealflüssigkeit, was das Auffinden des Douglasperitoneums erleichterte. Sobald die Neovagina gebildet war, wurde das Douglaspertitoneum punktiert und inzidiert. Der Abschluss zur Bauchhöhle erfolgte mit einer Tabaksbeutelnaht, die Neovagina wurde austamponiert. Die Entlassung der Patientinnen war am 15.–16. Tag. Kohabitation war in der Regel ohne Probleme und für beide Partner zufriedenstellend möglich (12). Anatomische und funktionelle Erfolgsraten liegen bei 95 %.

d) Sonstige Methoden

Einzelne Fälle sind beschrieben mit Kopfhaut als Entnahmestelle mit dem Vorteil der unsichtbaren Narbe und großer Entnahmefläche, guter Durchblutung sowie schneller Heilungstendenz (26) sowie mit Vollhauttransplantaten, die allerdings den Nachteil der hyperpigmentierten Narbenbildung und ggf. des Haarwachstums im Bereich der Neovagina haben (1). In einer Studie, in der buccale Mukosa als Vollhauttransplantat verwendet wurde, werden als Vorteile die Schleimproduktion mit konsekutiv adäquater Lubrikation und Fehlen einer Dyspareunie sowie fehlender Schrumpfungstendenz beschrieben (46).

Statements

Vorteil: einfaches Vorgehen bei geübtem Operateur; relativ kleines Operationstrauma. (GoR D)

Nachteil: Schrumpfungstendenz mit dauerhafter postoperativer Dilatationsnotwendigkeit; fehlende bis mäßige Lubrikation, Haarwachstum; Prolaps; Fisteln; Darm- und Harnblasenverletzung; Karzinomentstehung. (GoR D)

Indikation: Patientinnen nach ausgedehnten abdominalen Voroperationen.

Darmscheide

a) Ileum

Die Verwendung von Ileum zur Neovagina-Anlage geht auf Baldwin (1904) zurück (4). Ein ausgeschaltetes Dünndarmsegment mit erhaltener Blutversorgung von gut 12 cm Länge wurde hierzu verwendet. Der Dünndarm wurde reanastomosiert und die Enden des Dünndarmsegments verschlossen. Nach Bildung eines Tunnels zwischen Rektum und Blase wurde das Segment als Schleife in die Neovagina gebracht und am Introitus befestigt. Die Operationsrisiken waren damals hoch. Nicht selten kam es zur Nekrose des Darmsegments bei ungenügender Blutversorgung. Nachteile wie Irritation durch das Dünndarmsekret (Besiedlung mit typischer Darmflora) und Dyspareunie (ähnlich Darmkoliken) wurden beschrieben. Die Dünndarmschleimhaut ist sehr verletzlich, so dass es häufiger zu Blutungen nach Koitus kam.

b) Rektum

Bryan (1949) verwendeten Rektum, was eine hohe Mortalitätsrate aufgrund von Infektionen sowie häufig Stuhlinkontinenz zur Folge hatte (8).

c) Sigma

Nach Einführung der Antibiotika und einer verbesserten Darmvorbereitung gingen mehrere Autoren dazu über, Sigma zur Auskleidung der Neovagina mit recht zufriedenstellenden Ergebnissen zu verwenden.

Novak et al. beschreiben postoperative Vaginallängen von 12 cm oder länger, eine Vagina, die weit und dehnbar und frei von Narben sowie von einer feuchten Mukosa ausgekleidet ist (33). Aus Erfahrungen an einem Missionshospital in Bangladesh schlussfolgerten Del Rossi et al., dass die Vaginoplastik mittels Sigma in Entwicklungsländern die beste Alternative aufgrund des einfachen Managements und der wenig aufwendigen Nachsorge darstellt (13).

Vorteile dieser Methode sind die geringe Schrumpfungsneigung, eine genügende Schleimbildung und das Fehlen einer längeren Nachbehandlung. Ein weiterer Vorteil der Methode ist, dass das Darmstück potentiell mit der Patientin mitwächst, wodurch der Eingriff auch bei jungen Mädchen möglich ist, die noch keinen regelmäßigen Geschlechtsverkehr haben (41). Mindestens ein Todesfall aufgrund Anastomoseninsuffizienz und mehrere Fälle von Darmnekrosen relativieren allerdings die Ergebnisse (37).

d) Laparoskopisch-assistiertes Vorgehen bei der Sigmascheide

Immer mehr Autoren beschreiben ein laparoskopisch-assistiertes Vorgehen zur Neovagina-Anlage mittels Sigmasegment. Erfahrenen Operateuren wird hierdurch ermöglicht, das Operationstrauma ebenso wie die psychische Belastung durch die Operation für die Patientin geringer zu halten (11, 14, 35, 36, 42).

Neben oben genannten Nachteilen und Risiken liegen mehrere Fallberichte zum Auftreten eines Prolapses, von Adenokarzinomen, von Colitis ulcerosa und anderen Colitiden mit ernsthaften Folgen für die Patientin vor (19, 20, 25, 31, 40).

Obwohl die durchschnittliche Erfolgsrate der Neovagina-Anlage durch Darmsegmente mit 77–90 % angegeben wird, ist die Komplikationsrate nicht zu vernachlässigen, so dass diese Methode für schwerere Fälle reserviert bleiben sollte, bei denen die einfacheren Methoden nicht zum Erfolg führten und/oder postoperativ eine ausgedehnte vaginale Narbenbildung vorliegt. Sigma stellt hierbei den optimalen Darmabschnitt nicht zuletzt aufgrund der Nähe zur Vagina und des leicht zu mobilisierenden Gefäßstiels dar.

Statements

Vorteil: geringe Schrumpfungsneigung; genügende Schleimbildung; keine Nachbehandlung mit Phantomen notwendig. (GoR D)

Nachteil: aufwendige Operation, schwere Komplikationen bis zur Todesfolge, übelriechender Fluor; Dyspareunie, Prolapsneigung, Colitiden, Karzinomentstehung. (GoR D)

Indikation: Patientinnen, bei denen einfachere Methoden nicht zum Erfolg führten, bei ausgedehnter Narbenbildung nach Voroperationen im Bereich der Vagina.

Lappenplastiken

a) Vulvovaginoplastik

Eine weniger angewandte Methode ist die Vulvovaginoplastik nach Williams (34). Das Vorgehen ist ähnlich dem bei einer hinteren Kolpoperineoplastik. Eine U-förmige Inzision, beginnend an der hinteren Kommissur, wird nach ventral innerhalb der Haarlinie bis zu einem Punkt ventral und 4 cm lateral des Meatus urethrae externus fortgeführt. Die Inzision wird vertieft bis zum Freilegen des Musculus bulbocavernosus und der Perinealmuskulatur. Die beiden inneren Schenkel der U-förmigen Inzision werden dann, beginnend am Perineum, vereinigt. Die erste vaginale Untersuchung erfolgt nach sechs Wochen, wenn die Wunde verheilt ist. Einwand gegen diese Methode ist die abnorme Lage der Vagina, der dadurch resultierende für den Koitus ungünstige Winkel sowie ggf. die fehlende Lubrikation (37). Teilweise wurde auch die Möglichkeit der Ansammlung von Urin hinter dem resultierenden hohen Perineum diskutiert. Vorteil ist das einfache Vorgehen, das eine vesikorektale Tunnelung mit der Gefahr der Verletzung dieser Strukturen überflüssig macht (41).

b) Gracilis-, Glutaeus-, Vulvoperineal- und Skapulalappen

Andere Verfahren wie Gracilis-, Glutaeus-, Vulvoperineal- oder Skapulalappen werden seltener angewandt. Vorteile von Lappenplastiken sind bessere primäre Wundheilung und ein geringeres Infektionsrisiko. Des Weiteren handelt es sich hierbei um Vollhauttransplantate, wodurch die bei Spalthauttechniken wie der McIndoe-Methode postoperative Schrumpfungsneigung ausbleibt. Prinzipiell ließen sich mit dieser Technik gute Ergebnisse erzielen in Bezug auf eine funktionierende Vagina. Narbenbildung, Komplexität und Lappenunverläßlichkeit machen diese Verfahren aber weniger verbreitet (10). Da es sich häufig um Spenderregionen mit Haarfollikeln handelt, lässt sich ein gewisses Haarwachstum im Bereich der Neovagina oft nicht vermeiden, was zu Dyspareunie und unangenehmem Ausfluss führen kann. Ähnliche Probleme traten auch auf, nachdem

Gewebeexpander benutzt wurden, um überschüssige Vulvahaut zu produzieren, die als Spenderhaut dienen sollte (15).

Statements

Vorteil: kein intraabdominaler Eingriff notwendig, wenig Stenosen, gute Erfolgsraten. (GoR D)

Nachteil: Haarwachstum im Bereich der Neovagina; Fluor; Dyspareunie; Narbenbildung im Bereich der Entnahmestelle, Lappennekrosen. (GoR D)

Indikation: Patientinnen mit malignen Erkrankungen und daraus resultierender Notwendigkeit zur Exenteration oder anderen ausgedehnteren pelvinen Operationen vorbehalten.

Vecchietti-Methode und Modifikationen

Anders als in den USA, wo, wie bereits oben erwähnt, die Abbe-McIndoe-Methode die am weitesten verbreitete Methode zur Anlage einer Neovagina ist, hat in Europa in den letzten 30 Jahren die 1965 von Vecchietti eingeführte Methode der operativen Dehnung zunehmend Verbreitung gefunden (5). Vorteil dieser Methode ist, dass sie eine Neovagina schafft, die auf hormonelle Veränderungen reagiert und von demselben jodpositiven Plattenepithel ausgekleidet wird wie eine normale Vagina. Es ist somit nicht notwendig, andernorts Gewebe zu entnehmen oder eine (Lappen-)plastische Operation vorzunehmen. Eine Narbenbildung bleibt aus und der funktionelle Erfolg wird schnell erreicht. Es ist außerdem problemlos möglich, eine Endometriose oder uterine Fehlbildungen (41) gleichzeitig zu behandeln oder im Falle eines AIS während des Eingriffs die Gonaden zu entfernen.

Die ursprüngliche Vecchietti-Technik besteht aus einem Abdominalschnitt im Bereich der vesikouterinen Peritonealfalte und der Dissektion zur Tunnelung, um einen intervesikorektalen Raum zu schaffen (43). Nachdem Gauwerky und Wallwiener (22) 1992 in Heidelberg die Laparotomie durch eine Laparoskopie ersetzten, wurden viele Berichte über Erfahrungen mit dieser Methode veröffentlicht, in der Regel aber nur mit kleinen Fallzahlen (7, 29, 30). Der komplexe Schritt, das scharfe abdominovaginale Tunneln des vesikorektalen Raumes, wurde bis dahin von allen Autoren vorgenommen (16, 22).

Einigen Autoren gelang es schließlich, das laparoskopische Vorgehen mit sonographisch gesteuerter Fadenführung anzuwenden und somit auf die vesikorektale Tunnelung zu verzichten (9, 23). In einigen Fällen verliefen die Spannfäden allerdings mitten durch den Bauchraum, was das Risiko eines postoperativen Darmverschlusses sowie eines Prolapses der Vagina (aufgrund nicht komplett subperitoneal verlaufender Spannfäden) deutlich erhöhte (5).

Studien mit höheren Patientenzahlen wurden von Fedele (16) und Folgueira (17) beschrieben. Ersterer berichtet über die Anlage einer Neovagina in einer Gruppe von 52 Patientinnen nach der Vecchietti-Methode, allerdings ohne komplette vesikorektale Tunnelung. Nach subperitonealem Einführen der Spannfäden führten beide Gruppen aber eine laparoskopisch-assistierte, scharfe abdomino-vaginale Tunnelung zwischen Blase und Rektum durch.

In der Arbeitsgruppe von Brucker et al. wird das Vaginalgrübchen vagino-abdominal perforiert, ohne vorher zu dissezieren oder zu tunneln. Die Fäden werden dann intraabdominal von einem gebogenen Fadenführer aufgenommen und präperitoneal vor die Bauchdecke unterhalb des Nabels gezogen (6). In einer Studie von 101 Frauen und Mädchen wurde zum ersten Mal die konventionell laparoskopische Methode mit einer modifizierten Technik und optimiertem Instrumentarium verglichen, ohne eine Tunnelung oder Dissektion und ohne andere Bildgebung einzusetzen.

Die verbesserte Technik und Instrumentarium resultierte in einer kürzeren Operationszeit und damit auch kürzerem Krankenhausaufenthalt sowie einer geringen Rate an intra- und postoperativen Komplikationen. Außerdem wurde die Spanndauer bei besseren funktionellen Ergebnissen mehr als halbiert. Ein weiterer Aspekt im Bezug auf die Funktionalität einer Neovagina ist ihre Ähnlichkeit zur normalen Scheide. Brucker et al. konnten zeigen, dass die Neovagina mit der Zeit vom selben nichtverhornenden Plattenepithel ausgekleidet ist wie jede Vagina. Dies bietet einen großen Vorteil gegenüber Techniken, die sich nicht der Dehnung bedienen und stattdessen einen plastischen Eingriff nötig machen.

Haben die Frauen regelmäßig Geschlechtsverkehr, so ist es nach einer Anfangszeit nicht mehr notwendig, ein Phantom zu tragen, um eine Schrumpfung oder Synechien zu verhindern.

Mit minimalem Trauma und der nahezu halbierten Spanndauer stellt diese Methode eine gute Therapieoption bei Patientinnen mit kongenitaler Vaginalaplasie dar. Trotz Vereinfachung des Vorgehens bleibt dies ein komplexes chirurgisches und endoskopisches Verfahren, das in einem hochspezialisierten Zentrum durchgeführt werden sollte. Die behandelnden Ärzte sollten Erfahrungen mit der Diagnostik, Therapie, psychosozialem Follow-up und möglichen Komplikationen haben.

Statements

Vorteil: gute Erfolgsraten, physiologische reagible Mukosa, gute Lubrikation, bislang kein Prolaps, kurze Spanndauer. (GoR D)

Nachteil: postoperative Phantombehandlung über mehrere Monate. (GoR D)

Indikation: eine der Methoden erster Wahl bei Patientinnen mit Vaginalaplasie (ohne größere Voroperationen).

5.3.4 Literatur

1. *Akn S. Experience with neovaginal construction using the full-thickness skin graft in vaginal agenesis. Ann Plast Surg 2004; 52 (4): 391–396; discussion 397*

2. *Alessandrescu D, Peltecu GC, Buhimschi CS, Buhimschi IA. Neocolpopoiesis with split-thickness skin graft as a surgical treatment of vaginal agenesis: retrospective review of 201 cases. Am J Obstet Gynecol 1996; 175 (1): 131–138*

3. *Ashworth MF, Morton KE, Dewhurst J, Lilford RJ, Bates RG. Vaginoplasty using amnion. Obstet Gynecol. 1986 Mar;67(3):443-6.*

4. *Baldwin JF. The formation of an artificial vagina by intestinal transplantation. Ann Surg 1904; 40 (3): 398–403*

5. *Borruto F. Mayer-Rokitansky-Küster Syndrome: Vecchietti's personal series. Clin Exp Obstet Gynecol 1992; 19 (4): 273–274*

6. *Brucker SY, Gegusch M, Zubke W, Rall K, Gauwerky JF, Wallwiener D. Neovagina creation in vaginal agenesis: development of a new laparoscopic Vecchietti-based procedure and optimized instruments in a prospective comparative interventional study in 101 patients. Fertil Steril 2008; 90 (5): 1940–1952*

7. *Brun JL, Belleannée G, Grafeille N, Aslan AF, Brun GH. Long-term results after neovagina creation in Mayer-Rokitanski-Kuster-Hauser syndrome by Vecchietti's operation. Eur J Obstet Gynecol Reprod Biol 2002; 103 (2): 168–172*

8. *Bryan AL, Nigro JA, Counsellers VS. One hundred cases of congenital absence of the vagina. Surg Gynecol Obstet 1949; 88 (1): 79–86*

9. *Busacca M, Perino A, Venezia R. Laparoscopic-ultrasonographic combined technique for the creation of a neovagina in Mayer-Rokitansky-Kuster-Hauser syndrome. Fertil Steril 1996; 66 (6): 1039–1041*

10. *Croak AJ, Gebhart JB, Klingele CJ, Lee RA, Rayburn WF. Therapeutic strategies for vaginal Müllerian agenesis. J Reprod Med 2003; 48 (6): 395–401*

11. *Darai E, Toullalan O, Besse O, Potiron L, Delga P. Anatomic and functional results of laparoscopic-perineal neovagina construction by sigmoid colpoplasty in women with Rokitansky's syndrome. Hum Reprod 2003; 18 (11): 2454–2459*

12. Davydov SN, Zhvitiashvili OD. Formation of vagina (colpopoiesis) from peritoneum of Douglas pouch. Acta Chir Plast 1974; 16 (1): 35–41

13. Del Rossi C, Attanasio A, Del Curto S, D'Agostino S, De Castro R. Treatment of vaginal atresia at a missionary hospital in Bangladesh: results and followup of 20 cases. J Urol. 2003; 170 (3): 864–866

14. Delga P, Potiron L. Sigmoid colpoplasty by laparoscopic and perineal surgery: a first case relative to Rokitansky-Kuster-Hauser syndrome. J Laparoendosc Adv Surg Tech A 1997; 7 (3): 195–199

15. Edmonds DK. Congenital malformations of the genital tract and their management. Best Pract Res Clin Obstet Gynaecol 2003; 17 (1): 19–40

16. Frank RT: The formation of an artificial vagina without operation. Am J Obstet Gynecol 1938; 35: 1053 – 1055

17. Fedele L, Bianchi S, Frontino G, Fontana E, Restelli E, Bruni V. The laparoscopic Vecchietti's modified technique in Rokitansky syndrome: anatomic, functional, and sexual long-term results. Am J Obstet Gynecol 2008; 198 (4): 377.e1-6

18. Folgueira G, Perez-Medina T, Martinez-Cortes L, Martinez-Lara A, Gomez B, Izquierdo J, Bajo-Arenas J. Laparoscopic creation of a neovagina in Mayer-Rokitansky-Küster-Hauser syndrome by modified Vecchietti's procedure. Eur J Obstet Gynecol Reprod Biol 2006; 127 (2): 240–243. Epub 4.1.2006

19. Freundt I, Toolenaar TA, Jeekel H, Drogendijk AC, Huikeshoven FJ. Prolapse of the sigmoid neovagina: report of three cases. Obstet Gynecol 1994; 83 (5 Pt 2): 876–879

20. Froese DP, Haggitt RC, Friend WG. Ulcerative colitis in the autotransplanted neovagina. Gastroenterology 1991; 100 (6): 1749–1752

21. Garcia J, Jones HW Jr. The split thickness graft technic for vaginal agenesis. Obstet Gynecol 1977; 49 (3): 328–332

22. Gauwerky JF, Wallwiener D, Bastert G. An endoscopically assisted technique for construction of a neovagina. Arch Gynecol Obstet 1992; 252 (2): 59–63

23. Giacalone PL, Laffargue F, Faure JM, Deschamps F. Ultrasound-assisted laparoscopic creation of a neovagina by modification of Vecchietti's operation. Obstet Gynecol 1999; 93 (3): 446–448

24. Guven S, Guvendag Guven ES, Ayhan A, Gokoz A. Recurrence of high-grade squamous intraepithelial neoplasia in neovagina: case report and review of the literature. Int J Gynecol Cancer 2005; 15 (6): 1179–1182

25. Hiroi H, Yasugi T, Matsumoto K, Fujii T, Watanabe T, Yoshikawa H, Taketani Y. Mucinous adenocarcinoma arising in a neovagina using the sigmoid colon thirty years after operation: a case report. J Surg Oncol 2001; 77 (1): 61–66

26. Höckel M, Menke H, Germann G. Vaginoplasty with split skin grafts from the scalp: optimization of the surgical treatment for vaginal agenesis. Am J Obstet Gynecol 2003; 188 (4): 1100–1102

27. Højsgaard A, Villadsen I. McIndoe procedure for congenital vaginal agenesis: complications and results. Br J Plast Surg 1995; 48 (2): 97–102

28. Hopkins MP, Morley GW. Squamous cell carcinoma of the neovagina. Obstet Gynecol 1987; 69 (3 Pt 2): 525–527

29. *Keckstein J, Buck G, Sasse V, Tuttlies F, Ulrich U. Laparoscopic creation of a neovagina: modified Vecchietti method. Endosc Surg Allied Technol 1995; 3 (2–3): 93–95*

30. *Lang N: Operationen zur Wiederherstellung der Funktion bei angeborenem oder erworbenem Verschluß oder Stenose der Vagina. Gynäkologe 1980; 13: 112-115*

31. *Marwah V, Bhandari SK. Laparoscopic creation of a neovagina in Mayer-Rokitansky-Kuster-Hauser syndrome by modification of Vecchietti's procedure. J Am Assoc Gynecol Laparosc 2001; 8 (3): 416–424*

32. *Matsui H, Seki K, Sekiya S. Prolapse of the neovagina in Mayer-Rokitansky-Kuster-Hauser syndrome. A case report. J Reprod Med 1999; 44 (6): 548–550*

33. *Novak F, Kos L, Plesko F. The advantages of the artificial vagina derived from sigmoid colon. Acta Obstet Gynecol Scand 1978; 57 (1): 95–96*

34. *O'Brien BM, Mellow CG, MacIsaac IA, Maher PJ, Barbaro C. Treatment of vaginal agenesis with a new vulvovaginoplasty. Plast Reconstr Surg 1990; 85 (6): 942–948*

35. *Ota H, Tanaka J, Murakami M, Murata M, Fukuda J, Tanaka T, Andoh H, Koyama K. Laparoscopy-assisted Ruge procedure for the creation of a neovagina in a patient with Mayer-Rokitansky-Küster-Hauser syndrome. Fertil Steril 2000; 73 (3): 641–644*

36. *Possover M, Drahonowski J, Plaul K, Schneider A. Laparoscopic-assisted formation of a colon neovagina. Surg Endosc 2001; 15 (6): 623. Epub 13.3.2001*

37. *Ratnam SS, Rauff M. Function-saving operations in vaginal atresia. Gynakologe 1980; 13 (3): 116–119*

38. *Rock JA, Schlaff WD, Zacur HA, Jones HW Jr. The clinical management of congenital absence of the uterine cervix. Int J Gynaecol Obstet. 1984; 22 (3): 231–235*

39. *Rotmensch J, Rosenshein N, Dillon M, Murphy A, Woodruff JD. Carcinoma arising in the neovagina: case report and review of the literature. Obstet Gynecol 1983; 61 (4): 534–536*

40. *Schouten van der Velden AP, de Hingh IH, Schijf CP, Bonenkamp HJ, Wobbes T. Metachronous colorectal malignancies: „don't forget the neo vagina". A case report. Gynecol Oncol 2005; 97 (1): 279–281*

41. *Templeman CL, Lam AM, Hertweckk SP. Surgical management of vaginal agenesis. Obstet Gynecol Surv 1999; 54: 583–591*

42. *Urbanowicz W, Starzyk J, Sulislawski J. Laparoscopic vaginal reconstruction using a sigmoid colon segment: a preliminary report. J Urol 2004; 171 (6 Pt 2): 2632–2635*

43. *Vecchietti G. Creation of an artificial vagina in Rokitansky-Küster-Hauser syndrome. Attual Ostet Ginecol 1965; 11 (2): 131–147*

44. *Williams JK, Lake M, Ingram JM. The bicycle seat stool in the treatment of vaginal agenesis and stenosis. J Obstet Gynecol Neonatal Nurs 1985; 14 (2): 147–150*

45. *Wiser WL, Bates GW. Management of agenesis of the vagina. Surg Gynecol Obstet 1984; 159 (2): 108–112*

46. *Yeşim Ozgenel G, Ozcan M. Neovaginal construction with buccal mucosal grafts. Plast Reconstr Surg 2003; 111 (7): 2250–2254*

5.4 Zervix duplex (VCUAM C1)

5.4.1 Definition

Kongenitale Anomalien der Zervix sind insgesamt sehr seltene Fehlbildungen, die in verschiedenen Ausprägungen beschrieben wurden. Die Zervix duplex bezeichnet den kompletten Müller-Fusionsdefekt auf der Höhe der Zervix.

5.4.2 Klinik

Die Zervixduplikatur wird mit oder ohne Korpusfehlbildung (1, 2, 6, 8) sowie als Einzelfallbericht auch als Divertikelbildung ausgehend von der Zervix beschrieben (7). Mit der Duplikatur kann eine primäre Sterilität assoziiert sein (4).

5.4.3 Therapieoptionen

Im Vordergrund steht bei einer Duplikatur der Zervix die Therapie der Begleitfehlbildungen. Beschrieben sind die Korrektur von Septierungen der Vagina (4, 5) und des Uterus (9) ohne Eingriffsnotwendigkeit an der doppelten Zervix, aber auch eine erfolgreiche Zervixdissektion im Rahmen einer Metroplastik und Vaginalseptumentfernung bei Uterus duplex und Vagina duplex (3).

Statements

Unter Zervix duplex versteht man den kompletten Fusionsdefekt auf Höhe der Zervix. Anomalien der Zervix sind selten. (LoE V)

Eine primäre Sterilität kann vorliegen. (LoE V)

Therapeutisch steht die Korrektur von Begleitfehlbildungen (Uterus, Vagina) im Vordergrund; das Belassen oder die Dissektion der Duplikatur sind beschrieben. (GoR D)

5.4.4 Literatur

1. Hundley AF, Fielding JR, Hoyte L. Double cervix and vagina with septate uterus: an uncommon müllerian malformation. Obstet Gynecol 2001; 98: 982–985

2. McBean JH, Brumsted JR. Septate uterus with cervical duplication: a rare malformation. Fertil Steril 1994; 62: 415–417

3. Patton PE, Novy MJ, Lee DM, Hickok LR. The diagnosis and reproductive outcome after surgical treatment of the complete septate uterus, duplicated cervix and vaginal septum. Am J Obstet Gynecol 2004; 190 (6): 1669–1675

4. Pavone ME, King JA, Vlahos N. Septate uterus with cervical duplication and a longitudinal vaginal septum: a müllerian anomaly without a classification. Fertil Steril 2006; 85 (2): 494

5. Perone N. Rare urogenital anomaly causing discharge and pain. A case report. J Reprod Med 1997; 42 (9): 593–596

6. Tavassoli F. Unusual uterine malformation. Double cervix with single corpus and single vagina. Obstet Gynecol 1977; 49 (3): 366–369

7. Umezaki I, Takagi K, Aiba M, Ohta H. Uterine cervical diverticulum resembling a degenerated leiomyoma. Obstet Gynecol 2004; 103: 1130–1133

8. Varras M, Akrivis C, Demou A, Kitsiou E, Antoniou N. Double vagina and cervix communicating bilaterally with a single uterine cavity: report of a case with an unusual congenital uterine malformation. J Reprod Med 2007; 52 (3): 238–240

9. Wai CY, Zekam N, Sanz LE. Septate uterus with double cervix and longitudinal vaginal septum. A case report. J Reprod Med 2001; 46 (6): 613–617

5.5 Zervixaplasie (VCUAM C2a/b)

5.5.1 Definition

Eine fehlende Zervix stellt das Vollbild der Zervixaplasie im Sinne einer kompletten Agenesie dar. Gefunden werden aber auch dysgenetische Formen im Sinne einer Obstruktion bei vorhandener Zervix, einer Fragmentierung mit segmentalen Zervixresiduen (19) oder als bindegewebiger Strang, gegebenenfalls mit Endometriumsinseln (31).

5.5.2 Klinik

In etwa der Hälfte der Fälle wird die Atresie isoliert, ansonsten in Kombination mit anderen Fusionsdefekten der Müller-Gänge beobachtet, wie eine Analyse von 58 Fällen der Literatur bis 1997 ergab (17).

Bezogen auf die begleitende Ausbildung der Vaginalverhältnisse kommen Kombinationen mit einer Vaginalagenesie (24, 30), einer Vaginalseptierung, obstruierter Hemivagina oder auch mit einer regulären Vagina vor (26). Bezogen auf das Uteruskorpus werden Kombinationen mit regulärem Korpus (14, 25, 30) oder Korpusanomalien wie Bicornis (18, 24) oder kompletter Aplasie im Rahmen des MKRH-Syndroms beobachtet.

Das Vorkommen einer Zervixatresie mit oder ohne Vaginalfehlbildung, aber regulärem Corpus uteri stellt die Hypothese einer unidirektionalen kraniokaudalen Müller-Fusion in Frage zugunsten der Hypothese eines zentralen Beginns im zerviko-isthmischen Bereich mit Ausbreitung nach kranial und kaudal (5).

In Abhängigkeit von der Form der Fehlbildung besteht die Symptomatik in einer primären Amenorrhoe, Kryptomenorrhoe mit Hämatometra- und Hämatosalpinxformation sowie zyklischen Unterbauchschmerzen bei obstruktiver Zervixfehlbildung und vorhandenem Korpus mit funktionellem Endometrium. Eine Symptomatik kann fehlen oder sich auf eine primäre Sterilität beschränken (29).

Die Assoziation mit einer Endometriose im Rahmen der retrograden Menstruation wird vermutet (18, 27).

5.5.3 Therapieoptionen

Die Therapie ist chirurgisch, Erfahrungen beschränken sich aber auf Fallbeschreibungen oder retrospektive Erhebungen an kleinen Patientinnenkollektiven. Rekonstruktive Konzepte konkurrieren bereits seit den 70er-Jahren (11, 12) mit der Hysterektomie.

Eine obstruktionsbedingte Symptomatik bei Zervixatresie kann durch Hysterektomie, bei gleichzeitigem Vorliegen einer Vaginalatresie eventuell kombiniert mit einer Neovagina-Anlage, behandelt werden (2, 10, 14, 16, 18, 24, 30, 33). Zum Einsatz kommt bei Uterus duplex mit einseitiger Zervixatresie und/oder Vaginalfehlbildung auch die Hemihysterektomie (25).

Eine Dysgenesie der Zervix kann je nach Ausprägung durch zerviko-zervikale Anastomose bei Fragmentierung, aber vorhandenen Zervixsegmenten (19) oder Fistelformierung (23) erfolgen, gegebenenfalls unter Verwendung von Haut- (26) oder Blasenmukosatransplantaten (4) zur Aufrechterhaltung der Durchgängigkeit des Kanals der Neozervix.

Bei Zervixagenesie, aber vorhandenem Uteruskorpus und Vagina kann eine uterovaginale Anastomose erfolgen (20, 34).

Liegt eine kombinierte Zervix- und Vaginalagenesie vor, wird zunächst eine Neovagina formiert. Dann kann eine Anastomose mit dem vorhandenen Uterus (3, 7, 8, 32), ggf. mit zerviko-isthmischer Resektion residualen Gewebes (1), angelegt werden. Neben offenen Operationsverfahren wurden auch laparoskopisch assistierte Techniken im Einzelfall (6) und an einer Serie von 12 Patientinnen (13) erfolgreich durchgeführt.

Alternativ wurde in Form eines Fallberichts mit dreijährigem Follow-up über eine erfolgreiche freie mikrovaskuläre Transplantation von Kolon und Appendix als Neovagina und Zervix-Ersatz berichtet (22).

Während einige Autoren rekonstruktive Verfahren vor dem Hintergrund eventuell notwendiger Revisionsoperationen und fraglichem reproduktionsmedizinischem Erfolg kritisch diskutieren und die Hysterektomie als Standard formulieren (28, 31), berichtet ein Review von 1997 über einen Anteil von 23 von 39 wiederherstellend operierten Patientinnen mit Eintreten normaler Menstruationen und Schwangerschaften bei vier Patientinnen (17). Neben älteren Fallberichten mit Erzielung von Schwangerschaften bis sieben Jahre nach Primär-OP und mit Geburt durch Sectio (21, 34) liegen auch neuere Erfahrungen erfolgreicher Verläufe als Case Reports vor (1, 8).

Die retrospektive Analyse von 18 Patientinnen, bei denen ein rekonstruktives Operationskonzept mit uterovaginaler Anastomose zur Anwendung kam, ergab in allen Fällen die technisch erfolgreiche Durchführbarkeit mit Revisionsbedürftigkeit in nur einem Fall, obwohl fünf Patientinnen bereits erfolglos voroperiert waren. Während eines Follow-up-Zeitraumes von 4,5 Jahren trat bei zehn Patientinnen eine Schwangerschaft ein. Der Versuch eines rekonstruktiven Vorgehens wird auf der Basis dieser Erfahrungen empfohlen (9).

Bei der Entscheidungsfindung zu rekonstruktiven Verfahren müssen auch potentielle Komplikationen bei Eintritt einer Schwangerschaft berücksichtigt werden, etwa eine mögliche Assoziation mit Plazentationsstörungen wie der Plazenta praevia (15).

Statements

Zervixaplasie bezeichnet das komplette Fehlen der Zervix; gefunden werden aber auch dysgenetische Formen mit unterschiedlicher Ausprägung einer Zervixanlage. (LoE V)

Die Zervixaplasie kommt isoliert oder kombiniert mit anderen Müller-Fehlbildungen vor. LoE V)

Die klinische Symptomatik besteht je nach Ausprägung in primärer Amenorrhoe oder Kryptomenorrhoe mit zyklischen Unterbauchschmerzen, kann aber auch fehlen oder sich auf eine primäre Sterilität beschränken. (LoE V)

Als Therapieoptionen konkurrieren rekonstruktive Konzepte mit der Hysterektomie oder Hemihysterektomie. (GoR D)

5.5.4 Literatur Zervixaplasie

1. *Acién P, Acién MI, Quereda F, Santoyo T. Cervicovaginal agenesis: spontaneous gestation at term after previous reimplantation of the uterine corpus in a neovagina: Case Report. Hum Reprod 2008; 23 (3): 548–553*

2. *Badawy SZ, Prasad M, Powers C, Wojtowycz AR. Congenital cervicovaginal aplasia with septate uterus and functioning endometrium. J Pediatr Adolesc Gynecol 1997; 10 (4): 213–217*

3. *Bedner R, Rzepka-Górska I, Błogowska A, Malecha J, Ko mider M. Effects of a surgical treatment of congenital cervicovaginal agenesia. J Pediatr Adolesc Gynecol 2004; 17 (5): 327–330*

4. *Bugmann P, Amaudruz M, Hanquinet S, La Scala G, Birraux J, Le Coultre C. Uterocervicoplasty with a bladder mucosa layer for the treatment of complete cervical agenesis. Fertil Steril 2002; 77 (4): 831–835*

5. *Chang AS, Siegel CL, Moley KH, Ratts VS, Odem RR. Septate uterus with cervical duplication and longitudinal vaginal septum: a report of five new cases. Fertil Steril 2004; 81 (4): 1133–1136*

6. *Creighton SM, Davies MC, Cutner A. Laparoscopic management of cervical agenesis. Fertil Steril 2006; 85 (5): 1510*

7. *Cukier J, Batzofin JH, Conner JS, Franklin RR. Genital tract reconstruction in a patient with congenital absence of the vagina and hypoplasia of the cervix. Obstet Gynecol 1986; 68 (3 Suppl): 32S–36S*

8. *Chakravarty B, Konar H, Chowdhury NN. Pregnancies after reconstructive surgery for congenital cervicovaginal atresia. Am J Obstet Gynecol 2000; 183 (2): 421–423*

9. *Deffarges JV, Haddad B, Musset R, Paniel BJ. Utero-vaginal anastomosis in women with uterine cervix atresia: long-term follow-up and reproductive performance. A study of 18 cases. Hum Reprod 2001; 16 (8): 1722–1725*

10. *Dillon WP, Mudaliar NA, Wingate MB. Congenital atresia of the cervix. Obstet Gynecol 1979; 54 (1): 126–129*

11. *Farber M, Marchant DJ. Congenital absence of the uterine cervix. Am J Obstet Gynecol 1975; 121 (3): 414–417*

12. *Farber M, Marchant DJ. Reconstructive surgery for congenital atresia of the uterine cervix. Fertil Steril 1976; 27 (11): 1277–1282*

13. *Fedele L, Bianchi S, Frontino G, Berlanda N, Montefusco S, Borruto F. Laparoscopically assisted uterovestibular anastomosis in patients with uterine cervix atresia and vaginal aplasia. Fertil Steril 2008; 89 (1): 212–216*

14. *Fliegner JR, Pepperell RJ. Management of vaginal agenesis with a functioning uterus. Is hysterectomy advisable? Aust N Z J Obstet Gynaecol 1994; 34 (4): 467–470*

15. *Fraser IS. Successful pregnancy in a patient with congenital partial cervical atresia. Obstet Gynecol 1989; 74 (3 Pt 2): 443–445*

16. *Fritzsche R, Beller FK. Report of a case of aplasia of the cervix and discussion of the embryology and clinical significance of the condition. Geburtshilfe Frauenheilkd 1976; 36 (6): 524–529*

17. *Fujimoto VY, Miller JH, Klein NA, Soules MR. Congenital cervical atresia: report of seven cases and review of the literature. Am J Obstet Gynecol 1997; 177 (6): 1419–1425*

18. Goluda M, St Gabryś M, Ujec M, Jedryka M, Goluda C. Bicornuate rudimentary uterine horns with functioning endometrium and complete cervical-vaginal agenesis coexisting with ovarian endometriosis: a case report. Fertil Steril 2006 ; 86 (2): 462

19. Grimbizis GF, Tsalikis T, Mikos T, Papadopoulos N, Tarlatzis BC, Bontis JN. Successful end-to-end cervico-cervical anastomosis in a patient with congenital cervical fragmentation: case report. Hum Reprod 2004; 19 (5): 1204–1210

20. Gurbuz A, Karateke A, Haliloglu B. Abdominal surgical approach to a case of complete cervical and partial vaginal agenesis. Fertil Steril 2005; 84 (1): 217

21. Hampton HL, Meeks GR, Bates GW, Wiser WL. Pregnancy after successful vaginoplasty and cervical stenting for partial atresia of the cervix. Obstet Gynecol 1990; 76 (5): 900–901

22. Hou CF, Wang CJ, Lee CL, Chen HC, Soong YK. Free microvascular transfer of the vermiform appendix and colon for creation of a uterovaginal fistula: a new technique for cervicovaginal reconstruction. Fertil Steril 2008; 89 (1): 228

23. Jacob JH, Griffin WT. Surgical reconstruction of the congenitally atretic cervix: two cases. Obstet Gynecol Surv 1989; 44 (7): 556–569

24. Kumar S, Singh SK, Mavuduru R, Naveen A, Agarwal MM, Vanita J, Mandal AK. Bicornuate uterine horns with complete cervical-vaginal agenesis and congenital vesicouterine fistula. Int Urogynecol J Pelvic Floor Dysfunct 2008; 19 (5): 739–741

25. Lee CL, Wang CJ, Swei LD, Yen CF, Soong YK. Laparoscopic hemi-hysterectomy in treatment of a didelphic uterus with a hypoplastic cervix and obstructed hemivagina. Hum Reprod 1999; 14 (7): 1741–1743

26. Lee CL, Jain S, Wang CJ, Yen CF, Soong YK. Classification for endoscopic treatment of mullerian anomalies with an obstructive cervix. J Am Assoc Gynecol Laparosc 2001; 8 (3): 402–408

27. Lucisano F, D'Aries AP, Misasi R, Ceci O. Congenital cervico-vaginal atresia and pelvic endometriosis. Clinical case and review of the Literature. Zentralbl Gynakol 1992; 114 (5): 270–274

28. Niver DH, Barrette G, Jewelewicz R. Congenital atresia of the uterine cervix and vagina: three cases. Fertil Steril 1980; 33 (1): 25–29

29. Pavone ME, King JA, Vlahos N. Septate uterus with cervical duplication and a longitudinal vaginal septum: a müllerian anomaly without a classification. Fertil Steril 2006; 85 (2): 494

30. Rana A, Gurung G, Begum SH, Adhikari S, Neupane BB. Hysterectomy for hematometra in a 15-year-old mentally handicapped girl with congenital cervicovaginal agenesis and concomitant ovarian adenoma. J Obstet Gynaecol Res 2008; 34 (1): 105–107

31. Rock JA, Schlaff WD, Zacur HA, Jones HW Jr. The clinical management of congenital absence of the uterine cervix. Int J Gynaecol Obstet 1984; 22 (3): 231–235

32. Selvaggi G, Monstrey S, Depypere H, Blondeel P, Van Landuyt K, Hamdi M, Dhont M. Creation of a neovagina with use of a pudendal thigh fasciocutaneous flap and restoration of uterovaginal continuity. Fertil Steril 2003; 80 (3): 607–611

33. Vutyavanich T, Buddhirakkul P. Cervical and vaginal agenesis: a case report. J Med Assoc Thai 1989; 72 (9): 527–530

34. Welker B, Krebs D, Lang N. Pregnancy following repair of a congenital atresia of the uterine cervix and upper vagina. Arch Gynecol Obstet 1988; 243 (1): 51–54

5.6 Uterus arcuatus/Uterus subseptus/Uterus septus (VCUAM U1a-c)

5.6.1 Definition

Bei den kongenitalen Fehlbildungen des Uterus arcuatus, des Uterus subseptus und des Uterus septus hat im Bereich der Gebärmutter die Fusion der Müller-Gänge komplett oder nahezu komplett stattgefunden. Hieraus resultiert äußerlich ein Uteruskörper. Die Resorption des zentralen, sagittal verlaufenden bindegewebigen Septums hat jedoch gar nicht (Uterus septus) oder in unterschiedlicher Ausprägung stattgefunden (Uterus subseptus und Uterus arcuatus).

Der Uterus arcuatus ist die Fehlbildung mit der geringsten Ausprägung. Die äußere Form des Uterus ist meist normal, evtl. ist der Uterus im Fundusbereich etwas breiter ausladend. Vom Cavum betrachtet, ist die innere Kontur des Fundus uteri vermehrt konvex geformt und reicht tiefer als normal ins Cavum uteri hinein. Die Tubenwinkel sind hierdurch länger und tiefer ausgezogen. Der Uterus arcuatus kann auchals die kleinste Form eines uterinen Septums interpretiert werden. Eine metrisch exakte, objektive Definition ist nicht existent. Die Diagnose beruht in der Regel auf der subjektiven Einschätzung des Untersuchers. Dies wirft große Probleme auf in Bezug auf die Vergleichbarkeit verschiedener Publikationen, da nicht gesichert ist, ob unter der Bezeichnung „Uterus arcuatus" wirklich immer identische Formen uteriner Fehlbildungen verstanden werden. In der historischen Klassifikation der American Fertility Society (AFS) wird der Uterus arcuatus als eine eigene Subgruppe (Klasse 6) aufgeführt (3).

Der Uterus subseptus ist definiert als ein äußerlich oft normal geformter, evtl. etwas breiter ausladender Uterus mit einem sagittalen Septum, welches nicht die gesamte Länge des Cavum uteri unterteilt. Diese Septum ist länger als beim Uterus arcuatus, aber kürzer als beim Uterus septus. Es handelt sich also um ein partielles uterines Septum.

Als Uterus septus wird der Uterus bezeichnet, bei dem das Septum komplett vom Fundus uteri bis in die Zervix uteri hinabzieht. In vielen Fällen ist diese komplette Septum kombiniert mit einem Scheidenseptum, welches sich dann meist ohne Unterbrechung an den zervikalen Septumanteil anschließt. In sehr seltenen Einzelfällen kann das Septum auch an verschiedener Stelle unterbrochen sein, d. h., es findet sich eine Verbindung von der einen zur anderen Cavumhälfte. Äußerlich ist der Uterus septus in den meisten Fällen im Fundusanteil deutlich breiter als ein normaler Uterus und lässt in vielen Fällen median eine leichte Einkerbung erkennen. Gelegentlich kann diese Eindellung aber auch nur als verminderte Geweberesistenz durch Abtasten zur Darstellung gebracht werden. Sie kann in Einzelfällen aber auch gar nicht nachweisbar sein.

Uterus subseptus und Uterus septus werden in der Klassifikation der AFS in Klasse V als „septierte Uteri" zusammengefasst (3).

5.6.2 Uterus arcuatus (VCUAM U1a)

Diagnose

Die Diagnose kann mittels Hysteroskopie, MRT, 3D-Ultraschall oder Ultraschall mit Füllung des Cavum uteri mittels Flüssigkeit (Saline Infusion Sonography = SIS) gestellt werden (5, 6, 10, 15, 17, 26). Die native Sonographie kann den Verdacht auf einen Uterus arcuatus ergeben, ist aber alleine nicht ausreichend. Die radiologische Methode der Hysterosalpingographie (HSG) ist oft unzuverlässig, da durch die Achsenkippung des Uterus Überlagerungsphänomene auftreten, welche das Erkennen eines Uterus arcuatus unmöglich machen können (10). Eine Laparoskopie zur äußeren Beurteilung des Uterus ist nicht grundsätzlich notwendig, da der Uterus arcuatus aufgrund des nur minimal ausgeprägten Septums keine relevante äußere Fehlbildung darstellt.

Fertilität

Die Bedeutung des Uterus arcuatus für die Reproduktion wird ausgesprochen kontrovers diskutiert. Während viele den Uterus arcuatus als eine leichte Normvariante ohne negative Auswirkung auf die Reproduktionsfähigkeit betrachten, sehen einige ihn als bedeutsam und unterbewertet an und verbinden ihn mit einer deutlich negativen Beeinträchtigung der Reproduktionsfähigkeit mit erhöhter Abortrate (25). Es gibt keine gesicherten Daten darüber, ob der Uterus arcuatus eine Sterilitätsursache darstellt.

Indikation zur Therapie

Es gibt keine Daten, die klar zeigen, ob bei einer Patientin mit aktuellem oder zukünftigem Kinderwunsch und der zufälligen Diagnose eines Uterus arcuatus eine operative Korrektur erfolgen sollte. Es fehlen ebenfalls Daten, ob durch die operative Korrektur eines Uterus arcuatus bei Sterilitätspatientinnen die Fertilität verbessert wird. Es gibt Hinweise, dass bei Patientinnen mit habituellen Aborten die operative Korrektur eines Uterus arcuatus das Schwangerschaftsoutcome durch Reduktion der Abortzahl, der Frühgeburtlichkeit und der Totgeburten verbessern kann (25).

Therapie

Beim Uterus arcuatus wird das kleine, in der Regel breit ausladende Septum in der Mitte zwischen Vorderwand und Hinterwand mit der Nadelelektrode des Resektoskopes hysteroskopisch, elektrochirurgisch inzidiert. Lateral sollte zu den Tubenostien ein Abstand von etwa 0,5 cm eingehalten werden. Die Inzision wird soweit ausgeführt, bis eine nach subjektiven Kriterien normal erscheinende Form des Cavum uteri resultiert. Der Eingriff kann unter laparoskopischer oder unter transabdominal ultrasonographischer Kontrolle durchgeführt werden. Der erfahrene Operateur kann aber auch auf beide Hilfsmaßnahmen verzichten. Der Eingriff sollte nur bei gering proliferiertem Endometrium durchgeführt werden. Es bietet sich an, die Operation in den ersten postmenstruellen Tagen durchzuführen. Alternativ ist eine hormonsuppressive Vorbehandlung mittels GnRH-Agonisten oder auch die Kontrazeptivumeinnahme zum Timing der Operation möglich. Die Notwendigkeit dieser Maßnahme muß individuell beurteilt werden

Nachbehandlung

Eine spezifische Nachbehandlung nach der operativen Korrektur ist nicht notwendig.

5.6.3 Uterus subseptus (VCUAM U1b)

Diagnose

Der Übergang vom Uterus arcuatus zum Uterus subseptus ist fließend und bei einem kleinen Septum eher eine Frage der persönlichen Interpretation des Untersuchers.

Die Diagnose kann mittels Hysteroskopie, MRT, 3D-Ultraschall, Ultraschall mit Füllung des Cavum uteri mittels Flüssigkeit (SIS, s. o.) oder HSG gestellt werden (5, 6, 10, 15, 17, 26). Die native Sonographie kann den Verdacht auf einen Uterus subseptus ergeben, ist aber allein zum eindeutigen Nachweis nicht ausreichend. Für die native Sonographie ist die sekretorische Zyklusphase zum Erkennen eines Septums am besten. Das Bild des hoch aufgebauten Endometriums kann im kranialen Gebärmutteranteil getrennt durch das Septum nebeneinander dargestellt werden (sog. „Katzenaugenphänomen“). Die radiologische Methode der Hysterosalpingographie kann durch Überlagerungsphänomene bei Achsenkippung des Uterus unzuverlässig sein. Eine Laparoskopie zur äußeren Beurteilung des Uterus mit Abgrenzung zum Uterus bicornis ist anzuraten. MRT und 3D-Ultraschall können meist eine Differenzierung ermöglichen, sind aber nicht immer zuverlässig.

Fertilität

Der Uterus subseptus wirkt sich durch die erhöhte Rate früher und später Aborte negativ auf die Fertilität aus. Weiterhin werden vermehrt Lageanomalien, eine erhöhte Rate an Wachstumsretadierungen, Totgeburten und Dystokien beobachtet (1, 2, 10, 11, 13, 14, 21, 23, 24, 27). Es gibt keine gesicherten Daten, ob ein Uterus subseptus per se eine Sterilitätsursache darstellt. Allerdings zeigen zwei prospektive Untersuchungen, dass Frauen mit einem Uterusseptum und idiopathischer Sterilität von der Septumdissektion profitierten (16, 19).

Indikation zur Therapie

Es gibt keine definitiven Beweise, die eindeutig zeigen, dass bei einer Patientin mit aktuellem oder zukünftigem Kinderwunsch und der zufälligen Diagnose eines Uterus subseptus eine operative Korrektur erfolgen sollte. Dennoch sollte aufgrund der heute einfachen Form der operativen Korrektur mittels Hysteroskopie eine solche präventive Behandlung in Erwägung gezogen werden, wobei dies um so sinnvoller erscheint, je länger das uterine Septum ist. Es gibt Hinweise, dass die operative Korrektur eines Uterus subseptus bei Sterilitätspatientinnen die Fertilität verbessert. Vor Einleitung von Maßnahmen der assistierten Reproduktion sollte eine operative Septumdurchtrennung erfolgen. Es gibt deutliche Hinweise, dass bei Patientinnen mit habituellen Aborten die operative Korrektur eines Uterus subseptus das Schwangerschaftsoutcome durch Reduktion der Abortzahl, Senkung der Frühgeburtlichkeit und Senkung der Totgeburten verbessert (4, 9, 10, 12, 20, 28, 30).

Therapie

Das uterine Septum wird in der Mitte zwischen Vorderwand und Hinterwand mit der Nadelelektrode des Resektoskopes hysteroskopisch, elektrochirurgisch durchtrennt. Von einer Schlingenresektion des Septums ist abzuraten. Die Inzision wird soweit ausgeführt, bis eine nach subjektiven Kriterien normal erscheinende Form des Cavum uteri resultiert. Es ist anzuraten, den Eingriff unter simultaner laparoskopischer Kontrolle durchzuführen (12). Bei eindeutig bekannter Diagnose eines Uterus subseptus und Ausschluss eines Uterus bicornis kann die hysteroskische Operation unter transabdominal ultrasonographischer Kontrolle oder vom erfahrenen Operateur unter Verzicht auf Laparoskopie und Sonographie durchgeführt werden. Der Eingriff sollte nur bei gering proliferiertem Endometrium durchgeführt werden. Es bietet sich die Durchführung in den ersten postmenstruellen Tagen an. Alternativ ist eine hormonsuppressive Vorbehandlung mittels GnRH-Agonist oder auch die Ovulationshemmereinnahme zum Timing der Operation möglich. Die Notwendigkeit dieser Maßnahme muß individuell beurteilt werden (7, 22). Die Technik der abdominalen Metroplastik ist vollkommen durch die operative Hysteroskopie ersetzt worden und damit heute obsolet.

Nachbehandlung

Eine spezifische Nachbehandlung nach der operativen Korrektur ist nicht notwendig. Vergleichende Untersuchungen konnten zeigen, dass die postoperative Einlage eines Fremdkörpers (IUP, Ballonkatheter) keinen Vorteil bietet (10). Die Rate postoperativer Synechien ist auch ohne diese Maßnahme gering. Ob eine postoperative medikamentöse Östrogenbehandlung sinnvoll ist, ist nicht bekannt (22). Es findet eine Epithelialisierung des Wundgebietes mit normalem Endometrium statt. Möglicherweise wird dieser Heilungsprozess durch die exogene Hormonzufuhr gefördert. Die Wundheilung ist nach etwa drei Monaten abgeschlossen. Eine sichere Antikonzeption für die Dauer der Heilungsphase erscheint ratsam.

5.3.4 Uterus septus (VCUAM U1c)

Diagnose

Die Diagnose kann mittels Hysteroskopie, MRT, 3D-Ultraschall, Ultraschall mit Füllung des Cavum uteri mittels Flüssigkeit (SIS, s.o.) oder HSG gestellt werden (5, 6, 10, 15, 17, 26). Die native Sonographie kann den Verdacht auf einen Uterus subseptus ergeben, ist aber zum eindeutigen Nachweis nicht ausreichend. Für die native Sonographie ist die sekretorische Zyklusphase zum Erkennen eines Septums ideal. Das hoch aufgebaute Endometrium kann getrennt durch das Septum nebeneinander dargestellt werden (sog. „Katzenaugenphänomen“). Die radiologische Methode der Hysterosalpingographie kann unzuverlässig sein mit Fehldiagnose eines Uterus unicornis oder eines Uterus didelphys. Das Erkennen von zwei Zervixöffnungen oder eines Scheidenseptums im Rahmen der gynäkologischen Untersuchung macht einen Uterus septus relativ wahrscheinlich, da er mit deutlich höherer Inzidenz vorkommt als der Uterus didelphys. Eine Laparoskopie zur äußeren Beurteilung des Uterus mit Abgrenzung zum Uterus bicornis ist dringend anzuraten. MRT und 3D-Ultraschall können meist eine Differenzierung ermöglichen, sind aber nicht immer zuverlässig (6, 15, 17).

Fertilität

Der Uterus septus wirkt sich durch eine erhöhte Rate früher und später Aborte negativ auf die Fertilität aus. Weiterhin werden vermehrt Lageanomalien, eine erhöhte Rate an Wachstumsretadierungen, Totgeburten und Dystokien beobachtet (1, 2, 10, 11, 13, 14, 21, 23, 24, 27). Es gibt keine gesicherten Daten darüber, ob ein Uterus septus eine Sterilitätsursache darstellt. Hier gilt die oben für den Uterus subseptus genannte Studienlage.

Indikation zur Therapie

Es fehlen Daten, die eindeutig zeigen, dass bei einer Patientin mit aktuellem oder zukünftigem Kinderwunsch und der zufälligen Diagnose eines Uterus septus eine operative Korrektur erfolgen muss. Dennoch sollte aufgrund der heute einfachen Form der operativen Korrektur mittels Hysteroskopie eine solche präventive Behandlung dringend in Erwägung gezogen werden (11, 18). Es gibt eindeutige Hinweise, dass die operative Korrektur eines Uterus subseptus bei Sterilitätspatientinnen die Fertilität verbessert. Vor Einleitung von Maßnahmen der assistierten Reproduktion sollte eine operative Septumdurchtrennung erfolgen. Es gibt deutliche Hinweise, dass bei Patientinnen mit habituellen Aborten die operative Korrektur eines Uterus septus das Schwangerschaftsoutcome durch Reduktion der Abortzahl, Senkung der Frühgeburtlichkeit und Senkung der Totgeburten verbessert (4, 9, 10, 12, 20, 28, 30).

Therapie

Beim Uterus septus ist das Septum meist durchgehend vom Fundus bis zur Zervix ausgebildet. Das Belassen des zervikalen Septumanteils erscheint empfehlenswert, da in einer späteren Schwangerschaft als Folge einer Durchtrennung des Zervixseptums eine Zervixverschlussinduffizienz denkbar ist (11). Das uterine Septum wird in der Mitte zwischen Vorderwand und Hinterwand mit der Nadelelektrode des Resektoskopes hysteroskopisch, elektrochirurgisch durchtrennt. Die Dissektion wird in der Regel im unteren Cavumdrittel begonnen, wobei aufgrund der durchgehenden Form des Septums zunächst die kontralaterale Seite „blind“ gesucht werden muss. Das Erreichen des kontralateralen Cavums kann durch Einlegen eines Hegar-Stiftes oder einer Uterussonde in dieses Cavum und Bewegen gegen das Septum erleichtert werden. Von einer Schlingenresektion des Septums ist abzuraten.

Die Inzision des Septums wird soweit ausgeführt, bis eine nach subjektiven Kriterien normal erscheinende Form des Cavum uteri resultiert. Es ist dringend anzuraten, den Eingriff unter simultaner laparoskopischer Kontrolle durchzuführen. Bei eindeutig bekannter Diagnose eines Uterus septus und Ausschluss eines Uterus didelphys kann die hysteroskopische Operation unter transabdominal ultrasonographischer Kontrolle durchgeführt werden. Der Eingriff erfordert umfangreiche hysteroskopische Erfahrung und sollte daher dem erfahrenen Operateur überlassen sein. Er sollte nur bei gering proliferiertem Endometrium durchgeführt werden. Es bietet sich die Durchführung in den ersten postmenstruellen Tagen an. Alternativ ist eine hormonsuppressive Vorbehandlung mittels GnRH-Agonisten oder auch die Ovulationshemmereinnahme zum Timing der Operation möglich. Die Notwendigkeit dieser Maßnahme muss individuell beurteilt werden (7, 22). Die Technik der abdominalen Metroplastik ist vollkommen durch die operative Hysteroskopie ersetzt worden und damit heute obsolet.

Nachbehandlung

Der Wert einer spezifischen Nachbehandlung nach der operativen Korrektur ist nicht gesichert. Vergleichende Untersuchungen konnten zeigen, dass die postoperative Einlage eines Fremdkörpers (IUP, Ballonkatheter) keinen Vorteil bietet. Die Rate postoperativer Synechien ist auch ohne diese Maßnahme gering (10). Ob eine postoperative medikamentöse Östrogenbehandlung sinnvoll ist, ist nicht bekannt (22). Es findet eine Epithelialisierung des Wundgebietes mit normalem Endometrium statt. Dieser Prozess ist nach etwa drei Monaten abgeschlossen. Eine sichere Antikonzeption für die Dauer der Heilungsphase erscheint ratsam.

Spätfolgen

Nach hysteroskopischer Septumdissektion wurde in späteren Schwangerschaften eine vermehrte Rate tiefer Plazentationen beobachtet (10). Der Geburtshelfer sollte auf die Möglichkeit von Plazentalösungsstörungen einschließlich einer Plazenta increta vorbereitet sein.

Statements

Die Definition des Uterus arcuatus ist unscharf und beruht in der Regel auf einer subjektiven Einschätzung des Untersuchers. (LoE III)

Die Bedeutung des Uterus arcuatus in Bezug auf das Reproduktionsvermögen ist unklar. (LoE III)

Die prophylaktische Operation eines Uterus arcuatus erscheint nicht indiziert. (LoE III)

Bei Patientinnen mit habituellen Aborten ist die operative Korrektur eines Uterus arcuatus indiziert. (LoE II-3)

Die prophylaktische Operation eines Uterus subseptus oder eines Uterus septus ist nicht zwingend, aber vertretbar. (LoE III)

Bei Sterilitätspatientinnen oder bei Patientinnen mit habituellen Aborten sollte ein Uterus subseptus/Uterus septus hysteroskopisch operiert werden. (LOE III)

Eine hysteroskopische Septumdissektion sollte im Zustand des flachen Endometriums durchgeführt werden. Dies kann am einfachsten mittels Durchführung des Eingriffes postmenstruell erreicht werden. Eine medikamentöse Vorbehandlung ist nicht grundsätzlich notwendig, kann aber zum Timing des Eingriffes vertretbar durchgeführt werden. (OE II-3)

Die Einlage eines intrauterinen Fremdkörpers nach Septumdissektion bietet keine erwiesenen Vorteile. Es ist unklar, ob eine hormonelle medikamentöse Nachbehandlung zur Förderung der Wundheilung sinnvoll und/oder notwendig ist. (LOE II-3)

5.6.5 Literatur

1. Acien P. Reproductive performance of women with uterine malformations. Hum Reprod 1993; 8: 122–126

2. Acien P. Incidence of Müllerian defects in fertile and infertile women. Human Reprod. 1997; 12: 1372–1376

3. American Fertility Society (AFS). The American Fertility Society classifications of adnexal adhesions, distal tubal occlusion, tubal occlusion secondary to tubal ligation, tubal pregnancies, Müllerian anomalies and intrauterine adhesions. Fertil. Steril.1988; 49: 944–955

4. Ben-Frangez H, Tomazivic T, Virant-Klun I, Verderik I, Ribic-Pucelj M, Bokal EV. The outcome of singleton pregnancies after IVF/ICSI in women before and after hysterocopic resection of a uterine septum compared to normal controls. Eur J Gynecol Reprod Biol 2009; 146: 184–187

5. Braun P, Grau FV, Pons RM, Enguix DP. Is hysterosalpingography able to diagnose all uterine malformations correctly? A retrospective study. Eur J Radiol. 2005; 53: 274–279

6. Bermejo C, Martinez TP, Cantarera R, Diaz D, Perez Pedregosa J, Barron E, Labrador E, Ruiz Lopez L. Three dimensional ultrasound in the diagnosis of mullerian duct anomalies and it's concordance with magnetic resonance imaging. Ultrasound Obestet Gynecol 2010, elektronisch publiziert vor Drucklegung

7. Colacurci N, De Franciscis P, Mollo A, Mele D, Fortunato N, Zarcone R Preoperative GnRH analogue in hysteroscopic metroplasty. Panminerva Med. 1998; 40: 41–44

8. Colacurci N, De Franciscis P, Mollo A, Litta P, Perino A, Cobellis L, De Placido G. Small-diameter hysteroscopy with Versapoint versus resectoscopy with a unipolar knife for the treatment of septate uterus: a prospective randomized study. J Minim Invasive Gynecol. 2007; 14: 622–627

9. Grimbizis GF, Camus M, Tarlatzis BC, Bontis JN, Devroey P. Clinical implications of uterine malformations and hysteroscopic treatment results. Hum Reprod Update 2001; 7: 161–175

10. Hucke J. Untersuchungen zur diagnostischen Hysteroskopie und zum Stellenwert der transzervikalen intrauterinen Elektrochirurgie. Habilitationsschrift Düsseldorf 1992

11. Hucke J, De Bruyne F. Hysteroskopische Septumdissektion in: Keckstein/Hucke: Die endoskopischen Operationen in der Gynäkologie. Urban&Fischer 2000; 408–417

12. Litta P, Pozzan C, Merlin F, Sacco G, Saccardi C, Ambrosini G, Capobianco G, Dessole S. Hysteroscopic metroplasty under laparoscopic guidance in infertile women with septate uteri: follow-up of reproductive outcome. J Reprod Med. 2004; 49: 274–278

13. Ludmir J, Samuels P, Brooks S, Mennuti MT. Pregnancy outcome of patients with uncorrected uterine anomalies managed in a high-risk obstetric setting. Obstet Gynecol 1990; 75: 906–910

14. Maneschi F, Zupi E, Marconi D, Valli E, Mancuso S, Romanini C. Hysteroscopically detected müllerian anomalies. Prevalence and reproductive implications. J Reprod Med 1995; 40: 684–688

15. Marten K, Vosshenrich R, Funke M, Obenauer S, Baum F, Grabbe E. MRI in the evaluation of mullerian duct anomalies. Clin Imaging. 2003; 27: 346–350

16. Mollo A, De Franciscis P, Colacurci N et al.: Hysteroscopic resection of the septum improves the pregnancy rate of women with unexplained infertility: a prospective controlled trial. Fertil Steril 91 (2009) 2628–2631

17. Mueller GC, Hussain HK, Smith YR Quint EH, Carlos RC Johnson TD, DeLancey JO. Müllerian duct anomlies: comparison of MRI diagnosis and clinical diagnosis. AJR 2007; 189: 1294–1302

18. Nawroth F, Schmidt T, Freise C, Fopth D, Mallmann P Römer T. Uterus septus bei primärer Sterilität – eine Operationsindikation? Zentralbl Gynäkol 2001; 123: 644–647

19. Pabuçcu R, Gomel V. Reproductive outcome after hysteroscopic metroplasty in women with septate uterus and otherwise unexplained infertility. Fertil Steril 2004; 81: 1675–1678

20. Pace S, Cerekja A, Stentella P, Frega A, Pace G, La torre R, Piazze J. Improvement of uterine artery Doppler velocimetry indices after metroplaty in arcuate uteri. Eur J Obstet Gynecol Reprod Biol 2007; 131: 81–84

21. Raga F, Bauset C, Remohi J, Bonilla-Musoles F, Simon C, Pellicer A. Reproductive impact of congenital Müllerian anomalies. Hum Reprod 1997; 12: 2277–2281

22. Roemer T, Schmidt T, Foth D. Pre- and postoperative hormonal treatment in patients with hysteroscopic surgery. Contrib Gynecol Obstet. 2000; 20: 1–12

23. Salim R, Regan L, Woelfer B, Backos M, Jurkovic D. A comparative study of the morphology of congenital uterine anomalies in women with and without a history of recurrent first trimester miscarriage. Hum Reprod 2003; 18: 162–166

24. Saravbelos SH, Cocksedge KA, Li TC. Prevalence and diagnosis of congenital uterine anomalies in women with reproductive failure: a critical appraisal. Hum Reprod Update 2008; 14: 415–429

25. Tomazevic T, Ban H, Ribic Pucelj M, Verdenik, I, Vogler A, Drobnic S, Zorn B, Bokal E, Virant Klun I. Is small uterine septum really unimportant. Eur J Obstet Gynecol Reprod Biol. 2007; 135: 154–157

26. Tur-Kaspa I, Gal M, Hartman M, Hartman J, Hartman A. A prospective evaluation of uterine abnormalities by saline infusion sonohysterography in 1,009 women with infertility or abnormal uterine bleeding. Fertil Steril 2006; 86: 1731.5

27. Valli E, Zupi E, Marconi D, Giovannini P, Lazzarin N, Romanini C. Hysteroscopic finding in 344 women with recurrent spontaneous abortion. J Am Assoc Gynecol Laparosc. 2001; 8: 398–401

28. Valli E, Vaquero E, Lazzarin N, Caserta D, Marconi D, Zupi E. Hysteroscopic metroplasty improves gestational outcome in women with recurrent spontaneous abortion. J Am Assoc Gyneocl Laparosc. 2004; 11: 240–244

29. Woelfer B, Salim R, Banjerjee S, Elson J, Regan L, Jurkovic D. Reproductive outcomes in women with congenital uterine anomalies detected by three-dminesional ultrasound screening. Obstet Gynecol 2001; 98: 1099–1103

30. Zlopasa G, Skrablin S, Kalafatic D, Banovic V, Lesin J. Uterine anomalies and pregnancy outcome following resctoscopic metroplasty. Int J Gynaecol Obstet 2007; 98: 129–133

5.7 Uterus bicornis (VCUAM U2)

Die Therapie des Uterus bicornis hängt im Wesentlichen von der Anamnese ab. In verschiedenen Arbeiten konnte gezeigt werden, dass die Zahl ausgetragener Schwangerschaften beim Uterus bicornis lediglich zwischen 30 und 50 % liegt (1, 6). Bis zu 47 % der Schwangerschaften beim Uterus bicornis enden als Frühaborte (1). Dem gegenüber stehen aber wieder Fallberichte, die selbst von ausgetragenen Zwillingsschwangerschaften bei Patienten mit einem Uterus bicornis unicollis berichten (2). Insofern ist eine Therapie bei Patienten mit einer entsprechenden geburtshilflichen Anamnese zu diskutieren, d. h. bei Patienten mit rezidivierenden Früh- und Spätaborten oder Frühgeburten. Ayhan et al. (3) konnten zeigen, dass hier die fetale Überlebensrate von 3,7 % vor der Operation auf 75 % nach einer Metroplastik ansteigt. Auch Borruto et al. (4) konnten in der Studie zeigen, dass bei 38 Patienten mit einer Metroplastik eine fast 100 %ige Baby-take-home-Rate postoperativ zu erreichen ist. Auch in der Studie von Candiani et al. (5) wurde eine Erfolgsrate von über 70 % bei 71 Patienten, die sich einer Metroplastik wegen eines Uterus bicornis unterzogen, erreicht. Das Problem der meisten vorliegenden Studien ist, dass nicht strikt zwischen einem Uterus subseptus und einen Uterus bicornis bei der Bearbeitung der Daten getrennt wurde. Bei genauerer Betrachtung der Studien konnte jedoch gezeigt werden, dass eine deutliche Verbesserung der Baby-take-home-Rate bei Patienten mit rezidivierenden Spätaborten und Frühgeburten bei einem Uterus bicornis zu erzielen ist (3–8, 10). Die abdominale Metroplastik bleibt der einzige Zugangsweg beim Uterus bicornis (8). Dem gegenüber stehen aber auch Arbeiten, die den Wert der Metroplastik in Frage stellen (9). Ludmir et al. (11) beschrieben, dass eine intensive geburtshilfliche Betreuung mit Tokolyse und Cerclage eine Verbesserung der Resultate lediglich von 52 % ausgetragenen normalen Schwangerschaften auf 58 % bringt. Dies ist nicht statistisch signifikant. Die Autoren schlussfolgern daraus, dass die traditionelle Indikation für die Metroplastik beibehalten werden sollte. Zahlreiche weitere Untersuchungen stellten dar, dass durch eine Metroplastik eine Verbesserung der Schwangerschaftsraten zu erzielen ist (13, 14, 16, 19) Die Abortrate sinkt von 80 % präoperativ auf 5–24 % postoperativ (13, 14, 16, 19). Aus diesen Literaturdaten lässt sich schlussfolgern, dass die Metroplastik bei Patienten mit rezidivierenden habituellen Aborten beim Uterus bicornis bzw. auch Frühgeburten zu einer Verbesserung der Baby-take-home-Rate beiträgt. Die ausgetragenen Schwangerschaften beim Uterus bicornis liegen unter 50 %. Mit einer Metroplastik können nachfolgend Lebendgeburtraten in den meisten Fällen von über 80 % erzielt werden. Insofern ist die Metroplastik die Methode der Wahl bei habituellen Aborten und einem bestehenden Uterus bicornis. Mikrochirurgische Tubenrekonstruktionen können bei Notwendigkeit simultan miterfolgen (15). Auch nach einer Metroplastik müssen Schwangerschaften engmaschig überwacht werden. Beweise, dass eine prophylaktische Cerclage in diesen Fällen einen generellen Nutzen hat, bestehen nicht. Hier ist je nach klinischer Situation die Entscheidung zu treffen. Als Entbindungsmodus nach abdominaler Metroplastik ist wegen der Gefahr der Uterusrupturen großzügig die Indikation zur primären Sectio zu empfehlen, obwohl auch Einzelfallberichte von Spontangeburten vorliegen (15). Als Operationsmethode ist die abdominale Metroplastik derzeit der Standard. Während Strassmann (1907) die Metroplastik noch primär auf dem vaginalen Wege durchführte (17), hat sich doch zunehmend die abdominale Technik insbesondere beim Uterus bicornis durchgesetzt. Modifikationen der Strassmann-Technik nach Tompkins, Jones oder Bret-Palmer werden individuell angewendet. Es gibt jedoch keine beweisenden Untersuchungen, ob eine der Methoden von Vorteil ist. Die postoperative Einlage eines IUD zur Adhäsionsprophylaxe als auch eine Östrogenisierung der Patientin über drei Monate ist zu diskutieren. In Ausnahmefällen wurde auch noch über vaginale Metroplastiken berichtet (18). Eine experimentelle Methode stellt der kombinierte laparoskopisch-vaginale Weg dar. Pelosi et al. (12) zeigten an einem Fall eine erfolgreich laparoskopisch-vaginal-kombiniert durchgeführte Metroplastik.

Eine Ausnahmesituation stellt eine Hämatometra in einem Horn des Uterus bicornis dar. Hier ist unabhängig von der geburtshilflichen Anamnese insbesondere bei jungen Mädchen aufgrund der Schmerzsymptomatik eine Metroplastik erforderlich. Diese ist allerdings nur sinnvoll, wenn das bicornuale Horn mit einer Hämatometra eine gleichwertige Größe wie das andere Horn hat. Dies lässt sich präoperativ gut im MRT klären. In diesen Fällen ist eine Metroplastik sinnvoll, um die spätere reproduktive Prognose zu verbessern.

Statements

Bei Patientinnen mit habituellen Aborten bzw. Frühgeburten ist bei einem Uterus bicornis mit einer abdominalen Metroplastik eine signifikante Verbesserung der Geburtenrate und Reduktion der Abort- und Frühgeburtenrate zu erreichen. Die Operation bedarf einer strengen Indikationsstellung. (GoR B)

Beim Vorliegen einer Hämatometra bei einem gleichwertigen Uterushorn beim Uterus bicornis mit Beschwerden ist eine abdominale Metroplastik auch bei unauffälliger geburtshilflicher Anamnese indiziert. (GoR C)

Nach einer abdominalen Metroplastik ist eine großzügige Sectioindikation gegeben. (GoR C)

5.7.1 Therapie

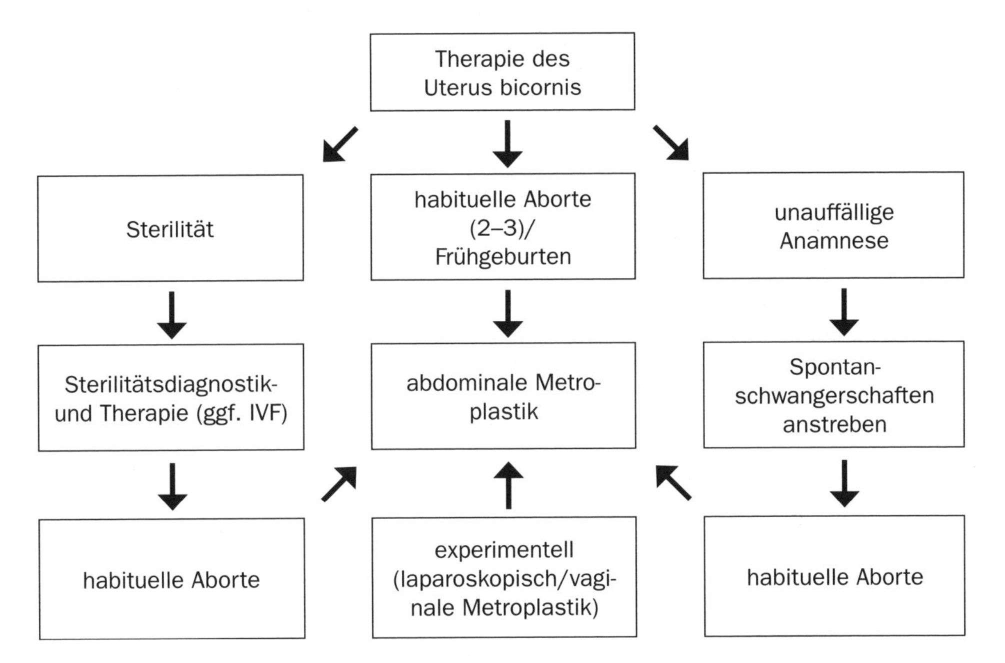

Abb. 2: Stufenplan der Therapie des Uterus bicornis.

Sonderform: Hämatometra mit Beschwerden in einem gleichwertigen Uterushorn → abdominale Metroplastik

Operationstechniken:

- Strassmann (auch vaginal möglich)
- Jones
- Tompkins
- Bret-Palmer
- laparoskopisch-vaginal (PELOSI et al. 1996)

5.7.2 Literatur

1. Acién P. Reproductive performance of women with uterine malformations. Hum Reprod 1993; 8: 122–126

2. Arora M, Gupta N, Neelam, Jindal S. Unique case of successful twin pregnancy after spontaneous conception in a patient with uterus bicornis unicollis. Arch Gynecol Obstet 2007; 276: 193–195

3. Ayhan A, Yücel I, Tuncer ZS, Kisnici HA. Reproductive performance after conventional metroplasty: an evaluation of 102 cases. Fertil Steril 1992; 57: 1194–1196

4. Borruto F, Fistarol M. Experience with hysteroplasty. Indications, technical references, postoperative and long-term outcome. Gynakol Geburtshilfliche Rundsch 1997; 37:) 48–51

5. Candiani GB, Fedele L, Parazzini F, Zamberletti D. Reproductive prognosis after abdominal metroplasty in bicornute or septate uterus: a life table analysis. Br J Obstet Gynaecol1990; 97: 613–617

6. Heinonen PK, Saarikoski S, Pystynen P. Reproductive performance of women with uterine anomalies. An evaluation of 182 cases. Acta Obstet Gynecol Scand 1982; 61: 157–162

7. Heinonen PK. Reproductive Performance of Women with Uterine Anomalies after Abdominal of Hysteroscopic Metroplasty or no Surgical Treatment. J Am Assoc Gynecol Laparosc 1996; 3: 17

8. Khalifa E, Toner JP, Jones HW Jr. The role of abdominal metroplasty in the era of operative hysteroscopy. Surg Gynecol Obstet 1993; 176: 208–212

9. Kirk EP, Chuong CJ, Coulam CB, Williams TJ. Pregnancy after metroplasty for uterine anomalies. Fertil Steril 1993; 59: 1164–1168

10. Lolis DE, Paschopoulos M, Makrydimas G, Zikopoulos K, Sotiriadis A, Paraskevaidis E. Reproductive outcome after strassmann metroplasty in women with a bicornuate uterus. J Reprod Med 2005; 50: 297–301

11. Ludmir J, Samuels P, Brooks S, Mennuti MT. Pregnancy outcome of patients with uncorrected uterine anomalies managed in a high risk obstetric setting. Obstet Gynecol 1990; 75: 906–910

12. Pelosi MA, Pelos MA. Laparoscopic-assisted transvaginal metroplasty for the treatment of bicornute uterus: a case study. Fertil Steril 1996; 65: 886–890

13. Raga F, Bauset C, Remohi J, Bonilla-Musoles F, Simón C, Pellicer A. Reproductive impact of congenital Müllerian anomalies. Hum Reprod 1997; 12: 2277–2281

14. Ribic-Pucelj M, Cizelj T, Tomazevic T, Vogler A, Tomka M. Surgical treatment of symmetrically developed uterine abnormalities. Jugosl Ginekol Perinatol 1989; 29: 187–189

15. Römer T, Lober R, Göretzlehener G, Bojahr B. Uterusfehlbildung und Tubenschaden – operative Korrektur in einer Sitzung? Zentbl Gynäkol 1992; 114: 486–490

16. Spirtos NT, Comninos AV. Fertility after operation for uterus bicornis. Reproduccion 1982; 6: 1–7

17. Strassmann P. Die operative Vereinigung eines doppelten Uterus. Zentbl Gynäkol 1907; 43: 1322–1335

18. Weise W, Bernoth E, Kosmowski A. Die vaginale Metroplastik. Zentbl Gynäkol 1983; 105: 504–509

19. Zorlu CG, Yalcin H, Ugur M, Ozden S, Kara-Soysal S, Gökmen O. Reproductive outcome after metroplasty. Int J Gynaecol Obstet 1996; 55: 45–48

5.8 Hypoplastischer Uterus (VCUAM U3)

Der hypoplastische Uterus kann mit einer erhöhten Abortrate verbunden sein (1). Sollten hier Fehbildungen wie ein Uterus subseptus vorliegen, kann auch durch eine hysteroskopische Metroplastik bei Patienten mit einer Infertilität oder wiederholten Fehlgeburten eine Verbesserung der Schwangerschaftsraten erreicht werden. Dies konnten Barranger et al. in ihren Untersuchungen nachweisen, indem durch eine hysteroskopische Metroplastik beim hypoplastischen septierten Uterus die Geburtenrate von 3,8 % auf 63,2 % gesteigert werden konnte. Inwieweit mit hormonellen Therapien (z. B. Pseudogravidität) eine Verbesserung der Schwangerschaftsraten zu erreichen ist, bleibt eher fraglich.

Statement

Für den hypoplastischem Uterus gibt es derzeit keine entsprechenden Therapieempfehlungen, außer es liegt zusätzlich eine Uterusfehlbildung vor (Therapieempfehlung siehe dort).

5.8.1 Literatur

Barranger E, Gervaise A, Doumerc S, Fernandez H. Reproductive performance after hysteroscopic metroplasty in the hypoplastic uterus: a study of 29 cases. BJOG 2002; 109: 1331–1334

5.9 Uterus unicornis (VCUAM U4a)

Der Uterus unicornis kann mit einer Beeinträchtigung der Fertilität einhergehen (1, 2). Die Lebendgeburtenraten werden mit 27–40 % angegeben (1–3, 11). Akar et al. (1) berichten von Frühgeburtenraten von 44 % und Abortraten von 29 % beim Uterus unicornis. Donderwinkel et al. (2) bestätigten diese Daten bei 45 Frauen mit einer Abortrate von 38 % und einer Frühgeburtenrate von 18 %. Auch Fedele et al. (3) konnten in 58 % Aborte und in 10 % Frühgeburten beim Uterus unicornis nachweisen. Die Therapie hängt in erster Linie von den Besonderheiten des rudimentären Horns ab. Liegt kein rudimentäres Horn vor, ist keine Therapie nötig. Ist das rudimentäre Horn endometriumfrei und klein, muss ebenfalls keine Therapie erfolgen. Liegt ein kommunizierendes oder nichtkommunizierendes rudimentäres Horn mit Endometriumanteilen vor, so ist eine Entfernung, die heute meist laparoskopisch erfolgen kann, notwendig. Insbesondere bei nichtkommunizierenden rudimentären Hörnern sollte dies erwogen werden, da diese Situation meist zu einer Hämatometra mit Beschwerden führen kann (8). Dies geht wiederum mit einer hohen Inzidenz einer Endometriose einher (verstärkte retrograde Menstruation), die zusätzlich die Fertilität beeinträchtigen kann. Bei einem größeren, nichtkommunizierenden Horn ist die Überlegung zu treffen, ob dieses Horn in einer Schwangerschaft hinderlich sein kann. Unter Umständen muss auch dieses Horn entfernt werden, ggf. kann das Endometrium in diesem Horn mit einer Roller-Ball-Koagulation koaguliert werden (6). Bei der Diagnostik und Therapie, die meist per Laparoskopie durchgeführt werden, ist daher sorgfältig auch nach einer Endometriose zu suchen. Die Koinzidenz wird hier mit 20–30 % angegeben (8). Auch Maneschi et al. (9) konnte zeigen, dass die Abortrate mit 55 % beim Uterus unicornis erhöht ist. Es ist daher weniger mit einer Beeinträchtigung der Fertilität beim Uterus unicornis, sondern mit geburtshilflichen Komplikationen zu rechnen (10–12). Eine besondere Situation stellt eine Schwangerschaft im rudimentären Horn dar. Es wurde hier über die laparoskopische Entfernung des schwangeren rudimentären Horns berichtet (13, 14).

Statements

Die Abort- und Fehlgeburtenraten sind beim Uterus unicornis erhöht. (GoR B)

Eine Indikation zur Therapie (Resektion des rudimentären Horns) besteht nur bei endometriumenthaltenden kommunizierenden oder nichtkommunizierenden Hörnern zur Vermeidung von Dysmenorrhoen, Hämatometra und Endometriose sowie zur Vermeidung von Problemen im Falle einer Schwangerschaft im eigentlichen Uterushorn. (GoR B)

Schwangerschaften in rudimentären Hörnern können laparoskopisch erfolgreich behandelt werden. (GoR B)

5.9.1 Therapie

Tab. 2: Therapie des Uterus unicornis

Kommunizierendes Horn mit Endometrium	Nichtkommunizierendes Horn mit Endometrium	Kein Cavum im rudimentären Horn nachweisbar	Kein rudimentäres Horn nachweisbar	Schwangerschaft im rudimentärem Horn
Differentialdiagnostik: Sonographie, ggf. MRT				
keine Therapie (ggf. Koagulation des Hornes oder Resektion bei Hämatometrabildung)	laparoskopische Resektion des Horns (Hämatometragefahr und hohe Endometrioseinzidenz	keine Therapie	keine Therapie	laparoskopische Resektion des rudimentären Horns

5.9.2 Literatur

1. *Akar ME, Bayar D, Yildiz S, Ozel M, Yilmaz Z. Reproductive outcome of women with unicornuate uterus. Aust N Z J Obstet Gynaecol 2005; 45: 148–150*

2. *Donderwinkel PF, Dörr JP, Willemsen WN. The unicornuate uterus: clinical implications. Eur J Obstet Gynecol Reprod Biol 1992; 47: 135–139*

3. *Fedele L, Zamberletti D, Vercellini P, Dorta M, Candiani GB. Reproductive performance of women with unicornuate uterus. Fertil Steril 1987; 47: 416–419*

4. *Fedele L, Bianchi S, Zanconato G, Berlanda N, Bergamini V. Laparoscopic removal of the capitate noncommunicating rudimentary uterine horn: surgical aspects in 10 cases. Fertil Steril 2005; 83: 432–436*

5. *Heinonen PK. Clinical implications of the unicornuate uterus with rudimentary horn. Int J Gynaecol Obstet 1983; 21: 145–150*

6. *Hucke J, De Bruyne F, Campo RL, Freikha AA. Hysteroscopic treatment of congenital uterine malformations causing hemihematometra: a report of three cases. Fertil Steril 1992; 58: 823–825*

7. *Kirschner R, Löfstrand T, Mark J. Pregnancy in a non-communicating, rudimentary uterine horn. A reason for failed therapeutic second trimester abortion. Acta Obstet Gynecol Scand 1979; 58: 499–501*

8. *Liu MM. Unicornuate uterus with rudimentary horn. Int J Gynaecol Obstet 1994; 44: 149–153*

9. *Maneschi M, Maneschi F, Fucà G. Reproductive impairment of women with unicornuate uterus. Acta Eur Fertil 1988; 19: 273–275*

10. *Nagele F, Längle R, Stolzlechner J, Taschner R. Non-communicating rudimentary uterine horn-obstetric and gynecologic implications. Acta Obstet Gynecol Scand 1995; 74: 566–568*

11. Nahum GG. Rudimentary uterine horn pregnancy. The 20th-century worldwide experience of 588 cases. J Reprod Med 2002; 47: 151–163

12. Sefrioui O, Azyez M, Babahabib A, Kaanane F, Matar N. Pregnancy in rudimentary uterine horn: diagnostic and therapeutic difficulties. Gynecol Obstet Fertil 2004; 32: 308–310

13. Sönmezer M, Taskin S, Atabekoglu C, Güngör M, Unlü C. Laparoscopic management of rudimentary uterine horn pregnancy: case report and literature review. JSLS 2006; 10: 396–399

14. Yahata T, Kurabayashi T, Ueda H, Kodama S, Chihara T, Tanaka K. Laparoscopic management of rudimentary horn pregnancy. A case report. J Reprod Med 1998; 43: 223–226

5.10 Fehlbildungen im Bereich der Adnexe (VCUAM A1–3)

5.10.1 Therapie

Eine kausale Therapie der angeborenen Adnexfehlbildungen ist nicht möglich. In Abhängigkeit vom Ausmaß der Veränderung können die weiteren Maßnahmen nur individuell adaptiert ausgewählt werden.

Liegt durch beidseitige Aplasie oder Hypoplasie der Ovarien eine primäre ovarielle Insuffizienz vor, kann in Abhängigkeit von der Symptomatik eine Hormonsubstitution (HRT) sinnvoll sein. Eine Schwangerschaft lässt sich in dieser Situation nur durch Eizellspende erzielen, welche in Deutschland verboten ist.

Häufiger sind Probleme aufgrund einer bestehenden Uterusfehlbildung wie z. B. normale Adnexe bei ipsilateralem rudimentärem Uterushorn und kontralateraler Adnexpathologie.

In dieser Situation sind früher in Einzelfällen chirurgische Versuche unternommen worden, um durch Transposition der unauffälligen Adnexe und Anastomose mit dem kontralateralen Uterushorn eine Schwangerschaft zu erzielen (2–4, 6, 8, 9). In derartigen Situation bietet die In-vitro-Fertilisation (IVF) aber heute bessere Ergebnisse, so dass diese als Sterilitätstherapie bei kombinierter Uterus- und Adnexfehlbildungen zum Einsatz kommen sollte. Chirurgische Therapieversuche bleiben weiterhin absoluten Einzelfällen vorbehalten.

5.10.2 Prognose

Eine ovarielle Insuffizienz bei Fehlbildungen der Adnexe ist selten und kann durch Hormonsubstitution (HRT) ausgeglichen werden.

Bei einer Sterilität (zumeist aufgrund kombinierter Uterusfehlbildung) ist die Schwangerschaftschance neben dem. andrologischen Faktor hauptsächlich vom biologischen Alter der Frau, der individuellen ovariellen Reserve sowie den Nidations- und Entwicklungsbedingungen der Gebärmutter abhängig.

Gelegentlich wird das Fehlen der tubaren Zilien (Kartagener-Syndrom) im Rahmen der Sterilitätsabklärung diagnostiziert (1, 5). Dabei bleibt noch unklar, welchen Stellenwert die gestörte Zilienfunktion besitzt, da zumindest der Spermientransport hiervon unabhängig ist (7).

Die Sterilitätstherapie besteht beim Kartagener-Syndrom in Methoden der assistierten Reproduktion (ART).

Statements

Angeborene Fehlbildungen im Bereich der Adnexe sind selten. (LoE III)

Einseitige Fehlbildungen bedürfen häufig keiner Behandlung. (LoE IV)

Bei einer ovariellen Insuffizienz aufgrund beidseitiger Ovarfehlbildung ist eine Hormonsubstitution zu überlegen. (LoE IV)

Zur Sterilitätstherapie sind die Methoden der assistierten Reproduktion Standard. (LoE IV)

Ein Versuch der operativen Rekonstruktion ist nur in Einzelfällen indiziert. (LoE IV)

5.10.3 Literatur

1. Ceccaldi PF, Carré-Pigeon F, Youinou Y, Delépine B, Bryckaert PE, Harika G, Quéreux C, Gaillard D. Kartagener's syndrome and infertility: observation, diagnosis and treatment. J Gynecol Obstet Biol Reprod 2004; 33 (3): 192–194

2. Goldberg JM, Friedman CI. Microsurgical fallopian tube transposition with subsequent term pregnancy. Fertil Steril 1988; 50 (4): 660–661

3. Gomel V, McComb P. Microsurgical transposition of the human fallopian tube and ovary with subsequent intrauterine pregnancy. Fertil Steril 1985; 43 (5): 804–808

4. Kim SJ, Cho DJ, Song CH. Ovarian transposition with subsequent intrauterine pregnancy. Fertil Steril 1993; 59 (2): 468–469

5. Lurie M, Tur-Kaspa I, Weill S, Katz I, Rabinovici J, Goldenberg S. Ciliary ultrastructure of respiratory and fallopian tube epithelium in a sterile woman with Kartagener's syndrome. A quantitative estimation. Chest 1989; 95: 578–581

6. Okamura H, Furuki Y, Matsuura K, Honda Y. Microsurgical transposition of the human fallopian tube: report of a successful case of pregnancy. Fertil Steril 1988; 50 (6): 980–981

7. Ott HW, Schmiedehausen K, Kat S, Binder H, Gall C, Kuwert T, Heute D, Virgolini I, Wildt L. Tubal transport of spermatozoa does not appear to be dependent on normal cilia function. Fertil Steril 2007; 88 (5): 1437

8. Rosenfeld BL, Taskin O, Chuong CJ. Term pregnancy after fallopian tube transposition. Fertil Steril 1993; 60 (1): 165–166

9. Volk M, Obermeier W, Stang B, Berndt F. Term pregnancy after fallopian tube transposition. Fertil Steril 1991; 56 (6): 1194–1195

5.11 Assoziierte Fehlbildungen (VCUAM M)

Bei der Betrachtung genitaler Fehlbildungen richtet man das Augenmerk primär auf die Veränderung des Uterus, was sich auch in fast allen Fehlbildungsklassifikationen widerspiegelt. Acien (1) versuchte mittels einer embryonalen Klassifikation Zusammenhänge zwischen genitalen und urologischen Veränderungen zu dokumentieren.

Im Vergleich der einzelnen uterinen Fehlbildungen (VCUAM U1a – U4b) mit ihren assoziierten genitalen und extragenitalen Fehlbildungen besteht ein Zusammenhang, der sich z. T. anhand der Embryogenese erklären lässt. So werden oft die enge räumliche Beziehung des Wolff- und des Müller-Ganges als Erklärung von uterinen Fehlbildungen mit begleitenden renalen Entwicklungsstörungen gesehen. Bereits Gruenwald (2) und Magee (3) zeigten einen direkten Einfluss des Wolff-Ganges mittels Induktion auf die Entwicklung des Müller-Ganges auf.

Bei der Analyse von 107 Patientinnen mit vaginalen Fehlbildungen (VCUAM V1–5) wiesen 90 % (n = 96) zervikale, 92 % (n = 98) uterine sowie 30 % (n = 32) renale Fehlbildungen begleitend auf (4). Eine enge Assoziation kann ebenfalls bei 20 Patientinnen mit Vagina duplex (VCUAM V2a und b) gezeigt werden. In allen Fällen wurde als weitere genitale Fehlbildung eine Zervix duplex diagnostiziert (3 ´ mit kompletten intrauterinen Septen, 15 ´ Uteri duplex). Am eindrucksvollsten zeigt sich der Zusammenhang im Rahmen des Mayer-Rokitansky-Küster-Hauser-Syndoms (5). Alle 72 Patientinnen mit einer beidseitigen Vaginalatresie zeigten begleitend eine beidseitige Zervix- und Uterusaplasie.

Betrachtet man hingegen primär die Fehlbildung, welche vom Müller-Gang ausgeht, so lassen sich nicht in allen Fällen weitere Malformationen finden. Bei 202 uterinen Malformationen (VCUAM U1–4) lagen lediglich 96 Fehlbildungen der Vagina vor. Auffallend ist auch die Gliederung der Subgruppe VCUAM U2. Von allen 38 Patientinnen mit Uterus bicornis konnten in 15 Fällen keinerlei Fehlbildungen der Zervix oder der Vagina gefunden werden. Weiterhin ist markant, dass fünf dieser 15 Patientinnen an Fehlbildungen des renalen Systems (2 ´ Beckenniere, 2 ´ Nierenagenesie, einseitige Doppelniere) aufwiesen.

Bei der Analyse der renalen Fehlbildungen konnte eine deutlich erhöhte Inzidenz parallel zur Ausprägung der uterinen Fehlbildung beobachtet werden. Wurden in der VCUAM-Gruppe U1 lediglich fünf renale Fehlbildungen (6 %) diagnostiziert, so zeigten sich in der Gruppe VCUAM U2 elf (29 %) und in der Gruppe VCUAM U4 25 (32 %) Malformationen des Nierensystems. Gleiches gilt auch für anderweitig assoziierte Fehlbildungen, welche am meisten in der Gruppe VCUAM U4 und vor allem im Zusammenhang mit dem MRKH-Syndrom anzutreffen sind. Acien versucht ein Verknüpfung embryologisch herzuleiten. Eine molekulargenetische Erklärung konnte aber bis dato nicht geführt werden.

Abzugrenzen hiervon ist die VCUAM-Gruppe U3. In den fünf beschrieben Fällen konnte lediglich eine Malformation des Skelettes beschrieben werden. Hier gilt wahrscheinlich der fehlende Östrogeneinfluss als entscheidender Faktor. Primär wird es sich hierbei nicht um eine genetische Mutation, sondern um eine ausbleibende Entwicklung handeln, die in diesem Kollektiv in der fehlenden Hormonproduktion der Ovarien (4 ´ VCUAM A2b) zu suchen ist.

Abschließend sei nochmals darauf hingewiesen, dass genitale Fehlbildungen häufig mit assoziierten Fehlbildungen vergesellschaftet sind. Im Rahmen der Fehlbildungsdiagnostik sollte neben einer sonographischen Abklärung des kleinen Beckens zumindest eine Ultraschalluntersuchung beider Nieren erfolgen. Inwieweit die Diagnostik und Abklärung weiter ausgedehnt werden muss, sollte in Abhängigkeit von der Ausprägung der Malformationen und dem Beschwerdebild der Patientin entschieden werden. In diesem Zusammenhang sind vor allem Krankheitsbilder im urologischen, neurologischen, orthopädischen und/oder kardiologischen Bereich zu berücksichtigen.

Die Frage, ob die Kernspintomographie die Hystero- und Laparoskopie in der Diagnostik ersetzen kann, wird kontrovers diskutiert. Aus eigener Erfahrung können wir vor allem bei komplexen urogenitalen Fehlbildungen auf Fehlinterpretationen seitens der Kernspintomographie verweisen (6).

Statements

Bei ca. 30 % der Fehlbildungen ist mit assoziierten Malformationen (renales System, Skelett, Adnexe, Leistenhernien) zu rechnen. (GoR D)

Im Rahmen der Fehlbildungsabklärung sollte die Sonographie der Nieren essentieller Bestandteil sein. (GoR D)

Weitere Abklärungen sollten in Abhängigkeit von der Ausprägung der Malformationen und dem Beschwerdebild der Patientin entschieden werden. (GoR D)

5.11.1 Literatur

1. *Acien P, Acien M, Sánchez-Ferrer M. Complex malformation of the female genital tract: new types and revision of classification. Hum Reprod 2004; 19: 2377–2384*

2. *Gruenwald P. The relation of the growing Müllerian duct to the Wolffian duct and its importance for the genesis of malformations. Anat Rec 1941; 81: 1–19*

3. *Magee MC, Lucey DT and Fried FA. A new embryologic classification for urogynecologic malformations: the syndromes of mesonephric duct induced Muellerian deformities. J Urol 1979; 121: 265–267*

4. *Oppelt P, von Have M, Renner SP, Paulsen M, Kellermann A, Strissel PL, Strick R, Brucker S, Ludwig KS, Wallwiener D, Beckmann MW. Female genital malformations and their associated abnormalities: recommendations for clinical diagnosis and staging. Fertil Steril 2007; 87 (2): 335–342*

5. *Oppelt P, Renner SP, Kellermann A, Brucker S, Hauser GA, Ludwig KS, Strissel PL, Strick R, Wallwiener D, Beckmann MW. Clinical aspects of Mayer-Rokitansky-Kuester-Hauser syndrome: recommendations for clinical diagnosis and staging. Hum Reprod 2006; 21 (3): 792–797*

6. *Troiano RN, McCarthy SM. Mullerian duct anomalies: imaging and clinical issues. Radiology 2004; 233 (1): 19–34*

6 Nachsorge

Die Nachsorge von konservativ oder operativ behandelten Anlagestörungen und Fehlbildungen ist im Gegensatz zu der mehr oder weniger schematisch ablaufenden Tumornachsorge eher individuell festzulegen. Es ist zu bedenken, dass Wohn- und Behandlungsort oft räumlich weit voneinander getrennt sind. Die Kooperation mit den wohnortnah betreuenden Ärzten ist sinnvoll. Voraussetzung hierfür ist ein enger Gesprächskontakt und eine detaillierte Absprache über die erforderlichen Maßnahmen.

Im Wesentlichen sind bei Nachsorgeterminen die gleichen Grundsätze wie bei der Diagnostik von Fehlbildungen zu berücksichtigen: Beschränkung auf das wirklich Nötige, Einsatz von größtmöglicher Erfahrung und Einfühlungsvermögen.

Eine besondere Bedeutung hat die Nachsorge bei operativ behandelten Fehlbildungen/Anlagestörungen. So ist die Versorgung einer Patientin mit einer Vaginalprothese nach Anlage einer Neovagina nach Vecchietti für die Sicherung des Therapieerfolgs obligat. Ihr regelmäßiger und richtiger Einsatz ist engmaschig, zunächst in monatlichen Abständen, zu kontrollieren.

Grundsätzlich richten sich die Nachsorgeintervalle nach der Art, der Behandlung und dem Behandlungserfolg der Fehlbildung/Anlagestörung. Selbstverständlich ist neben einer lokalen Inspektion die regelmäßige Kontrolle entsprechender Hormonwerte bei endokrin bedingten Grunderkrankungen ebenso wie z. B. die Osteodensidometrie bei anlagebedingtem Fehlen der Ovarien oder Ovarialinsuffizienz anderer Genese erforderlich.

Statement

Die Nachsorge nach operativer Anlage einer Neovagina erfolgt in monatlichen Abständen. (GoR D)

7 Geburtshilfliches Management

Bei einigen genitalen Anomalien stellt sich die Frage, ob eine vaginale Geburt möglich und anzustreben ist. Häufig ist der Spontanpartus ohne weitere Probleme möglich, sollte aber je nach Ausprägung der Fehlbildung individuell dem geburtshilflichen Management angepasst werden. Aufgrund der geringen Fallzahlen sind die meisten Publikationen Fallbeispiele und Beobachtungsstudien mit einem Evidenzlevel IV oder V, so dass die Empfehlungen ein GoR C selten und bessere Einstufungen gar nicht erreichen.

7.1 Vagina

Hymenalanomalien: Eine der häufigsten kongenitalen Läsionen des weiblichen Genitaltrakts ist der unperforierte Hymen. Es wird häufig in der Pubertät nach Ausbleiben der Menarche entdeckt und geht dann mit einem Hämatokolpos und einer Hämatometra einher. Die Therapie ist eine Inzision, ggf. partielle Resektion. Weniger ausgeprägte Formen werden unterschiedlich und meist chirurgisch behandelt. Es gibt keine Kontraindikation bezüglich einer vaginalen Geburt.

Transverse Vaginalsepten: Diese Septen werden im Verlauf der Vagina in unterschiedlichen Höhen gefunden. Die meisten finden sich im proximalen und mittleren Anteil der Vagina. Falls die Therapie eine (Teil)Resektion und eine Anastomose der vaginalen Anteile erlaubt, ist eine Konzeption möglich. Ca 30–40 Schwangerschaften wurden in der Literatur erwähnt. Von diesen Frauen wurden ca. 50 % per sectionem entbunden, einige erhielten eine instrumentelle Dilatation und Inzision unter der Geburt. Das Outcome ist generell gut.

Longitudinale Vaginalsepten: Diese Form der Septierung ist häufig mit uterinen Anomalien assoziiert. Selten betrift diese Form ausschließlich die Vagina. Bei asymptomatischen Frauen ist eine Resektion nicht unbedingt erforderlich, kann aber eine vaginale Entbindung erleichtern.

Vaginale (partielle) Agenesie: Frauen mit einer Agenesie oder partiellen Agenesie sind auch nach einer operativer Vaginalplastik in der Lage, vaginal zu entbinden.

Statements

Bei bestimmten, vor allem leichteren Formen kongenitaler Anomalien der Vagina ist eine vaginale Geburt möglich, ansonsten muss eine Sektio empfohlen werden. Die Entscheidung kann nur individuell angepasst getroffen werden. (GoR C)

Ein Scheidenseptum sollte vor einer vaginalen Geburt entfernt werden. (GoR D)

7.2 Uterus

Uterus arcuatus: Diese Anomalie ist häufig, daher gibt es keine Daten zum geburtshilflichen Management. Die Frauen können in der Regel problemlos vaginal entbinden. Bei nicht operiertem Uterus kann mit Aborten/vorzeitigen Wehen/Erreichen des Termins in folgenden Frequenzen gerechnet werden: 26 %/8 %/63 %.

Uterus subseptus/septus: Die Septen können partiell oder komplett sein. Uterussepten sind mit einer Sterilitätsanamnese und vermehrten Aborten (21–44 %) assoziiert. Daher wird in der Regel die hysteroskopische Resektion der Septen bei Kinderwunsch empfohlen. Eine Schwangerschaft kann aber auch mit einem nicht operierten Uterus auf vaginalem Weg beendet werden, wobei die Frühgeburtlichkeit in der Gruppe der nicht operierten Patienten mit 12–33 % deutlich erhöht ist. Bei nicht operiertem Uterus kann mit Aborten/vorzeitigen Wehen/Erreichen des Termins in folgenden Frequenzen gerechnet werden: 44 %/22 %/83 %.

Uterus unicornis unicollis: Diese Variante ist das Beispiel eines asymetrischen lateralen Fusionsdefekts. Ein Uterus unicormis kann mit einem ektopen Ovar assoziiert sein. Außerdem ist das Risiko von z. B. renalen Anomalien, Sterilität, Endometriose, vorzeitigen Wehen, Wachstumsrestriktion und Steißlagen erhöht. In 60 % wurde der Geburtstermin erreicht. Das geburtshilfliche Management richtet sich nach den individuellen Gegebenheiten, aber grundsätzlich ist die vaginale Geburt möglich. Bei nicht operiertem Uterus kann mit Aborten/vorzeitigen Wehen/Erreichen des Termins in folgenden Frequenzen gerechnet werden: 37 %/16 %/45 %.

Uterus bicornis unicollis: Diese Variante ist als Beispiel eines symmetrischen, partiellen Fusionsdefekts anzusehen. Das Outcome von Schwangerschaften mit dieser kongenitalen Fehlbildung sollte mit dem Ergebnis der Normalbevölkerung vergleichbar sein. Dennoch gibt es Fallberichte über Komplikationen wie Aborte, vorzeitige Wehen oder Lageanomalien des Feten. Bei nicht operiertem Uterus kann mit Aborten/vorzeitigen Wehen/Erreichen des Termins in folgenden Frequenzen gerechnet werden: 36 %/23 %/41 %.

Uterus didelphys (bicornis bicollis): 15–20 % haben auch unilaterale Anomalien wie eine Hemivagina oder ipsilaterale Nierenagenesie. Das Schwangerschaftsoutcome ist normalerweise gut. Eine vaginale Geburt kann angestrebt werden. Bei nicht operiertem Uterus kann mit Aborten/vorzeitigen Wehen/Erreichen des Termins in folgenden Frequenzen gerechnet werden: 32 %/28 %/36 %.

Statements

Geburtshilfliche Komplikationen bei kongenitalen Anomalien des Uterus sind häufiger und die Sektiofrequenz höher. (GoR C)

Geburtshilfliche Komplikationen sind häufiger beim Uterus septus und am geringsten beim Uterus arcuatus. (GoR D)

Postpartale Blutungen durch Plazentaretention können auftreten. (GoR D)

Bei begleitender Nierenagenesie ist ein schwangerschaftsinduzierter Hypertonus häufiger. (GoR D)

Aborte treten gehäuft im ersten und zweiten Trimester auf. (GoR D)

Bei Schwangerschaft in einem Uterus mit einem obstruierten oder rudimentären Horn beträgt die Gefahr der Uterusruptur fast 90 %. (GoR C)

Die Entscheidung über das geburtshilfliche Vorgehen kann nur individuell und nach sorgfältiger Abwägung aller Optionen getroffen werden.

7.3 Literatur

1. Andrews MC, Jones HW Jr. Impaired reproductive performance of the unicornuate uterus: intrauterine growth retardation, infertility, and recurrent abortion in five cases. Am J Obstet Gynecol 1982; 144: 173

2. Bates GW, Wiser WL. A technique for uterine conservation in adolescents with vaginal agenesis and a functional uterus. Obstet Gynecol 1985; 66: 290

3. Ben-Rafael Z, Seidman DS, Recabi K, Bider D. Uterine anomalies. A retrospective, matched-control study. J Reprod Med 1991; 36: 723

4. Biason-Lauber A, Konrad D, Navratil F, Schoenle EJ. A WNT4 mutation associated with Mullerian-duct regression and virilization in a 46,XX woman. N Engl J Med 2004; 351: 792

5. Blanton EN, Rouse DJ. Trial of labor in women with transverse vaginal septa. Obstet Gynecol 2003; 101: 1110

6. Evans TN, Poland ML, Boving RL. Vaginal malformations. Am J Obstet Gynecol 1981; 141: 910

7. Fedele L, Bianchi S, Frontino G et al. Laparoscopic findings and pelvic anatomy in mayer-rokitansky-kuster-hauser syndrome. Obstet Gynecol 2007; 109: 1111

8. Fedele L, Zamberletti D, Vercellini P et al. Reproductive performance of women with unicornuate uterus. Fertil Steril 1987; 47: 416

9. Garcia RF. Z-plasty for correction of congenital transferse vaginal septum. Am J Obstet Gynecol 1967; 99: 1164

10. Grimbizis GF, Camus M, Tarlatzis BC et al. Clinical implications of uterine malformations and hysteroscopic treatment results. Hum Reprod Update 2001; 7: 161

11. Haddad B, Louis-Sylvestre C, Poitout P, Paniel BJ. Longitudinal vaginal septum: a retrospective study of 202 cases. Eur J Obstet Gynecol Reprod Biol 1997; 74: 197

12. Harger JH, Archer DP, Marchese SG. Etiology of recurrent pregnancy losses and outcome of subsequent pregnancies. Obstet Gynecol 1983; 62: 574

13. Heinonen PK. Gestational hypertension and preeclampsia associated with unilateral renal agenesis in women with uterine malformations. Eur J Obstet Gynecol Reprod Biol 2004; 114: 39

14. Jayasinghe Y, Rane A, Stalewski H, Grover S. The presentation and early diagnosis of the rudimentary uterine horn. Obstet Gynecol 2005; 105: 1456

15. Jewelewicz R, Husarni N, Wallach EE. When uterine factors cause infertility. Contemp Obstet Gynecol 1980; 16: 95

16. Lin PC, Bhatnagar KP, Nettleton GS, Nakajima ST. Female genital anomalies affecting reproduction. Fertil Steril 2002; 78: 899

17. Ludmir J, Samuels P, Brooks S, Mennuti MT. Pregnancy outcome of patients with uncorrected uterine anomalies managed in a high-risk obstetric setting. Obstet Gynecol 1990; 75: 906

18. O'Leary JL, O'Leary JA. Rudimentary horn pregnancy. Obstet Gynecol 1963; 22: 371

19. Salvatore CA, Lodovicci O. Vaginal agenesis: an analysis of ninety cases. Acta Obstet Gynecol Scand 1978; 57: 89

20. Samuels TA, Awonuga A. Second-trimester rudimentary uterine horn pregnancy: rupture after labor induction with misoprostol. Obstet Gynecol 2005; 106: 1160

21. Smith NA, Laufer MR. Obstructed hemivagina and ipsilateral renal anomaly (OHVIRA) syndrome: management and follow-up. Fertil Steril 2007; 87: 918

22. Troiano RN, McCarthy SM. Mullerian duct anomalies: imaging and clinical issues. Radiology 2004; 233: 19

23. Vainio S, Heikkila M, Kispert A et al. Female development in mammals is regulated by Wnt-4 signalling. Nature 1999; 397: 405

Erstfassung	2010
Beteiligte Fachgesellschaften, Arbeitsgemeinschaften und Organisationen	Deutsche Gesellschaft für Gynäkologie und Geburtshilfe · Arbeitsgemeinschaft Gynäkologische Endoskopie · Arbeitsgemeinschaft Kinder- und Jugendgynäkologie Deutsche Gesellschaft für Urologie Deutsche Gesellschaft für Kinder- und Jugendmedizin Deutsche Gesellschaft für Gynäkologische Endokrinologie und Fortpflanzungsmedizin Deutsche Gesellschaft für Humangenetik
Autoren	PD Dr. med. P. Oppelt MBA, Linz (Österreich) (Federführung) Prof. Dr. med. C. Anthuber, Starnberg Dr. med. S. Anthuber, München PD Dr. med. H. Binder, Uri (Schweiz) PD Dr. med. S. Brucker, Tübingen PD Dr. med. C. Dorn, Hamburg Dr. med. U. Füllers, Krefeld Prof. Dr. med. O. Hiort, Lübeck Prof. Dr. med. J. Hucke,Wuppertal PD Dr. med. M. Korell, Duisburg Prof. Dr. med. F. Nawroth, Hamburg Dr. med. K. Rall, Tübingen PD Dr. med. S. Rimbach, Konstanz Prof. Dr. med. T. Römer, Köln Prof. Dr. med. D. Rohrmann, Aachen PD Dr. med. B. Utsch, Berlin Prof. Dr. med. P. Wieacker, Münster
Anmerkung	S1-Leitlinie Methoden- und Leitlinienreport siehe Homepages der DGGG und der AWMF

DGGG Leitlinienregister 2010	1	Allgemeine Gynäkologie und gynäkologische Onkologie
	1.1	Allgemeine Gynäkologie
	1.1.5	Indikationen und Methodik der Hysterektomie
AWMF Leitlinienregister	15/070 (S2k)	

Indikationen und Methodik der Hysterektomie

in Vorbereitung

Erstfassung	2011 geplant
Beteiligte Fachgesellschaften, Arbeitsgemeinschaften und Organisationen	Deutsche Gesellschaft für Gynäkologie und Geburtshilfe · Arbeitsgemeinschaft für gynäkologische Endoskopie · Arbeitsgemeinschaft Gynäkologische Onkologie · Arbeitsgemeinschaft Medizinrecht · Arbeitsgemeinschaft Ultraschalldiagnostik in Gynäkologie und Geburtshilfe · Arbeitsgemeinschaft für Urogynäkologie und plastische Beckenbodenrekonstruktion · Arbeitsgemeinschaft Zervixpathologie · Arbeitsgemeinschaft Infektiologie und Infektimmunonologie Bundesarbeitsgemeinschaft Leitender Ärztinnen und Ärzte in der Frauenheilkunde und Geburtshilfe Schweizerische Gesellschaft für Gynäkologie und Geburtshilfe Österreichische Gesellschaft für Gynäkologie und Geburtshilfe Berufsverband der Frauenärzte Deutsche Gesellschaft für Chirurgie Deutsche Gesellschaft für Pathologie Deutsche Gesellschaft für Psychosomatische Frauenheilkunde und Geburtshilfe
Autoren	Prof. Dr. med. K. J. Neis, Saarbrücken (Federführung)
Anmerkung	S2k-Leitlinie

DGGG Leitlinienregister 2010	1	Allgemeine Gynäkologie und gynäkologische Onkologie
	1.1	Allgemeine Gynäkologie
	1.1.6	Brustrekonstruktion mit Eigengewebe
AWMF Leitlinienregister	(S2e)	

Brustrekonstruktion mit Eigengewebe

in Vorbereitung

Erstfassung	2011
Beteiligte Fachgesellschaften, Arbeitsgemeinschaften und Organisationen	Deutsche Gesellschaft für Gynäkologie und Geburtshilfe • Arbeitsgemeinschaft für ästhetische, plastische und wiederherstellende Operationsverfahren in der Gynäkologie • Arbeitsgemeinschaft Gynäkologische Onkologie Deutsche Gesellschaft für Senologie Deutsche Krebsgesellschaft Berufsverband der Frauenärzte Deutschlands Deutsche Gesellschaft der Plastischen, Rekonstruktiven und Ästhetischen Chirurgen Frauenselbsthilfe nach Krebs Deutsche Gesellschaft für Medizinische Informatik, Biometrie und Epidemiologie Women´s Health Coalition Deutsche Gesellschaft für Radioonkologie
Autoren	Federführung: Dr. med. V. Heyl, Wiesbaden Dr. med. H. Zoche, Coburg
Anmerkung	S2e-Leitlinie

DGGG Leitlinienregister 2010	1	Allgemeine Gynäkologie und gynäkologische Onkologie
	1.2	Gynäkologische Onkologie
	1.2.1	Brustkrebs-Früherkennung in Deutschland (Kurzfassung)
AWMF Leitlinienregister	077/001 (S3)	

Deutsche Gesellschaft für Senologie (DGS), Deutsche Gesellschaft für Gynäkologie und Geburtshilfe (DGGG), Deutsche Krebsgesellschaft (DKG), Deutsche Krebshilfe (DKH)

Brustkrebs-Früherkennung in Deutschland

Kurzfassung

Inhaltsverzeichnis

1 Zusammenfassung

Ziel der aktualisierten Stufe-3-Leitlinie Brustkrebs-Früherkennung in Deutschland ist es, Ärzte sowie gesunde und betroffene Frauen durch evidenzbasierte und formal konzertierte Empfehlungen bei anstehenden medizinischen Entscheidungen im Rahmen der Diagnosekette zur Früherkennung von Brustkrebs zu unterstützen. Die aktualisierte Stufe-3-Leitlinie löst die 2003 erstellte Leitlinie ab. Die aktualisierte Stufe-3-Leitlinie dient als Grundlage für die Entwicklung eines effektiven und effizienten Brustkrebs-Früherkennungsprogramms, das die Anforderungen an Krebskontrollprogramme, wie sie vom Europarat und der WHO vorgegeben sind, erfüllt. Kernelement eines Früherkennungsprogramms ist die Mammographie, deren Ergebnisqualität durch Einbettung in eine qualitätsgesicherte Diagnosekette deutlich verbessert werden kann. Die Leitlinie vermittelt den aktuellen wissenschaftlichen Kenntnisstand in evidenz- und konsensbasierter Form, fachübergreifend für alle Teile der Diagnosekette, bestehend aus Anamnese und Risikoberatung sowie Information zum Gesundheitsverhalten, klinischer Untersuchung, apparativer Diagnostik, interventioneller Gewebsentnahmetechniken, operativer Abklärung und pathohistologischer Befundung. Sie enthält die als Messgrößen dienenden Qualitätsindikatoren für die Sicherung von Struktur-, Prozess- und Ergebnisqualität (Outcome) der Diagnosekette. Die Früherkennung von Brustkrebs ist momentan die aussichtsreichste Möglichkeit, Diagnose und Behandlung von Brustkrebserkrankungen zu optimieren, in Folge die Brustkrebssterblichkeit zu senken und die gesundheits- und krankheitsbezogene Lebensqualität von Frauen zu verbessern. Das Ziel dabei ist die Entdeckung von Mammakarzinomen als präinvasive Form oder als frühes invasives Stadium, in dem die 5-Jahres-Überlebensrate bei adäquater Therapie über 90% liegt. Der zunehmende Nachweis präinvasiver Befunde lässt dabei auf einen präventiven Beitrag zur Senkung der Inzidenz hoffen. Die mit der sekundären Prävention mögliche Verbesserung der Heilungschancen ist im frühen Tumorstadium durch weniger radikale und damit weniger belastende Therapieansätze möglich.

2 Einleitung

2.1 Rationale und Ziele der aktualisierten Leitlinie

Die Brustkrebserkrankung der Frau ist, trotz zwischenzeitlich erzielter medizinischer Fortschritte, weiterhin ein ungelöstes Problem der onkologischen Gesundheits- und Krankenversorgung in Deutschland. Die Krankheitsinzidenz ist steigend (1, 2), bei hoher, wenn auch rückläufiger Mortalität (3). Die hohe Krankheitslast in der Bevölkerung und die negativen Folgen einer Brustkrebserkrankung auf nahezu alle Lebensbereiche betroffener Frauen beschreiben das Problem hinreichend.

Die 2003 erstmalig publizierte Stufe-3-Leitlinie Brustkrebs-Früherkennung in Deutschland hat nachweislich Eingang in neue Versorgungskonzepte gefunden, die zu einer Qualitätsentwicklung der frauenspezifischen Gesundheitsversorgung in Deutschland beigetragen haben: Zertifizierung und Audit von Brustzentren, Qualitätsanforderungen an die Screening-Mammographie, externe stationäre Qualitätssicherung durch die Bundesgeschäftsstelle für Qualitätssicherung (BQS), Disease-Management-Programm (DMP) „Brustkrebs", Modellprojekt Schleswig-Holstein „Qualitätsgesicherte Mammadiagnostik (QuaMaDi). Die im Rahmen der Leitlinien-Aktualisierung erhobene Bestandsanalyse zur Leitlinienimplementierung weist nach, dass die Anwendung der Leitlinie in der klinischen Praxis zu einer Verbesserung der Versorgung führt (4). Sie zeigt aber auch bestehende defizitäre Versorgungsbereiche auf. Hierzu zählen:

- Unausgewogenheit in der Gesundheits- und Krankenversorgung,
- strukturelle Defizite im Versorgungssystem: flächendeckende Versorgungsangebote, sektorübergreifende Versorgungskoordination, funktionierende vollständige Krebsregister,
- Prozessdefizite in Teilbereichen der Diagnosekette, in der fach- und professionsübergreifenden Vernetzung,
- unzureichende Wahrung der Patientenrechte und Gewährleistung der informierten Selbstbestimmung der Frau,
- Mangel an qualifizierten, zielgruppenorientierten Informationsmaterialien für Frauen.

3 Methodik

3.1 Prozess der Aktualisierung

Der Prozess der Leitlinien-Aktualisierung wurde zeitgerecht und formal entsprechend den Anforderungen der Arbeitsgemeinschaft Wissenschaftlich Medizinischer Fachgesellschaften (AWMF) eingeleitet. Da keine Vorerfahrungen zur Aktualisierung von Stufe-3-Leitlinien vorlagen, wurde ein methodologisches Konzept entwickelt, das die Leitlinienüberarbeitung nach den Kriterien gemäß den Vorgaben der AWMF und dem Ärztlichen Zentrum für Qualität in der Medizin (ÄZQ) mit allen Elementen der systematischen Erstellung (5) in einen Qualitätsmanagementzyklus einbindet.

Ziel der Überarbeitung war es, Rationale und Ziele der Leitlinie im Hinblick auf ihre aktuelle Gültigkeit zu prüfen, die erfolgreichen Interventionen im Umgang mit der Leitlinie weiterzuverfolgen, obsolete Interventionen zu beschreiben und zu eliminieren und für eine Anwendung verfügbare neue, relevante wissenschaftliche Erkenntnisse zu integrieren.

Kernelemente des Konzeptes sind:

- Bewertung der Erstfassung der Leitlinie mit dem Deutschen Leitlinien-Bewertungsinstrument DELBI (6, 7), um Verbesserungspotentiale zu identifizieren, die bei der aktuellen Leitlinienerstellung berücksichtigt werden können.
- Evaluation der bisher gültigen Leitlinie unter Darlegung einer Bestandsanalyse der Leitlinienimplementierung: Erfassung des Bekanntheits- und Anwendungsgrades der Leitlinienumsetzung in der Gesundheits- und Krankenversorgung.
- Darlegung einer Bedarfsanalyse unter Priorisierung der zu aktualisierenden Themen und des einzusetzenden methodischen Verfahrens: neue Wissensgenerierung mit Erstellung von Evidenzberichten zu speziellen Fragestellungen, Nutzung von bereits aufbereitetem medizinischen Wissen durch internationale Leitlinienadaptation unter Erstellung einer aktuellen Leitliniensynopse oder Darlegung des Kenntnisstandes und Bewertung der Studienlage nach den Kriterien der evidenzbasierten Medizin durch Experten der Arbeitsgruppen.
- Ausarbeitung der Qualitätssicherung einschließlich der als Messgrößen dienenden Qualitätsindikatoren auf der Basis des aktuellen medizinischen Wissens in evidenz- und konsensbasierter Form.

Dieser Mehrschrittprozess wurde flankiert von zwei Konsensuskonferenzen unter Mitwirkung von 31 Organisationen (s. S. 57). Die finale Konferenz schloss mit 92% Konsens den Prozess der Aktualisierung ab. Konzeptrealisierung und Hintergrundinformation sind im Leitlinien-Methodenreport 2007 dargelegt (4). Der Evidenzbericht 2007 zur Leitlinie ist ebenfalls hinterlegt (8) (http://www.leitlinien.net, http://www.senologie.org).

4 Ergebnis

Die vorliegende aktualisierte Kurzfassung der Stufe-3-Leitlinie Brustkrebs-Früherkennung in Deutschland 2008 hat das Ziel, interessierten Ärztinnen und Ärzten in Praxis und Klinik eine rasche Übersicht über den Gesamtkomplex zu verschaffen, wobei sie nicht als Ersatz für die Detaildarstellung der aktualisierten Langversion gedacht ist. Die Kurzfassung enthält die Leitlinien-Statements und stellt die wichtigsten Handlungsempfehlungen im Algorithmus der Diagnosekette dar (Abbildung 1). Das Ergebnis der Teilnahme an der Brustkrebs-Früherkennung führt zu vier Handlungsoptionen, die in der Tabelle 1 gelistet sind. Die zugrunde liegenden Evidenzlevel (LoE) und Empfehlungsgrade (A, B, 0) der Leitlinien-Statements sind markiert. Die Tabelle 2 gibt die Kriterien der Klassifizierung von Evidenzlevel und Grad der Empfehlungen wieder. Die als Messinstrumente zur Qualitätssicherung priorisierten und bewerteten Qualitätsindikatoren sind in Tabelle 3 dargestellt.

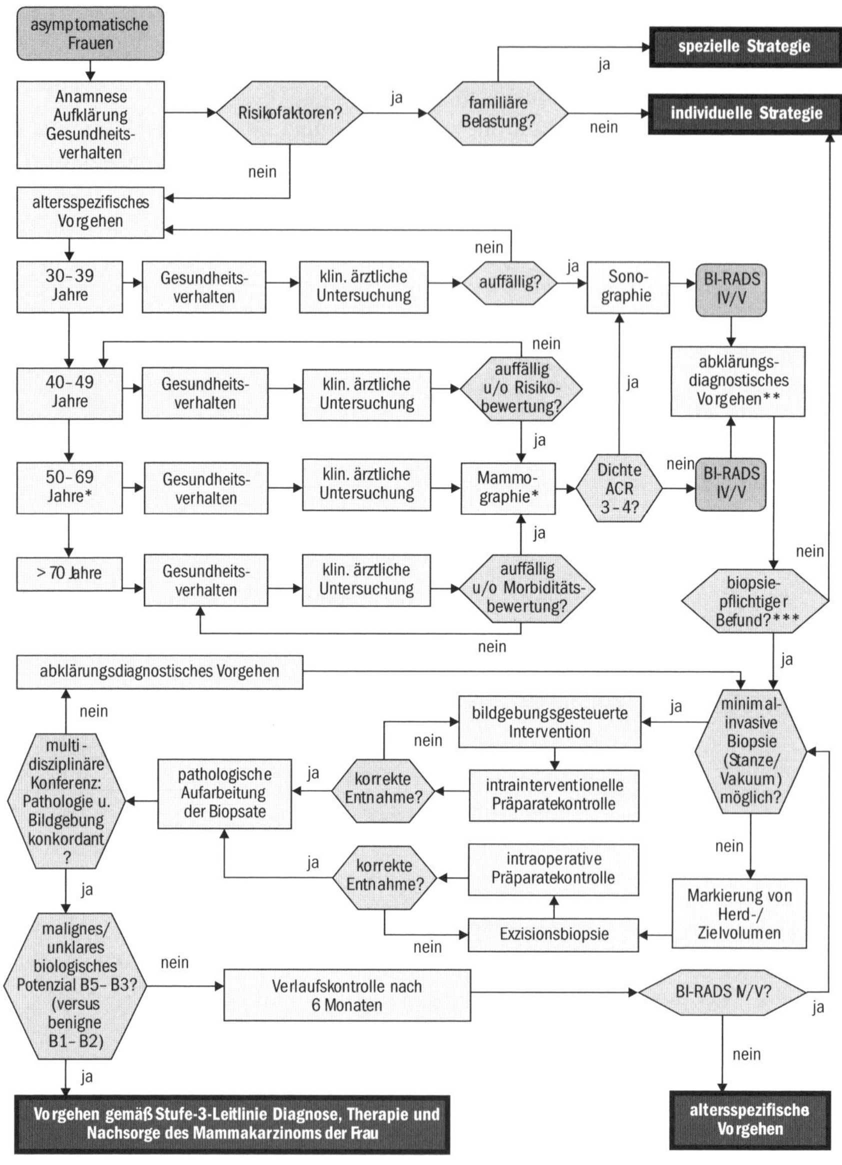

* bei asymptomatischen Frauen Durchführung innerhalb eines Programmes nach den Krebsfrüherkennungsrichtlinien möglich
** Basisdiagnostik (klinische Untersuchung/Mammographie/Sonographie) liegt vollständig vor
*** akzeptierte Gründe für die Ablehnung der minimalinvasiven Biopsie: Wunsch der Patientin, primär operatives Vorgehen aus medizinischen Gründen vorzuziehen (Gerinnungsstörung bzw. medizinisch erforderliche Gerinnungshemmung, Alter der Patientin), Lage des Befundes für ein interventionelles Vorgehen ungünstig, Verdacht auf intrazystische Proliferation)

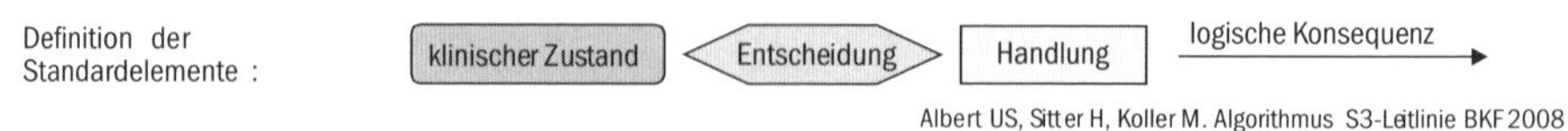

Albert US, Sitter H, Koller M. Algorithmus S3-Leitlinie BKF 2008

Abb. 1: Algorithmus der Diagnosekette Stufe-3-Leitlinie Brustkrebs-Früherkennung in Deutschland, 1. Aktualisierung 2008.

Tab. 1: Ergebnis der Teilnahme an dem Früherkennungsprogramm.

Ergebnis	Handlungsempfehlung
Spezielle Strategie	Vorgehen gemäß Algorithmus zur Versorgungskoordination bei familiärer Belastung mit Beratung und Betreuung in spezialisierten Zentren für familiäre Brust- und Eierstockkrebserkrankung und Teilnahme am strukturierten Früherkennungsprogramm.
Individuelle Strategie	Vorgehen bei speziellem Risikoprofil, z. B. modifizierte Maßnahmen und Methoden zur Früherkennung, modifizierte Zeitintervalle, Indikationen für bildgebende Verfahren zur Diagnostik von Brusterkrankungen, Studienteilnahme.
Altersspezifisches Vorgehen	Vorgehen bei Vorliegen eines unauffälligen Normalbefundes entsprechend dem Algorithmus mit Empfehlung zur Weiterführung der Früherkennung entsprechend der Leitlinie.
Vorgehen bei Brustkrebs oder Befunden mit unklarem biologischem Potential	Vorgehen gemäß der Stufe-3-Leitlinie Diagnose, Therapie und Nachsorge des Mammakarzinoms der Frau.

Tab. 2: Evidenzlevel und Empfehlungsgrade.

Level	Studien zur Diagnose (nach [56])
1a	Systematische Übersicht über Level-1-diagnostische Studien oder diagnostische Entscheidungsregel, begründet auf 1b-Studien, validiert in verschiedenen klinischen Zentren.
1b	Validierungs-Kohortenstudie mit gutem Referenzstandard oder diagnostischer Entscheidungsregel, validiert in einem Zentrum.
1c	Alle-oder-Keiner-Prinzip (absolute SpPins und SnNouts).
2a	Systematische Übersicht über Level-2-diagnostische Studien.
2b	Explorative Kohortenstudie mit gutem Referenzstandard.
3a	Systematische Übersicht über Level-3-diagnostische Studien.
3b	Nicht konsekutive Studie; oder ohne Konsistenz der angewendeten Referenzstandards
4	Fallkontrollstudien, schlechte oder nicht unabhängige Referenzstandards.
5	Expertenmeinung ohne exakte Bewertung der Evidenz oder basierend auf physiologischen Modellen/Laborforschung.
Level	**Studien zur Prävention/Ätiologie/Therapie (nach [56])**
1a	Systematische Übersicht über randomisierte kontrollierte Studien (RCT).
1b	Eine RCT (mit engem Konfidenzintervall).
1c	Alle-oder-Keiner-Prinzip.
2a	Systematische Übersicht über gut geplante Kohortenstudien.
2b	Eine gut geplante Kohortenstudie oder ein RCT minderer Qualität.

2c	Outcome-Studien, ökonomische Studien.
3a	Systematische Übersicht über Fallkontrollstudien.
3b	Eine Fallkontrollstudie.
4	Fallserien oder Kohorten-/Fallkontrollstudien minderer Qualität.
5	Expertenmeinung ohne explizite Bewertung der Evidenz oder basierend auf physiologischen Modellen/Laborforschung.
Grad	**Empfehlungsgrad für die Handlungsoption (nach [57])**
A	Starke Empfehlung: „SOLL“
B	Empfehlung: „SOLLTE“
0	Empfehlung: offen (Handlungsoption)
Erläuterungen zu den Empfehlungsgraden:	
Negativempfehlungen werden sprachlich ausgedrückt: „NICHT“ bei gleichen Symbolen	
Konsensuskriterien für den Empfehlungsgrad: • Konsistenz der Studienergebnisse • klinische Relevanz der Endpunkte und Effektstärken • Nutzen-Risiko-Verhältnis • ethische Verpflichtung • Patientenpräferenzen • Anwendbarkeit, Umsetzbarkeit	

Tab. 3: Aktualisierte Qualitätsindikatoren der Diagnosekette.

Aspekte der Versorgung	Qualitätsindikatoren und Referenzbereich
Versorgungs-koodination	Anteil der Fälle mit nicht invasivem duktalem Karzinom (DCIS) oder invasivem Karzinom der Brust, mit Meldung an ein epidemiologisches Krebsregister (≥ 95%)
(Teilaspekt)	Anteil aller Fälle mit primärem, nicht invasivem intraduktalem Karzinom (DCIS) oder invasivem Mammakarzinom, mit einer postinterventionellen/prätherapeutischen interdisziplinären Konferenzvorstellung (> 75%)
(Teilaspekt)	Anteil aller Fälle mit primärem, nicht invasivem intraduktalem Karzinom (DCIS) oder invasivem Mammakarzinom, mit einer postoperativen interdisziplinären Konferenzvorstellung (≥ 95%)
(Gesamtaspekt)	Anteil aller Fälle mit primärem, nicht invasivem intraduktalem Karzinom (DCIS) oder invasivem Mammakarzinom, mit zwei interdisziplinären Konferenzvorstellungen im Rahmen der senologischen Diagnose- und Versorgungskette (postinterventionelle/prätherapeutische und postoperative Therapieplanung) (Referenzbereich nicht benannt)

Aspekte der Versorgung	Qualitätsindikatoren und Referenzbereich
	Anteil der Patientinnen mit invasivem Karzinom, die eine fallbezogene Dokumentationsvollständigkeit der Diagnosekette hinsichtlich aller im Folgenden benannten Parameter aufweisen: bildgebungsgesteuerte histologische Diagnosensicherung (Stanz- oder Vakuumbiopsie), postinterventionelle/prätherapeutische interdisziplinäre Planung, Tumortyp nach WHO, pTNM-Klassifikation, Resektionsrandabstand in metrischen Maßen, Grading, Hormon- und HER2-Rezeptorstatus, postoperative interdisziplinäre Therapieplanung und Meldung an ein Tumorregister (≥ 95%)
Struktur	Anteil der Frauen, die in spezialisierten Zentren für erblichen Brust- und Eierstockkrebs beraten werden, mit Mutationen der Gene BRCA1, BRCA2 mit einem hohen Risiko, definiert als ein Heterozygotenrisiko ≥ 20% oder ein bleibendes lebenslanges Erkrankungsrisiko ≥ 30% (≥ 95%)
	Anzahl der Einrichtungen, die Mammasonographien durchführen, die für die Anwendung der Mammasonographie geltenden Voraussetzungen der Struktur-, Prozess- und Ergebnisqualität nachweisen (Referenzbereich nicht benannt)
	Anzahl der pathologischen Einrichtungen mit mammapathologischen Befundungen, die ihre Teilnahme an Qualitätssicherungsmaßnahmen (Ringversuch) nachweisen (Referenzbereich nicht benannt)
	Anteil aller Mammographie-Screeningeinheiten mit Angaben zur Sensitivität und Spezifität bei mammographischer Doppelbefundung (Referenzbereich nicht benannt)
Mammographie	Anteil der Frauen ab dem Alter von 50 Jahren bis zum Alter von 69 Jahren, die das Angebot einer Screening-Mammographie wahrnehmen (> 75%)
	Anteil der altersspezifischen Inzidenz und Sterblichkeit an Brustkrebs in Kohorten von Frauen, die das Angebot einer Screening-Mammographie wahrnehmen, im Vergleich zu Kohorten von Frauen, die dieses Angebot nicht wahrnehmen (Referenzbereich nicht benannt)
	Anteil aller Frauen mit Mammographie, die eine nach den Qualitätskriterien zur mammographischen Bildqualität regelrechte Mammographie erhalten (≥ 95%)
	Anteil der mammographisch als BI-RADS V diagnostizierten Fälle, die nach offener Biopsie als benigne befundet werden (falsch positive) (< 10%) (EuG)

Aspekte der Versorgung	Qualitätsindikatoren und Referenzbereich
Klinische Brustuntersuchung	Anteil der Frauen mit auffälliger klinischer Brustuntersuchung, die eine durch bildgebende Verfahren und ggf. histologischem Nachweis komplettierte Diagnostik erhalten (≥ 95%)
Sonographie	Anteil der Frauen mit einem klinisch nicht tastbaren mammographischen Befund BI-RADS 0, III, IV und V, die eine nach den Qualitätsvorgaben durchgeführte Ultraschalluntersuchung beider Mammae und Axillae erhalten (≥ 95%)
	Anteil der Frauen mit mammographisch röntgendichter Brustdrüse (ACR 3 oder 4), die eine ergänzende Sonographie erhalten (≥ 95%)
KM-MRT	Anzahl der Frauen mit familiär erhöhtem Risiko (Mutationsträgerinnen BRCA1 und BRCA2 oder mit einem hohen Risiko, definiert als Heterozygotenrisiko ≥ 20% oder einem verbleibenden lebenslangen Erkrankungsrisiko ≥ 30%), denen eine KM-MRT-Untersuchung angeboten wird (Referenzbereich nicht benannt)
Intervention	Anteil der nicht tastbaren Befunde, die präoperativ durch mammographisch, sonographisch oder magnetresonanztomographisch kontrollierte interventionelle Methoden (Stanz- oder Vakuumbiopsie) histopathologisch abgeklärt werden (≥ 70/≥95% inkl. tastbarer Befunde)
(Teilaspekt)	Anteil der Fälle mit mammographischen Befunden BI-RADS IV und V mit sonographischem Korrelat des Befundes, die eine nach den Qualitätsanforderungen interventionell sonographisch gesteuerte Stanzbiopsie erhalten (≥ 70%)
(Teilaspekt)	Anteil der Fälle mit mammographischen Befunden BI-RADS IV und V mit Mikrokalk, ohne sonographisches Korrelat, die eine nach den Qualitätsanforderungen interventionell stereotaktisch gesteuerte Vakuumbiopsie erhalten (≥ 70%)
(Teilaspekt)	Anteil der Fälle mit ausschließlich magnetresonanztomographischen Befunden MRT-BI-RADS IV oder V, die eine nach den Qualitätsanforderungen interventionell MRT-gesteuerte Vakuumbiopsie erhalten (≥ 95%)
(Gesamtaspekt)	Anteil der Fälle mit mammographischen Befunden BI-RADS IV und V, sonographischen Befunden US-BI-RADS IV oder V und/oder magnetresonanztomographischen Befunden MRT-BI-RADS IV oder V, die durch entsprechende interventionell gesteuerte Gewebsprobengewinnung histopathologisch abgeklärt werden (≥ 70%)
	Anteil der Fälle mit mammographischen Befunden BI-RADS IV und V mit Mikrokalk, die intra-interventionell den Nachweis repräsentativer Mikrokalkanteile in der Präparatradiographie nachweisen (≥ 95%)

Aspekte der Versorgung	Qualitätsindikatoren und Referenzbereich
	Anteil der Fälle nach bildgebungsgesteuerter Gewebsentnahme mit benignem Befund (B-Klassifikation 1–2/WHO: ICD-0–3), die nach offener Exzisionsbiopsie einen malignen Befund (WHO: ICD-0–3) aufweisen (falsch negativ) (< 10%) (EuG)
Offene Exzisions-Biopsie	Anteil der Fälle von Brustoperationen mit Drahtmarkierung, bei denen der Draht im Abstand von ≤ 1 cm zur Läsion platziert ist (≥ 95%)
(Teilaspekt)	Anteil der Fälle von Brustoperationen mit intraoperativer Präparateradiographie nach präoperativer radiographischer Markierung (≥ 95%)
(Teilaspekt)	Anteil der Fälle von Brustoperationen mit intraoperativer Präparatesonographie nach präoperativer sonographischer Markierung (≥ 95%)
(Gesamtaspekt)	Anteil der Fälle von Brustoperationen mit intraoperativer Präparateradiographie oder Präparatesonographie nach präoperativer mammographischer oder sonographischer Markierung (≥ 95%)
	Anteil der Präparate bei offener Exzisionsbiopsie, die topographisch eindeutig markiert sind (≥ 95%)
Mammapathologie	Anteil der Fälle mit interventionell gesteuerter Gewebsprobenentnahme (Stanz- oder Vakuumbiopsien), die nach der B-Klassifikation histopathologisch beurteilt werden (≥ 95%)
(Teilaspekt)	Anteil der Fälle mit nicht invasivem duktalem Karzinom (DCIS) mit Angaben zum Grading (≥ 95%)
(Teilaspekt)	Anteil der Fälle mit nicht invasivem duktalem Karzinom (DCIS) mit Angaben zur Tumorgröße in metrischen Maßen (mm/cm) (≥ 95%)
(Teilaspekt)	Anteil der Fälle mit nicht invasivem duktalem Karzinom (DCIS) mit Angaben zum nächstgelegenen Resektionsrandabstand in metrischen Maßen (mm/cm) (≥ 95%)
(Gesamtaspekt)	Anteil der Fälle mit nicht invasivem duktalem Karzinom (DCIS) mit Angaben zum Grading, Tumorgröße und nächstgelegenem Resektionsrandabstand in metrischen Maßen (mm/cm) (≥ 95%)
(Teilaspekt)	Anteil der Fälle mit invasivem Karzinom mit Angaben zur Tumorgröße in metrischen Maßen (mm/cm) (≥ 95%)
(Teilaspekt)	Anteil der Fälle mit invasivem Karzinom mit Angaben nach der pTNM-Klassifikation (≥ 95%)
(Teilaspekt)	Anteil der Fälle mit invasivem Karzinom mit Angaben zum Vorliegen weiterer Tumorherde (≥ 95%)

Aspekte der Versorgung	Qualitätsindikatoren und Referenzbereich
(Teilaspekt)	Anteil der Fälle mit invasivem Karzinom mit Angaben zum Grading (≥ 95%)
(Teilaspekt)	Anteil der Fälle mit invasivem Karzinom mit Angaben zum nächstgelegenem Resektionsrandabstand in metrischen Maßen (mm/cm) (≥ 95%)
(Teilaspekt)	Anteil der Fälle mit invasivem Karzinom mit Angaben zur Gefäßinvasion (≥ 95%)
(Teilaspekt)	Anteil der Fälle mit invasivem Karzinom mit Angaben zum Hormonrezeptorstatus (ER/PR-Immunhistochemie) (≥ 95%)
(Teilaspekt)	Anteil der Fälle mit invasivem Karzinom mit Angaben zum HER2-Neu-Status (≥ 95%)
(Gesamtaspekt)	Anteil der Fälle mit invasivem Karzinom mit Angaben zum histologischen Tumortyp (WHO), Tumorgröße in metrischen Maßen (mm/cm), pTNM-Klassifikation, Grading nach WHO, Vorliegen weiterer Tumorherde, nächstgelegenem Resektionsrandabstand in metrischen Maßen (mm/cm), Gefäßinvasion, Hormonrezeptorstatus (ER/PR Immunhistochemie), HER2-Neu-Status (≥ 95%)
	Anteil der Fälle mit invasivem Karzinom mit Nachweis der HER2-Positivität (immunhistochemische Proteinüberexpression mit SCORE 3+ oder Genamplifikation in Fluoreszenz-in-situ-Hybridisierung [FISH] oder Chromagene-in-situ-Hybridisierung [CISH]) (Referenzbereich nicht benannt)
Ergebnis/ Evaluation	Anteil der Fälle mit Mammographie BI-RADS I–III, bei denen ein nicht invasives duktales Karzinom (DCIS) oder invasives Karzinom innerhalb von 24 Monaten auftreten (Intervallkarzinomrate/falsch negative) (< 50%) (EuG)
	Anteil der Fälle von Intervallkarzinomen, die einer interdisziplinären Detailanalyse zugeführt werden (≥ 95%)
	Anteil der Fälle mit nicht invasivem duktalem Karzinom (DCIS), an allen Karzinomen (≥ 10%)
	Anteil der Fälle mit invasivem Karzinom ≤ 5 mm an allen Karzinomen (≥ 10%)
	Anteil der Fälle mit invasivem Karzinom ≤ 10 mm an allen Karzinomen (≥ 20%)
	Anteil der Fälle mit invasivem Karzinom ≤ 20 mm an allen Karzinomen (≥ 65%)
	Anteil der Fälle mit Lymphknoten-negativem invasivem Karzinom mit Sentinel-Lymphknoten-Biopsie nach Farbstoff- und radioaktiver Tracerapplikation (pN0sn) an allen Karzinomen (≥ 75%)

5 Leitlinienstatements

5.1 Brustkebs-Früherkennungsprogramm, Versorgungskoordination sowie Qualitätssicherung

Die Brustkrebs-Früherkennung ist eine fachübergreifende Aufgabe. Es soll ein qualitätsgesicherter interdisziplinärer Verbund aus klinischer Untersuchung, apparativer Diagnostik, operativer Abklärung und pathomorphologischer Beurteilung bestehen (Leitlinienadaptation [9–11], GCP, A).

Die Versorgungskette bedarf einer komplexen und qualitätsgesicherten medizinischen Dokumentation zwecks Zusammenführung des gesamten Qualitätsmanagements (Leitlinienadaptation [9–11], GCP, A).

Krebsregister sind ein ebenso wichtiges wie notwendiges Element für die Evaluation und Qualitätssicherung der Brustkrebs-Früherkennung. Alle Patientinnen, bei denen eine Brustkrebserkrankung diagnostiziert wurde, sollen daher mit den relevanten Angaben zum Primärbefund und zur Primärtherapie an ein Krebsregister gemeldet werden. Die Krebsregister tragen mit bevölkerungsbezogenen und regional aufgegliederten Analysen der Tumorstadien und des Langzeit-Follow-up (Rezidive und Überleben) zur Evaluation und Qualitätssicherung bei. Beim Start eines Programms zur Früherkennung sollten Baselinedaten für die Zeit vorher zur Verfügung stehen (Leitlinienadaptation [9,10], GEP [12], A).

5.2 Psychische Belastung

Früherkennungsuntersuchungen können zu einer psychischen Belastung führen. Diesem Umstand ist durch eine sorgfältige Aufklärung dringend Rechnung zu tragen (Leitlinienadaptation [13,14], GCP, Patientenrechte, A).

Falsch positive Befunde verursachen Stress und Angstreaktionen, denen durch eine effektive Kommunikationsstrategie begegnet werden kann (2a LOE, [15], GCP, A).

5.3 Fraueninformation

Die Erstellung qualifizierter und sachkompetenter Informationsmaterialien (Print- oder Internetmedien) soll nach den Qualitätsanforderungen der Leitlinie Fraueninformation erfolgen, um Frauen durch eine verständliche Risikokommunikation (u. a. Angaben zu Häufigkeiten statt Relativprozente) in ihrer selbstbestimmten Entscheidung für oder gegen medizinische Maßnahmen zu unterstützen (Leitlinienadaptation [16,17], GCP, A).

5.4 Partizipative Entscheidungsfindung

Information und Aufklärung dürfen sich im Rahmen der Brustkrebs-Früherkennung nicht nur auf vorformulierte Texte beschränken, sondern bedürfen eines ärztlichen Informationsgesprächs, das die Präferenzen, die Bedürfnisse, die Sorgen und die Ängste der Frau berücksichtigt und eine partizipative Entscheidungsfindung für die informative Einwilligung erlaubt. Im Mammographie-Screening sollen Information und Aufklärung der Frau primär schriftlich zur Verfügung gestellt werden, mit dem ergänzenden Hinweis auf die Möglichkeit eines Arztgesprächs im Einladungsschreiben (Leitlinienadaptation [10,16], Patientenrechte, A).

5.5 Anamnese- und Risikogespräch

Im Rahmen der gesetzlichen Krebsfrüherkennung soll den Frauen ein Anamnese- und Aufklärungsgespräch über mögliche Risikofaktoren angeboten werden (Leitlinienadaptation [9], GCP, A).

Der wichtigste populationsbezogene Risikofaktor für eine Brustkrebsentstehung ist das fortgeschrittene Alter (2a LoE, Leitlinienadaptation [13, 14 ,18–20], A).

Auch Frauen ab dem Alter von 70 Jahren soll die Teilnahme an Früherkennungsmaßnahmen unter Berücksichtigung des individuellen Risikoprofils, des Gesundheitsstatus und der Lebenserwartung angeboten werden (Leitlinienadaptation [14, 19], A).

Frauen mit einer Mutation in den Genen BRCA1 oder BRCA2 oder mit einem hohen Risiko, definiert als ein Heterozygotenrisiko ≥ 20% oder einem verbleibenden lebenslangen Erkrankungsrisiko ≥ 30%, sollen in den spezialisierten Zentren für erblichen Brust- und Eierstockkrebs beraten und hinsichtlich einer individuellen Früherkennungsstrategie betreut werden (Leitlinienadaptation [21], GCP, A).

Brustkrebs-Früherkennungsuntersuchungen sind für alle Frauen nützlich, deren individuelles Risikoprofil durch Alter und/oder weitere Risikofaktoren (endogene und exogene hormonelle Faktoren, Brustdrüsendichte, reproduktives Verhalten, Lebensstil, erbliche Faktoren) beschrieben ist (2a LoE, Leitlinienadaptation [21–23], A).

5.6 Gesundheitsverhalten

Die Brustselbstuntersuchung ist, selbst bei regelmäßiger Anwendung und Training, nicht in der Lage, als alleinige Methode die Brustkrebssterblichkeit zu senken (1a LoE, Leitlinienadaptation [9, 21, 22], A).

Durch qualifizierte Informationen sollen Frauen angeregt werden, sich mit den normalen Veränderungen des eigenen Körpers vertraut zu machen. Hierzu zählen das Aussehen und das Gefühl der Brust, um Abweichungen selbst festzustellen (Leitlinienadaptation [13, 22, 24, 25], A).

Die Motivation zur Erhaltung der eigenen Brustgesundheit soll Bestandteil der Information eines Brustkrebs-Früherkennungsprogrammes sein (Leitlinienadaptation [14, 19, 20, 22, 24, 26], A).

5.7 Klinische Brustuntersuchung

Die klinische Brustuntersuchung, das heißt: Palpation, Inspektion der Brust und Beurteilung des Lymphabflusses, soll im Rahmen der gesetzlichen Früherkennungsuntersuchungen Frauen ab dem Alter von 30 Jahren jährlich angeboten werden (Leitlinienadaptation [10,14,19], A).

Ergibt die klinische Brustuntersuchung einen auffälligen Befund, soll die Diagnostik durch bildgebende Verfahren und ggf. histologischen Nachweis komplettiert werden (Leitlinienadaptation [13, 19, 20, 22, 25, 27], A).

Die Wirkungen endogener und exogener Hormone sind bei Durchführung und Befundung diagnostischer Maßnahmen zu berücksichtigen (2b LoE, Leitlinienadaptation [9, 20, 25, 28], B).

5.8 Mammographie

Die Mammographie ist zur Zeit die einzige für die Erkennung von Brustkrebsvorstufen oder frühen Tumorstadien allgemein als wirksam anerkannte Methode (1a LoE, Leitlinienadaptation [18–20, 22, 27], A).

Der individuelle Nutzen der Screening-Mammographie überwiegt ab dem Alter von 40 Jahren die sich aus der Strahlenexposition ergebenden Risiken. Das Optimum des Verhältnisses aus Nutzen und Risiko liegt zwischen dem 50. und 70. Lebensjahr (5-4 LoE, Evidenzbericht 2007 [8], Leitlinienadaptation [14, 19, 22, 26], A).

Prospektiv randomisierte Studien zeigen, dass mit der Einführung einer Screening-Mammographie als Röntgenreihenuntersuchung eine altersabhängige Brustkrebssterblichkeitsreduktion möglich ist (1b-1a LoE, Leitlinienadaptation [10, 14, 20, 26, 29], A).

Die Reduktion der Brustkrebssterblichkeit ist auch für Frauen im Alter zwischen 40 und 49 Jahren belegt. Sie ist jedoch geringer als in der Altersgruppe der Frauen zwischen 50 und 69 Jahren. Daher sollte die Entscheidung auf der Basis einer individuellen Risikoanalyse, einer Nutzen-Risiko-Abwägung und unter Berücksichtigung der Präferenzen und der Einwände der Frau erfolgen (1b LoE, Evidenzbericht 2007 [8], Leitlinienadaptation [14, 19], B).

Hohe mammographische Dichte (ACR 3 und 4 [30]) ist neben der BRCA1/2-Mutation höchster individueller Risikofaktor, so dass die in dieser Situation begrenzte Sensitivität der Mammographie durch eine sie ergänzende Sonographie angehoben werden sollte (3b LoE, Evidenzbericht 2007 [8], B).

Die Doppelbefundung bei Screening-Mammographien erhöht die Sensitivität der Karzinomentdeckung um 2,9–13,7% (Median 7,8%). Die Spezifität kann – abhängig vom Entscheidungsverfahren nach Doppelbefundung – erniedrigt (bis zu 2,1%) oder erhöht (bis 2,8%) sein. Unilateraler Recall senkt die Spezifität, während Konsensus-Recall oder Arbitration die Spezifität eher erhöhen (2b LoE, Evidenzbericht 2007 [8], B).

Ob der Einsatz von CAD-Systemen die Doppelbefundung ersetzen kann, kann aufgrund der Studienlage bisher nicht eindeutig beantwortet werden (3b LoE, Evidenzbericht 2007 [8], 0).

Die Struktur-, Prozess- und Ergebnisqualität ist für die Mammographie im Rahmen des Mammographie-Screenings für Frauen im Alter von 50 bis 69 Jahren geregelt (Leitlinienadaptation [10], A).

Struktur-, Prozess- und Ergebnisqualität soll in entsprechendem Ausmaß auch für die sogenannte kurative Mammographie angewandt werden (2b LoE, [31, 32], A).

5.9 Wartezeit/psychische Belastung

Nach Erhebung eines mammographischen Befundes BI-RADS [30] 0, III, IV und V sollte die weitere Abklärung innerhalb von fünf Arbeitstagen erfolgen, um die psychischen Belastungen der Frau möglichst gering zu halten (Leitlinienadaptation [10, 19, 22, 24, 27], B).

5.10 Sonographie

Die Sonographie ist eine Zusatzuntersuchung für die Abklärung unklarer Befunde (Leitlinienadaptation [9, 19, 20, 22, 25, 27], A).

Die Sonographie sollte zur Abklärung klinisch nicht tastbarer, mammographischer Befunde BI-RADS (30) 0, III, IV und V eingesetzt werden (3b LoE, Evidenzbericht 2007 [8], B).

Als alleinige Methode zur Früherkennung ist die Sonographie nicht geeignet (5 [keine Studiendaten], 0).

Das Ziel einer standardisiert durchgeführten Mammasonographie ist die systematische und reproduzierbare Durchuntersuchung beider Mammae und der Axillae (Leitlinienadaptation [9, 19, 33], GCP, B).

Bei symptomatischen Befunden soll bei Frauen jünger als 40 Jahre die Sonographie als bildgebende Methode der 1. Wahl durchgeführt werden (3b LoE, Evidenzreport 2007 [8], Leitlinienadaptation [19, 28], A).

Struktur-, Prozess- und Ergebnisqualität sind für die Anwendung der Mammasonographie als Voraussetzung nachzuweisen (GCP, A).

5.11 Kontrastmittel-Magnetresonanztomographie (KM-MRT)

KM-MRT sollte als ergänzende Methode bei familiär erhöhtem Risiko (Mutationsträgerinnen BRCA1 oder BRCA2 oder bei hohem Risiko, definiert als ein Heterozygotenrisiko ≥ 20% oder einem verbleibenden lebenslangen Erkrankungsrisiko ≥ 30%) empfohlen werden (2a LoE, Leitlinienadaptation [21, 34], B).

KM-MRT sollte präoperativ empfohlen werden für das lokale Staging beim lobulären Mammakarzinom sowie bei relevant erhöhtem Risiko (3b LoE, [35], GCP, B).

Außerhalb der beiden oben genannten Indikationen (Fragestellungen) kann für die KM-MRT in der Früherkennung keine Empfehlung ausgesprochen werden (5 LoE [keine Studiendaten], 0).

Eine strenge Kopplung zwischen KM-MRT und der Möglichkeit für MRT-gestützte Interventionen soll für die Nutzung der Empfehlungen gewährleistet sein (GCP A).

5.12 Intervention

Die histologische Diagnostik abklärungsbedürftiger Befunde soll durch Stanzbiopsie, Vakuumbiopsie oder offene Biopsie erfolgen. Perkutane Interventionen sollen nach den Qualitätsempfehlungen durchgeführt werden (3a LoE, Leitlinienadaptation [9, 10, 19, 36], GCP, A).

Die FNB kann nicht als Standardmethode empfohlen werden (Leitlinienadaptation [9, 19, 36], B).

Die interventionell gesteuerte Gewebeprobengewinnung zur histopathologischen Diagnosesicherung und Therapieplanung soll erfolgen bei: mammographischen Befunden BI-RADS (30) IV und V und/oder sonographischen Befunden US-BI-RADS (30) IV oder V und/oder magnetresonanztomographischen Befunden MRT-BI-RADS (30) IV oder V (3a LoE, Leitlinienadaptation [9, 19], A).

Bei der interventionellen, vorzugsweise sonographisch gesteuerten Stanzbiopsie sollten ≥ 4 Proben bei ≤ 14 G entnommen werden (3b LoE, [37, 38], B).

Bei Vorliegen von Mikrokalk sollte vorzugsweise die stereotaktisch gesteuerte Vakuumbiopsie eingesetzt werden (3a LoE, Evidenzreport 2007 [8], B).

Die Vakuumbiopsie sollte auch bei MRT-gesteuerter Gewebegewinnung eingesetzt werden (GCP, B).

Die stereotaktische Vakuumbiopsie soll standardisiert erfolgen. Der Zugangsweg und die Nadelpositionierung („stroke margin“) sind zu dokumentieren. Zur Dokumentation der korrekten Nadelpositionierung sind erforderlich: drei Projektionen nativ, zwei Projektionen vor Nadeleinschuss sowie zwei Projektionen nach Biopsie. Es sollten ≥ 12 Proben bei Verwendung einer 10-G-Nadel gewonnen werden. Bei anderen Kalibern (zwischen 8 G und 11 G) sollte die Anzahl der Probenentnahmen ein äquivalentes Probenvolumen erbringen.

Eine Präparatradiographie, die zur Dokumentation des Biopsieerfolges notwendig ist, soll in Vergrößerungstechnik durchgeführt werden. Ein technischer Erfolg liegt bei Nachweis repräsentativer Mikrokalkanteile vor. In Abstimmung mit dem jeweiligen Pathologen kann die Identifizierung der Mikrokalk enthaltenden Zylinder sinnvoll sein. Nach der Gewebeentnahme durch Vakuumbiopsie (spätestens am folgenden Arbeitstag) soll eine Mammographie der biopsierten Brust in zwei Ebenen erfolgen (Leitlinienadaptation [9, 19], A).

Nach minimalinvasiver bildgebungsgesteuerter Gewebsentnahme soll die Ergebniskontrolle durch Korrelation der bildgebenden Diagnostik mit dem histopathologischen Befund erfolgen (Leitlinienadaptation [9, 10, 19, 27, 39], A).

Bei histopathologisch benignem Befund sollte eine bildgebende Kontrolle mit der entsprechenden Modalität nach sechs Monaten erfolgen (Leitlinienadaptation [19, 39], B).

5.13 Offene Exzisionsbiopsie

Die operative Qualitätssicherung für die offene diagnostische Exzision von mammographisch detektierten Läsionen soll in Anlehnung an die Leitlinien der Europäischen Kommission erfolgen. Das Operationsziel (diagnostisch, therapeutisch) sollte eindeutig definiert werden (Leitlinienadaptation [9, 40], A).

Bei der präoperativen Drahtmarkierung nicht tastbarer Befunde soll der Draht den Herd penetrieren und den Herd um weniger als 1 cm überragen. Wenn der Draht den Herd nicht penetriert, soll die Entfernung zwischen Draht und Herdrand ≤ 1 cm sein. Bei nicht raumfordernden Prozessen kann eine Markierung des operationsrelevanten Zielvolumens sinnvoll sein (3b LoE, Leitlinienadaptation [9, 40], A).

Die präoperative Markierung und der bildgebende Nachweis einer adäquaten Resektion sollen bei nicht tastbaren Veränderungen grundsätzlich erfolgen (3b LoE, Leitlinienadaptation [9, 13, 40], A).

Die Exzision ausschließlich sonographisch detektierter Befunde soll durch eine intraoperative Präparatsonographie kontrolliert werden (3b LoE, Leitlinienadaptation [9, 10, 19], A).

Das Operationsmaterial soll topographisch eindeutig markiert und ohne Inzision am gewonnenen Gewebsmaterial an den Pathologen gesandt werden (Leitlinienadaptation [9, 10, 41], A).

Die intraoperative Dignitätsfestlegung durch Schnellschnitt soll nur ausnahmsweise erfolgen. Voraussetzungen für einen Schnellschnitt an Operationspräparaten der Mamma sind:

- Die Läsion ist intraoperativ und im Präparat palpabel.
- Die Läsion ist groß genug (im Allgemeinen > 10 mm) (Leitlinienadaptation [9, 40, 42], A).

5.14 Mammapathologie

Bei der histopathologischen Begutachtung minimalinvasiver Biopsien ist die Hauptdiagnose einer der fünf Kategorien der B-Klassifikation zuzuordnen (Leitlinienadaptation [43, 44], A).

Bei der Dokumentation der pathomorphologischen Begutachtung eines DCIS sind anzugeben (Leitlinienadaptation [18, 41, 42, 45], A):

1. Grading unter Berücksichtigung von Kerngrad und Komedonekrosen mit Angabe des Graduierungsschemas gemäß WHO (48) oder Van-Nuys-Klassifikation (49),
2. Tumorgröße in metrischen Maßen: mm/cm,
3. Resektionsrandstatus: Angabe des Abstandes zum nächstgelegenen Resektionsrand in metrischen Maßen (mm/cm),
4. Hormonrezeptorstatus (ER/PR, im Falle therapeutischer Konsequenz).

Bei der Dokumentation der pathomorphologischen Begutachtung eines invasiven Karzinoms sind anzugeben (3b-2a LoE, Leitlinienadaptation [13, 41, 42, 47–50], A):

1. histologischer Tumortyp (nach WHO 2003 [45]),
2. Grading nach WHO (Elston-und-Ellis-Modifikation des Bloom-und-Richardson-Gradings; Elston und Ellis 1991 [51]),
3. Tumorgröße in metrischen Maßen: mm/cm,
4. Vorliegen weiterer Tumorherde,
5. Resektionsrandstatus: Angabe des Abstandes zum nächstgelegenen Resektionsrand in metrischen Maßen (mm/cm),
6. Vorliegen einer peritumoralen Gefäßinvasion,
7. pTNM-Klassifikation,
8. Hormonrezeptorstatus (ER/PR),
9. HER2-Status.

Die Bestimmung des Östrogen- und Progesteronrezeptorstatus soll immunhistochemisch erfolgen, vorzugsweise bereits am Gewebe der Stanz- oder Vakuumbiopsie. Es ist jeweils der Prozentsatz positiver Tumorzellkerne anzugeben, wobei Summationsscores unter Nennung des Verfahrens (Allred-[Quick]-Score [52], immunreaktiver Score nach Remmele und Stegner [53]) gebildet werden können (GCP, A).

Der Nachweis der HER2-Positivität ist definiert als eine immunhistochemisch nachgewiesene Proteinüberexpression mit einem Score 3+ oder einer mittels Fluoreszenz-in-situ-Hybridisierung (FISH) oder Chromogene-in-situ-Hybridisierung (CISH) nachgewiesenen Genamplifikation (3b LoE, Evidenzbericht 2007 [8], A).

Bei der Bestimmung des Hormonrezeptor- und des HER2-Status soll die Zuverlässigkeit der eingesetzten Nachweisverfahren sichergestellt sein. Das beinhaltet die interne Testvalidierung, die Verwendung standardisierter Protokolle und interner Kontrollen sowie die regelmäßige, erfolgreiche Teilnahme an externen Qualitätssicherungsmaßnahmen (Leitlinienadaptation [41, 50], GCP, A).

5.15 Implementierung und Evaluation

Zur Aktualisierung und Implementierung werden wissenschaftlich fundierte Veränderungsstrategien empfohlen (Leitlinienadaptation [9], GCP, B).

Gesundheitsergebnis und Lebensqualität sollen erfasst und bewertet werden (Leitlinienadaptation [9, 11], GCP/GEP, A).

Lebensqualitätsaspekte umfassen vor allem physische und psychische Früh- und Spätfolgen diagnostischer Maßnahmen unter besonderer Berücksichtigung von erhobenen falsch-positiven und falsch negativen Befunden im Rahmen der Diagnosekette (Leitlinienadaptation [17, 20, 22, 54, 55], GCP, A).

6 Schlussfolgerung

Die aktualisierte Leitlinie soll dazu beitragen, bestehende Defizite in der qualitätsgesicherten, flächendeckenden, fach- und sektorübergreifenden Gesundheits- und Krankenversorgung in der sekundären Prävention von Brustkrebs zu minimieren und eine kontinuierliche Versorgungsverbesserung unter besonderer Berücksichtigung der qualitätsanfälligen Schnittstelle der Diagnosekette zu ermöglichen. Die wichtigsten Aktualisierungspunkte der Leitlinie sind:

- Definition des risikoadaptierten Vorgehens bei der Anwendung von medizinischen Maßnahmen,
- Berücksichtigung psychischer Belastungen von Früherkennungsuntersuchungen,
- Wahrung der Selbstbestimmung durch sachkompetente und verständliche Risikoinformation und ärztliche Aufklärung primär gesunder Frauen,
- Qualitätssicherung mit Hilfe von Krebsregistern,
- Stellenwert der Früherkennung und Diagnostik von Brustkrebs bei Frauen im Alter jünger als 50 Lebensjahre und Frauen älter als 70 Lebensjahre,
- Überarbeitung von Indikationsstellung und Qualitätssicherung von Mammographie, Ultraschall und Magnetresonanztomographie,
- Aktualisierung der Qualitätssicherung unter Darlegung obsoleter und indizierter Vorgehensweisen in der multidisziplinären Abklärungsdiagnostik: bildgebungsgesteuerte minimalinvasive Verfahren, offene diagnostische Exzisionsbiopsie,
- Aktualisierung der Qualitätssicherung in der Mammapathologie einschließlich neuer prognostischer und prädiktiver Faktoren.

7 Danksagung

Die Finanzierung des Projektes: Aktualisierung der Stufe-3-Leitlinie Brustkrebs-Früherkennung in Deutschland – Modellprojekt zur Aktualisierung von Stufe-3-Leitlinien, F.-Kz: 107374 erfolgte ausschließlich durch die dankenswerte Unterstützung der Deutschen Krebshilfe e. V. und der Deutschen Gesellschaft für Senologie e. V., unabhängig von Wirtschaft, Politik und Industrie. Die individuelle Beteiligung an der Leitlinienerstellung erfolgte in redaktioneller Unabhängigkeit von den finanzierenden Trägern. Alle TeilnehmerInnen an der Leitlinienerstellung haben schriftlich eine Erklärung zu möglichen Interessenskonflikten abgegeben. Ein besonderer Dank gilt A. Rost und I. Striesow für die sekretarielle und organisatorische Betreuung während der Leitlinien-Aktualisierung.

8 Widmung

In Gedenken an Klaus-Dieter Schulz, Begründer der Konzertierten Aktion Brustkrebs-Früherkennung in Deutschland 1999, der am 26. 9.2007 verstarb, mit hohem Respekt vor seinem wissenschaftlichem Lebenswerk zur Verbesserung der Versorgung von Frauen mit Brusterkrankungen.

9 Literatur

1. Ferlay J, Autier P, Boniol M, Heanue M, ColombetM, Boyle P. Estimates of the cancer incidence and mortality in Europe in 2006. Annals of Oncology 18-12-2006; DOI:10.1.093/annonc/imd498

2. Gesellschaft der epidemiologischen Krebsregister in Deutschland e.V. und das Robert Koch-Institut. Krebs in Deutschland – Häufigkeiten und Trends. ed 5. überarbeitete, aktualisierte Auflage. Saarbrücken: RoBo Print, Riegelsberg: 2006

3. Brenner H, Stegmaier C, Ziegler H. Verbesserte Langzeitüberlebensraten von Krebspatienten. Die unterschätzten Fortschritte der Onkologie. Dtsch Ärztebl 2005; 102: 2628–2633

4. Albert US, Schulz KD, Kopp I. Leitlinien-Methodenreport: Aktualisierung der Stufe-3-Leitlinie Brustkrebs-Früherkennung in Deutschland

2007. ed konsultierte Fassung Version 1.1. Marburg: http//www.leitlinien.net, 2007

5. Lorenz W, Ollenschläger G, Geraedts M, Gerlach F, Gangjour A, Helou A, Kirchner H, Koller M, Lauterbach W, Reinauer H, Sitter H, Thomeczek C. Das Leitlinien Manual:Entwicklung und Implementierung von Leitlinien in der Medizin. ZaeFQ 2001; 95: 1–84

6. Encke A, Kopp I, Selbmann H, Hoppe J, Köhler A, Ollenschläger G, Arbeitsgemeinschaft der Wissenschaftlichen Medizinischen Fachgesellschaften (AWMF), Ärztliches Zentrum für Qualität in der Medizin (ÄZQ) (Hrsg). Deutsches Instrument zur methodischen Bewertung von Leitlinien: DELBI. Dt Ärztebl 2006; 102: A1912–A1913

7. Kopp I, Encke A, LorenzW. Leitlinien als Instrument der Qualitätssicherung in der Medizin. Bundesgesundheitsbl-Gesundheitsforsch-Gesundheitsschutz 2002; 45: 223–233

8. Nothacker M, Lelgemann M, Giersiepen K, Weinbrenner S. Evidenzbericht 2007 zur S-3-Leitlinie Brustkrebsfrüherkennung in Deutschland. Band 31. ed Version 1.00. Berlin: Ärztliches Zentrum für Qualität in der Medizin (ÄZQ), http://www.aezq.de/publikationen0index/schriftenreihe/view, http://www.awmf-leitlinien.de, 2007

9. Schulz KD, Albert US und die Mitglieder der Arbeitsgruppe „Konzertierte Aktion: Brustkrebs-Früherkennung in Deutschland“. Stufe 3 Leitlinie Brustkrebs-Früherkennung in Deutschland. ed 1. München: Zuckschwerdt Verlag, 2003

10. Perry N, Broeders M, de Wolf C, Törnberg S, Holland R, von Karsa L. European guidelines for quality assurance in breast cancer screening and diagnosis. 4th ed. Luxembourg: European Communities Publication, 2006

11. World Health Organisation (WHO). National Cancer Control Programms: Policies and managerial Guidelines. 2nd ed. Geneva, Italy: Health and Development Networks (HDN), 2002

12. Hoffmann W, Latza U, Terschüren C, Berger K, Bergmann M, Dahl A, Fendrich K, Gierer S, Holle R, Jahn I, Schümann M, Steindorf K. Leitlinien und Empfehlungen zur Sicherung von Guter Epidemiologischer Praxis (GEP) – Langversion. 2. Aufl. mit Änderungen nach Evaluation. Münster: Arbeitsgruppe Epidemiologischer Methoden der Deutschen Arbeitsgemeinschaft für Epidemiologie (DAE); Deutsche Gesellschaft für Medizinische Informatik, Biometrie und Epidemiologie (GMDS); Deutsche Gesellschaft für Sozialmedizin und Prävention (DGSMP); Deutsche Regionen der Internationalen Biometrischen Gesellschaft (DR-IBS); 1. Aufl.: Kurth BM, Hense HW, Hoffmann W, Ahrens W, Babitsch B, Becher H, Blettner M, Brasche S, Brenner H, Enderlein G, Greiser KH, Jahn I, Jöckel KH, KirschnerW, Kohlmann T, Liese A, Möhner M, Mueller U, Reintjes R, Stang A, Wyst M. http://www.medweb.uni-muenster.de/institute/epi/dae/

vorstand.html, 2004.

13. NBCC National Breast Cancer Center. Clinical practice guidelines for the management of early breast cancer. ed i Soruce. Australia: NBCC National Breast Cancer Center (http://www.nbcc.org.au), 2001

14. Smith R, Saslow D, Sawyer K, Burke W, Costanza M, Evans W, Foster R Jr., Hendrick E, Eyre H, Sener S. American Cancer Society guidelines for breast cancer screening. Update 2003. CA Cancer Journal of Clinicans 2003; 53: 141–169 (http://www.caonline.amcancersoc.org/cgi/content/full/53/3/141)

15. Brett J, Bankhead C, Henderson B, Watson E, Austoker J. The psychological impact of mammographic screening. A systematic review. Psycho-Oncology 2005; 14: 917–938

16. Albert US, Schulz KD, Alt D, Beck V, Doherty J, Holsteg K, Kalbheim E, Müller J, Nass-Griegoleit I, Nill J, Nioduschewski G, Schulte H, von Wietersheim A, Kopp I. Eine Leitlinie für Leitlinien: die methodische Entwicklung und Anwendung der Leitlinie Fraueninformation. Zentralbl Gynakol 2003; 125: 484–493 (AWMF Reg. Nr.: 077-002; www.leitlinien.net)

17. NHS Centre for Reviews and Dissemination. Effective Health Care: Informing, communicating and sharing decision with people who have cancer. Plymouth: Latimer Trend & Company Ltd, 2000

18. NCCN National Comprehensive Cancer Network. Breast Cancer. USA: NCCN Clinical Practice Guidelines in Oncology (www.nccn.org), 2006

19. NCCN National Comprehensive Cancer Network. Breast cancer screening and diagnosis guidelines. USA: NCCN Clinical Practice Guidelines in Oncology (http://www.nccn.org), 2007

20. Calman K, Hine D, Peto R, Boreham J, Clarke M, Purushotham A, Pain S, Miles D. NICE: Improving outcomes in breast cancer. London: NICE, 2002

21. NICE NCCfPC. Familial breast cancer – The classification and care of women at risk of familial breast cancer in primary, secondary and tertiary care. Update July 2006. NICE (www.nice.org.uk/CG041), 2006.

22. SIGN Scottish Intecollegiate Guideline Network. Management of breast cancer in women. Edinburgh: SIGN (www.sign.ac.uk), 2005

23. Smith R, Caleffi M, Albert US, Chen T, Duffy S, Franceschi D, Nyström L. Breast cancer in limited-resource countries: Early detection and access to care. The Breast J 2006; 12: S16–S26

24. NICE. NICE clinical guideline no 27: Referral guidelines for suspected cancer. NICE (www.nice.org.uk/CG027), 2005

25. NBCC. The investigation of a new breast symptom – a guide for GP. Australia: NBCC (http://www.nbcc.org.au), 2006

26. NBCC: Position Statement early detection of breast cancer. In: NBCC (ed). Canberra: National Health and Medical Research Council (http://www.nbcc.org.au), 2004

27. NBCC National Breast Cancer Centre. Evidence relevant to guidelines for the investigation of breast symptoms. 2nd ed. Camperdown, Australia: National Breast Cancer Centre (www.nbcc.org.au), 2006

28. NBCC. Clinical practice guidelines for the management and support of younger women with breast cancer. 1st ed. Camperdown, NSW: National Health and Medical Research Council (NHMRC) (http://www.nbcc.org.au) 2004

29. Gotzsche PC, Nielsen M. Screening for breast cancer with mammography. Cochrane

Database of Systematic Reviews 18-10-2006; Art.-No:CD001877. DOI: 101002/14651858. CD001877.pub2.

30. AMERICAN COLLEGE OF RADIOLOGY (ACR). Breast Imaging Reporting and Data System (BIRADS™). 4th ed. Reston VA: American College of Radiology, 2003

31. Katalinic A, Bartel C, Raspe H, Schreer I. Beyond mammography screening :quality assurance in breast cancer diagnosis. Br J Cancer 2007; 96: 157–161

32. Schreer I, Katalinic A. Is high quality breast imaging and diagnosis possible in a decentralized system? Breast Care 2007; 2: 20–24

33. Madjar H, Ohlinger R, Mundinger A, Watermann D, Frenz JP, Bader W, Schulz-Wendtland R, Degenhardt F. BI-RADS-analogue DEGUM criteria for findings in breast ultrasound – Consensus of the DEGUM committee on breast ultrasound. Ultraschall in Med 2006; 27: 374–379

34. NCCN National Comprehensive Cancer Network. Clinical Practice Guidelines in Oncology: Genetic/Familial High-Risk Assessment: Breast and Ovarian. NCCN Clinical Practice Guidelines in Oncology. USA: Clinical Practice Guidelines in Oncology (http://www.nccn.org) 2007

35. Schwartz G, Veronesi U, Clough K, Dixon J, Fentima I, Heywang-Köbrunner S, Hughes K, Mansel A, Mangolese R, Mendelson E, Olivotte J, Palazzo J, Solin L. Consensus Conference on Breast Conservation. Milan, Italy, April 28 – May 1, 2005. Cancer 2006; 107: 242–250

36. NICE. Breast Cancer: Diagnosis and Treatment. UK: NICE (http://www.nice.org.uk) 2006

37. Crystal P, Koretz M, Shcharynsky S, Makarov V, Strano S. Accuracy of sonographically guided 14-gauge core-needle biopsy: Result of 715 consecutive breast biopsies with at least two-year follow-up of benign lesions. J Clin Ultrasound 2004; 33: 47–51

38. Fishman J, Milikowski C, Ramsinghani R, Velasquez M, Aviram G. Usguided core-needle biopsy of the breast: How many specimens are necessary? Radiology 2003; 226: 779–782

39. NICE. Image-guided vacuum-assisted excision biopsy of benign breast lesions. UK: NICE (http://www.nice.org.uk/IPG156), 2006

40. O'Higgins N, Linos DA, Blichert-Toft M, Cataliotti L, de Wol C, Rochard F, Rutgers E, Roberts P, Mattheim W, da Silva MA, Holmberg L, Schulz KD, Smola MG, Mansel RE. European Guidelines for Quality Assurance in the Surgical Management of Mammographically Detected Lesions. In: Perry N, Broeders M, de Wolf C, Toernberg S, Holland R, von Karsa L (eds). European Guidelines for Quality Assurance in Breast Cancer Sreening and Diagnosis. Luxembourg: Office for official publication of the European Communities 2006: 315–320

41 Carlson R, Anderson B, Burstein H. NCCN Breast Cancer Clinical practice guidelines in Oncology. USA: National Comprehensive Cancer Network (http://www.nccn.org) 2005

42. Amendoeira I, Apostolikas N, Bellocq J, Bianchi S, Boecker W, Borisch B, Bussolati G, Connolly C, Cserni G, Decker K, Dervan P, Drijkoningen M, Ellis IO, Elston C, Eusebi V, Faverly D, Heikkila P, Holland R, Kerner H, Kulka J, Jacquermier J, Lacerda M, Martinez-Penuela J, De Miquel C, Nordgren H, Peterse JL, Rank F, Regitnig P, Reiner A, Sapino A, Sigal-Zafari B, Tanous A, Thorstenson S, Zozoya E, Wells C. Quality assurance guidelines for pathology: open biopsy and resection specismens. In: Wells C (ed). European Guidelines for Quality Assurance in Breast Cancer Screening and Diagnosis. Luxembourg: Office for Official Publications of the European Communities, 2006: 257–311

43. NHSBP. Guidelines for non-operative diagnostic procedures and reporting in breast cancer screening (vol NHSBP Publication No. 50). Sheffield: NHS Cancer Screening Programmes 2001

44. Amendoeira I, Apostolikas N, Bellocq J, Bianchi S, Boecker W, Borisch B, Bussolati G,

Connolly C, Cserni G, Decker K, Dervan P, Drijkoningen M, Ellis IO, Elston C, Eusebi V, Faverly D, Heikkila P, Holland R, Kerner H, Kulka J, Jacquermier J, Lacerda M, Martinez-Penuela J, De Miquel C, Nordgren H, Peterse JL, Rank F, Regitnig P, Reiner A, Sapino A, Sigal-Zafari B, Tanous A, Thorstenson S, Zozoya E, Wells C. Quality assurance guidelines for pathology: Cytological and histological non-operative procedures. In: Wells C (ed). European Guidelines for Quality Assurance in Breast Cancer Screening and Diagnosis. Luxembourg: Office for Official Publications of the European Communities, 2006: 221–256

45. WHO. Pathology and genetics of tumours of the breast and female genital organs. In: Tavassoli F, Devilee P (eds). WHO. World Health Organization Classification of Tumours. Lyon: IACR Press, 2003: 9–112

46. Silverstein MJ, Poller DN, Waisman JR, Colburn WJ, Barth A, Gierson ED, Lewinsky B, Gamagami P, Slamon DJ. Prognostic classification of breast ductal carcinoma-in-situ. Lancet 1995; 345: 1154–1157

47. ICSI. Diagnosis of breast disease – guideline ICSI. update 2005. ICSI (http://www.icsi.org), 2005

48 .The Association of Breast Surgery at BASO, RCoSoE. Guidelines for the management of symptomatic breast disease. Eur J Surg Oncol 2005; 31: S1–S21

49. Sobin L, Wittekind C. UICC.TNM Classification of malignant tumours. 6th ed. New York: A. John Wiley & Sons Inc. Publication, 2002

50. Wolff A, Hammond M, Schwartz J, Hagerty K, Allred D, Cote R, Dowsett M, Fitzgibbons P, Hanna W, Langer A, McShane L, Paik S, Pegram M, Perez E, Press M, Rhodes A, Sturgeon C, Taube S, Tubbs R, Vance G, vanD V, Wheeler T, Hayes D. American Society of Clinical Oncology/College of American Pathologists guideline recommendations for human epidermal growth factor receptor 2 testing in breast cancer. J Clin Oncol 2007; 25: 145

51. Elston CW, Ellis IO. Pathological prognostic factors in breast cancer. 1. The value of histological grade in breast cancer: experience from a large study with long-term follow-up. Histopathology 1991; 19: 403–410

52. Harvey JM, Clark GM, Osborne CK, Allred DC. Estrogen receptor status by immunohistochemistry is superior to the ligand-binding assay for predicting response to adjuvant endocrine therapy in breast cancer. J Clin Oncol 1999; 17: 1474–1481

53. Remmele W, Stegner HE. Recommendation for uniform definition of an immunoreactive score (IRS) for immunohistochemical estrogen receptor detection (ER-ICA) in breast cancer tissue. Pathologe 1987; 8: 138–140

54. National Quality Management Committee of Breast Screen. Australia: Breastscreen Australia – National Accreditation Standards 2004 (http://www.breastscreen.info.au), 2004

55. NHMRC. Psychosocial clinical practice guideline. Australia: NHMRC (http://www.nhmrc.health.gov.au), 1999

56. Philipps B, Sackett D, Badenoch D, Strauss S, Haynes B, DawesM. Level of Evidence and Grade of Recommendation. Oxford: Centre of Evidence Based Medicine, Oxford 2001 (Dt. autorisierte Übersetzung: Schlömer G. FR Gesundheit, Universität Hamburg, www.gesundheit.uni-hamburg. de/upload/EVIBAG_methodik_GS_1702.doc)

57. Bundesärztekammer. AWMF, Kassenärztliche Vereinigung (Hrsg). Programm für Nationale Versorgungsleitlinien –Methodenreport. 3. Auflage. Berlin: ÄZQ (www.methodik.n-v-l.de), 2007

Erstfassung	2003
1. Aktualisierung	2008. Gültigkeit im Jahr 2010 bestätigt.
Beteiligte Fachgesellschaften, Arbeitsgemeinschaften und Organisationen	**Ärztliche Organisationen und Fachgesellschaften** Arbeitsgemeinschaft Deutscher Tumorzentren Arbeitsgemeinschaft für Gynäkologische Onkologie Arbeitsgemeinschaft der Wissenschaftlichen Medizinischen Fachgesellschaften Ärztliches Zentrum für Qualität in der Medizin Berufsverband der Deutschen Radiologen Berufsverband der Frauenärzte Berufsverband Deutscher Pathologen Bundesgeschäftsstelle für Qualitätssicherung gGmbH Deutsche Gesellschaft für Chirurgie Deutsche Gesellschaft für Gynäkologie und Geburtshilfe Deutsche Gesellschaft für Hämatologie und Onkologie Deutsche Gesellschaft für Pathologie Deutsche Gesellschaft der Plastischen, Rekonstruktiven und Ästhetischen Chirurgen Deutsche Gesellschaft für Psychosomatische Frauenheilkunde und Geburtshilfe Deutsche Gesellschaft für Senologie Deutsche Gesellschaft für Sozialmedizin und Prävention Deutsche Gesellschaft für Ultraschall in der Medizin Deutsche Gesellschaft für Verhaltensmedizin Deutsche Krebsgesellschaft Deutsche Krebshilfe Deutsche Menopause Gesellschaft Deutsches Netzwerk Versorgungsforschung Deutsche Röntgengesellschaft Gesellschaft der epidemiologischen Krebsregister in Deutschland Gesellschaft für Qualitätsmanagement in der Gesundheitsversorgung Österreichische Gesellschaft für Senologie SOPHIA e.V. **Nichtärztliche Organisationen** Aktion Bewusstsein für Brustkrebs Bundesverband Frauenselbsthilfe nach Krebs Komen Deutschland Women's Health Coalition
Autoren	Prof. Dr. med. U.-S. Albert, Marburg Prof. Dr. med. I. Kopp, Marburg

Autoren: **Planungskommission und Arbeitsgruppenleiter der Konzertierten Aktion Brustkrebs-Früherkennung in Deutschland**	PD Dr. med. U.-S. Albert, Marburg Dr. med. H. Altland, St. Augustin Dr. med. V. Duda, Marburg Dr. med. J. Engel, München Prof. Dr. med. M. Geraedts, Düsseldorf Prof. Dr. med. S. Heywang-Köbrunner, München Prof. Dr. rer. biol. hum. D. Hölzel, München Dr. med. E. Kalbheim, Bonn Prof. Dr. phil. M. Koller, Regensburg Dr. med. K. König, Steinbach Prof. Dr. med. R. Kreienberg, Ulm Prof. Dr. med. T. Kühn, Esslingen PD Dr. med. A. Lebeau, Hamburg Prof. Dr. med. H. Madjar, Wiesbaden I. Naß-Griegoleit, Darmstadt Prof. Dr. med. W. Schlake, Bonn Prof. Dr. med. R. Schmutzler, Köln Prof. Dr. med. I. Schreer, Kiel H. Schulte, Bonn Prof. Dr. med. R. Schulz-Wendtland, Erlangen Prof. Dr. med. U. Wagner, Marburg PD Dr. med. I. Kopp, Marburg (AWMF)
Anmerkungen	S3-Leitlinie Langfassung, Methoden- und Evidenzreport siehe Homepages der Deutschen Gesellschaft für Senologie, der DGGG und der AWMF Als Buch ist die Langfassung erschienen im W Zuckschwerdt Verlag, München. Wir bitten die Leser um freundliche Beachtung der bedauerlicherweise in der Langfassung fehlenden Quelle (S. 163 Kapitel 5.2.): Madjar H, Mundinger A, Degenhardt F, Duda V, Hackelöer BJ, Osmers R. Qualitätskontrolle in der Mamma-Sonographie. Ultraschall in Med 2003; 24: 190–194 Der Nachdruck der hier vorgelegten Kurzfassung erfolgt mit freundlicher Genehmigung des Thieme-Verlages (DOI 10.1055/s-2008-1038511, Geburtsh Frauenheilk 2008; 68: 251–261 © Georg Thieme)

Deutsche Krebsgesellschaft (DKG), Deutsche Gesellschaft für Gynäkologie und Geburtshilfe (DGGG) und andere

Diagnostik, Therapie und Nachsorge des Mammakarzinoms der Frau

Statements

Inhaltsverzeichnis — Die Nummerierung der Absätze orientiert sich an der Langfassung.

Anmerkung der Redaktion

Die Leitlinie „Diagnostik, Therapie und Nachsorge des Mammakarzinoms der Frau“ ist eine S3-Leitlinie. Sie wurde von einem großen, repräsentativen Autorengremium in formalen Konsensverfahren und mit systematischer Literaturrecherche (über 10.000 Literaturstellen) erarbeitet. Die hier abgedruckten Statements stellen die Essenz dieser Leitlinie dar. Die Formulierungen basieren auf folgender Übereinkunft:

Soll/ soll nicht/ muss/ darf nicht/ ist zu beachten etc: Höchste Literatur-Evidenz, höchster Empfehlungsgrad. Diese Standards müssen eingehalten werden.

sollte/ sollte nicht: Evidenz und/ oder Empfehlungsgrad hoch, aber keine zwingenden Standards, wenn die Abweichung begründet wird.

kann: Mäßige Literatur-Evidenz und/oder keine hohe Übereinstimmung in den Autorengremien – aber immer über 50%.

Die mehr als 300-seitige Langversion, die auch die Angaben zu Evidenzlevel, Empfehlungsgraden und Literaturqellen für die hier abgedruckten Statements enthält, ist im Zuckschwerdt-Verlag erschienen und steht online auf den Homepages der AWMF und der DGGG zur Verfügung.

A Allgemeines

A.2 Patientinneninformation und -aufklärung

Info-1

Die Bereitstellung qualifizierter und sachkompetenter Informationsmaterialien (Print- oder Internetmedien) soll nach den Qualitätsanforderungen der Leitlinie Fraueninformation erfolgen, um Patientinnen durch eine verständliche Risikokommunikation (u. a. Angabe von absoluten Risikoreduktionen statt Relativprozenten) in ihrer selbstbestimmten Entscheidung für oder gegen medizinische Maßnahmen zu unterstützen.

Info-2

Die Art der Vermittlung von Informationen und der Aufklärung der Patientin soll nach folgenden Grundprinzipien einer patientenzentrierten Kommunikation erfolgen:

- Ausdruck von Empathie und aktives Zuhören,
- direktes und einfühlsames Ansprechen schwieriger Themen,
- wenn möglich, Vermeidung von medizinischem Fachvokabular, ggf. Erklärung von Fachbegriffen,
- Strategien, um das Verständnis zu verbessern (Wiederholung, Zusammenfassung wichtiger Informationen, Nutzung von Graphiken u.ä.),
- Ermutigung, Fragen zu stellen,
- Erlaubnis und Ermutigung, Gefühle auszudrücken,
- weiterführende Hilfe anbieten (s. a. Abschnitt Psychoonkologie).

Info-3

Als Inhalte eines Therapieaufklärungsgesprächs sollten in jedem Fall folgende Punkte angesprochen werden:

- operative Therapie: Möglichkeiten der brusterhaltenden Therapie (Operation gefolgt von Bestrahlung), Möglichkeiten der Rekonstruktion oder äußeren prothetischen Versorgung bei Mastektomie,
- systemische Therapie: Prinzipien einer adjuvanten oder palliativen Therapie (Endokrin-, Chemo-, Antikörpertherapie),
- Strahlentherapie: Prinzipien, Dauer und Nachbeobachtung, mögliche Akut- und Spätfolgen,
- Teilnahme an klinischen Studien, Prinzipien der Behandlung, Dauer und Durchführung der Therapie; angestrebte Behandlungsziele, bisher bekannte Wirkungen und Nebenwirkungen, Besonderheiten (Monitoring, zusätzliche Maßnahmen, Mitwirkung, Datenspeicherung und -verarbeitung),
- Sonstige: Möglichkeiten der Prophylaxe und Behandlung therapiebedingter Nebenwirkungen (z. B. Emesis, Osteoporose, Lymphödem etc.), Notwendigkeit der Nachsorge, Möglichkeiten der Rehabilitation, psychoonkologische Unterstützung sowie

Leistungen der Selbsthilfegruppen, Aspekte der Eigenverantwortung und Mitwirkung (z. B. Mitteilung von Symptomen und Problemen, Therapiecompliance).

A.4 Frauen mit erhöhtem Risiko für Brustkrebs

Risk-1

Eine multidisziplinäre Beratung und genetische Testung soll in speziellen Zentren angeboten werden, wenn in der Familie

- mindestens 3 Frauen an Brustkrebs erkrankt sind,
- mindestens 2 Frauen an Brustkrebs erkrankt sind, davon 1 vor dem 51. Lebensjahr,
- mindestens 1 Frau an Brustkrebs und 1 Frau an Eierstockkrebs erkrankt sind,
- mindestens 2 Frauen an Eierstockkrebs erkrankt sind,
- mindestens 1 Frau an Brust- und Eierstockkrebs erkrankt ist,
- mindestens 1 Frau mit 35 Jahren oder jünger an Brustkrebs erkrankt ist,
- mindestens 1 Frau mit 50 Jahren oder jünger an bilateralem Brustkrebs erkrankt ist,
- mindestens 1 Mann an Brustkrebs und eine Frau an Brust- oder Eierstockkrebs erkrankt sind.

Risk-2

Die Therapie des BRCA-assoziierten Mammakarzinoms richtet sich nach den Leitlinien für das sporadische Mammakarzinom.

Eine kontralaterale Mastektomie kann zur Reduktion des kontralateralen Zweitkarzinomrisikos durchgeführt werden, ein Überlebensvorteil dadurch ist jedoch nicht belegt.

Eine bilaterale Ovarektomie kann zur Reduktion des Zweitkarzinomrisikos der Brust und der Eierstöcke durchgeführt werden. Ein Überlebensvorteil ist bisher ebenfalls nicht belegt.

Risk-3

BRCA1-assoziierte Mammakarzinome weisen häufig einen charakteristischen histopathologischen und immunhistochemischen Phänotyp auf:

- invasives Karzinom (NOS) mit einem Wachstumsmuster ähnlich dem medullären Karzinom,
- G3-Morphologie,
- Östrogenrezeptor-, Progesteronrezeptor- und HER-2/neu-Negativität (triple-negativ).

Bei Vorliegen dieser Charakteristika sollte vom Pathologen auf die Möglichkeit eines familiären Hintergrunds hingewiesen werden.

B Lokoregional begrenzte Primärerkrankung

B.2 Prätherapeutische Ausbreitungsdiagnostik bei symptomatischen Patientinnen

Stag-1 Basisdiagnostik

Als notwendige Basisuntersuchungen gelten:

- klinische Brustuntersuchung: Inspektion, Palpation von Brust und Lymphabflussgebieten,
- Mammographie,
- Ultraschalldiagnostik.

Ergibt die klinische Brustuntersuchung einen auffälligen Befund, soll die Diagnostik durch bildgebende Verfahren und histologischen Nachweis komplettiert werden.

Bei symptomatischen Befunden soll bei Frauen unter 40 Jahren die Sonographie als bildgebende Methode der ersten Wahl durchgeführt werden.

Die Wirkungen endogener und exogener Hormone sind bei Durchführung und Befundung diagnostischer Maßnahmen zu berücksichtigen.

Stag-2 Mammographie

Die Mammographie ist zur Zeit die einzige für die Erkennung von Brustkrebsvorstufen oder frühen Tumorstadien allgemein als wirksam anerkannte Methode.

Hohe mammographische Dichte (ACR 3 und 4) ist neben der BRCA1/2-Mutation höchster individueller Risikofaktor, so dass die in dieser Situation begrenzte Sensitivität der Mammographie durch eine sie ergänzende Sonographie angehoben werden sollte.

Stag-3 Sonographie

Die Sonographie ist eine Zusatzuntersuchung für die Abklärung unklarer Befunde. Die Sonographie sollte zur Abklärung klinisch nicht tastbarer, mammographischer Befunde BI-RADS 0, III, IV und V eingesetzt werden.

Das Ziel einer standardisiert durchgeführten Mammasonographie ist die systematische und reproduzierbare Durchuntersuchung beider Mammae und der Axilla.

Struktur-, Prozess- und Ergebnisqualität sollte auch für die Anwendung der Mammasonographie als Voraussetzung nachgewiesen werden.

Stag-4 Kontrastmittel-MRT

Eine MRT mit Kontrastmittel (KM-MRT) sollte präoperativ empfohlen werden für das lokale Staging (Exzisionsgrenzen) beim lobulären Mammakarzinom.

Eine strenge Kopplung zwischen KM-MRT und der Möglichkeit für MRT-gestützte Interventionen soll für die Nutzung der Empfehlungen gewährleistet sein.

Bei anderen Indikationen (Multizentrizität, okkultes Mammakarzinom u.a.m.) sollte eine KM-MRT nur dann erfolgen, wenn auch die Möglichkeiten für MRT-gestützte Interventionen vorhanden sind.

Stag-5 Bildgebungsgesteuerte minimalinvasive Biopsie

Die histologische Diagnostik abklärungsbedürftiger Befunde soll durch Stanzbiopsie, Vakuumbiopsie oder offene Biopsie erfolgen. Perkutane Interventionen sollen nach den Qualitätsempfehlungen durchgeführt werden.

Die Feinnadelbiopsie soll nicht als Standardmethode angewandt werden.

Die interventionell gesteuerte Gewebeprobengewinnung zur histopathologischen Diagnosesicherung und Therapieplanung soll erfolgen bei: mammographischen Befunden BIRADS IV und V und/oder sonographischen Befunden US-BI-RADS IV oder V und/oder magnetresonanztomographischen Befunden MRT-BI-RADS IV oder V.

Bei der interventionellen, vorzugsweise sonographisch gesteuerten Stanzbiopsie sollten ≥ 3 repräsentative Proben bei ≤ 16G entnommen werden.

Bei Vorliegen von Mikrokalk soll vorzugsweise die stereotaktisch gesteuerte Vakuumbiopsie eingesetzt werden.

Die Vakuumbiopsie sollte auch bei MRT-gesteuerter Gewebegewinnung eingesetzt werden.

Nach minimalinvasiver bildgebungsgesteuerten Gewebsentnahme soll die Ergebniskontrolle durch Korrelation der bildgebenden Diagnostik mit dem histopathologischen Befund erfolgen.

Bei histopathologisch benignem Befund sollte eine bildgebende Kontrolle mit der entsprechenden Untersuchungsmethode nach sechs Monaten erfolgen.

Stag-6 Offene Exzisionsbiopsie
Die operative Qualitätssicherung für die offene diagnostische Exzision von mammographisch detektierten Läsionen soll in Anlehnung an die Leitlinien der Europäischen Kommission erfolgen. Das Operationsziel (diagnostisch, therapeutisch) sollte eindeutig definiert werden.

Bei der präoperativen Drahtmarkierung nicht tastbarer Befunde soll der Draht den Herd penetrieren und den Herd um weniger als 1 cm überragen. Wenn der Draht den Herd nicht penetriert, soll die Entfernung zwischen Draht und Herdrand ≤ 1 cm sein. Bei nicht raumfordernden Prozessen kann eine Markierung des operationsrelevanten Zielvolumens sinnvoll sein.

Die präoperative Markierung und der bildgebende Nachweis einer adäquaten Resektion sollen bei nicht tastbaren Veränderungen grundsätzlich erfolgen.

Das Operationsmaterial soll topographisch eindeutig markiert und ohne Inzision am gewonnenen Gewebsmaterial an den Pathologen gesandt werden.

Die intraoperative Dignitätsfestlegung durch Schnellschnitt soll nur ausnahmsweise erfolgen. Voraussetzungen für einen Schnellschnitt an Operationspräparaten der Mamma sind:

- die Läsion ist intraoperativ und im Präparat palpabel,
- die Läsion ist groß genug (im Allgemeinen > 10 mm).

Stag-7
Bei lokal fortgeschrittenen Karzinomen und bei klinischem Verdacht auf Metastasierung sollte bereits prätherapeutisch ein Staging mit folgenden Einzeluntersuchungen erfolgen:

- Röntgen-Thorax-Untersuchung,
- Lebersonographie,
- Skelettszintigraphie.

B.3 Präinvasive Läsionen (DCIS)

DCIS-1
Das therapeutische Konzept bei radiologischem Verdacht oder dem Nachweis einer potentiellen Vorläuferläsion und präinvasiven Läsionen in einer Stanz-/Vakuumbiopsie sollte interdisziplinär (Radiodiagnostik, Operateur, gegebenenfalls Pathologie) erstellt werden.

DCIS-2
Bei der Behandlung der Patientin mit duktalem Carcinoma in situ (DCIS) müssen der Patientin die Pro- und Kontra-Argumente der einzelnen Therapien bzw. deren Kombination einschließlich möglicher Nebenwirkungen, Folgetherapien sowie der Einfluss auf die Rezidivhäufigkeit und den fehlenden Einfluss auf die Überlebenswahrscheinlichkeit erläutert und ihr ein individuelles Therapiekonzept angeboten werden.

DCIS-3
Ein axilläres Staging (Sentinel-Node-Biopsie oder Axilladissektion) ist beim DCIS in der Regel nicht indiziert.

DCIS-4
Eine postoperative Bestrahlungsbehandlung nach brusterhaltender Operation wegen eines DCIS senkt die Rate an invasiven und nichtinvasiven Lokalrezidiven.

Es liegen Hinweise dafür vor, dass der Effekt einer Strahlenbehandlung von individuellen Faktoren abhängt, wie Alter der Patientin, Ausdehnung des Tumors, Grading, operativem Vorgehen und Resektionsstatus.

B.4 Operative Therapie des invasiven Karzinoms

Allg-1
Als Basis der Therapie für alle nicht fortgeschrittenen Mammakarzinome muss der Tumor mit einem tumorfreien Resektionsrand (R0) exstirpiert werden.

Allg-2
Der mikroskopisch gemessene Sicherheitsabstand zwischen Tumor und Resektionsrand sollte 1 mm oder mehr für das invasive Karzinom betragen.

Allg-3
Der mikroskopisch gemessene Sicherheitsabstand zwischen Tumor und Resektionsrand sollte 5 mm oder mehr für das intraduktale Karzinom (DCIS) betragen.

Allg-4
Ziel der operativen Therapie ist die Tumorentfernung. Dabei ist eine brusterhaltende Therapie (BET) mit nachfolgender Bestrahlung bezüglich des Überlebens der alleinigen modifiziert radikalen Mastektomie (MRM) gleichwertig.

Deshalb sollen alle Patientinnen über die Möglichkeit der brusterhaltenden Therapie (BET) und der modifiziert radikalen Mastektomie (MRM) mit der Möglichkeit einer primären oder sekundären Rekonstruktion aufgeklärt werden. Der Wunsch der Patientin ist entscheidend.

Allg-5
Eine modifiziert radikale Mastektomie soll bei nachstehenden Indikationen erfolgen:

- diffuse, ausgedehnte Kalzifikation vom malignen Typ,
- Multizentrizität,
- inkomplette Entfernung des Tumors (inkl. intraduktale Komponente), auch nach Nachresektion,
- inflammatorisches Mammakarzinom, ggf. nach Vorbehandlung,
- voraussichtlich nicht zufriedenstellendes kosmetisches Ergebnis bei brusterhaltender Therapie,
- klinische Kontraindikationen zur Nachbestrahlung nach brusterhaltender Therapie,
- Wunsch der aufgeklärten Patientin.

Allg-6
Jede Patientin, bei der eine Brustamputation durchgeführt wird, sollte über die Möglichkeit einer sofortigen oder späteren Brustrekonstruktion oder den Verzicht auf rekonstruktive Maßnahmen aufgeklärt werden; dabei sollte auch der Kontakt zu einer Selbsthilfegruppe angeboten werden.

Allg-7
Die Bestimmung des histologischen Nodalstatus (pN-Status) ist Bestandteil der operativen Therapie des invasiven Mammakarzinoms. Diese soll mit Hilfe der Sentinel-Lymphknoten-Entfernung (SLNE) erfolgen.

Die SLNE ist hinsichtlich der lokalen Kontrolle der Axilladissektion gleichwertig.

Die Morbidität nach SLNE ist im Vergleich zur Axilladissektion signifikant reduziert.

Bei Patientinnen, die keine SLNE erhalten können oder die einen positiven SLN aufweisen, **muss** eine axilläre Dissektion mit Entfernung von mindestens 10 Lymphknoten aus den Levels I und II erfolgen.

Allg-8
Wenn die Entfernung des Sentinel-Lymphknotens durchgeführt wird, müssen die Qualitätskriterien der Fachgesellschaften eingehalten werden.

B.5 Pathomorphologische Untersuchung

Patho-1 Allgemeine Grundsätze für Operationsmaterial
Das Operationsmaterial ist im Regelfall eindeutig topographisch markiert und ohne vorherige Gewebeentnahme durch den Kliniker/Operateur (oder andere) an den Pathologen zu übersenden.

Patho-2 Histologische Klasifikation invasiver Karzinome

Alle invasiven Karzinome werden histologisch klassifiziert (nach WHO 2003).

Patho-3 Grading invasiver Karzinome

Bei allen invasiven Mammakarzinomen **ist** ein Grading nach WHO (Elston-und-Ellis-Modifikation des Bloom-und-Richardson-Gradings; Elston und Ellis 1991) durchzuführen.

Patho-4 Hormonrezeptor- (ER bzw. PGR) und HER-2-Status invasiver Karzinome

Beim invasiven Mammakarzinom sind in der Primärdiagnostik der Östrogen- und Progesteronrezeptorstatus sowie der HER-2-Status zu bestimmen.

Die Bestimmung des Östrogen- und Progesteronrezeptorstatus soll immunhistochemisch erfolgen, vorzugsweise bereits in der Stanzbiopsie. Es ist jeweils der Prozentsatz positiver Tumorzellkerne anzugeben, wobei Summations-Scores unter Nennung des Verfahrens (Allred-(Quick-)Score, immunreaktiver Score nach Remmele und Stegner) gebildet werden können.

Als Voraussetzung für die Trastuzumab-Therapie wird HER-2-Positivität definiert als eine immunhistochemisch nachgewiesene Protein-Überexpression mit einem Score 3+ oder eine vorzugsweise mittels Fluoreszenz-in-situ-Hybridisierung (FISH) oder Chromogene-in-situ-Hybridisierung (CISH) nachgewiesene Genamplifikation.

Bei der Bestimmung des Hormonrezeptor- und HER-2-Status muss die Zuverlässigkeit der eingesetzten Nachweisverfahren sichergestellt sein. Dies beinhaltet die interne Testvalidierung, die Verwendung standardisierter Protokolle und interner Kontrollen sowie die regelmäßige erfolgreiche Teilnahme an externen Qualitätssicherungsmaßnahmen.

Patho-5 Prognose- und prädiktive Faktoren

Zur Einschätzung des Erkrankungsverlaufs (Prognose) und der voraussichtlichen Wirkung systemischer Therapien (Prädiktion) sind die Eigenschaften des Tumors und die Situation der Patientin zu dokumentieren.

Als Prognosefaktoren sind zu erheben:

- pTNM-Status (Tumorgröße, axillärer Lymphknotenbefall, Fernmetastasierung),
- Resektionsrand (R-Klassifikation) und Sicherheitsabstände,
- histologischer Typ,
- Grading,
- Lymphgefäß- und Gefäßeinbruch (Lx, Vx),
- Alter.

Als obligate prädiktive Faktoren sind zu erheben:

- Östrogen-/Progesteronrezeptorstatus für eine Hormontherapie,
- HER-2/neu-Status für eine Behandlung mit Trastuzumab,
- Menopausenstatus für den Einsatz von GnRH-Analoga.

Beim nodal-negativen Mammakarzinom können die Invasionsfaktoren uPA und PAI-1 weitere prognostische Informationen liefern.

Der Einsatz von Analysen der Genexpression – PCR-basiert oder mittels Microarrays – zur Beurteilung der Prognose oder des Therapieansprechens (Prädiktion) ist für den Routineeinsatz noch nicht validiert und kann daher nicht empfohlen werden.

Patho-6 Schnellschnittuntersuchung

Die intraoperative Dignitätsfestlegung durch Schnellschnitt soll nur ausnahmsweise erfolgen. Voraussetzungen für einen Schnellschnitt an Operationspräparaten der Mamma sind:

- die Läsion ist intraoperativ und im Präparat palpabel,
- die Läsion ist groß genug (im Allgemeinen > 10 mm).

Patho-7 Lymphknotenstatus

Der Lymphknotenstatus wird anhand der histologischen Untersuchung aller entfernten Lymphknoten erhoben. Folgende Angaben sind dabei obligat: Zahl entfernter und befallener Lymphknoten, Kapseldurchbruch, pN-Kategorie (nach TNM-Klassifikation, 6. Auflage UICC 2002).

B.6 Adjuvante Strahlentherapie des Mammakarzinoms

RT-1 Radiotherapie nach BET (allgemein)

Bei invasivem Karzinom ist eine Bestrahlung der betroffenen Brust nach brusterhaltender Operation indiziert.

Die perkutane Hochvolt-Bestrahlungsbehandlung bewirkt Verbesserungen der lokalen Tumorkontrolle und des Gesamtüberlebens.

RT-2 Durchführung der Radiotherapie nach BET

Das Zielvolumen der perkutanen Nachbestrahlung soll die gesamte verbliebene Brust und die angrenzende Thoraxwand einschließen. Die Dosis soll ca. 50 Gy in konventioneller Fraktionierung betragen (5 x 1,8–2,0 Gy/Woche).

Eine lokale Dosisaufsättigung (Boost-Bestrahlung) des Tumorbettes senkt die lokale Rezidivrate in der Brust in allen Altersgruppen, ohne dadurch einen Überlebensvorteil zu bewirken. Die Boost-Bestrahlung ist in der Regel indiziert. Die empfohlene Boost-Dosis beträgt 10–16 Gy in konventioneller Fraktionierung (5 x 1,8–2,0 Gy/Woche).

Bei postmenopausalen Patientinnen mit sehr niedrigem Lokalrezidivrisiko (insbes. Alter > 60 Jahre und kleinen Tumoren) ist der absolute Vorteil der Boost-Bestrahlung gering. In dieser Subgruppe sollte ggfs. auf eine Boost-Bestrahlung verzichtet werden.

RT-3 Teilbrustbestrahlung

Die Teilbrustbestrahlung als alleinige intra- oder postoperative Bestrahlungsbehandlung unter Verzicht auf eine Homogenbestrahlung der gesamten Brust stellt derzeit ein experimentelles Vorgehen dar und soll nicht außerhalb von Studien erfolgen.

RT-4 Radiotherapie nach Mastektomie

Die postoperative Radiotherapie der Brustwand nach Mastektomie senkt das Risiko eines lokoregionalen Rezidivs. Bei Patientinnen mit hohem Lokalrezidivrisiko wird auch das Gesamtüberleben verbessert. Bei folgenden Situationen ist daher die postoperative Strahlentherapie der Brustwand nach Mastektomie indiziert:

- T3/T4,
- R1-/R2-Resektion,
- pN+ (> 3).

Patientinnen mit ein bis drei befallenen Lymphknoten können von einer Radiotherapie profitieren.

Nach primärer (neoadjuvanter) systemischer Therapie soll sich die Indikation zur Radiotherapie nach der prätherapeutischen T- und N-Kategorie richten, unabhängig vom Ausmaß des Ansprechens auf die primäre systemische Therapie.

RT-5 Radiotherapie des regionalen Lymphabflusses

Der Wert einer Nachbestrahlung des regionalen Lymphabflusses ist bisher nicht durch prospektive und randomisierte Studien eindeutig belegt und muss individuell entschieden werden. Bei negativer Sentinel-Node-Biopsie ist eine Bestrahlung der Axilla nicht indiziert. Eine Strahlentherapie der Axilla wird nur empfohlen bei:

- Resttumor in der Axilla,
- eindeutigem klinischen Befall oder positivem SN-Status und nicht erfolgter oder inkompletter Axilladissektion.

Es gibt keine ausreichenden Daten, die einen Vorteil der Strahlentherapie der Axilla bei histologisch extrakapsulärem Wachstum belegen könnten. Sie ist damit in dieser Situation nicht indiziert. Eine Strahlentherapie der Mammaria-interna-Lymphabflussregion wird generell nicht empfohlen.

Eine Strahlentherapie der supra- bzw. infraklavikulären Lymphabflusswege wird empfohlen bei:

- > 3 befallenen axillären Lymphknoten,
- Befall des Level III der Achselhöhle,
- bei Indikation zur Bestrahlung der Achselhöhle.

Falls die Indikation zur Bestrahlung von Lymphabflussgebieten gestellt wird, erfolgt die Strahlentherapie mit ca. 50 Gy in konventioneller Fraktionierung (5 x 1,8–2,0 Gy/Woche). Bei der Bestrahlung der supraklavikulären Lymphabflussregion sollt eine Einzeldosis von 1,8 Gy bevorzugt werden.

RT-6 Radiotherapie bei lokal weit fortgeschrittenem Tumor und bei primärer Inoperabilität

Für Patientinnen mit primär inoperablen Karzinomen (Stadium IIIB) wird eine primäre Systemtherapie, gefolgt von Operation und postoperativer Strahlentherapie empfohlen. Wird durch die Systemtherapie keine Operabilität erreicht, ist eine Strahlentherapie – eventuell auch in Kombination mit simultaner Systemtherapie – indiziert.

RT-7 Therapiesequenz von System- und Radiotherapie

Die Überlegenheit einer speziellen zeitlichen Sequenz von Chemo- und Radiotherapie ist nicht ausreichend belegt. Grundsätzlich ist die Sequenz postoperativ von dem dominierenden Rezidivrisiko abhängig, zumal der optimale Zeitpunkt nicht ausreichend abgesichert ist.

RT-8 Therapiesequenz von Antikörper- und Radiotherapie

Es liegen noch keine ausreichenden Daten zur Sequenz von Trastuzumab und Radiotherapie vor. Die simultane Applikation von Trastuzumab zur Strahlentherapie scheint die Nebenwirkungen der Strahlentherapie nicht gravierend zu erhöhen und kann verantwortet werden, sofern keine Bestrahlung des Mammaria-interna-Lymphabflusses vorgesehen ist.

RT-9 Therapiesequenz von Tamoxifen und Radiotherapie

Antiöstrogene Therapieformen können simultan zur Radiotherapie oder sequenziell durchgeführt werden.

B.7 Systemische adjuvante Therapie (endokrine, Chemo-, Antikörpertherapie)

Adj-1
Die medikamentöse Behandlung der Primärerkrankung wird in Form einer Chemotherapie, einer endokrinen Therapie, einer Immuntherapie oder in einer Kombination dieser Therapieformen vor oder nach der Operation durchgeführt.

Adj-2
Durch die systemische Therapie lassen sich die Rezidivrate und die Mortalität reduzieren. Dies gilt für die Polychemotherapie, insbesondere bei Gabe von Anthrazyklinen und Taxanen, die medikamentöse Ausschaltung der Ovarialfunktion, Tamoxifen, Aromatasehemmer und Trastuzumab. Das absolute Ausmaß dieser Effekte ist abhängig vom Risiko der Erkrankung.

Adj-3
Integraler Bestandteil aller systemischen Therapien ist eine optimale supportive Begleittherapie (z. B. Antiemesis, Versorgung mit Perücken etc.). Alle Patientinnen müssen über mögliche Nebenwirkungen und Spätfolgen aufgeklärt werden und Prophylaxemaßnahmen angeboten bekommen.

Adj-4
Ältere Patientinnen sollten eine den jüngeren Patientinnen vergleichbare systemische adjuvante Therapie erhalten. Die veränderte Organfunktion und Komorbiditäten sind bei der Indikationsstellung und Durchführung adjuvanter Therapiemaßnahmen zu berücksichtigen.

Adj-5
Bei Patientinnen mit Östrogen- und/oder Progesteronrezeptor-positiven Tumoren ist eine endokrine Behandlung indiziert. Diese sollte erst nach Abschluss der Chemotherapie begonnen werden.

Adj-6
Die adjuvante Antiöstrogen-Therapie mit Tamoxifen 20 mg pro Tag erfolgt über eine Zeitdauer von fünf Jahren bzw. bis zum Rezidiv. Ist die Therapiedauer deutlich kürzer als fünf Jahre gewesen, ist die Reinitiierung zur Komplettierung der fünf Jahre sinnvoll.

Adj-7
Bei prämenopausalen Frauen kann die Ausschaltung der Ovarialfunktion durch GnRH-Analoga, Ovarektomie oder Radiomenolyse die Krankheit günstig beeinflussen. Die Wirksamkeit ist vergleichbar zu einer CMF-Chemotherapie. Eine Therapie mit GnRH-Analoga soll über mindestens zwei Jahre durchgeführt werden.

Die Wirksamkeit der Ovarialfunktionsausschaltung nach Chemotherapie ist ungewiss.

Adj-8

Bei der sicher postmenopausalen Frau sind Aromatasehemmer der 3. Generation dem Tamoxifen überlegen. Bei entsprechender Risikokonstellation können diese primär für fünf Jahre, für 2–3 Jahre im Wechsel nach 2–3 Jahren Tamoxifen oder für fünf Jahre nach fünf Jahren Tamoxifen verabreicht werden.

Adj-9

Eine Chemotherapie ist in den empfohlenen Dosierungen zu verabreichen. Bei Unterdosierung oder Reduktion der Zyklen droht ein Effektivitätsverlust. Eine Dosissteigerung von Cyclophosphamid oder Doxorubicin führt zu keiner Verbesserung der Effektivität.

Adj-10

Zytostatika können zeitlich simultan oder sequenziell verabreicht werden. Bei erhöhtem Rezidivrisiko sollten dosisdichte Therapien eingesetzt werden, die jedoch nur in erfahrenen Zentren verabreicht werden sollten.

Adj-11

Eine adjuvante Kombinations-Chemotherapie (Dreierkombination) soll ein Anthrazyklin enthalten. Die Indikationsstellung ist vom Nodalstatus und vom Rezeptorstatus unabhängig.

Adj-12

Patientinnen mit befallenen axillären Lymphknoten sollten eine adjuvante Kombinationstherapie mit Taxanen erhalten.

Adj-13

Eine neoadjuvante (primäre, präoperative) systemische Therapie wird heute als Standardbehandlung bei Patientinnen mit lokal fortgeschrittenen, primär inoperablen oder inflammatorischen Mammakarzinomen im Rahmen eines multimodalen Therapiekonzeptes angesehen.

Adj-14

Die neoadjuvante Chemotherapie stellt eine alternative Behandlungsmöglichkeit für Frauen dar, bei denen eine Indikation für eine Mastektomie vorliegt, die aber eine brusterhaltende Operation wünschen. Der Effekt ist bei hormonrezeptornegativen Karzinomen am größten.

Eine Resektion in den neuen Tumorgrenzen ist möglich, wenn dadurch eine R0-Resektion mit ausreichendem Sicherheitsabstand erreicht werden kann.

Adj-15

Eine primäre Hormontherapie stellt eine Option für postmenopausale Patientinnen mit rezeptorpositivem Tumor dar, bei denen eine Operation kontraindiziert ist oder eine Operation abgelehnt wird.

Adj-16

Patientinnen mit HER-2-positiven Tumoren (immunhistochemisch Score 3+ und/oder FISH-positiv) sollen eine Behandlung mit Trastuzumab über ein Jahr erhalten. Dies kann simultan zu einem Taxan oder sequenziell zu einer Anthrayzklin-(Taxan-)haltigen Chemotherapie verabreicht werden.

C Das redidivierte oder metastasierte Mammakarzinom

C.3 Therapie des lokalen/lokoregionalen Rezidivs

Rez-1

Beim intramammären Rezidiv (DCIS/invasives Karzinom) wird durch die sekundäre Mastektomie die beste lokale Tumorkontrolle erzielt. Bei günstiger Ausgangssituation, z. B. DCIS oder invasives Karzinom mit langem rezidivfreiem Intervall, fehlendem Hautbefall, großem räumlichen Abstand zur ersten Tumorlokalisation kann in vertretbaren Fällen organerhaltend operiert werden.

Bei organerhaltender Operation muss die Patientin auf ein erhöhtes Risiko für ein erneutes intramammäres Rezidiv hingewiesen werden.

Rez-2

Ein isoliertes Thoraxwandrezidiv ist nach Möglichkeit operativ vollständig (R0) zu entfernen.

Rez-3

Im Fall eines isolierten regionalen Rezidivs soll eine lokale Kontrolle der Erkrankung durch Operation/Radiotherapie angestrebt werden.

Rez-4

Der Wert einer postoperativen Systemtherapie nach Resektion eines lokoregionalen Rezidivs ist hinsichtlich des Gesamtüberlebens nicht ausreichend belegt. Es liegen Hinweise vor, dass das krankheitsfreie Intervall durch eine Systemtherapie verlängert werden kann.

Rez-5
Eine Bestrahlung nach Rezidivoperation sollte interdisziplinär diskutiert und entschieden werden. Eine postoperative Radiotherapie ist indiziert, wenn keine vorangegangene Radiotherapie erfolgt war oder das Lokalrezidiv nicht radikal operiert wurde (R1–2). Bei inoperablem Lokalrezidiv kann eine palliative Radiotherapie sinnvoll sein.

C.4 Fernmetastasen

Met-1
Die Patientin mit nachgewiesenen Fernmetastasen des Mammakarzinoms ist besonders ausführlich über Therapieoptionen aufzuklären und in die Entscheidung mit einzubeziehen. Einer Forderung der Patientin nach Informationen über alle relevanten verfügbaren Maßnahmen, inklusive supportiver und komplementärer Behandlungsmöglichkeiten, sollte nachgekommen werden.

Met-2
Die Therapiewahl erfolgt krankheitsadaptiert und individualisiert nach den Erwartungen, Wertvorstellungen und Wünschen der Patientin, dem Beschwerdebild, der Komorbidität, dem Alter und Allgemeinzustand, der Aggressivität der Erkrankung und Lokalisation der Metastasen, der Art der adjuvanten und palliativen Vorbehandlung, dem HER-2-Status, dem Hormonrezeptorstatus und dem Menopausenstatus.

Met-3
Folgende prognostische und prädiktive Faktoren sollten vor dem Einsatz einer palliativen Therapie erhoben werden:

- der Hormonrezeptorstatus für eine Hormontherapie,
- der HER-2-Status für eine Therapie mit Trastuzumab oder Lapatinib,
- eine Knochenmetastasierung für den Einsatz von Bisphosphonaten,
- die vorausgegangene Wirkung einer chemo-endokrinen Therapie für weitere systemische und lokale Therapien,
- der Performance-Status für den Effekt einer Chemotherapie.

Met-4
Die endokrine Therapie ist die Therapie der Wahl bei positivem Hormonrezeptorstatus. Generell sollte einer Hormontherapie vor Einsatz einer Chemotherapie der Vorzug gegeben werden.

Met-5
Die endokrine Therapie ist nicht indiziert bei:

- der Notwendigkeit der Erreichung einer schnellen Remission zur Abwendung von ausgeprägten Symptomen des betroffenen Organs,
- negativem Hormonrezeptorstatus,
- Hirnmetastasierung (keine ausreichende/suffiziente Therapie).

Met-6
Eine kombinierte chemo-endokrine Therapie wird nicht empfohlen. Sie kann zwar die Remissionsraten erhöhen, führt aber auch zu gesteigerter Toxizität ohne Verlängerung des progressionsfreien Intervalls oder des Gesamtüberlebens.

Met-7
Erster endokriner Behandlungsschritt bei Metastasierung ist bei postmenopausalen Patientinnen nach adjuvanter Therapie mit Tamoxifen oder keiner Hormontherapie der Einsatz eines Aromatasehemmers.

Met-8
Weitere Schritte in der endokrinen Behandlungskaskade bei postmenopausalen Patientinnen stellen je nach antihormoneller Vorbehandlung der Einsatz von Antiöstrogenen, Östrogenrezeptor-Antagonisten, hoch dosierten Gestagenen oder der Wechsel des Aromataseinhibitors von einem steroidalen auf einen nicht steroidalen Aromataseinhibitor oder vice versa dar.

Met-9
Bei prämenopausalen Patientinnen ist die Ausschaltung der Ovarialfunktion (GnRH-Analoga, Ovarektomie, Radiomenolyse) in Kombination mit Tamoxifen die Therapie der ersten Wahl.

Met-10
In der Folge kann in der Prämenopause eine Ovarialsuppression in Kombination mit einem Aromatasehemmer zum Einsatz kommen. Einen weiteren Schritt stellt die Behandlung mit hoch dosierten Gestagenen (MA/MPA) dar.

Met-11
Vor Durchführung einer Chemotherapie müssen der Allgemeinzustand der Patientin erhoben und die Compliance abgeschätzt werden.

Met-12
Während der Therapie muss eine regelmäßige Toxizitätsbeurteilung (subjektiv und objektiv) erfolgen. Die Dosierung soll ebenso wie die angestrebten Zeitintervalle gemäß generell akzeptierter Standard- bzw. aktuell publizierter Therapieregime erfolgen. Nach Bestimmung eines geeigneten und repräsentativen Messparameters (Symptome, Tumormarker, Leitmetastase) vor Therapiebeginn sollte eine Evaluation des Therapieeffektes mindestens alle drei Monate erfolgen. Eine zytostatische Erhaltungstherapie verbessert

nicht das Überleben, erhöht aber die Toxizität. Daher wird nur bei Progress (Zunahme der Symptomatik und/oder Progression des Tumorgeschehens) eine zytostatische Therapie empfohlen.

Met-13
Eine sofortige Beendigung der Therapie sollte bei Progress oder nicht tolerabler Toxizität erfolgen.

Met-14
Eine Polychemotherapie kann gegenüber einer Monochemotherapie zu einem geringen Überlebensvorteil führen, ist jedoch häufig mit einer höheren Rate an Toxizitäten verbunden.

Bei geringen Beschwerden und langsamem Tumorwachstum bzw. Ineffektivität einer endokrinen Therapie ist eine Monochemotherapie sinnvoll. Bei stärkeren Beschwerden und raschem Wachstum bzw. aggressivem Tumorverhalten, d.h. bei hohem Remissionsdruck, sollte eine Polychemotherapie durchgeführt werden.

Met-15
Als Monotherapie können z. B. folgende Substanzen zum Einsatz kommen: Anthrazykline (auch in liposomaler Form), Anthrachinone, Taxane, Vinorelbin, Fluorpyrimidine. Bei einer Polychemotherapie können diese Zytostatika untereinander bzw. mit weiteren Substanzen kombiniert werden. Die höchsten Remissionsraten werden mit einem Taxan in Kombination mit einem Anthrazyklin oder Antimetaboliten erreicht.

Met-16
Nach Ausschöpfung von Anthrazyklin- und Taxan-Therapien sollten der Patientin weitere Chemotherapien, z. B. zur Stabilisierung des Krankheitsgeschehens oder Linderung von Beschwerden, nicht vorenthalten werden.

Met-17
Dosisintensivierte und Hochdosistherapien zeigen keine Verbesserung des Überlebens.

Met-18
Die Bestimmung des HER-2-Status ist im Vorfeld einer potentiellen Therapie mit HER-2-Inhibitoren indiziert. Die Bestimmung kann am Primärtumor oder an einer neuen Biopsie durchgeführt werden.

Met-19
Eine Indikationsstellung für HER-2-Inhibitoren ergibt sich bei HER-2-überexprimierenden Tumoren in Kombination mit einer Chemotherapie oder als Monotherapie nach Vorbehandlung mit Taxanen und Anthrazyklinen.

Met-20
Eine Überwachung der Herzfunktion ist vor Beginn und während einer Therapie mit potentiell kardiotoxischen Substanzen unerlässlich.

Met-21
Bei Einsatz von Paclitaxel als zytostatische Erstlinientherapie bei metastasiertem Mammakarzinom kann zur Verbesserung des Therapieerfolges Bevacizumab eingesetzt werden.

Met-22
Die Strahlentherapie ist bei symptomatischen oder frakturgefährdeten Knochenmetastasen die lokale Therapie der Wahl. Indikationen zur Strahlentherapie sind:

- lokale Schmerzsymptomatik,
- Stabilitätsgefährdung (ggf. in Kombination mit operativer Stabilisierung),
- Mobilitäts- und Funktionseinschränkungen, insbesondere neurologische Symptome (Notfall: Rückenmarkskompression),
- pathologische Frakturen (sofern nicht operativ versorgbar),
- postoperativ nach chirurgischer Behandlung von Knochenmetastasen, sofern lediglich nicht resezierende Verfahren angewendet wurden.

Met-23
Die operative Therapie von Skelettmetastasen erfolgt zur Schmerzbehandlung, zur Wiederherstellung oder Erhalt von Funktion und Stabilität sowie der Lebensqualität. Die Entscheidung zur Operation ist in Abhängigkeit von der Dringlichkeit und vom Therapieziel ggf. interdisziplinär durch Operateur (Chirurg, Orthopäde, Neurochirurg), Radioonkologen, betreuenden onkologisch versierten Facharzt und Schmerztherapeuten festzulegen.

Met-24
Indikationen zur operativen Therapie sind:

- pathologische Frakturen (vor allem im Bereich der unteren Extremitäten und des Azetabulums),
- instabile pathologische Wirbelkörperfrakturen,
- progrediente spinale oder radikuläre Kompressionen (strahlentherapeutische Option beachten),
- drohende Frakturen der unteren Extremitäten.

Met-25
Indikationen zur Bisphosphonat-Therapie sind: Hyperkalzämie, metastasenbedingter Knochenschmerz, osteolytische Metastasen und die tumortherapieinduzierte manifeste Osteoporose.

Met-26
Eine isolierte Hirnmetastase kann, insbesondere bei kontrollierter extrazerebraler Erkrankung, durch Operation oder stereotaktische Einzeitbestrahlung (RC) bzw. fraktionierte Bestrahlung (SFRT) behandelt werden.

Met-27
Bei multiplen Hirnmetastasen ist die perkutane Bestrahlungsbehandlung des gesamten Hirnschädels (Ganzhirnbestrahlung), unterstützt durch Steroidmedikation bei Vorliegen eines perifokalen Ödems, indiziert, um bestehende neurologische Symptome zu kontrollieren. Wesentliche (passager vollständige) Besserungen von Symptomen werden bei Kopfschmerzen in 50–70%, bei Paresen in 30–40% und bei zerebralen Dysfunktionen in 40–50% erreicht.

Met-28
Bei Vorliegen viszeraler Metastasen (Leber/Lunge/andere) kann in Einzelfällen eine lokale Therapie indiziert sein, Voraussetzungen dafür sind:

- keine disseminierten Metastasen,
- kein Lokalrezidiv oder Zweitkarzinom,
- Metastasen in lediglich einem Lungen- oder Leberlappen; bei Befall beider Lappen keine Operationsindikation,
- Auftreten der Metastase nicht vor einem Jahr nach Primärbehandlung.

Met-29
Bei Auftreten einer Pleurakarzinose mit symptomatischer Ergussbildung kann eine Pleurodese indiziert sein.

D Behandlung, Betreuung, Begleitung

D.2 Psychosoziale Aspekte und Psychoonkologie

Psych-1
Psychoonkologische Behandlungsmaßnahmen sollten in das Gesamtkonzept der onkologischen Therapie integriert werden. Alle Patientinnen sollten von ärztlicher Seite frühzeitig über Möglichkeiten psychoonkologischer Hilfestellungen informiert werden.

Psych-2
Psychoonkologische Interventionen sind am individuellen Bedarf der Patientinnen auszurichten und sollten im Bedarfsfall frühestmöglich angeboten werden. Zur Bedarfsfeststellung können neben dem klinischen Urteilsbild validierte Messinstrumente wie die psychoonkologische Basisdokumentation (PO BaDo), die deutsche Version der Hospital

Anxiety and Depression Scale (HADS), der Hornheider Fragebogen oder das Distress Thermometer hilfreich sein.

Psych-3
Zur Gewährleistung einer Kontinuität der psychoonkologischen Betreuung nach der stationären Behandlung soll die Patientin über weiterführende ambulante und nachsorgende Angebote informiert werden (Krebsberatungsstellen, niedergelassene Psychotherapeuten, Selbsthilfegruppen, Sozialberatung etc.).

Psych-4
Die Lebensqualität der Patientin sollte im Krankheitsverlauf regelmäßig beurteilt werden. Hilfreich hierbei können standardisierte Fragebögen zu Erfassung der Lebensqualität eingesetzt werden.

D 4 Rehabilitation

Reha-1
Operation, Strahlentherapie und systemische Therapie einer Patientin mit Brustkrebs können zu Therapiefolgestörungen unterschiedlichen Schweregrades führen, die gezielte rehabilitative Maßnahme im somatischen und psychosozialen Bereich erfordern. Die Patientinnen sollen über die Möglichkeiten ambulanter und stationärer Rehabilitationsmaßnahmen sowie weiterer Ansprüche, die sich aus dem Sozialrecht ergeben, frühzeitig informiert werden. Bei der Indikationsstellung und der Empfehlung zur Rehabilitationsart sollen die Wünsche der Patientinnen berücksichtigt werden.

D 5 Nachsorge mit Rezidiv- und Metastasendiagnostik und Therapiebegleitung

Nach-1
Die Nachsorge zum Mammakarzinom beginnt mit der abgeschlossenen lokalen Primärbehandlung. Sie besteht aus Anamnese, körperlicher Untersuchung sowie ärztlicher Beratung, Betreuung und Begleitung. Bei Bedarf ist die Nachsorge symptomorientiert zu konzipieren.

Nach-2
Die Patientin benötigt im Rahmen der Nachsorge eine intensive interdisziplinäre Betreuung und Begleitung. Dabei sind nach Bedarf onkologisch versierte Fachärzte und auch andere Berufsgruppen, zum Beispiel Psychoonkologen, Physiotherapeuten, onkologische Fachkrankenpfleger u. a. m. mit einzubeziehen. Der Patientin sind je nach individuellem Bedarf Informationen über die Möglichkeiten der weiteren Behandlung und Betreuung zu vermitteln.

Nach-3

Bei symptomfreien Frauen nach abgeschlossener brusterhaltender Therapie ist die apparative Diagnostik (z. B. Mammographie, Sonographie) im Bereich der ipsilateralen Brust unverzichtbar.

Nach-4

Bei allen Patientinnen sind jährlich Mammographiekontrollen der kontralateralen Brust durchzuführen.

Nach-5

Labor- und apparative Diagnostik sind bei anamnestischem oder klinischem Verdacht auf Rezidiv oder Metastasen einzusetzen. Eine routinemäßige Suche nach Fernmetastasen ist aufgrund der Unsicherheit der eingesetzten Methoden und der Untersuchungsintervalle bei symptomfreien Patientinnen nicht indiziert. Die Betroffene mit Symptomen sollte bei Persistenz dieser gezielt abgeklärt werden.

Nach-6

Alle Patientinnen mit axillärer Lymphadenektomie müssen über die Optionen der Erkennung, Prophylaxe und Behandlung eines Lymphödems postoperativ aufgeklärt werden.

Nach-7

Die Sentinel-Lymphknoten-Biopsie ohne weitergehende axilläre Lymphadenektomie ist für Brustkrebspatientinnen eine primäre Prophylaxe des Lympharmödems. Diese Patientinnen sind über den normalen Gebrauch des Armes postoperativ zu informieren und sollten beim Eintreten von Funktionsstörungen oder Anzeichen eines Lymphödems den betreuenden Facharzt/Fachärztin aufsuchen.

Nach-8

Die Nachsorgeuntersuchungen sollen in den ersten drei Jahren nach der lokalen Primärtherapie vierteljährlich, im 4. und 5. Jahr halbjährlich und ab dem 6. Jahr jährlich erfolgen. Früherkennungsuntersuchungen sind mit einzuschließen.

Erstfassung	2004
Neufassung	2008. Gültigkeit im Jahr 2010 bestätigt.
Beteiligte Fachgesellschaften, Arbeitsgemeinschaften und Organisationen	Deutsche Krebsgesellschaft · Arbeitsgemeinschaft Gynäkologische Onkologie · Arbeitsgemeinschaft Internistische Onkologie · Arbeitsgemeinschaft für Psychoonkologie · Arbeitsgemeinschaft Radiologische Onkologie · Arbeitsgemeinschaft für Rehabilitation, Nachsorge und Sozialmedizin · Arbeitsgruppe Supportivmaßnahmen in der Onkologie Deutsche Gesellschaft für Gynäkologie und Geburtshilfe · Arbeitsgemeinschaft Gynäkologische Onkologie Berufsverband der Frauenärzte Berufsverband Dt. Pathologen Bundesgeschäftsstelle Qualitätssicherung Bundesverband Frauenselbsthilfe nach Krebs Deutsche Gesellschaft für Allgemein- und Familienmedizin Deutsche Gesellschaft der Plastischen, Rekonstruktiven und Ästhetischen Chirurgen · Chirurgische Arbeitsgemeinschaft für Onkologie Deutsche Gesellschaft für Medizinische Informatik, Biometrie und Epidemiologie Deutsche Gesellschaft für Pathologie Deutsche Röntgengesellschaft Deutsche Gesellschaft für Senologie Deutsche Gesellschaft für Ultraschall i.d. Medizin Klinische Epidemiologie, Tumorregister München Konferenz Onkologischer Kranken- und Kinderkrankenpflege Koordinatorin der Zentren für erbl. Brust- u. Eierstockkrebs Women's Health Coalition e.V Zentralverband der Physiotherapeuten/Krankengymnasten

Autoren der letzten Überarbeitung	Prof. Dr. med. R. Kreienberg, Ulm (Koordination) Dipl. math. oec. T. Zemmler, Ulm (Koordination) Dipl.-Ing. A. Prescher, Berlin (Projektmanagement) Prof. Dr. med. I. Kopp, Marburg (AWMF, Methodische Begleitung) Prof. Dr. med. U.-S. Albert, Marburg (Methodische Begleitung) Prof. Dr. med. K.-D. Schulz† (Methodische Begleitung) Prof. Dr. med. H. Bartsch, Freiburg Prof. Dr. med. M. W. Beckmann, Erlangen Prof. Dr. med. D. Berg, Amberg Prof. Dr. med. U. Bick, Berlin Prof. Dr. med. W. Budach, Berlin Prof. Dr. med. A. du Bois, Wiesbaden Prof. Dr. med. J. Dunst, Lübeck PD Dr. med. J. Engel, München Dr. med. B. Ernst, Bad Abbach Prof. Dr. med. M. Geraedts, Düsseldorf U. Henscher, Hannover Prof. Dr. med. D. Hölzel, München Prof. Dr. med. C. Jackisch, Offenbach Dr. med. K. König, Steinbach Prof. Dr. med. H. Kreipe, Hannover Prof. Dr. med. T. Kühn, Esslingen PD Dr. med. A. Lebeau, Hamburg Prof. Dr. med. S. Leinung, Leipzig Prof. Dr. med. H. Link, Kaiserslautern Prof. Dr. med. H.-J. Lück, Hannover Prof. Dr. med. H. Madjar, Wiesbaden A. Maiwald, Düsseldorf Dr. med. G. Maiwald, Ingolstadt Dr. med. N. Marschner, Freiburg Dr. med. M. Marx, Görlitz Prof. Dr. med. G. von Minckwitz, Neu-Isenburg I. Naß-Griegoleit, Darmstadt Prof. Dr. med. K. Possinger, Berlin Dr. med. A. Reiter, Düsseldorf Prof. Dr. rer. nat. W. Sauerbrei, Freiburg Prof. Dr. med. W. Schlake, Gelsenkirchen Prof. Dr. med. R. Schmutzler, Köln Prof. Dr. med. I. Schreer, Kiel H. Schulte, Bonn Prof. Dr. med. R. Souchon, Hagen Prof. Dr. med. C. Thomssen, Halle Prof. Dr. med. M. Untch, Berlin Prof. Dr. med. U. Wagner, Marburg Prof. Dr. phil. J. Weis, Freiburg
Anmerkungen	S3-Leitlinie Langfassung, Methoden- und Leitlinienreport siehe Printversion und Homepages der DGGG und der AWMF Als Buch ist die Langfassung erschienen bei W Zuckschwerdt-Verlag, München.

DGGG Leitlinienregister 2010	1	Allgemeine Gynäkologie und gynäkologische Onkologie
	1.2	Gynäkologische Onkologie
	1.2.3	Diagnostik und Therapie des Vulvakarzinoms und seiner Vorstufen (Statements)
AWMF Leitlinienregister	032/045 (S2k)	

Deutsche Krebsgesellschaft (DKG), Deutsche Gesellschaft für Gynäkologie und Geburtshilfe (DGGG), Arbeitsgemeinschaft Gynäkologische Onkologie (AGO)

Diagnostik und Therapie des Vulvakarzinoms und seiner Vorstufen

Statements

Inhaltsverzeichnis

1 Epidemiologie und Risikofaktoren

1.1 Epidemiologie der vulvären intraepithelialen Neoplasie (VIN)

Die Inzidenz der VIN hat erheblich zugenommen. Das mittlere Erkrankungsalter hat deutlich abgenommen.

1.2 Epidemiologie des Vulvakarzinoms

Der Inzidenzanstieg des invasiven Vulvakarzinoms ist deutlich geringer als bei der VIN. Auch hier sind zunehmend jüngere Frauen betroffen.

2 Diagnostik

2.1 Prävention/Früherkennung

Eine primäre Prävention der HPV-assoziierten VIN und invasiven Karzinome ist durch die Vermeidung einer genitalen Infektion mit HPV möglich.

Ein spezifisches Screening zur Detektion des Vulvakarzinoms und seiner Vorstufen existiert nicht. Eine suffiziente Untersuchung der gesamten Vulva ist obligater Bestandteil der gynäkologischen Krebsfrüherkennungsuntersuchung.

2.2 Diagnostik bei symptomatischen Patientinnen

Frühsymptome beim Vulvakarzinom und seinen Vorstufen sind oft unspezifisch oder fehlen. Anhaltende Symptome erfordern eine detaillierte klinische Diagnostik.

2.3 Klinische Diagnostik

Die Diagnostik erfolgt primär klinisch. Die Grundlage der Abklärungsdiagnostik ist die Inspektion, ggf. ergänzt durch eine Vulvoskopie, sowie Palpation einschließlich der Leisten. Bei auffälligen Befunden muss eine Gewebeentnahme erfolgen.

2.4 Zytologischer Abstrich

Zytologie, HPV-Test und Toluidinblau-Probe sollen in der Routinediagnostik nicht eingesetzt werden.

2.5 Histologische Diagnostik

Alle suspekten Läsionen müssen histologisch abgeklärt werden.

2.6 Prätherapeutisches Staging bei einem Karzinom

Bei nachgewiesener Invasion sind prätherapeutisch folgende Bestimmungen erforderlich:

- Invasionstiefe,
- gynäkologische Untersuchung des gesamten Anogenitalbereiches,
- Bestimmung der klinischen Tumorgröße,

- Bestimmung der Tumorlokalisation und -ausdehnung sowie Dokumentation eines Übergriffes des Tumors auf Urethra, Vagina, Anus, Knochen,
- Ausschluss einer Multizentrizität,
- Untersuchung der regionären Lymphabflusswege (Palpation der Leisten, ggf. Bildgebung).

2.7 Diagnostik bei fortgeschrittenen Tumoren

Weitere bildgebende oder endoskopische Verfahren sind nur bei gezielter Indikation einzusetzen. Beim extramammären Paget und Basalzellkarzinom der Vulva sind synchrone extragenitale Neoplasien auszuschließen.

Eine Fernmetastasensuche ist nur bei fortgeschrittenen Vulvakarzinomen angezeigt.

3 Pathologie des Vulvakarzinoms und seiner Vorstufen (Präkanzerosen)

Die histologische Klassifikation der Präkanzerosen und des invasiven Vulvakarzinoms erfolgt nach den Vorgaben der WHO.

Die postoperative Stadieneinteilung erfolgt nach der TNM-Klassifikation.

Mindestanforderungen an den histopathologischen Befundbericht des Vulvakarzinoms sind: Tumorstadium, Tumorgröße, Invasionstiefe, Grading, histologischer Tumortyp, Gefäß- und Lymphgefäßeinbruch, R-Klassifikation sowie metrischer Abstand des Tumors zum Resektionsrand. Bei erfolgter Lymphonodektomie muss die Zahl der entfernten Lymphknoten angegeben werden und im Falle einer Lymphknotenmetastasierung die Zahl der metastatisch befallenen Lymphknoten, die Metastasengröße und die extranodale Ausbreitung.

4 Aufklärung der Patientin

4.1 Patientinnenaufklärung

Die Bereitstellung qualifizierter und sachkompetenter Informationsmaterialien (Print- oder Internetmedien) soll nach den Qualitätsforderungen der Leitlinie Fraueninformation erfolgen, um Patientinnen durch eine verständliche Risikokommunikation (u.a. Angaben von Häufigkeiten statt Relativprozente) in ihrer selbstbestimmten Entscheidung für oder gegen medizinische Maßnahmen zu unterstützen.

4.2 Krebsberatung

Die Art der Vermittlung von Informationen und die Aufklärung der Patientin sollte umfassend sowie wahrheitsgemäß sein und nach folgenden Grundprinzipien einer patientenzentrierten Kommunikation erfolgen:

- Ausdruck von Empathie und aktives Zuhören,
- direktes und einfühlsames Ansprechen schwieriger Themen,
- wenn möglich, Vermeidung von medizinischem Fachvokabular, ggf. Erklärung von Fachbegriffen,
- Strategien, um das Verständnis zu verbessern (Wiederholung, Zusammenfassung wichtiger Informationen, Nutzung von Graphiken u.ä.),
- Ermutigung, Fragen zu stellen,
- Erlaubnis und Ermutigung, Gefühle auszudrücken,
- weiterführende Hilfe anbieten (beispielsweise Selbsthilfegruppen, Psychoonkologie, psychosoziale Krebsberatung).

5 Therapie

5.1 Therapie der VIN (nach ISSVD) = VIN 2/3 (nach WHO)

Bezüglich der Breite des Resektionsrandes bei VIN 2/3, einschließlich multifokaler VIN 2/3, gibt es keine ausreichende Evidenz.

VIN-2/3-Läsionen sollten durch Exzision und/oder Laserevaporisation im Gesunden entfernt werden.

5.2 Therapie des Vulvakarzinoms

5.2.1 Operative Therapie an der Vulva

Ziel der Operation beim Vulvakarzinom ist die R0-Resektion mit 10 mm gesundem Randsaum.

Stadium T1 und T2
Lokale operative Therapie beim unifokalen Vulvakarzinom T1a–T2 ist die radikale lokale Exzision mit 10 mm gesundem Randsaum.

Stadium T3/T4
Optionen sind die Operation, die primäre Radiochemotherapie bzw. die neoadjuvante Radiochemotherapie, gefolgt von der Operation. Wichtig ist die interdisziplinäre Diskussion, um der Patientensituation gerecht zu werden.

Im Stadium III/IV stellt eine primäre Radiochemotherapie die Möglichkeit zum Organerhalt dar. Eine neoadjuvante Radiochemotherapie kann eingesetzt werden, um die Radikalität der nachfolgenden Operation einzuschränken.

Sollte eine Vulvektomie erforderlich sein, so gilt die Empfehlung: Die Drei-Schnitt-Technik, d.h. Vulvektomie und Lymphonodektomie von separaten Schnitten aus, ist der En-bloc-Technik vorzuziehen.

5.2.2 Operative Therapie der Lymphabflusswege
Standard ist die systematische inguino-femorale Lymphonodektomie.

Ausmaß der Lymphonodektomie
Beim T1a-Karzinom (Infiltrationstiefe 1 mm und weniger) und dem Basaliom ist die inguino-femorale Lymphonodektomie obsolet, beim verrukösen Karzinom in der Regel nicht indiziert.

Ab einer Infiltrationstiefe von mehr als 1,0 mm (≥ pT1b) ist eine systematische inguino-femorale Lymphonodektomie obligat.

Kontralaterale Lymphknoten bei lateral gelegenem Tumor
Bei lateralem T1-Karzinom und freien ipsilateralen Lymphknoten kann auf eine kontralaterale Lymphonodektomie verzichtet werden. Wenn das Karzinom weniger als 1 cm an die Medianlinie heranreicht, ist die bilaterale inguinale Lymphonodektomie Standard.

Sentinel-Lymphonodektomie
Eine Sentinel-Lymphonodektomie sollte nur unter strengen Qualitätsanforderungen und nach intensiver Patientinnenaufklärung einschließlich einer möglicherweise erhöhten Rezidivrate mit schwerwiegenden Folgen durchgeführt werden. Grundsätzlich kann eine Sentinel-Lymphonodektomie nur beim T1-T2-Vulvakarzinom mit klinisch und sonographisch nicht suspekten Leistenlymphknoten durchgeführt werden.

Pelvine Lymphknoten
Die Behandlung der pelvinen Lymphknoten ist indiziert bei

- drei oder mehr positiven unilateralen Leisten-LK,
- Kapseldurchbruch in den Leisten-LK,
- Makrometastase > 10 mm.

5.2.3 Radiotherapie und Radiochemotherapie des Vulvakarzinoms

Primäre Radiochemotherapie

Die primäre Radiochemotherapie verkleinert die Tumorgröße und verbessert die Operabilität bei großen Primärtumoren.

Adjuvante Strahlentherapie

Indikationen für eine adjuvante inguinale Radiotherapie sind

- drei und mehr metastasierte Lymphknoten,
- Kapselüberschreitung,
- Metastase > 10 mm.

5.3 Supportive Therapie

Eine leitliniengerechte Supportivtherapie zur Prophylaxe und Minimierung therapie- oder tumorbedingter Symptome ist erforderlich.

6 Psychoonkologische Maßnahmen

Die psychoonkologische Betreuung von Patientinnen mit Vulvakarzinom ist ein integraler Bestandteil der onkologischen Diagnostik, Therapie, Rehabilitation und Nachsorge und stellt eine interdisziplinäre Aufgabe dar.

Die Patientin sollte frühzeitig über die Möglichkeit der stationären und ambulanten psychoonkologischen Hilfestellung informiert werden und bei Bedarf eine qualifizierte psychoonkologische Betreuung erhalten.

Die Lebensqualität der Patientin ist während der Therapie, Rehabilitation und der Nachsorge regelmäßig zu beurteilen, auch um einen möglichen psychoonkologischen Handlungsbedarf zu beurteilen.

7 Rehabilitation

Alle Patientinnen sind über die gesetzlichen Möglichkeiten zu Anschlussheilbehandlung, Regelheilbehandlung und ambulanten Reha-Angeboten eingehend zu informieren und zu beraten.

8 Nachsorge

Obligat:

- krankheitsspezifische Anamnese,
- Symptom-Anamnese: Narben- und Stenosierungssymptomatik, Miktionsanomalien, sexuelle Störungen, Stimmungsschwankungen, selbst palpierter Tumor, Schmerzen, Pruritus, Fluor, Blutung, Beinödeme, -schwellneigung,
- klinische Untersuchung:
  - Inspektion und Palpation des äußeren und inneren Genitales inkl. der inguinalen Lymphabflussgebiete und des Rektums,
  - Spekulumuntersuchung (ggf. Zervixzytologie).

Fakultativ:

- Kolposkopie der Vulva und Vagina (Portio),
- großzügige Entnahme von Biopsien,
- Bildgebung: Der routinemäßige Einsatz bildgebender Verfahren ist nicht indiziert, kann aber bei unklaren bzw. rezidivverdächtigen Situationen hilfreich sein.
- Eine Bestimmung des Tumormarkers (SCC) ist in der Nachsorge nicht indiziert.

9 Rezidiv/Metastasen

Beim Vulvoperinealrezidiv ist die Behandlung abhängig von der Primärtherapie. Als operative Maßnahmen kommen die einfache Exzision in sano oder eine komplettierende Vulvektomie bis hin zu exenterierenden Eingriffen in Betracht.

Beim inguinalen und pelvinen Rezidiv können grundsätzlich die Operation, die Radiotherapie und die Chemotherapie alleine oder in Kombination angewendet werden. Sofern keine Kontraindikationen gegen eine Radiochemotherapie vorliegen, sollte diese einer alleinigen Radiotherapie vorgezogen werden. Unabhängig von der Therapie ist die Prognose der Patientin schlecht.

Erstfassung	1999
Überarbeitung	2001, 2003, 2008. Gültigkeit im Jahr 2010 bestätigt.
Beteiligte Fachgesellschaften, Arbeitsgemeinschaften und Organisationen	Deutsche Krebsgesellschaft • Arbeitsgemeinschaft Gynäkologische Onkologie • Arbeitsgemeinschaft Onkologische Pathologie • Arbeitsgemeinschaft für Psychoonkologie • Arbeitsgemeinschaft Radiologische Onkologie • Arbeitsgemeinschaft Rehabilitation, Nachsorge und Sozialmedizin • Arbeitskreis Supportivmaßnahmen Deutsche Gesellschaft für Gynäkologie und Geburtshilfe • Arbeitsgemeinschaft Gynäkologische Onkologie Berufsverband der Frauenärzte Deutsche Gesellschaft für Allgemeinmedizin Deutsche Gesellschaft für Innere Medizin Deutsche Gesellschaft für Hämatologie und Onkologie Deutsche Gesellschaft für klinische Pharmakologie und Toxikologie Deutsche Gesellschaft für Pathologie Deutsche Gesellschaft für Palliativmedizin Deutsche Gesellschaft für Radioonkologie Deutsche Röntgengesellschaft Deutsche Gesellschaft für Chirurgie Konferenz onkologischer Kranken- und Kinderkrankenpflege Frauenselbsthilfe nach Krebs **Kooperierende Institutionen** Arbeitsgemeinschaft Deutscher Tumorzentren Verband der Angestellten-Krankenkassen Medizinischer Dienst der Krankenkassen

Autoren der letzten Überarbeitung	Dr. med. P. Hantschmann, Altötting (Federführung) Dipl.-Ing. Anita Prescher, Berlin (Projektmanagement) Prof. Dr. med. I. Kopp, Marburg (Moderation) **Redaktionskollegium:** Prof. Dr. med. M. W. Beckmann, Erlangen Dr. med. W. Cremer, Hamburg Prof. Dr. med. P. Feyer, Berlin Prof. Dr. med. B. Hamm, Berlin Prof. Dr. Dr. med. W. Harms, Zürich (Schweiz) Dr. med. K. Jordan, Halle Prof. Dr. med. L.-C. Horn, Leipzig Dr. med. M. Keller, Heidelberg PD Dr. med. S. Marnitz-Schulze, Berlin K. Paradis, Hamburg B. Reckers, Kamen Prof. Dr. med. D. med. Schmidt, Mannheim Prof. Dr. med. R. Schröck, Scheidegg Prof. Dr. phil. J. Weis, Freiburg **Kommission Vulva/Vagina:** PD Dr. med. S. Ackermann, Darmstadt Dr. med. C. Böing, Oberhausen Dr. med. A. Frank, München Dr. med. F. Gieseking, Hamburg Dr. med. K. Gnauert, Aalen PD Dr. med. A. Günthert, Bern (Schweiz) PD Dr. med. M. Hampl, Düsseldorf Prof. Dr. med. P. Hillemanns, Hannover Prof. Dr. med. R. Kürzl, München Dr. med. M. Mahlke, Mainz Dr. med. G. Mehlhorn, Erlangen Prof. Dr. med. K.-U. Petry, Wolfsburg Prof. Dr. med. H.-G. Schnürch, Neuss PD Dr. med. U. Torsten, Berlin Prof. Dr.med. W. Weikel. Ludwigshafen
Anmerkungen	S2k-Leitlinie Langfassung, Methoden- und Leitlinienreport siehe Homepages der DGGG und der AWMF Die Publikation der Langfassung als Buchversion beim Verlag W Zuckschwerdt, München, ist geplant.

Deutsche Krebsgesellschaft (DKG), Deutsche Gesellschaft für Gynäkologie und Geburtshilfe (DGGG), Arbeitsgemeinschaft Gynäkologische Onkologie (AGO)

Diagnostik und Therapie des Vaginalkarzinoms

Handlungsempfehlung[1]

Inhaltsverzeichnis

1 Die Leitlinie „Diagnostik und Therapie des Vaginalkarzinoms" aus dem Jahr 2001 ist in Überarbeitung. Die hier abgedruckte Handlungsempfehlung aus dem Jahr 2006 ist keine Leitlinie, bildet aber die Grundlage zur geplanten Neufassung.

1 Definition

Das typische primäre Karzinom der Vagina ist ein Plattenepithelkarzinom. Die Inzidenz liegt bei 0,4/100.000 Frauen pro Jahr, die eines Carcinoma in situ der Vagina bei 0,2/ 100. 000. In zirka 30% der Fälle geht ein intraepitheliales oder invasives Zervixkarzinom voraus (4). Die meisten malignen Tumoren in der Vagina sind per continuitatem aus der Zervix, der Vulva, der Urethra oder der Harnblase in die Vagina eingewachsen. Ist die Portio befallen und die Region des Muttermundes erreicht, gilt der Tumor als Zervixkarzinom, ist die Vulva gleichzeitig befallen, gilt der Tumor als Vulvakarzinom. Daneben ist die Vagina häufig Lokalisation von Metastasen genitaler Tumoren. Diese in der Vagina wachsenden sekundären Malignome werden nicht berücksichtigt. Das mittlere Alter der Patientinnen mit primärem Vaginalkarzinom liegt zwischen 60 und 65 Jahren. Ätiologisch wichtig ist eine Infektion mit HPV 16.

2 Diagnostik

2.1 Asymptomatische Patientinnen

Bei auffälliger Abstrichzytologie und kolposkopisch unauffälliger Zervix uteri ist die Vagina mittels Kolposkopie, gezielter Abstrichzytologie und gegebenenfalls Biopsie abzuklären.

2.2 Diagnostik bei symptomatischen Patientinnen

Die Symptomatik unterscheidet sich nicht von der des Zervixkarzinoms: blutiger Fluor und irreguläre Blutungen.

2.3 Gynäkologische Untersuchung

52% aller primären Vaginalkarzinome sind im oberen Scheidendrittel und 58% an der Hinterwand lokalisiert. Man findet eine flächenhafte Infiltration der Scheidenhaut, einen exophytisch papillären Tumor oder ein kraterförmiges Ulkus. Vor dem Einführen der Spekula muss durch Abtasten des Introitus vaginae ein im äußeren Drittel gelegenes Vaginalkarzinom ausgeschlossen werden.

2.4 Diagnostische Biopsie

Die Diagnose erfolgt gegebenenfalls durch kolposkopisch gezielte Biopsie.

2.5 Prätherapeutisches Staging bei Karzinom

Grundprinzipien des Stagings

Die Stadieneinteilung erfolgt klinisch unter Beachtung der für die Einteilung des Zervixkarzinoms geltenden Richtlinien nach den Empfehlungen der FIGO (1). Als Vaginalkarzinom sollte nur ein Tumor bezeichnet werden, dessen primärer Sitz die Vagina ist. Bei Endometriumkarzinom, Zervixkarzinom oder Vulvakarzinom in der Anamnese sollte eine vaginale Metastasierung durch Vergleich der histologischen Befunde ausgeschlossen werden.

Gynäkologische Untersuchung (obligat)

- Kolposkopie zur Untersuchung der Ausdehnung in der Vagina; beachtenswert ist eine mögliche Multizentrizität.
- Palpation des Introitus vaginae, der Parakolpien, der Beckenwände, der Parametrien und des inneren Genitale.
- Ausschluss eines anderen Genitalkarzinoms (fakultativ).
- Kolposkopische Beurteilung von Zervix und Vulva, gegebenenfalls gezielte Biopsie zum Ausschluss eines primären Zervix- und eines primären Vulvakarzinoms.
- Fraktionierte Abrasio zum Ausschluss eines primär stummen Zervix- oder eines Endometriumkarzinoms bei Adenokarzinom in der Vagina.

Endoskopische Untersuchungen (obligat)

In Abhängigkeit vom Sitz und der Histologie:

- gegebenenfalls Urethrozystoskopie zum Ausschluss eines primären Urethra- oder Blasenkarzinoms, bzw. zur Abklärung der Ausdehnung auf Urethra oder Blase besonders bei Befall der vorderen Scheidenwand,

- gegebenenfalls Prokto-Rektoskopie zum Ausschluss eines primären Rektumkarzinoms bzw. zur Abklärung der Ausdehnung auf das Rektum besonders bei Befall der hinteren Scheidenwand.

Untersuchung mit bildgebenden Verfahren (fakultativ)

- Röntgen-Thorax, Lebersonographie,
- Sonographie der ableitenden Harnwege,
- Sonographie des inneren Genitale,
- MRT des Beckens respektive CT der Iliakal- und Paraaortalregion sind individuell zu indizieren; die lokale Ausdehnung auf Nachbarorgane und eine pathologisch veränderte Lymphknotendarstellung können die Therapieplanung beeinflussen.

2.6 Früherkennung, Screening

Eine Früherkennung auch kleiner präinvasiver Epithelatypien ist prinzipiell durch Kolposkopie und Zytologie möglich. Die Fehlerrate ist jedoch wegen der schlechten Überschaubarkeit der Vagina höher als beim Zervixkarzinom. Wegen der Seltenheit der Erkrankung ist ein allgemeines Screening nicht angezeigt.

2.7 Pathologische Diagnostik/Histomorphologische Diagnostik

Intraepitheliale Neoplasie (VAIN)

Eine herdförmige Dysplasie respektive ein Carcinoma in situ der Scheide unterscheiden sich in ihrem Aufbau nicht von einem solchen der Zervix und werden heute dementsprechend als vaginale intraepitheliale Neoplasie bezeichnet.

Invasives Karzinom

90–95% aller malignen Tumoren der Vagina sind epithelialen Ursprungs und 90% sind Plattenepithelkarzinome (3).

Aufarbeitung des Operationspräparates

Das Kolpektomie-Präparat wird topographisch orientiert aufgespannt und aufgearbeitet. Eventuell anhängende Organe wie Uterus sowie die regionären Lymphknoten werden wie bei Zervixkarzinomen aufbereitet: Üblicherweise werden nach genauer Vermessung des Tumors radiär vier, je nach Größe der Zervix auch mehr, möglichst großflächige Gewebestücke entnommen und eingebettet. Die Parametrien werden sagittal, die Scheide horizontal in Stufen geschnitten. Lymphknoten werden gezählt, in regional gegliederten Gruppen eingebettet und in Stufen geschnitten.

Angaben für den Kliniker

Der Kliniker benötigt exakte Angaben über die Größe und Ausdehnung des Primärtumors, die Abtragungsränder, den Befall von Lymphknoten, den histologischen Typ des Karzinoms und Angaben über den Differenzierungsgrad.

3 Therapie

3.1 Therapie bei intraepithelialer Neoplasie

Das Vorgehen hängt wesentlich von der Verteilung und vom Schweregrad der Läsion ab. Die Sicherung der Diagnose kann nur über Biopsien – bei ausgedehnten oder multizentrischen Fällen an multiplen Stellen – und histologische Diagnose erfolgen (Tabelle 1) (2).

Tab. 1: Therapie bei intraepithelialer Neoplasie.

Verteilung	VAIN 1	VAIN 2	VAIN 3
Umschrieben	Beobachtung oder Exzision	Exzision	Exzision
Multizentrisch, ausgedehnt	Beobachtung	komplette Exzision (ggf.Kolpektomie[a]) oder Destruktion, oder Beobachtung[a]	komplette Exzision (ggf.Kolpektomie[a]) oder Destruktion[b]

[a] Bei resektiven Verfahren ist die Erkennung einer Frühinvasion am OP-Präparat möglich.
[b] Bei inoperablen Patientinnen alternativ Kontrollbestrahlung.

3.2 Therapie bei invasivem Karzinom

Hinweise zur Auswahl des Therapieverfahrens

Beim Vaginalkarzinom wird häufig die primäre Strahlentherapie der Operation vorgezogen. In den Jahren 1987–1989 wurden international von 209 primären Vaginalkarzinomfällen 30,1% primär operiert. Im Stadium I waren es 53,7%, im Stadium II 29% (1). Die Entscheidung, ob Operation oder (primäre) Strahlentherapie, richtet sich nach der primären Ausdehnung und der Lokalisation des Tumors, dem Können des Operateurs, dem Allgemeinzustand der Patientin und den impliziten Folgen (Strahlentherapie: Spätfolgen an Darm und Blase, trockene, verklebte Vagina, selten Fistelbildungen; Operation: Verlust der Vagina, Neovagina nötig, sehr großer Eingriff, häufig lokoregionäre Rezidive). Da die Kombination der beiden Methoden von wesentlich mehr Komplikationen belastet ist, ohne gesicherte Vorteile zu bringen, ist die primäre Entscheidung sehr schwierig und muss sich auf besondere Erfahrung stützen. Bildgebende Verfahren können nur wenig zur Entscheidung beitragen. Bei jüngeren Frauen in der Prämenopause kann eine explorative Laparotomie zur Lymphknotendiagnostik bzw. zur Verlagerung der Ovarien vorgeschaltet werden.

Vorgehen im Stadium I

Umschriebene kleine Läsionen werden lokal im Gesunden exzidiert.

Alle anderen Tumoren werden mit Modifikationen in Abhängigkeit von der Lokalisation operiert (6, 7):

- Oberes und mittleres Scheidendrittel: Kolpektomie mit Parakolpien bis 2 cm im Gesunden, gegebenenfalls mit radikaler Hysterektomie, iliakaler und eventuell paraaortaler Lymphonodektomie (bei Befall der hinteren Scheidenwand sind die tiefen iliakalen und pararektalen Lymphknoten die ersten Metastasierungsorte).
- Unteres Scheidendrittel: Kolpektomie mit Parakolpien bis 2 cm im Gesunden, gegebenenfalls Hysterektomie, inguino-femorale Lymphonodektomie.

Nach Kolpektomie ist ein Scheidenersatz mit der Patientin zu diskutieren.

Vorgehen im Stadium II und III

Die operative Therapie ist auch bei ausgedehntem Tumorbefall indiziert bei

- erwartungsgemäß strahlenresistenten Malignomen (z. B. bei Melanomen, Sarkomen),
- ausgedehntem vulvo-vaginalen Karzinom als Teil eines kombinierten Vorgehens: Radiotherapie der inneren Tumormanifestationen (pelvine Perkutanbestrahlung, adaptierte intravaginale Brachytherapie) und Vulvektomie mit inguino-femoraler Lymphonodektomie.

Die Therapie der Wahl bei den anderen Fällen dieses Stadiums ist die primäre Radiotherapie als Kombination aus Brachytherapie und perkutaner Teletherapie. Bei Tumorsitz im distalen Vaginaldrittel ist eine Bestrahlung der Leisten indiziert. Die Kombination mit einer Chemotherapie verspricht nach ersten Untersuchungen höhere Ansprechraten, so dass die Radiochemotherapie bei gutem Allgemeinzustand vorzuziehen ist.

Brachytherapie

Verwendung eines Kolpostaten aus Plexiglas, Plastik oder Hartgummi, der einen definierten Abstand zwischen Strahlenquelle und Scheidenwand garantiert. Die meiste Erfahrung besteht mit ^{226}Radium, das aber aus Strahlenschutzgründen heute durch ^{137}Cäsium oder ^{192}Iridium unter Afterloading-Technik ersetzt wird. Die zur Vulva hin abnehmende Strahlentolerenz zwingt dazu, introitusnahe Karzinome geringer zu bestrahlen (5).

Perkutane Strahlentherapie

Mit wenigen Ausnahmen (inoperable Patientin im Stadium I) muss die Kontaktbestrahlung durch eine perkutane Teletherapie ergänzt werden. Dabei muss das Beckenzentrum ausgespart werden. Die Bestrahlung der Parakolpien, der Parametrien und der Lymphabflussgebiete an den Beckenwänden erfolgt mit Photonen oder Telekobalt bis zu einer Gesamtdosis von 50–60 Gy an der Beckenwand (8).

Interstitielle Spickung

Die transperineale Spickung mit ^{192}Iridium- oder ^{137}Cäsium-Nadeln ist besonders bei introitusnahen ausgedehnten Tumormassen eine sehr gute Ergänzung – allerdings nicht ohne erhebliche Spätmorbidität.

Vorgehen im Stadium IV

Bei bereits existenter oder drohender Blasen- oder Rektumscheidenfistel ist eine organübergreifende Operation im Sinne einer Exenteration mit Rekonstruktion des Reservoirorgans angezeigt.

Primäre (neoadjuvante) Radiochemotherapie

Im Rahmen eines multimodalen Vorgehens kann bei ungünstigen T3- oder T4-Tumoren eine vorgeschaltete Radiochemotherapie mit einer nachfolgenden radikalen Operation sinnvoll sein.

Indikationen für eine adjuvante Radiotherapie

Plattenepithelkarzinome sind überwiegend strahlensensibel. Die Nachbestrahlung kann ungeeignetes Operieren an der Vagina und in den Lymphabflussgebieten nicht vollständig ausgleichen, so dass eine sorgfältige Abwägung der Modalitäten im Vorfeld erfolgen muss.

Die postoperative Radiotherapie kann in Analogie zum Vulvakarzinom angezeigt sein bei:

- zwei oder mehr befallenen Lymphknoten,
- Kapseldurchbruch und/oder Ausdehnung des Tumorwachstums in das umliegende Gewebe,
- Verzicht auf operative Lymphonodektomie wegen eingeschränkter allgemeiner Operabilität,
- Tumorresektion zu knapp im Gesunden oder R1- bzw. R2-Resektion.

Zur Chemotherapie

Erfahrungen mit der Anwendung von Zytostatika bei primären Plattenepithelkarzinomen der Vagina fehlen. Im Einzelfall bzw. bei entsprechender Indikation (Beschwerden durch Tumorprogression, die weder durch Strahlentherapie noch durch Operation beeinflusst werden können) besteht die Möglichkeit eines Therapieversuchs mit einer Kombinations-Chemotherapie mit Cisplatin und gegebenenfalls Taxanen.

4 Nachsorge

Die Nachsorge (drei Jahre lang alle drei Monate, zwei Jahre alle sechs Monate, dann jährlich) entspricht der bei allen anderen gynäkologischen Karzinomen. Essentiell ist dabei die präzise lokale Untersuchung mit Kolposkopie und Zytologie. In Abhängigkeit vom Stadium und Umfang der Primärtherapie ist auch auf CT bzw. MRT zurückzugreifen.

5 Rezidiv

- Lokales/loko-regionäres Rezidiv: operative Entfernung im Gesunden; wenn keine Vorbestrahlung, alternativ Strahlentherapie,
- inoperables Rezidiv im bestrahlten Bereich: Palliation, Schmerztherapie,
- Fernmetastasen: bei Beschwerden Operation oder Chemotherapie, gegebenenfalls Radiatio.

6 Literatur

1. FIGO. Annual Report on the Results of Treatment in Gynaecological Cancer. 24th vol. J Epidem Biostat 2001; 6: 141–152

2. Fournier von D, Leppien G, Junkermann H. Präneoplasien oder Neoplasien der Vagina. In: Schmidt-Matthiesen H (ed). Klinik der Frauenheilkunde und Geburtshilfe, Band 11, 3.Aufl. Urban & Schwarzenberg, München, 1991: 105–127

3. Fu YS, Reagan JW. Epithelial neoplasms of the vagina. In: Pathology of the uterine cervix, vagina and vulva. Saunders, Philadelphia, 1989: 193–224

4. Henson D,Tarone R. An epidemiologic study of cancer of the cervix, vagina and vulva based on the Third National Cancer Survey in the United States. Am J Obstet Gynecol 1977; 129: 525–532

5. Hughes-Davies L, Silver B, Kapp DS. Parametrial interstetial brachytherapy for advanced or recurrent pelvic malignancy: the Harvard/Stanford experience. Gynecol Oncol 1995; 58: 24–27

6. Kirkbride P, Fyles A, Rawlings A, Macnhul L, Levin W, Murphy KJ, Simm J. Carcinoma of the vagina – experience at the Princess Margret-Hospital (1974–1989). Gynecol Oncol 1995; 56: 435–443

7. Perez CA, Gersell DJ, Hoskins WJ, McGuire III WP. Vagina. In: Hoskins WJ, Perez CA,Young RC (eds). Principles and practice of gynecologic oncology. Lippincott, Philadelphia, 1992: 567–590

8. Urbanski K, Kojs Z, Reinfuss M, Fabisiak W. Primary invasive vaginal carcinoma treated with radiotherapy: analysis of prognostic factors. Gynecol Oncol 1996; 60: 16–21

Erstfassung	2001 (nicht mehr gültig)
Überarbeitung	Überarbeitete Fassung im Dezember 2010 erwartet (S2k).
Beteiligte Fachgesellschaften, Arbeitsgemeinschaften und Organisationen	Deutsche Krebsgesellschaft · Arbeitsgemeinschaft Gynäkologische Onkologie Deutsche Gesellschaft für Gynäkologie und Geburtshilfe · Arbeitsgemeinschaft Gynäkologische Onkologie
Autoren der Handlungsempfehlung	Prof. Dr. med. H.-G. Schnürch, Neuss (Federführung) Dr. med. P Hantschmann, Altötting (Federführung) PD Dr. med. S. Ackermann, Darmstadt PD Dr. med. V. Küppers, Düsseldorf Prof. Dr. med. R. Kürzl, München Prof. Dr. med. A. Pfleiderer, Freiburg Prof. Dr. med. W. Schröder, Bremen PD Dr. med. W. Weikel, Ludwigshafen Prof. Dr. med. H.-H. Zippel, Hanau
Anmerkungen	Publiziert in: „Kurzgefasste interdisziplinäre Leitlinien 2006“. Nachdruck der Handlungsempfehlung mit freundlicher Genehmigung des Verlags W Zuckschwerdt, München.

DGGG Leitlinienregister 2010	1	Allgemeine Gynäkologie und gynäkologische Onkologie
	1.2	Gynäkologische Onkologie
	1.2.5	Diagnostik und Therapie maligner Ovarialtumoren (Statements)
AWMF Leitlinienregister	032/035 (S2k)	

Deutsche Krebsgesellschaft (DKG), Deutsche Gesellschaft für Gynäkologie und Geburtshilfe (DGGG), Arbeitsgemeinschaft Gynäkologische Onkologie (AGO)

Diagnostik und Therapie maligner Ovarialtumoren

Statements

Inhaltsverzeichnis

Die Nummerierung der Absätze orientiert sich an der Langfassung.

1 Früherkennung und Screening

Ein generelles Screening kann nicht empfohlen werden.

Screening innerhalb der Hochrisikopopulation kann die Mortalität nicht reduzieren.

2 Genetisches Risiko

Die prophylaktische bilaterale Adnektomie nach abgeschlossener Familienplanung scheint die effektivste Methode zur Senkung des Erkrankungsrisikos und der Mortalität bei hereditärem Ovarialkarzinom zu sein.

3 Diagnostik

Die transvaginale Ultrasonographie hat unter den bildgebenden Verfahren den höchsten Stellenwert zur Diagnostik des Ovarialkarzinoms.

Zum jetzigen Zeitpunkt besteht keine apparative diagnostische Maßnahme, die ein operatives Staging beim Ovarialkarzinom ersetzen und die Operabilität verlässlich einschätzen kann.

4 Pathologische Diagnostik

Die histologische Klassifikation der Ovarialkarzinome und anderer Ovarialtumoren erfolgt gemäß der aktuellen WHO-Klassifikation (2003).

Die feingewebliche und damit biologische Heterogenität vieler Ovarialtumoren macht eine sorgfältige morphologische Begutachtung des gesamten Resektates mit oft hohem Aufwand erforderlich.

5 Prognosefaktoren des Ovarialkarzinoms

Etablierte Prognosefaktoren des Ovarialkarzinoms sind Tumorstadium, postoperativer Tumorrest, Alter, Allgemeinzustand, histologischer Typ sowie das Tumorgrading,

6 Frühes Ovarialkarzinom (FIGO I–IIA): Prognose und operative Therapie

Die systematische chirurgische Exploration ist von entscheidender Bedeutung für die Festlegung des Stadiums und die Entscheidung über eine Chemotherapie.

Die vollständige Entfernung aller makroskopisch erkennbaren Tumormanifestationen ist mit einem längeren Überleben und einer höheren Heilungsrate assoziiert.

7 Frühes Ovarialkarzinom (FIGO I–IIa): Adjuvante Therapie

Patientinnen mit frühem Ovarialkarzinom im Stadium IA, Grad 1 benötigen keine adjuvante Chemotherapie. Voraussetzung ist ein adäquates chirugisches Staging. Für das Stadium Figo Ib G1 liegen nicht ausreichend Daten vor, um den Nutzen einer adjuvanten Therapie zu belegen.

Patientinnen mit Stadium I–II, außer Stadium IA, Grad 1 benötigen eine platinhaltige adjuvante Chemotherapie. Durch eine platinhaltige adjuvante Chemotherapie kann in diesen Gruppen eine Risikominimierung bezüglich eines Rezidivs erreicht werden. Außerdem kann bei diesen Patientinnen eine Verbesserung der Gesamtüberlebensrate erreicht werden.

Die Chemotherapie sollte mindestens platinhaltig sein und 3–6 Zyklen beinhalten.

8 Fortgeschrittenes Ovarialkarzinom (FIGO IIB–IV): Prognose und operative Therapie

Die Prognose wird wesentlich durch das Ausmaß der operativen Tumorentfernung bei der ersten Operation bestimmt. Der Tumorrest ist derzeit einziger Prognosefaktor, der sich effektiv beeinflussen lässt.

Die beste Prognose haben Patientinnen, die postoperativ keinen Tumorrest aufweisen. Patientinnen mit Resttumor < 1 cm haben auch noch einen signifikanten Überlebensvorteil gegenüber Patientinnen mit Resttumor > 1cm.

9 Fortgeschrittenes Ovarialkarzinom (FIGO IIB–IV): Primäre Chemotherapie

Entscheidend für eine möglichst lange Überlebenszeit einer Patientin mit einem fortgeschrittenen Ovarialkarzinom ist die Kombination aus State-of-the-art-Operation und State-of-the-art-Chemotherapie.

Carboplatin/AUC 5 und Paclitaxel 175 mg/m^2 über drei Stunden i.v. für insgesamt sechs Zyklen alle drei Wochen ist derzeit das Standardregime.

Es gibt keine Daten für eine Therapie-Verlängerung über sechs Zyklen, für Dosis-Eskalationen sowie für die Addition weiterer Zytostatika außerhalb klinischer Studien.

9.1 Erhaltungstherapie

Es gibt bis heute (noch) keine Therapie, die nach sechs Zyklen einer Platin-/taxanhaltigen Chemotherapie eine Verbesserung des Überlebens erzielen kann.

10 Ovarialkarzinomrezidiv - operative Therapie

Der Stellenwert der Rezidivchirurgie beim Ovarialkarzinom lässt sich nicht durch prospektive Studiendaten mit hohem Evidenzniveau belegen, retrospektive Daten spechen für den klinischen Nutzen bei selektionierten Patientinnenkollektiven.

11 Ovarialkarzinomrezidiv - systemische Therapie

11.1 Systemische Therapie des refraktären Ovarialkarzinomrezidivs

Bei der Therapie des refraktären Rezidivs sollte die Erhaltung der Lebensqualität im Vordergrund stehen.

Eine Kombinationstherapie bietet keine Vorteile gegenüber einer Monotherapie.

Folgende Zytostatika haben die höchste Effektivität:

- Topotecan,
- pegyliertes, liposomales Doxorubicin,
- Paclitaxel bei nicht mit Taxan vorbehandelten Patientinnen.

11.1 Systemische Therapie des platinsensiblen Ovarialkarzinomrezidivs

Die platinhaltige Kombinationstherapie ist der Platinmonotherapie überlegen.

Carboplatin/Paclitaxel ist effektiv.

Carboplatin/Gemcitabin ist effektiv.

Bei Kontraindikation gegen Kombinationstherapie ist eine Carboplatin-Monotherapie die Therapie der Wahl.

12 Psychoonkologie

Die psychoonkologische Versorgung von Patientinnen mit Ovarialkarzinom ist integraler Bestandteil der onkologischen Diagnostik, Therapie und Nachsorge und stellt eine interdisziplinäre Aufgabe dar.

Die Patientin sollte frühzeitig über die Möglichkeiten stationärer und ambulanter psychoonkologischer Hilfestellungen informiert werden.

Die Lebensqualität der Patientin ist während der Therapie und Nachsorge regelmäßig zu beurteilen, auch um einen möglichen psychoonkologischen Handlungsbedarf zu ermitteln.

13 Unkonventionelle Heilmethoden beim Ovarialkarzinom

Heilmethoden mit unbewiesener Wirkung werden derzeit mit dem Ziel der Verbesserung der Lebensqualität und der Prognose angewandt.

Bisher gibt es keinen Nachweis zur Wirksamkeit, dies gilt auch für die am weitesten verbreitete Misteltherapie.

Vor extremen Diäten oder Vitamin- bzw. Mineralstoffsupplementationen muss gewarnt werden.

14 Nachsorge und Rehabilitation

Die Nachsorge umfasst eine sorgfältige Anamnese-Erhebung, die körperliche Untersuchung inklusive gynäkologischer Spiegel- und Tastuntersuchung, die rektale Untersuchung, die Vaginalsonographie.

Die routinemäßige Bestimmung von Tumormarkern soll bei symptomfreien Patientinnen nicht durchgeführt werden (Ausnahme sind Keimzelltumoren, Keimstrang-Stroma-Tumoren).

Eine routinemäßige darüber hinausgehende apparative Diagnostik in der Nachsorge ist bei symptomfreier Patientin nicht indiziert.

16 Borderline-Tumoren des Ovars

Eine adäquate histologische Diagnosesicherung und Subtypisierung nach WHO beim Borderline-Tumor ist erforderlich.

Ein sorgfältiges chirurgisches Staging ist erforderlich und sollte neben der radikalen Tumorentfernung stets die Inspektion des Abdomens mit Gewinnung einer abdominellen Spülzytologie und peritonealer Biopsien sowie eine Omentektomie umfassen. Ziel des operativen Vorgehens ist stets die komplette Tumorresektion mit der Vermeidung der intraoperativen Tumorzellverschleppung bzw. Ruptur.

Ein Nutzen einer adjuvanten postoperativen Chemotherapie, intraperitonealen Radionuklidtherapie oder perkutanen Strahlentherapie wurde bei Borderline-Tumoren bislang nicht gezeigt.

17 Maligne Keimzelltumoren

Ziel der chirurgischen Therapie ist die komplette Tumorresektion, die adäquate Stadieneinteilung und, falls möglich, die Erhaltung der Fertilität.

Unter der Voraussetzung eines sorgfältigen chirurgischen Stagings in Analogie zum Ovarialkarzinom ist im Stadium FIGO IA die einseitige Adnektomie die Therapie der Wahl.

Ab dem Stadium > FIGO IA ist eine Cisplatin-haltige Chemotherapie erforderlich, die risikoadaptiert aus zwei bzw. drei Zytostatika besteht und 2–4 Kurse umfasst. Bei weit fortgeschrittenen Tumoren ist eine neoadjuvante Chemotherapie geeignet, die Fertilität zu erhalten, denn prächemotherapeutische radikale Debulking-Verfahren bieten keine Vorteile für die Patienten. Die Resektion des Tumorrestes und residualer Metastasen ist nach Abschluss von 3 bzw. 4 Zyklen der Chemotherapie zu planen.

Die Chemotherapie hat in jedem Fall Platin und Etoposid zu enthalten. Als dritte Substanz kommen Bleomycin oder Ifosfamid in Frage.

18 Keimstrang-Stroma-Tumoren des Ovars

Standard ist das operative Staging (untere mediane Laparotomie, Zytologie, Entfernung des Tumors durch Adnektomie, Exploration des Abdomens).

Bei Tumoren mit malignem Potential (Granulosa-Zell-Tumor, Sertoli-Leydig-Zell-Tumor G2/G3 oder Steroid-Zell-Tumor NOS): definitives operatives Staging analog Ovarialkarzinom. Der Nutzen der systematischen Lymphonodektomie bei unauffälligen Lymphknoten ist nicht belegt.

Nutzen einer adjuvanten Strahlen- oder Chemotherapie bei kompletter Operation ist nicht belegt und wird kontrovers diskutiert.

Bei Belassen des Uterus Hysteroskopie und Abrasio empfohlen (Endometriumhyperplasie, Endometriumkarzinom).

Erstfassung	2000
Überarbeitung	2007. Gültigkeit im Jahr 2008 bestätigt. S3-Leitlinie in Vorbereitung.
Beteiligte Fachgesellschaften, Arbeitsgemeinschaften und Organisationen	Deutsche Krebsgesellschaft · Arbeitsgemeinschaft Gynäkologische Onkologie · Arbeitsgemeinschaft Supportivmaßnahmen in der Onkologie · Arbeitsgemeinschaft für Psychosoziale Onkologie · Arbeitsgemeinschaft Internistische Onkologie · Arbeitsgemeinschaft Rehabilitation, Nachsorge und · Sozialmedizin · Chirurgische AG Onkologie Deutsche Gesellschaft für Gynäkologie und Geburtshilfe · Arbeitsgemeinschaft Gynäkologische Onkologie Berufsverband der Frauenärzte Arbeitsgemeinschaft Deutscher Tumorzentren Deutsche Gesellschaft für Hämatologie und Onkologie Deutsche Gesellschaft für Palliativmedizin Deutsche Gesellschaft für Nuklearmedizin Deutsche Gesellschaft für Pathologie Deutsche Gesellschaft für Radioonkologie Deutsche Gesellschaft für Ultraschall Deutsche Röntgengesellschaft Frauenselbsthilfe nach Krebs Konferenz onkologischer Kranken- und Kinderkrankenpflege

Autoren der letzten Überarbeitung	Prof. Dr. med. B. Schmalfeldt, München (Koordination) Prof. Dr. med. J. Pfisterer, Kiel (Koordination) Dipl.-Ing. A. Prescher, Berlin (Redaktion) Prof. Dr. med. I. Kopp, Marburg (Moderation) Prof. Dr. med. J. Diebold, Luzern (Schweiz) Prof. Dr. med. J. Dietel, Berlin Prof. Dr. med. A. du Bois, Wiesbaden C. Döring, Halle Prof. Dr. med. R. Engenhart-Cabillic, Marburg Prof. Dr. med. N. Frickhofen, Wiesbaden B. Hill, Meckenbeuren Dr. med. K. König, Steinbach Prof. Dr. med. F. Kommoss, Mannheim Prof. Dr. med. J. Kotzerke, Dresden Prof. Dr. med. R. Kreienberg, Ulm Dr. rer. nat. L. Kraut, Idar-Oberstein Prof. Dr. med. H.-J. Lück, Wiesbaden Dr. med. B. Maier, Wiesbaden Prof. Dr. med. W. Meier, Düsseldorf Prof. Dr. med. E. Petri, Schwerin Prof. Dr. med. J. Pfisterer, Kiel Prof. Dr. med. P. D. Piso, Regensburg Prof. Dr. med. H. J. Prömpeler, Freiburg Dr. med. B. A. Radeleff, Heidelberg Prof. Dr. med. A. Rempen, Schwäbisch-Hall PD Dr. med. J. Sehouli, Berlin Prof. Dr. Dr. med. R. Schröck, Scheidegg Dr. med. M. Steiner, Ihringen Prof. Dr. phil. J. Weis, Freiburg
Anmerkungen	S2k-Leitlinie (S3-Leitlinie in Vorbereitung) Langfassung, Methoden- und Leitlinienreport siehe Homepages der DGGG und der AWMF Als Buch ist die Langfassung erschienen bei W Zuckschwerdt-Verlag, München.

DGGG Leitlinienregister 2010	1	Allgemeine Gynäkologie und gynäkologische Onkologie
	1.2	Gynäkologische Onkologie
	1.2.6	Diagnostik und Therapie des Zervixkarzinoms (Statements)
AWMF Leitlinienregister	032/033 (S2k)	

Deutsche Krebsgesellschaft (DKG), Deutsche Gesellschaft für Gynäkologie und Geburtshilfe (DGGG), Arbeitsgemeinschaft Gynäkologische Onkologie (AGO)

Diagnostik und Therapie des Zervixkarzinoms

Statements

Inhaltsverzeichnis

Die Nummerierung der Absätze orientiert sich an der Langfassung.

2 Prävention und Früherkennung

Eine primäre Prävention von Zervixdysplasien und invasiven Karzinomen ist durch eine Vermeidung einer genitalen Infektion mit humanen Papillomaviren möglich.

Durch konsequente Verwendung von Kondomen wird das Übertragungsrisiko einer HPV-Infektion vermindert.

Durch eine prophylaktische Vakzinierung mit einem Impfstoff gegen HPV können Impftyp-assoziierte persistierende Infektionen und die Entstehung von Zervixdysplasien und invasiver Karzinome verhindert werden.

Eine regelmäßige Krebsfrüherkennung ist notwendig.

Eine sekundäre Prävention erfolgt durch eine regelmäßige, jährliche Krebsfrüherkennungsuntersuchung mit zytologischem Abstrich der Portio möglichst unter kolposkopischer Kontrolle.

4 Patientinnenaufklärung

Die Bereitstellung qualifizierter und sachkompetenter Informationsmaterialien (Print- oder Internetmedien) soll nach den Qualitätsforderungen der Leitlinie Fraueninformation erfolgen, um Patientinnen durch eine verständliche Risikokommunikation (u. a. Angaben von Häufigkeiten statt Relativprozenten) in ihrer selbstbestimmten Entscheidung für oder gegen medizinische Maßnahmen zu unterstützen.

Die Art der Vermittlung von Informationen und die Aufklärung der Patientin sollten umfassend sowie wahrheitsgemäß sein und nach folgenden Grundprinzipien einer patientenzentrierten Kommunikation erfolgen:

- Ausdruck von Empathie und aktives Zuhören,
- direktes und einfühlsames Ansprechen schwieriger Themen,
- wenn möglich, Vermeidung von medizinischem Fachvokabular, gegebenenfalls Erklärung von Fachbegriffen,
- Strategien, um das Verständnis zu verbessern (Wiederholung, Zusammenfassung wichtiger Informationen, Nutzung von Graphiken u. ä.),
- Ermutigung, Fragen zu stellen,
- Erlaubnis und Ermutigung, Gefühle auszudrücken,
- weiterführende Hilfe anbieten (beispielsweise Selbsthilfegruppen, Psychoonkologie, psychosoziale Krebsberatung).

5 Diagnostik

Die Grundlage der Abklärungsdiagnostik ist die Inspektion der Portio, im Einzelfall ergänzt durch eine Kolposkopie und die bimanuelle vaginale und rektovaginale Untersuchung sowie die kolposkopisch gesteuerte Gewebeentnahme bei auffälligen Befunden.

Das Staging nach FIGO erfolgt in Form einer klinischen Untersuchung mit Spekulumeinstellung und bimanueller vaginaler und rektaler Untersuchung.

Bei endozervikalem Prozess ist eine Kürettage des Uterus erforderlich.

Ab FIGO-Stadium IB2 sollte durch eine Kernspintomographie eine Beurteilung der Tumorgröße, der Beziehung zu den Nachbarorganen und der Infiltrationstiefe möglich sein.

6 Pathologie

Die histologische Klassifikation der Präkanzerosen und des invasiven Zervixkarzinoms erfolgt nach den Vorgaben der WHO.

Die postoperative Stadieneinteilung erfolgt nach der TNM-Klassifikation.

Mindestanforderungen an den histopathologischen Befundbericht des Zervixkarzinoms sind: Tumorstadium, pelvine Lymphknotenmetastasen, Tumorgröße, Invasionstiefe, Grading, histologischer Tumortyp, Gefäß- und Lymphgefäßeinbruch, R-Klassifikation.

7 Grundlagen zur Therapie des primären Zervixkarzinoms

In den Frühstadien und insbesondere bei prämenopausalen Patientinnen wird die Operation empfohlen. Operation und simultane Radiochemotherapie führen in den FIGO-Stadien IB und II zu prinzipiell gleichwertigen Langzeitergebnissen bei unterschiedlichem Rezidivmuster und Nebenwirkungsprofil der Therapien. Im FIGO-Stadium III besteht die Indikation zur simultanen Radiochemotherapie. Die Therapiewahl im FIGO-Stadium IV sollte individuell erfolgen.

8 Operative Therapie des invasiven Zervixkarzinoms

8.1 Operative Therapie des frühen Zervixkarzinoms

Die Therapie des Zervixkarzinoms Stadium IA1 kann nach individueller gemeinsamer Entscheidungsfindung fertilitätserhaltend in Form einer Konisation oder durch eine Hysterektomie erfolgen.

Die Therapie des Zerxixkarzinoms Stadium IA1 L1 kann nach individueller gemeinsamer Entscheidungsfindung die Fertilität erhaltend in Form einer Konisation plus pelviner Lymphonodektomie erfolgen oder durch eine Hysterektomie plus pelviner Lymphonodektomie.

8.2 Operative Therapie des Zervixkarzinoms

Die operative Therapie des Zervixkarzinoms Stadium IA2 und IB1 ist in Form einer radikalen Hysterektomie mit systematischer pelviner Lymphonodektomie indiziert.

Ab FIGO-Stadium IB2 bis IIB sollte die Lymphonodektomie initial paraaortal kaudal der A. mesenterica inferior erfolgen. Sind die Lymphknoten tumorbefallen, sollte eine komplette paraaortale Lymphonodektomie bis zum Nierenstiel erfolgen. Sind auch diese oberen Lymphknoten befallen, sollte die Operation abgebrochen werden.

9 Strahlentherapie

Eine primäre Radiotherapie soll mit simultaner Cisplatin-Gabe erfolgen.

Eine adjuvante Radiotherapie reduziert das Lokalrezidivrisiko, verbessert jedoch nicht das Überleben.

Bei Vorliegen von Risikofaktoren (positive Lymphknoten,Tumorgröße 4 cm, tiefe Stromainvasion, R1-Resektion, ausgedehnte parametrane Infiltration, inadäquate Lymphadenektomie, ausgedehnte Lymphangiosis/Hämangiosis) sollte eine adjuvante Radio(chemo)therapie erfolgen.

10 Chemotherapie

Eine neoadjuvante Platin-haltige Chemotherapie, die intervallverkürzt und dosisintensiviert durchgeführt wird, verbessert die Operabilität und reduziert die Inzidenz positiver Lymphknoten.

Eine adjuvante Chemotherapie hat keinen belegten klinischen Benefit.

11 Stadienabhängige Therapie

Bei histologisch gesichertem CIN 1 sollte lediglich eine regelmäßige Verlaufskontrolle erfolgen.

Bei histologisch durch PE gesichertem CIN 2 und CIN 3 in der Schwangerschaft soll lediglich eine Verlaufskontrolle erfolgen.

Bei über 12 Monaten persistierender CIN 2 und CIN 3 außerhalb der Schwangerschaft ist eine Operation indiziert.

12 Supportivtherapie

Eine leitliniengerechte Supportivtherapie zur Prophylaxe und Minimierung therapie- oder tumorbedingter Symptome ist erforderlich.

13 Psychoonkologie

Die psychoonkologische Betreuung von Patientinnen mit Zervixkarzinom ist ein integraler Bestandteil der onkologischen Diagnostik, Therapie, Rehabilitation und Nachsorge und stellt eine interdisziplinäre Aufgabe dar.

Die Patientin sollte frühzeitig über die Möglichkeit der stationären und ambulanten psychoonkologischen Hilfestellung informiert werden und bei Bedarf eine qualifizierte psychoonkologische Betreuung erhalten.

Die Lebensqualität der Patientin ist während der Therapie, Rehabilitation und der Nachsorge regelmäßig zu beurteilen, auch um einen möglichen psychoonkologischen Handlungsbedarf zu beurteilen.

14 Rehabilitation

Alle Patientinnen sind über die gesetzlichen Möglichkeiten zu Anschlussheilbehandlung, Regelheilbehandlung und ambulanten Reha-Angeboten durch den jeweils behandelnden Arzt eingehend zu informieren und zu beraten.

15 Nachsorge

In der Nachsorge sind zu beachten: genitale Atrophieerscheinungen (Dyspareunie), Lymphödem der unteren Extremitäten, radiogene Reaktionen von Ureter, Harnblase und Darm sowie Hormonausfallserscheinungen.

Da beim frühzeitigen Erkennen eines Lokalrezidivs ein kurativer Ansatz besteht, sollte in den ersten zwei bis drei Jahren nach Primärtherapie ein dreimonatiges Nachsorgeintervall mit Spekulumeinstellung, vaginaler und rektaler Untersuchung, gegebenenfalls Ultraschall erfolgen.

Eine weiterführende bildgebende Diagnostik ist nur bei symptomatischen Patientinnen erforderlich.

Im Gespräch in der Nachsorge sollten nachfolgende Punkte angesprochen werden:

- vorübergehende und langfristige Auswirkungen von Erkrankung und Therapie,
- Hilfsangebote (Selbsthilfegruppen, psychosoziale Krebsberatungsstellen),
- psychoonkologische/psychotherapeutische Behandlungsmöglichkeiten,
- Sexualität und Partnerschaft,
- Lebensqualität.

16 Behandlung von Rezidiv, Metastasen und palliativmedizinische Begleitung

Bei Rezidiv oder Metastasen des Zervixkarzinoms sollte die Möglichkeit der operativen Resektion geprüft werden.

Bei Inoperabilität und bislang nicht durchgeführter Strahlentherapie ist eine Radio(chemo)-therapie indiziert.

Sind weder Operation, alleinige Strahlentherapie noch Radio(chemo)therapie möglich, ist eine Systemtherapie indiziert.

Erstfassung	1999
Überarbeitung	2004, 2008. Gültigkeit im Jahr 2010 bestätigt. S3-Leitlinie in Vorbereitung.
Beteiligte Fachgesellschaften, Arbeitsgemeinschaften und Organisationen	Deutsche Krebsgesellschaft · Arbeitsgemeinschaft Gynäkologische Onkologie · Arbeitsgemeinschaft für Psychoonkologie · Arbeitsgemeinschaft Radiologische Onkologie · Arbeitsgemeinschaft Rehabilitation, Nachsorge und Sozialmedizin · Arbeitsgemeinschaft Supportivmaßnahmen Deutsche Gesellschaft für Gynäkologie und Geburtshilfe · Arbeitsgemeinschaft Gynäkologische Onkologie Berufsverband der Frauenärzte Deutsche Gesellschaft für Pathologie

Autoren der letzten Überarbeitung	Prof. Dr. med. M. W. Beckmann, Erlangen (Federführung) Prof. Dr. med. P. Mallmann, Köln (Federführung) Prof. Dr. med. I. Kopp, Marburg (Moderation) PD Dr. med. S. Ackermann, Darmstadt Dr. med. C. Böing, Sterkrade Prof. Dr. phil. Dr. med. A. Ebert, Berlin Prof. Dr. med. G. Emons, Göttingen PD Dr. med. G. Haensgen, Halle Prof. Dr. Dr. med. F. Harms, Zürich (Schweiz) Prof. Dr. med. P. Hillemanns, Hannover Prof. Dr. rer. nat. Dr. med. M. Höckel, Leipzig Prof. Dr. med. L.-C. Horn, Leipzig Prof. Dr. med. R. Kimmig, Essen Prof. Dr. med. W. Kleine, Freiburg PD Dr. med. Köhler, Berlin Prof. Dr. med. H. Kölbl, Mainz Prof. Dr. med. B. Lampe, Leverkusen Prof. Dr. med. W. Lichtenegger, Berlin Prof. Dr. med. T. Loening, Hamburg PD Dr. med. S. Marnitz-Schulze, Berlin PD Dr. med. P. Pilch, Frankenthal PD Dr. med. D. Rein, Düsseldorf PD Dr. med. C. Rudlowski, Bonn Prof. Dr. med. I. Runnebaum, Jena Prof. Dr. med. D. Schmidt, Mannheim Prof. Dr. med. A. Schneider, Berlin Prof. Dr. med. H.-G. Schnürch, Neuss Prof. Dr. med. H. Sommer, München Dr. M. Steiner, Ihringen Dr. med. H.-G. Strauß, Halle Prof. Dr. med. V. Strnad, Erlangen Prof. Dr. med. U. Ulrich, Berlin Dr. med. N. Weidner, Tübingen
Anmerkungen	S2k-Leitlinie(S3-Leitlinie in Vorbereitung.) Langfassung, Methoden- und Leitlinienreport siehe Homepages der DGGG und der AWMF Als Buch ist die Langfassung erschienen bei W Zuckschwerdt-Verlag, München.

DGGG Leitlinienregister 2010	1	Allgemeine Gynäkologie und gynäkologische Onkologie
	1.2	Gynäkologische Onkologie
	1.2.7	Diagnostik und Therapie des Endometriumkarzinoms (Statements)
AWMF Leitlinienregister	032/034 (S2k)	

Deutsche Krebsgesellschaft (DKG), Deutsche Gesellschaft für Gynäkologie und Geburtshilfe (DGGG), Arbeitsgemeinschaft Gynäkologische Onkologie (AGO)

Diagnostik und Therapie des Endometriumkarzinoms

Statements

Inhaltsverzeichnis

Die Nummerierung der Absätze orientiert sich an der Langfassung.

2 Früherkennung und Screening

Ein generelles Screening kann *nicht* empfohlen werden.

Eine Mortalitätsverminderung durch ein Screening von Hochrisikopopulationen ist nicht belegt.

3 Diagnostik

Zur Sicherung der Diagnose ist die Gewinnung einer Histologie notwendig.

Es existiert keine apparative Maßnahme, die ein operatives Staging beim Endometriumkarzinom ersetzen kann. Bei den aufgrund von Komorbiditäten inoperablen Patienten kann eine Kernspintomographie zur Therapieplanung hilfreich sein.

4 Pathologisch-anatomische Diagnostik

Die histologische Klassifikation der Endometriumkarzinome und ihrer Vorstufen erfolgt nach den Vorgaben der WHO.

Mindestanforderungen an den histopathologischen Befundbericht des Endometriumkarzinoms sind: Tumortyp, Grading, Invasionstiefe in das Myometrium, Zervixinfiltration und Lymphknotenbefall, R-Klassifikation, Gefäß- und Lymphgefäßeinbruch.

6 Patientinnenaufklärung

Die Bereitstellung qualifizierter und sachkompetenter Informationsmaterialien (Print- oder Internetmedien) soll nach den Qualitätsforderungen der Leitlinie Fraueninformation erfolgen, um Patientinnen durch eine verständliche Risikokommunikation (u. a. Angaben von Häufigkeiten statt Relativprozenten) in ihrer selbstbestimmten Entscheidung für oder gegen medizinische Maßnahmen zu unterstützen.

Die Art der Vermittlung von Informationen und die Aufklärung der Patientin sollte umfassend sowie wahrheitsgemäß sein und nach folgenden Grundprinzipien einer patientenzentrierten Kommunikation erfolgen:

- Ausdruck von Empathie und aktives Zuhören,
- direktes und einfühlsames Ansprechen schwieriger Themen,
- wenn möglich, Vermeidung von medizinischem Fachvokabular, gegebenenfalls Erklärung von Fachbegriffen,
- Strategien, um das Verständnis zu verbessern (Wiederholung, Zusammenfassung wichtiger Informationen, Nutzung von Graphiken u. ä.),
- Ermutigung, Fragen zu stellen,
- Erlaubnis und Ermutigung, Gefühle auszudrücken,
- weiterführende Hilfe anbieten (beispielsweise Selbsthilfegruppen, Psychoonkologie, psychosoziale Krebsberatung).

8 Therapie der Vorstufen des Endometriumkarzinoms

Hyperplasien des Endometriums ohne Atypien können konservativ behandelt werden.

Hyperplasien des Endometriums mit Atypien haben ein hohes Entartungsrisiko. Ein konservativer Behandlungsversuch sollte nur bei Kinderwunsch und hoher Compliance der Patientin erwogen werden.

9 Konservative Therapie des frühen Endometriumkarzinoms

Für Frauen mit gut differenziertem, progesteronrezeptorpositivem endometrioidem Endometriumkarzinom des klinischen Stadiums 1a und dringendem Kinderwunsch kann eine konservative Therapie erwogen werden.

10 Operative Therapie

Die operative Behandlung des Endometriumkarzinoms sollte die Entnahme einer Zytologie aus der Bauchhöhle, die Hysterektomie, die beidseitige Adnexexstirpation sowie die pelvine und paraaortale Lymphonodektomie bis zum Nierenstiel umfassen.

Beim Vorliegen eines serösen oder klarzelligen Karzinoms sollte zusätzlich die Entnahme von multiplen peritonealen Biopsien sowie eine Omentektomie erfolgen.

In den Stadien pT1a, pT1b und Vorliegen von G1 oder G2 ist die Lymphonodektomie fakultativ.

Im Stadium pT2b sollten die Parametrien mitreseziert werden.

In fortgeschrittenen Stadien sollte eine möglichst komplette Resektion des Tumors erfolgen, um die Effizienz der adjuvanten systemischen und strahlentherapeutischen Maßnahmen zu verbessern.

11 Strahlentherapie

Eine primäre Strahlentherapie des Endometriumkarzinoms ist indiziert, wenn durch eine Komorbidität keine Operabilität gegeben ist.

Bei Patientinnen mit hohem Lokalrezidivrisiko sollte eine adjuvante Strahlentherapie durchgeführt werden, um das lokoregionäre Rezidivrisiko zu senken.

Die adjuvante Strahlentherapie hat keinen Effekt im Stadium I und II auf das Gesamtüberleben.

Für fortgeschrittenere Stadien gibt es diesbezüglich keine ausreichenden Daten.

12 Systemische adjuvante Therapie

12.1 Systemische adjuvante Therapie

Eine adjuvante endokrine Therapie mit Gestagenen hat keinen therapeutischen Effekt.

Bei optimal operiertem Endometriumkarzinom des Stadiums III und IV ist die Chemotherapie eine Alternative zur Strahlentherapie.

Bei Endometriumkarzinomen des Stadiums Ic G3, II G3 und III kann die adjuvante Chemotherapie eine Alternative zur Strahlentherapie darstellen.

12.2 Systemische palliative Therapie

Sind bei einem Rezidiv oder bei Metastasen eine Operation und/oder eine Strahlentherapie nicht mehr möglich, wird bei progesteronrezeptorpositiven Karzinomen und asymptomatischen Metastasen die Therapie mit Gestagenen empfohlen.

Bei Progress unter endokriner Therapie, bei rezeptornegativen Tumoren und bei symptomatischen und lebensbedrohlichen Tumormanifestationen kann eine palliative Chemotherapie sinnvoll sein. Angesichts der fehlenden oder nur marginalen Effekte auf das Gesamtüberleben ist die Indikation für systemische Kombinations-Chemotherapien streng zu stellen.

13 Rezidiv, Metastasen

Resezierbare Rezidive eines Endometriumkarzinoms sollten operativ behandelt werden.

Bei Inoperabilität sollte eine Strahlentherapie durchgeführt werden.

Sind weder Operation noch Strahlentherapie möglich, sollte eine palliative Systemtherapie durchgeführt werden.

14 Supportivtherapie

Eine leitliniengerechte Supportivtherapie zur Prophylaxe und Minimierung therapie- oder tumorbedingter Symptome ist erforderlich.

15 Psychoonkologie

Die psychoonkologische Betreuung von Patientinnen mit Endometriumkarzinom ist ein integraler Bestandteil der onkologischen Diagnostik, Therapie, Rehabilitation und Nachsorge und stellt eine interdisziplinäre Aufgabe dar.

Die Patientin sollte frühzeitig über die Möglichkeit der stationären und ambulanten psychoonkologischen Hilfestellung informiert werden und bei Bedarf eine qualifizierte psychoonkologische Betreuung erhalten.

Die Lebensqualität der Patientin ist während der Therapie, Rehabilitation und der Nachsorge regelmäßig zu beurteilen, auch um einen möglichen psychoonkologischen Handlungsbedarf zu beurteilen.

16 Rehabilitation

Alle Patientinnen sind über die gesetzlichen Möglichkeiten zu Anschlussheilbehandlung, Regelheilbehandlung und ambulanten Reha-Angeboten durch den jeweils behandelnden Arzt eingehend zu informieren und zu beraten.

17 Nachsorge

In der Nachsorge sind zu beachten: genitale Atrophieerscheinungen (Dyspareunie), Lymphödem der unteren Extremitäten, radiogene Reaktionen von Ureter, Harnblase und Darm sowie Hormonausfallserscheinungen.

Da beim frühzeitigen Erkennen eines Lokalrezidivs ein kurativer Ansatz besteht, sollte in den ersten zwei bis drei Jahren nach Primärtherapie ein dreimonatiges Nachsorgeintervall mit Spekulumeinstellung, vaginaler und rektaler Untersuchung, ggf. Ultraschall erfolgen.

Eine weiterführende bildgebende Diagnostik ist nur bei symptomatischen Patientinnen erforderlich.

Im Gespräch in der Nachsorge sollten nachfolgende Punkte angesprochen werden:
- vorübergehende und langfristige Auswirkungen von Erkrankung und Therapie,
- Hilfsangebote (Selbsthilfegruppen, psychosoziale Krebsberatungsstellen),
- psychoonkologische/psychotherapeutische Behandlungsmöglichkeiten,
- Sexualität und Partnerschaft,
- Lebensqualität.

Erstfassung	1999
Überarbeitung	2006, 2008. Gültigkeit im Jahr 2010 bestätigt.
Beteiligte Fachgesellschaften, Arbeitsgemeinschaften und Organisationen	Deutsche Krebsgesellschaft · Arbeitsgemeinschaft Gynäkologische Onkologie · Arbeitsgemeinschaft für Psychoonkologie · Arbeitsgemeinschaft Radiologische Onkologie · Arbeitsgemeinschaft Rehabilitation, Nachsorge und Sozialmedizin · Arbeitsgemeinschaft Supportivmaßnahmen Deutsche Gesellschaft für Gynäkologie und Geburtshilfe · Arbeitsgemeinschaft Gynäkologische Onkologie Berufsverband der Frauenärzte Deutsche Gesellschaft für Pathologie
Autoren der letzten Überarbeitung	Prof. Dr. med. G. Emons, Göttingen (Koordinator) **Redaktionskollegium:** Prof. Dr. med. M. W. Beckmann, Erlangen Dr. med. C. Böing, Sterkrade Prof. Dr. med. Dr. phil. A. Ebert, Berlin PD Dr. med. G. Hänsgen, Halle Prof. Dr. med. F. Harms, Basel (Schweiz) Prof. Dr. med. L.-C. Horn, Leipzig Prof. Dr. med. H. Kölbl, Mainz Dr. med. M. Steiner, Ihringen Prof. Dr. med. U. Ulrich, Berlin **Kommission Uterus:** PD Dr. med. S. Ackermann, Darmstadt Prof. Dr. med. P. Hillemanns, Hannover Prof. Dr. rer. nat. Dr. med. M. Höckel, Leipzig Prof. Dr. med. R. Kimmig, Essen Prof. Dr. med. W. Kleine, Freiburg PD Dr. med. C. Köhler, Berlin Prof. Dr. med. B. Lampe, Leverkusen Prof. Dr. med. W. Lichtenegger, Berlin Prof. Dr. med. T. Loening, Hamburg Prof. Dr. med. P. Mallmann, Köln PD Dr. med. H. F. Pilch, Meppen Dr. med. C. Rudlowski, Bonn Prof. Dr. med. I. Runnebaum, Jena Prof. Dr. med. D. Schmidt, Mannheim Prof. Dr. med. A. Schneider, Berlin Prof. Dr. med. H. G. Schnürch, Neuss Prof. Dr. med. H. Sommer, München Dr. med. H.-G. Strauß, Halle Prof. Dr. med. V. Strnad, Erlangen Dr. med. N. Weidner, Tübingen
Anmerkungen	S2k-Leitlinie Langfassung, Methoden- und Leitlinienreport siehe Homepages der DGGG und der AWMF Als Buch ist die Langfassung erschienen bei W Zuckschwerdt-Verlag, München.

DGGG Leitlinienregister 2010	1	Allgemeine Gynäkologie und gynäkologische Onkologie
	1.2	Gynäkologische Onkologie
	1.2.8	Gestationelle und nichtgestationelle Trophoblasterkrankungen (Kurzfassung)
AWMF Leitlinienregister	032/049 (S1)	

Deutsche Krebsgesellschaft (DKG), Deutsche Gesellschaft für Gynäkologie und Geburtshilfe (DGGG), Arbeitsgemeinschaft Gynäkologische Onkologie (AGO)

Gestationelle und nichtgestationelle Trophoblasterkrankungen

Kurzfassung

Inhaltsverzeichnis

Die „Empfehlungen zu Diagnostik und Therapie für gestationelle und nicht-gestationelle Trophoblasterkrankungen" wurden im Januar 2006 als interdisziplinäre Leitlinien der Arbeitsgemeinschaft für gynäkologische Onkologie (AGO e.V.) in der Deutschen Gesellschaft für Gynäkologie und Geburtshilfe (DGGG) und der Deutschen Krebsgesellschaft (DKG) erarbeitet. Im Folgenden werden die Inhalte der Leitlinien zusammengefasst wiedergeben.

1 Gestationsbedingte Trophoblasterkrankungen (GTD)

Schwangerschaftsassoziierte Trophoblasterkrankungen mit trophoblastärer Differenzierung sind insgesamt selten. Für die entwickelten Industriestaaten wird für das gestationelle Chorionkarzinom (CCA) eine Frequenz von 1:20.000 – 40.000 Schwangerschaften angenommen, bei steigender Inzidenz nach dem 40. Lebensjahr. In Abhängigkeit von ihrer Morphologie und ihrem klinischen Erscheinungsbild werden in Anlehnung an die WHO-Klassifikation folgende Läsionen unterschieden:

Villöse Trophoblasterkrankungen

- Partialmole,
- Blasenmole (komplette Mole),
- invasive Mole (destruierende Mole).

Nicht-villöse Trophoblasterkrankungen

- Chorionkarzinom,
- Plazentabett-Tumor (placental site trophoblastic tumor; PSTT),
- epitheloider Trophoblasttumor (epitheloid trophoblastic tumor; ETT),
- Plazentabett-Knötchen (placental site nodule; PSN),
- hyperplastische Implantationsstelle des Plazentabettes (exaggerated placental site).

Der Überbegriff der „gestationsbedingten Trophoblasterkrankung" beinhaltet den Plazentabett-Knoten, die hyperplastische Implantationsstelle, die Blasenmole und die gestationsbedingten trophoblastären Neoplasien (GTN). Die Partialmole wird von der FIGO nicht explizit bei den Trophoblasterkrankungen erwähnt, sollte jedoch aufgrund ihres androgenetischen Ursprunges (s.u.) und der Möglichkeit der Entstehung einer persistierenden Trophoblasterkrankung den GTD zugeordnet werden.

Als Patientinnen mit GTN werden diejenigen definiert, die aufgrund persistierender/ansteigender HCG-Werte nach Molenausräumung und/oder des Nachweises von Metastasen eine Chemotherapie bzw. eine chirurgischen Intervention benötigen.

1.1 Staging

Das Staging gestationeller Trophoblasterkrankungen erfolgt nach dem neuen FIGO-Staging- und Risiko-System (Tabelle 1).

Im Falle der Hysterektomie erfolgt die TNM-/pTNM-Klassifikation (Tabelle 2). Diese gilt entsprechend den Festlegungen der UICC für die Blasenmole, die invasive Mole, das Chorionkarzinom, den PSTT und den ETT, nicht jedoch für die Partialmole, den placental site nodule und die exaggerated placental site. Eine N-Kategorie (Lymphknoten) ist nicht vorgesehen.

Bei der HCG-Bestimmung im Rahmen von Diagnostik und Therapie ist darauf zu achten, dass ein Assay benutzt wird, der auch mit den irregulären Formen von HCG in einem hohen Maße kreuzreagiert, da teilweise neben intaktem HCG auch nicked HCG, HCG ohne das C-terminale Ende der β-Untereinheit, hyperglykosiliertes HCG oder die freie β-Einheit von HCG von den Trophoblastzellen einer GTD gebildet werden können.

1.2 Villöse Trophoblasterkrankungen

Die Partial- und Blasenmole repräsentieren abnorme Schwangerschaftsprodukte mit besonderen chromosomalen Charakteristika in Folge einer Befruchtungsstörung. Sie leiten sich vom villösen Trophoblasten ab. Konstantes Merkmal ist der Nachweis differenzierungsgestörter Chorionzotten.

1.2.1 Partialmole

Der synonym benutzte Begriff der „partiellen Mole" sollte nicht mehr verwandt werden. Zytogenetisch handelt es sich in über 90% der Fälle um eine Triploidie. Zwei Drittel des Genoms stammen vom Vater und nur ein Drittel von der Mutter (sog. androgenetischer Ursprung).

Sonographisch findet sich zumeist eine vergrößerte Plazenta mit teils blasigen Strukturen. Die β-HCG-Werte sind nur teilweise erhöht. Ein Embryo bzw. Fetus ist regelmäßig entwickelt und weist unterschiedlich schwerwiegende Fehlbildungen auf.

Nach Kürettage wird aufgrund des Risikos der Entwicklung einer persistierenden GTD (0,5-2%) eine sequentielle β-HCG-Kontrolle alle 2–3 Wochen für 3–6 Monate empfohlen. Bei persistierenden HCG-Werten kann eine Re-Kürettage unter sonographischer Kontrolle hilfreich sein.

1.2.2 Blasenmole (syn. komplette Mole)

Zytogenetisch lässt sich bei der Blasenmole in der Mehrzahl der Fälle ein 46,XX-Chromosomensatz nachweisen. Eine „leere" Eizelle – mit nicht effektivem Genom – wird durch ein haploides Spermium befruchtet (androgenetischer Ursprung).

Sonographisch zeigt sich ein vergrößerter Uterus mit zystischen Strukturen ohne eine Fetalanlage. Die HCG-Werte im Serum bzw. Urin sind generell erhöht, was eine Hyperemesis, eine Hyperthyreose oder Symptome einer Präeklampsie hervorrufen kann. In ca. 30% treten Thekaluteinzysten im Ovar auf. Eine lobuläre Hyperplasie des Drüsenkörpers der Mamma ist selten.

Therapeutisch besteht das Ziel in der vollständigen Ausräumung des Cavum uteri durch eine Saugkürettage. Ob ein Prostaglandin-Priming die Prognose in Bezug auf das Risiko der Entwicklung einer GTN ungünstig beeinflusst, ist derzeit in der Diskussion. Die Abrasio sollte immer unter sonographischer Kontrolle durchgeführt werden. Aufgrund des aufgelockerten Uterus besteht erhöhte Perforations- und Blutungsgefahr. Im Falle stärkerer Blutungen können Uterotonika eingesetzt werden. Die Hysterektomie stellt bei lebensbedrohlichen Blutungen im fertilen Alter die Ultima ratio dar.

Nach erfolgter Abrasio sollte alle zwei bis drei Wochen eine HCG-Kontrolle erfolgen. Beim Erreichen negativer HCG-Werte erfolgen die Kontrollen einmal monatlich für ein Jahr. Im Fall persistierender HCG-Werte bis 1500 IU/l kann eine Re-Kürettage noch in utero verbliebenes Trophoblastgewebe entfernen.

Eine prophylaktische Chemotherapie bei Patientinnen, die nach Molenausräumung abfallende bzw. negative HCG-Werte aufweisen, ist nicht indiziert. Für die Diagnose einer gestationsbedingten trophoblastären Neoplasie (GTN) nach der FIGO-Definition gelten nach Ausräumung einer Blasenmole folgende Kriterien:

- Vier oder mehr HCG-Werte mit einer Plateaubildung über mindestens drei Wochen (Tag 1, 7,14 und 21),
- ein Anstieg der HCG-Werte um 10% oder mehr bei drei oder mehr Kontrollen über mindestens zwei Wochen (Tag 1, 7, 14),
- der histologische Nachweis eines Chorionkarzinoms,
- persistierende HCG-Werte über sechs Monate nach Molenausräumung.

Sind diese diagnostischen Kriterien einer GTN erfüllt, sollte immer eine Metastasierung mit nachstehenden Methoden ausgeschlossen werden:

- Nachweis von metastasenverdächtigen Strukturen in der Lunge mit geeigneten bildgebenden Verfahren,

- für den Nachweis intraabdominaler Metastasen sollte dem CT gegenüber der Sonographie der Vorrang gegeben werden,
- für die Diagnostik von Hirnmetastasen sollte die MRT gegenüber dem CT favorisiert werden.

Bei einer Persistenz bzw. einem Ansteigen der HCG-Werte ist eine Chemotherapie notwendig. Mittel der Wahl für Low-risk-Fälle (= FIGO-Score < 7) ist Methotrexat. Bei der Entwicklung einer Methotrexat-Resistenz (Anstieg oder Plateaubildung der HCG-Werte) sollte, wenn die HCG-Werte < 100 IU/l liegen, eine Actinomycin-D-Therapie erfolgen. Liegen die HCG-Werte über 100 IU/l, ist eine EMA-CO-Therapie indiziert. Beim Versagen von EMA-CO sollten platinhaltige Schemata (EP-EMA bzw. BEP; siehe Chorionkarzinom) Anwendung finden. Beim Auftreten einer Chemotherapie-Resistenz sollte zur Tumorsuche auch die PET bzw. die PET-CT Anwendung finden.

Bei High-risk-Fällen, dem Übergang in ein Chorionkarzinom und/oder beim Nachweis einer Metastasierung erfolgt die Chemotherapie entsprechend des FIGO-Risiko-Scores (Tabelle 1). Während der Chemotherapie ist vor jedem Zyklus die HCG-Kontrolle indiziert. Die Therapie muss in jedem Fall bis zum negativen Ausfall der HCG-Bestimmung fortgeführt werden. Eine inkomplette Chemotherapie beinhaltet das Risiko der Entstehung einer Therapieresistenz. Nach Erreichen negativer HCG-Werte schließen sich zwei zusätzliche Zyklen zur Konsolidierung an.

Prinzipiell sollte bei der Blasenmole und allen GTN eine orale Kontrazeption für das Minimum von einem Jahr erfolgen. Ein IUD ist aufgrund einer erhöhten Perforationsgefahr kontraindiziert. Das Wiederholungsrisiko einer GTD ist mit 0,7% in Europa gering; in Asien mit 4,3% etwas höher.

1.2.3 Invasive Mole

Die invasive Mole ist definiert durch den Nachweis von Molenzotten im Myometrium, seltener nach vaskulärer Verschleppung in extrauteriner Lokalisation wie Vagina und Lunge. Histomorphologisch lässt sich eine invasive Mole im Allgemeinen nur am Hysterektomiepräparat diagnostizieren.

Klinisch manifestiert sich die invasive Mole in der Regel durch persistierende oder ansteigende β-HCG-Werte. Sie lässt sich vaginalsonographisch durch den Nachweis von echodichten Bezirken im Myometrium vermuten. Zusätzlich können ovarielle Thekalutein-Zysten auftreten. Eine Metastasierung in die Lunge, die Leber bzw. in das weibliche Genitale muss ausgeschlossen werden.

Bei abgeschlossener Familienplanung ist die Hysterektomie ohne Adnexektomie Therapie der Wahl, sonst eine Chemotherapie. Die HCG-Kontrolle bzw. der Einsatz einer Chemotherapie erfolgt entsprechend des Vorgehens bei der Blasenmole (siehe dort).

1.3 Nichtvillöse Trophoblasterkrankungen

Zu den nichtvillösen Trophoblasterkrankungen gehören der Plazentabett-Knoten, die hyperplastische Implantationsstelle, das Chorionkarzinom, der Plazentabett-Tumor (placental site trophoblastic tumor) und der epitheloide Trophoblasttumor.

1.3.1 Placental site nodule (PSN)

Das Plazentabett-Knötchen als noduläre Form bzw. der placental site plaque bei plaqueartiger Morphologie sind tumorähnliche Läsionen des intermediären Trophoblasten und stellen i. a. einen Zufallsbefund im Abradat oder Hysterektomiepräparat bei Frauen im reproduktiven Alter dar. Der PSN ist Folge retinierten Trophoblastepithels im Bereich der Implantationsstelle. Histologisch handelt es sich um eine Läsion mit polymorphen Zellen des intermediären Trophoblasten.

In ca. 50% der Fälle ist der PSN mit dysfunktionellen Blutungen assoziiert. Er kann im Zusammenhang mit Aborten, Abruptiones, Term-Schwangerschaften oder Extrauteringraviditäten auftreten, wobei der Abstand zum vorangegangenen Schwangerschaftsereignis sehr variabel ist (teils über sieben Jahre). Jedoch sind auch Fälle bei post-menopausalen Patientinnen berichtet worden.

Therapie der Wahl ist die Abrasio, bei der in der Regel die Läsion vollständig entfernt wird. PSNs sind generell benigne. Eine klinische Nachkontrolle mit β-HCG-Bestimmung ist nicht indiziert.

1.3.2 Exaggerated Placental Site (EPS)

Die hyperplastische Implantationsstelle wurde in der älteren Literatur als synzytiale Endometritis bezeichnet und stellt eine Hyperproliferation des intermediären Trophoblasten im Bereich der plazentaren Implantationsstelle dar. Sie ist in der Regel ein Zufallsbefund und findet sich bei Aborten, Abruptiones oder Extrauteringraviditäten. Die Kombination mit einer Blasenmole ist häufig.

Eine spezielle Nachkontrolle ist, bis auf diejenigen Fälle, die mit einer Blasenmole assoziiert sind, nicht notwendig. Persistierend erhöhte HCG-Werte müssen abgeklärt werden und sind in den meisten Fällen verursacht durch zurückbleibende Trophoblastzellen, die durch eine Re-Abrasio im Allgemeinen entfernt werden können.

1.3.3 Chorionkarzinom

Das Chorionkarzinom (CCA), früher als Chorionepitheliom bezeichnet, führt unbehandelt in mehr als 90% innerhalb eines Jahres zum Tode. Symptome sind dysfunktionelle vaginale Blutungen. Die Diagnose erfolgt am Abradat. Histologisch kennzeichnend ist ein biphasisches Wachstum mit einem Nebeneinander von Zyto- und Synzytiotrophoblast. Letzterer reagiert immunhistochemisch stark positiv mit Antikörpern gegen β-HCG und ist für die HCG-Produktion verantwortlich. Es findet sich eine ausgedehnte Angioinvasion. Der Proliferationsindex beträgt zwischen 60 und 80%.

Die β-HCG-Werte liegen meist über 100.000 IU/l. Durch die erhöhten HCG-Werte kann es zu den bei der Blasenmole genannten, unspezifischen Symptomen kommen. In über 50% geht dem CCA eine Blasenmole voraus. In 2,5% der Fälle, insbesondere nach vorangegangener unauffälliger Schwangerschaft oder einem Abort, wird die Diagnose nicht klinisch gestellt, sondern die Entfernung einer Metastase führt zur Diagnose.

Wird unter dem klinischen Verdacht eines CCA eine Abrasio durchgeführt, sollte dies unter sonographischer Kontrolle geschehen. Auch hier besteht eine starke Blutungsneigung und Perforationsgefahr. Von einer primären Hysterektomie ist abzuraten, da aufgrund der intraoperativen Manipulation am Uterus Tumorzellen während der Operation über den Blutweg disseminiert werden, was zu einer extrem schnell entstehenden pulmonalen Metastasierung führt. Die Indikation zur Hysterektomie ohne/mit Adnexe wird in der Regel bei schweren, lebensbedrohlichen Hämorrhagien gestellt.

Die Wahl des Chemotherapieschemas richtet sich nach dem FIGO-Staging- und -Risiko-System (siehe oben), von deren schellstmöglichem Beginn die Prognose entscheidend beeinflusst wird. In der Low-risk-Situation (FIGO-Score < 7) ist Methotrexat die Therapie der Wahl. Im Falle einer Resistenzentwicklung wird Actinomycin D gegeben, wenn die HCG-Werte unter 100 IU/l liegen. Liegen die HCG-Werte über 100 IU/l, ist das EMA-CO-Schema Therapie der Wahl. Platinhaltige Schemata, wie EMA-EP oder BEP, sollten Anwendung finden, wenn Actinomcyin D als Second-line-Therapie versagt hat oder sich in High-risk-Fällen das EMA-CO-Schema in der First-line-Therapie als unwirksam erwiesen hat. Beim BEP-Schema muss beachtet werden, dass Bleomycin eine hohe pulmonale Toxizität aufweist.

Beim Auftreten einer Chemotherapieresistenz kann im Rahmen der technischen Verfügbarkeit die PET bzw. die PET-CT zur Metastasensuche eingesetzt werden. Bei persistierendem Tumor im Uterus oder singulären (pulmonalen) Metastasen sollte zur Tumorreduktion die Möglichkeit eines chirurgischen Vorgehens in jedem Falle geprüft werden.

Eine Beendigung der Chemotherapie erfolgt erst bei negativem HCG-Nachweis. Zudem sollten drei konsolidierende Chemotherapiezyklen erfolgen. Hiernach sollte eine HCG-Kontrolle alle zwei bis drei Wochen erfolgen. Bleiben die HCG-Werte negativ, erfolgt die Kontrolle im ersten Jahr monatlich, ab dem zweiten Jahr aller vier Monate. Hinzu kommt im ersten Jahr nach der Chemotherapie noch die Suche nach pulmonalen Metastasen. Bezüglich einer Kontrazeption bzw. Fertilität nach Abschluss der Therapie siehe Abschnitt Blasenmole.

1.3.4 Plazentabett-Tumor

Der Plazentabett-Tumor wird in der Regel als Placental Site Trophoblastic Tumor (PSTT) bezeichnet. Histologisch stellt der PSTT eine Proliferation des intermediären Trophoblasten mit dem Nachweis einzelner Riesenzellen dar. Die Trophoblastzellen weisen ein disseziierendes, nicht destruktives Wachstum in das Myometrium auf.

Die meisten Fälle treten nach Aborten oder unauffälligen Schwangerschaften auf. Fünf bis acht Prozent der Patientinnen haben eine Blasenmole in der Anamnese, was in deutlichem Gegensatz zum CCA steht, dem in mehr als 50% eine Blasenmole vorausgeht (s.o.). Das Intervall zur vorangegangenen Gravidität wird mit einem Mittel von rund drei Jahren angegeben, kann aber bis zu 18 Jahren betragen.

Der PSTT weist ein mittleres Erkrankungsalter von 30 Jahren auf (zwischen 19 und 62 Jahren). Symptome sind azyklische Blutungen oder eine Amenorrhoe. Circa 25% der Patientinnen weisen einen vergrößerten Uterus auf, 75 bis 80% erhöhte β-HCG-Werte zwischen 1.000 und 2.000 IU/ml. Sonographisch findet sich in der Regel eine Tumorbildung in utero.

Zumeist sind PSTTs benigne, 10-15% jedoch klinisch maligne mit einer Mortalitätsrate von bis zu 20%. Die Einschätzung der Dignität ist klinisch und histomorphologisch in Abwesenheit einer bereits bestehenden Metastasierung in der Regel nicht möglich.

Nach Diagnosestellung im Abradat ist das wichtigste therapeutische Ziel, den Tumor mittels einfacher Hysterektomie ohne/mit Adnexen vollständig zu entfernen. Nach Hysterektomie kann ein nephrotisches Syndrom auftreten. Bei schwieriger Differentialdiagnose zwischen PSTT und hyperplastischer Implantationsstelle am Abradat sollte bei noch nicht abgeschlossener Familienplanung vor Hysterektomie die Einholung einer Zweitmeinung erfolgen.

Das Ansprechen auf Chemotherapie und Strahlentherapie ist beschränkt. Bisher hat sich das EMA-CO-, bei Therapieresistenz das EP/EMA-Schema als erfolgversprechend erwiesen. Das BEP-Schema gilt als Ultima ratio.

Im Follow-up sollte das HCG kontrolliert werden. Bezüglich des Wertes des humanen Plazentalaktogens (hPL) als Tumormarker, das vom intermediären Trophoblasten produziert wird, liegen widersprüchliche Erfahrungen vor.

1.3.5 Epitheloider Trophoblasttumor (ETT)

Der ETT ist eine erst kürzlich beschriebene Entität, ausgehend vom intermediären Trophoblasten mit bis dato rund 50 publizierten Fällen.

Die Patientinnen befinden sich im Allgemeinen im Reproduktionsalter. Bei den Patientinnen gehen in 67% unauffällige Geburten voraus mit einem Intervall bis zur Entwicklung eines ETT von einem bis 18 Jahren. Häufige Symptome sind dysfunktionelle Blutung mit Tumornachweis im vergrößerten Uterus. Das Serum-β-HCG ist nahezu immer gering erhöht (ca 2.500 IU/ml).

Die Dignität der ETTs ist unklar. Circa 25% der bisher dokumentierten Fälle zeigten einen malignen Verlauf mit einer Mortalität von 10%. Therapie der Wahl ist die Hysterektomie, beim Auftreten von Metastasen die Polychemotherapie in Analogie zum PSTT. Das Serum-HCG kann als Tumormarker genutzt werden.

2 Nichtgestationelle Trophoblasterkrankungen (NGTD)

Bei den nichtgestationsbedingten gynäkologischen Tumoren mit trophoblastärer Differenzierung kann es sich um Chorionkarzinome des Ovars als eine seltene Variante reiner oder mischdifferenzierter Keimzelltumoren handeln.

In Adenokarzinomen und malignen Müllerschen Mischtumoren (MMMT) des Endometriums sind seltene Fälle mit einer trophoblastären Differenzierung in Form eines Chorionkarzinoms oder eines PSTTs beschrieben worden. Primär trophoblastär differenzierte Tumoren anderer Lokalisation sind extrem selten.

Das klinische Management sollte in Analogie zu dem bei den GTD erfolgen.

3 Tabellen

Tab. 1: FIGO-Risiko-Score.

FIGO-Score	Punktwert			
	0	1	2	4
Alter (in Jahren)	< 39	> 39		
Vorangegangene Schwangerschaft als	Blasen-mole	Abort	Term-Gravidität	
Intervall zwischen vorangegangener Schwangerschaft und Beginn der Chemotherapie (Monate)	< 4	4 – 6	7 – 12	> 12
HCG-Wert (IU/l) vor Therapiebeginn	< 103	103 – 104	104 – 105	> 105
Größter Tumordurch-messer (einschließlich der intrauterinen Lokalisation (in cm)	3 – 4 cm	5 cm		
Metastasen-Lokalisation		Milz, Nieren	Gastroin-testinal-trakt	Hirn, Leber
Zahl der Metastasen	0	1 – 4	4 – 8	> 8
Vorangegangene Chemotherapie			Mono-therapie	≥ 2 Medi-kamente

Ermittlung des Score-Wertes durch Addition der einzelnen Punktwerte

Einstufung: 0 – 6 Punkte: low risk group

≥ 7 Punkte: high risk group

Tab. 2: TNM-Klassifikation.

TNM-Kategorie	FIGO-Stadium	
TX		Primärtumor kann nicht beurteilt werden
T0		kein Anhalt für einen Primärtumor
T1	I	Tumor auf den Uterus beschränkt
T2	II	Tumor breitet sich auf andere Genitalstrukturen aus: Vagina, Ovarien, Lig. latum, Tube (Metastasen oder direkte Ausdehnung)
M1a	III	Lungenmetastasen, mit oder ohne Nachweis einer genitalen Lokalisation
M1b	IV	alle anderen Fernmetastasen (z.B. Hirn) mit oder ohne Lungen-metastasen

Gültig für die Blasenmole, die invasive Mole, das Chorionkarzinom, den PSTT und den ETT, nicht jedoch für die Partialmole, den placental site nodule und die exaggerated placental site. N-Kategorie nicht vorgesehen.

Erstfassung	2006
Überarbeitung	Gültigkeit im Jahr 2010 bestätigt
Beteiligte Fachgesellschaften, Arbeitsgemeinschaften und Organisationen	Deutsche Krebsgesellschaft · Arbeitsgemeinschaft Gynäkologische Onkologie Deutsche Gesellschaft für Gynäkologie und Geburtshilfe · Arbeitsgemeinschaft Gynäkologische Onkologie · Board für Pränatal- und Geburtsmedizin
Autoren	Prof. Dr. med. L.-C. Horn, Leipzig (Federführung) Prof. Dr. med. M. W. Beckmann, Erlangen (Federführung) PD Dr. med. S. Ackermann, Darmstadt Prof. Dr. phil. Dr. med. A. Ebert, Berlin Dr. med. J. Einenkel, Leipzig Prof. Dr. med. J. Emons, Göttingen Prof. Dr. med. A. Schneider, Berlin Prof. Dr. med. K. T. M. Schneider, München Dr. med. H.-G. Strauss, Halle
Anmerkungen	S1-Leitlinie Langfassung, Methoden- und Leitlinienreport siehe Homepages der DGGG und der AWMF Kurzfassung publiziert in: FRAUENARZT 2008 (47), S. 356-360 Als Buch ist die Langfassung erschienen bei W Zuckschwerdt-Verlag, München.

DGGG Leitlinienregister 2010	1	Allgemeine Gynäkologie und gynäkologische Onkologie
	1.3	Urogynäkologie
	1.3.1	Belastungsinkontinenz der Frau
AWMF Leitlinienregister	015/005 (S1)	

Deutsche Gesellschaft für Gynäkologie und Geburtshilfe (DGGG), Arbeitsgemeinschaft Urogynäkologie und Plastische Beckenbodenrekonstruktion (AGUB), Deutsche Gesellschaft für Urologie (DGU), Arbeitsgemeinschaft Urogynäkologie und rekonstruktive Beckenbodenchirurgie (AUB, Österreich), Österreichische Gesellschaft für Urologie, Arbeitsgemeinschaft Urogynäkologie (AUG, Schweiz)

Belastungsinkontinenz der Frau

Inhaltsverzeichnis

1 Definition

Die Belastungsinkontinenz ist gekennzeichnet durch das Symptom „Harnverlust während körperlicher Anstrengung, ohne Harndrang zu verspüren“ und durch den klinischen Befund „Harnverlust aus der Harnröhre synchron zu physischer Anstrengung“. Durch die urodynamische Untersuchung wird sichergestellt, dass Belastungsinkontinenz Harnverlust in Abwesenheit jeglicher Detrusorkontraktionen bedeutet. Führen die Hustenstöße während der Füllungszystometrie zum synchronen Harnverlust (positiver Hustentest während der Füllungszystometrie), spricht man von der urodynamischen Belastungsinkontinenz.

Somit ist die Belastungsinkontinenz durch einen inkompetenten (= insuffizienten) Verschlussmechanismus der Harnröhre bedingt.

Als Komponenten des Harnröhrenverschlusses gelten

- der Harnröhrentonus (gemessen als Harnröhrenverschlussdruck in Ruhe),
- die Drucktransmission auf Blasenhals und proximale Harnröhre bei Belastung (= passive Drucktransmission, gemessen als Druckerhöhung im Stressprofil),
- die Kontraktion der quergestreiften Sphinkter- und Beckenbodenmuskulatur (= aktive Drucktransmission, gemessen als Druckerhöhung im Stressprofil).

Die Diagnose „Belastungsinkontinenz“ stützt sich somit auf den positiven Nachweis von Harnverlust bei körperlicher Anstrengung (positiver Hustentest) sowie auf den urodynamischen Ausschluss von Harnverlust durch unwillkürliche Detrusorkontraktionen durch die Füllungszystometrie.

2 Diagnostik

2.1 Anamnese

Die Qualifizierung (Erfassung) der Symptome erfolgt durch die anamnestische Erhebung von

- Art und Dauer der Harninkontinenz,
- bisherigen Therapien,
- Geburten,
- früheren chirurgischen Eingriffen (insbesondere im kleinen Becken),
- sozialem Umfeld, beruflicher Tätigkeit,
- Mobilität,
- mentalem Zustand,

- Erfassung der Komorbidität (z.B. chronische Bronchitis, Nikotinabusus, Asthma),
- Medikamentenanamnese besonders im Hinblick auf inkontinenzfördernde Mittel,
- Sexualanamnese,
- Stuhlanamnese besonders im Hinblick auf Obstipation und/oder Stuhlinkontinenz.

Die Quantifizierung der Symptome erfolgt durch ein Miktionstagebuch (Miktionsprotokoll): Erfassen von Miktionshäufigkeit, entleerten Harnvolumen, Häufigkeit der Inkontinenzepisoden, Schweregrad des Harnverlustes, Zahl der erforderlichen Vorlagen und der Trinkmenge.

Die Bewertung des Leidensdruckes erfolgt durch

- subjektive Klassifizierung durch Befragung der Betroffenen,
- standardisierten Fragebogen (KHQ, ICIQ-SF, VAS Skala 0–10),
- Behandlungswunsch.

2.2 Klinische Untersuchung

- Palpation des Abdomens: Feststellung des Spannungszustandes des Abdomens, Ausschluss eines Tumors im kleinen Becken oder einer vollen Blase,
- Inspektion des äußeren Genitale: Fisteln, Fehlbildungen, Entzündungen, Tumoren,
- Spekulumeinstellung: Prolaps, Vaginalhautbeschaffenheit (Östrogenisierungsgrad), Veränderung des Prolaps beim Husten oder Pressen,
- Hustentest: Die Patientin wird aufgefordert, mit gefüllter Blase (Volumen über 200 ml) wiederholt im Liegen und im Stehen zu husten. Ein beobachteter hustensynchroner Harnaustritt aus der Harnröhre gilt als klinischer Nachweis einer Belastungsinkontinenz.
- neuro-urologischer Status:
- Sensibilität der Segmente S2 bis S4 (Reithosengebiet),
- Analsphinktertonus, Kontraktion, Reflexe,
- Urinanalyse (Streifentest, gegebenenfalls Kultur, gegebenenfalls mikroskopische Untersuchung) (siehe auch Handlungsempfehlung „Harnwegsinfekt“ der AG Urogynäkologie und Beckenbodenrekonstruktion der DGGG),
- Restharnbestimmung (sonographisch oder Einmalkatherismus). Bei pathologischen Werten wiederholte Messungen empfohlen.

Der **Pad-Test** wird zur Routineabklärung der weiblichen Harninkontinenz nicht empfohlen. Er kann aber gegebenenfalls zur Abklärung spezifischer Fragestellungen sinnvoll sein.

2.3 Bildgebung

Die Bildgebung ist eine notwendige präoperative Untersuchung (LOE 3, Grad der Empfehlung C, ICI 2004) (86). Ob Sonographie oder Röntgendiagnostik einzusetzen ist, hängt von der Erfahrung des Untersuchers und dessen technisch-apparativer Ausstattung ab.

2.3.1 Sonographie

Empfehlungen zur Sonographie in der Urogynäkologie sind den entsprechenden Leitlinien zu entnehmen. Zum Einsatz kommen die Introitus- und/oder Perinealsonographie (siehe Handlungsempfehlung „Sonographie des unteren Harntrakts im Rahmen der urogynäkologischen Diagnostik" der AG Urogynäkologie und Beckenbodenrekonstruktion der DGGG).

2.3.2 Röntgendiagnostik

Für die Röntgenuntersuchung ergeben sich Vorteile

- in der Reproduzierbarkeit der Ergebnisse,
- in der Erfassung der Miktionsphase,
- in der Kombinationsmöglichkeit mit urodynamischer Diagnostik.

Die Beurteilung der Hypermobilität von Blase und Harnröhre ist sowohl durch die laterale Zysto-Urethrographie wie auch durch die Sonographie, meist als Perineal-Sonographie, möglich. Mit der Miktions-Zysto-Urethrographie lassen sich zusätzlich morphologische Veränderungen im Bereich der Harnröhre (z. B. Ballonierung, Harnröhrendivertikel, eine Fistelbildung, ein Quetschhahn-Phänomen unter Miktion oder auch ein Blasendivertikel) in ihrer Funktionalität einschätzen.

Die Röntgenuntersuchung als Zysto-Urethrographie bzw. Miktions-Zysto-Urethrographie ist nicht indiziert als Primärdiagnostik einer unkomplizierten Belastungsinkontinenz (LOE 3, Grad der Empfehlung C, ICI 2004).

2.4 Funktionsdiagnostik

Vor operativer Therapie sind weitere spezielle Untersuchungen notwendig:

- Zystometrie,
- Überprüfung der Blasenentleerung (Uroflowmetrie/Restharn).

Im Einzelfall nützliche Untersuchungen sind:

- Harnröhrendruckprofil/Stressprofil (Bestimmung der Druck-Transmission),
- Valsalva Leak Point Pressure,
- Uroflowmetrie,
- Video-Urodynamik.

Die Ziele der urodynamischen Untersuchung sind

- Feststellung der Blasensensitivität,
- Ausschluss einer Detrusorhyperaktivität,
- Überprüfung der Kompetenz der Harnröhre in der Füllphase,
- Bestimmung der Detrusorfunktion in der Füll-/Entleerungsphase (Kapazität/Compliance),
- Ausschluss einer infravesikalen Obstruktion (Druck/Fluss-Messung).

Die urodynamische Belastungsinkontinenz wird während der Füllungszystometrie nachgewiesen. Sie ist definiert als unwillkürlicher Urinverlust während einer abdominalen Druckerhöhung (z.B. Hustenstoß) ohne Nachweis von Detrusorkontraktionen.

Das Urethradruckprofil in Ruhe und bei Belastung (Ruhe- bzw. Stressprofil) liefert Informationen über den Pathomechanismus der urethralen Verschlussinsuffizienz und dient dem Nachweis einer Harnröhrenhypotonie und einer verminderten Drucktransmission (Harnröhren-Hyporeaktivität).

Die Blasenentleerung muss vor einer operativen Therapie überprüft werden.

Der Valsalva Leak Point Pressure ist der intravesikale Druck, bei dem ein Harnverlust beobachtet wird. Das Verfahren ist bisher nicht ausreichend validiert und ersetzt die urodynamische Untersuchung nicht.

Eine Videourodynamik mit simultaner radiologischer Darstellung der Blase und Harnröhre in der Füllungs- und Entleerungsphase kann vor allem bei zusätzlicher Deszensusproblematik und bei Rezidivinkontinenz wichtige Hinweise über die Blasen- und Harnröhrenmorphologie bringen. Die Videourodynamik ist indiziert bei Verdacht auf neurogene Blasenstörung.

2.5 Endoskopie

Bei der Belastungsinkontinenz wird eine zusätzliche Urethrozystoskopie dann empfohlen, wenn zusätzliche Drangsymptome, Entleerungsstörungen, rezidivierende Harnwegsinfekte oder eine Hämaturie bestehen, um morphologische Ursachen wie

Harnblasentumoren oder Steine, Harnröhrenstenosen oder chronische Blasenschleimhautveränderungen auszuschließen.

2.6 Empfehlungen

Vor konservativer Therapie ausreichend:

- Anamnese/Miktionsprotokoll,
- klinische Untersuchung mit gynäkologischem Befund,
- Urinuntersuchung,
- Restharnmessung,
- Hustentest.

Vor operativer Therapie empfohlen:

- Zystometrie,
- Dokumentation der Pathomorphologie (z. B. mit bildgebenden Verfahren),
- Überprüfung der Blasenentleerung (Uroflowmetrie/Restharn).

Weitere, im Einzelfall nützliche Untersuchungen sind:

- Harnröhrendruckprofil/Stressprofil (Bestimmung der Druck-Transmission),
- Valsalva Leak Point Pressure,
- Uroflowmetrie,
- Video-Urodynamik,
- Urethro-Zystoskopie,
- Ausscheidungs-Urographie.

Empfehlungen zur Diagnostik können nur als Expertenmeinung mit einem Evidenzlevel 4 gegeben werden, da es keine prospektiv-randomisierten Studien gibt, die die Notwendigkeit bestimmter diagnostischer Maßnahmen belegen (21, 37, 59, 66, 67, 76).

3 Konservative Therapie

Nach den Empfehlungen der ICI (International Consultation of Incontinence) sollte grundsätzlich vor einer operativen Behandlung der Belastungsinkontinenz ein konservativer Therapieversuch unternommen werden, wenn kein ausgeprägter Prolaps vorliegt.

3.1 Verhaltenstherapie

Es gibt keine Studien, die den Einfluss von Lebensstiländerungen wie z.B. Gewichtsabnahme oder Rauchen auf die Prävention einer Belastungsinkontinenz untersuchen.

Übergewicht ist ein unabhängiger Risikofaktor für Belastungsinkontinenz (9). Es gibt zwei prospektiv randomisierte Studien, die den Einfluss einer Gewichtsreduktion auf die Entwicklung einer Belastungsinkontinenz untersuchen (82, 83). Dabei konnte nachgewiesen werden, dass eine Gewichtsreduktion um 5 bis 10% bei moderat übergewichtigen Frauen eine 60%igeVerminderung der Inkontinenzepisoden bewirkt und damit genauso effektiv ist wie andere konservative Therapieansätze.

Fazit

Übergewicht ist ein unabhängiger Risikofaktor für die Entwicklung einer Belastungsinkontinenz. Eine Gewichtsreduktion kann zu einer Besserung der Symptome führen (LOE Ib, Empfehlungsgrad B/C)

3.2 Physiotherapie

Randomisierte Studien ausreichender Qualität liegen für ein Training der Beckenbodenmuskulatur (*pelvic floor muscle training*) vor und werden in einer aktuellen Metaanalyse der Cochrane Library analysiert (29). Für ein Training der Beckenbodenmuskulatur gelten folgende Schlussfolgerungen:

Ein Beckenbodentraining zur Therapie einer Belastungsinkontinenz ist einer Nichtbehandlung überlegen. Nach einem Beckenbodentraining berichten Frauen im Vergleich zu Frauen ohne Training häufiger über eine Heilung oder Verbesserung der Inkontinenzsymptomatik; eine Reduktion der durchschnittlichen Anzahl der täglichen Inkontinenzepisoden ist nachweisbar. Die vorliegenden Daten deuten darauf hin, dass insbesondere jüngere Frauen (zwischen 40 und 60) mit reiner Belastungsinkontinenz am meisten von einem Training profitieren. Ein kontrolliertes (überwachtes) Beckenbodentraining ist einem Training ohne Überwachung wahrscheinlich überlegen. Die Rate subjektiver Heilung/Besserung liegt in den Studien zwischen 46 und 75%. Da das Nachuntersuchungsintervall in den meisten Studien kurz ist, ist der Langzeiteffekt eines Beckenbodentrainings unklar. Relevante Nebenwirkungen sind nicht bekannt (2, 7, 43, 58).

Fazit

Vor einer operativen Therapie ist ein Beckenbodentraining im Rahmen konservativer Erstmaßnahmen zu empfehlen (LOE Ia, Empfehlungsgrad A).

3.2.1 Beckenbodentraining mit Biofeedback

Das Beckenbodentraining mit Biofeedback ist nach den vorliegenden Studien effektiv zur Behandlung einer Belastungsinkontinenz. Allerdings haben die Studien methodische Defizite, prospektiv randomisierte Studien fehlen. Nach den Empfehlungen der International Consulation of Incontinence 2005 ist eine Überlegenheit des Beckenbodentrainings mit Biofeedback im Vergleich zum Training ohne Biofeedback nicht belegt.

3.2.2 Elektrostimulationsbehandlung

Die Elektrostimulation des Beckenbodens mit nicht implantierten vaginalen oder analen Elektroden führt zu einer Reflexkontraktion des M. levator ani, der externen urethralen und analen Sphinkter, begleitet von einer Inhibition des Musculus detrusor vesicae. Die Kontraktion erfolgt passiv ohne das Zutun der Patientin. Mehrere Studien belegen, dass die Elektrostimulation zu einer Verbesserung der Wahrnehmung des Beckenbodens bei belastungsinkontinenten Frauen führt. Allerdings gibt es nach den Empfehlungen der ICI von 2005 keine Studien, die belegen, dass Elektrostimulation den Effekt eines Beckenbodenmuskeltrainings verbessert.

3.2.3 Vaginalkonen

Nach einem Cochrane-Review liegen hierzu 16 Studien mit 1246 Frauen vor, von denen 566 Vaginalkonen erhielten (19). Aufgrund der kleinen Patientenzahlen und der unterschiedlichen, teilweise mangelhaften Qualität der jeweiligen Studien kann das Ergebnis der Analyse nur eine Tendenz sein. Das Training mit Vaginalkonen ist wahrscheinlich besser als keine aktive Therapie oder Placebo.

3.2.4 Vibrationstherapie, hochenergetische Magnetfeldbehandlung

Zur Vibrationstherapie (z.B. Galileo oder Zeptor) und zur hochenergetischen Magnetfeldbehandlung (z.B. Neocontrol) liegen keine Studien vor.

Fazit

Über die Anwendung von Biofeedback, Elektrostimulation und Vaginalkonen im Rahmen der physiotherapeutischen Behandlung der Belastungsinkontinenz liegen keine ausreichenden Daten vor. Eine Empfehlung ist nicht möglich.

3.3 Medikamentöse Therapie

Duloxetin ist der einzige Wirkstoff, der zur Behandlung der Belastungsinkontinenz in Deutschland zugelassen ist. In der Schweiz ist das Medikament nicht zugelassen, in Österreich ist das Medikament zugelassen; die Kosten werden aber von der Krankenkasse nicht erstattet.

Vier Studien wurden doppelblind, randomisiert sowie placebokontrolliert durchgeführt (20, 23, 55, 62). Insgesamt erhielten 958 Patientinnen in allen Studien das Medikament Duloxetin. In der Placebogruppe waren 955 Patientinnen. Die durchschnittliche Behandlungsdauer betrug zwölf Wochen. Es erfolgte eine mediane Reduktion der Inkontinenzepisoden von 52% in der Duloxetingruppe im Vergleich zu 33% in der Placebogruppe. Auch ein signifikant höherer Anstieg der Lebensqualität von 9,2 im Vergleich zu 5,9 in der Placebogruppe konnte erzielt werden.

In der Alltagssituation weichen sowohl Erfolgsraten als auch Nebenwirkungsraten erheblich von denen unter Studienbedingungen ab. So konnte bei 222 Frauen in einer Anwendungsbeobachtung nur bei 37% eine Verbesserung erzielt werden, während Nebenwirkungen bei 71% auftraten und 66% die Therapie abbrachen (22).

Fazit

Duloxetin kann zur Behandlung der Belastungsinkontinenz eingesetzt werden (LOE Grad Ia). Gleichzeitiges BBM-Training hat einen positiv synergistischen Effekt. Erhebliche Nebenwirkungen schränken den Einsatz im klinischen Alltag allerdings ein.

3.4 Hilfsmittel

Es gibt verschiedene intravaginale Hilfsmittel, die in der Behandlung der Belastungsinkontinenz eingesetzt werden. Im deutschsprachigen Raum sind vor allem das Urethrapessar nach Arabin und spezielle Inkontinenztampons aus Schaumstoff verbreitet.

Der in 2006 publizierte Cochrane-Review zeigt methodische Defizite der vorliegenden Studien (75). Analysiert wurden sechs Studien mit insgesamt 286 Patientinnen. Es handelte sich folglich um Studien mit geringer Patientenzahl, die sich bezüglich der Endpunkte deutlich unterschieden, so dass ein Vergleich erschwert war. Betrachtet man die Behandlungsergebnisse, so konnten weder signifikante Unterschiede zwischen verschiedenen intravaginalen Hilfsmitteln noch Vorzüge eines bestimmten Hilfsmittels gezeigt werden. Ein Vergleich der Effektivität der Hilfsmittel mit anderen Formen der Therapie fehlt.

Fazit

Die begrenzte Datenlage zeigt mit eingeschränkter Evidenz, dass intravaginale Hilfsmittel in der Behandlung von Stressinkontinenz bei Frauen hilfreich sein können. Ausreichende Evidenz für eine Überlegenheit dieser Therapieform gegenüber anderen konservativen Therapieformen liegt jedoch nicht vor.

4 Operative Therapie

Es gibt zahlreiche operative Verfahren. Im Rahmen dieser Leitlinie werden nur die am häufigsten angewendeten erörtert. Bei der Wahl der Operation ist ein individualisiertes Vorgehen erforderlich, insbesondere wenn Begleitpathologien vorliegen. Zur operativen Behandlung bei Deszensus liegen eigene Leitlinien vor.

4.1 Kolposuspension

Unter dem Begriff Kolposuspension werden zahlreiche Modifikationen subsumiert. Die Kolposuspension nach Burch ist die am längsten nachuntersuchte Inkontinenzoperation mit einem Follow-up bis zu 20 Jahren.

Die Kolposuspension ist die einzige Operation, mit der ein paravaginaler Defekt gleichzeitig mit einer Belastungsinkontinenz behoben werden kann.

4.1.1 Offene Kolposuspension

Es gibt sechs prospektiv randomisierte Studien, die die Kolposuspension als Inkontinenzoperation beurteilen, und 13 Beobachtungsstudien (77). Diese wurden von der International Consultation on Incontinence (ICI) wie folgt beurteilt:

In der Gesamtpopulation der Studien wurden 1788 Patientinnen mit Kolposuspension evaluiert, davon 311 in den prospektiv randomisierten Studien. Bei 1651 Patientinnen erfolgte die Kolposuspension als Primäroperation, bei 137 als Rezidiveingriff. Die mittlere Nachbeobachtungszeit betrug 29,7 Monate (drei Monate bis 15 Jahre). Die subjektiven Erfolgsraten lagen bei 78,4% (37 bis 96%) und die objektiven bei 85,5% (76 bis 94%).

Bei 6,6% der Patientinnen kam es postoperativ zu einer De-novo-Dranginkontinenz (1,9 bis 16,6%), bei 12,5% (6 bis 37,2%) kam es vorübergehend zu Blasenentleerungsstörungen und bei 3,5% persistierten diese.

Bei 22,1% (9,5 bis 38,2%) der Patientinnen kam es nach der Kolposuspension zu einem Deszensus, der aber meistens asymptomatisch war. Nur circa 5% der Patientinnen benötigen eine zweite Operation zur Behebung des Deszensus.

Ward et al. führten eine prospektiv randomisierte Studie zum Vergleich zwischen retropubischen TVT™ und der Kolposuspension durch. Basierend auf einer Intention-to-treat-Analyse, waren 51% der Patientinnen mit Kolposuspension und 63% der Patientinnen mit TVT nach zwei Jahren objektiv kontinent (93).

Fazit

Die offene Kolposuspension ist die Inkontinenzoperation mit der höchsten Effektivität in der Langzeitbeobachtung in der Primär- und der Rezidivsituation (LOE Ia).

Blasenentleerungsstörungen, Detrusorüberaktivität und Descensus genitalis können als Folge der Kolposuspension auftreten (LOE I).

4.1.2 Laparoskopische Kolposuspension

Es gibt fünf prospektiv randomisierte Studien, die die Wertigkeit der laparoskopischen Kolposuspension im Vergleich zum offenen Vorgehen untersuchen. In einer Cochrane-Analyse wurden vier dieser Studien bewertet (56). Die subjektive Heilungsrate war in beiden Gruppen gleich (85 bis 96% nach Laparoskopie, 85 bis 100% nach offenem Vorgehen) bei einer Nachbeobachtungszeit von sechs bis 18 Monaten. Die objektiven Erfolgsraten waren in der laparoskopischen Gruppe signifikant geringer.

Allerdings sind die vorliegenden Studien kritisch zu bewerten, weil teilweise beim offenen Vorgehen anderes Nahtmaterial und mehr Nähte als beim laparoskopischen Vorgehen verwendet wurden.

Fazit

Wegen der mangelhaften Datenlage ist eine Empfehlung zur laparoskopischen Kolposuspension nicht möglich.

4.2 Autologe abdomino-vaginale Schlingen

Um eine Unterscheidung zu treffen zwischen den „traditionellen Schlingenoperationen“, die am Blasenhals lokalisiert sind und bei denen eine gewissen Überkorrektur in Kauf genommen wird, und den suburethralen Schlingen, die möglichst spannungsfrei in Harnröhrenmitte gelegt werden, wird im Rahmen dieser Leitlinie die folgende Terminologie verwendet:

Die blasenhalsnahen Schlingen werden als autologe abdomino-vaginale Schlingen bezeichnet und die spannungsfreien vaginalen Schlingenoperationen in ihren Variationen als suburethrale Schlingen in Urethramitte.

Es gibt zahlreiche Variationen abdomino-vaginaler Schlingen, wobei in den meisten Studien Rektusfaszie oder Fascia lata verwendet wurden. Für die beiden Schlingen sind weder Unterschiede in den biologischen Eigenschaften noch in den Heilungs- bzw. Komplikationsraten dokumentiert. In Beobachtungsstudien liegen die objektiven Erfolgraten im Mittel bei 87% (50 bis 100%) (6, 27, 71) bei einer Nachbeobachtungszeit von bis zu zehn Jahren (28, 33, 70). De-novo-Urgency und Blasenentleerungsstörungen werden in älteren Publikationen bei bis zu 33% der Patienten berichtet (35), in neueren Veröffentlichungen liegt die Rate zum Teil bei weniger als 10% (57). Als Indikation gelten eine kurze funktionelle Harnröhrenlänge und Rezidivinkontinenz nach anderen Inkontinenzoperationen. Eine spezielle Indikation ist die Versorgung von Harnröhrenarrosionen mit Urethra-Scheiden-Fisteln nach Implantation alloplastischer Bänder.

Fazit

Autologe Schlingen sind effektiv zur Behandlung der Belastungsinkontinenz (LOE III, Grad B).

4.3 Alloplastische suburethrale spannungsfreie Schlingenoperationen (TVT, TOT und TVT-O)

Die Einlage von Polypropylen-Bändern unter die mittlere Harnröhre ist die zur Zeit am häufigsten durchgeführte Operation zur Behandlung der Belastungsinkontinenz.

Es sind zahlreiche entsprechende Produkte auf dem Markt, die sich hinsichtlich Material, Zugangsweg und OP-Technik unterscheiden. Prinzipiell setzen die suburethralen Schlingenoperationen im Gegensatz zu den abdomino-vaginalen Verfahren und der Kolposuspension am mittleren Urethraabschnitt zur Wiederherstellung der Kontinenz an. Die Indikation für die Einlage einer suburethralen Schlinge ist die Belastungsinkontinenz ohne korrekturbedürftigen paravaginalen Defekt.

4.3.1 Retropubische Verfahren (TVT)

Die TVT-Operation (TVT = tension-free vaginal tape) wurde unter diesem Namen von Ulmsten et al. etabliert. Nur für das TVT-Verfahren nach Ulmsten liegen Langzeitdaten über acht Jahre sowie Komplikationsregister, Daten über die Wirksamkeit bei hypotoner Urethra und Kosten-Nutzen-Analysen vor (13, 54, 85).

Die Erfolgsraten für die retropubische TVT-Einlage rangieren zwischen 84 und 95% (52, 61, 88). Im Langzeit-Follow-up werden Heilungsraten von 73 bis 81% nach fünf bis sechs Jahren gesehen. Die Ergebnisse sind für die Mischinkontinenz schlechter als für die reine Belastungsinkontinenz (3, 12, 40). Patientinnen mit Trichterbildung am Blasenhals vor der Operation haben niedrigere Heilungsraten als Patientinnen ohne Trichterbildung (26).

Bei den intraoperativen Komplikationen sind die Blasenperforationen mit 0,8 bis 21% am häufigsten (16, 34, 38, 52, 61, 85, 88). Das Risiko einer retropubischen Nachblutung liegt unter 1% (85). Einzelne schwere Komplikationen wie Darmverletzungen, Urethraverletzungen und Gefäßverletzungen mit schweren Nachblutungen sowie Todesfälle sind beschrieben (34, 38, 79, 85, 87).

Vier bis 11% der Patientinnen haben postoperativ Blasenentleerungsstörungen, bei 1 bis 3% muss deshalb das Band suburethral durchtrennt werden (4, 38, 85, 92). De-novo-Drangsymptome werden bei 9 bis 33% beschrieben (8, 30, 74).

In den wenigen Arbeiten mit einem Follow-up über mehr als zwei Jahre sind die häufigste Spätkomplikation De-novo-Urgency und subjektive Miktionsprobleme, die in großen retrospektiven Analysen zwischen 12,8% und 16,6% angegeben werden (18). Während die Rate von perioperativ auftretendem permanentem Harnverhalt, der zu einer Bandrevision führt (Durchtrennung, Dehnung), zwischen 0,6 und 8% liegt (31, 34, 38, 73, 78, 93), werden Miktionsprobleme nach TVT in bis zu 60% berichtet (93). Bei 26% der Patientinnen ist ein Einfluss auf die Lebensqualität nachweisbar (91).

In wenigen Arbeiten sind objektive Daten mittels Uroflowmetrie berichtet worden, wo ein maximaler Uroflow unter 15 ml/s bei 52% der Frauen fünf Jahre nach TVT nachweisbar war (12). Patientinnen über 70 Jahre haben ein höheres Risiko für Miktionsprobleme (68).

Banderosionen sind als Spätkomplikation selten (unter 1%) (1). Allerdings sind Perforationen von Polypropylen-Bändern nach Jahren in die Blase (69) oder den Darm (5) berichtet worden.

4.3.1.1 Vergleich der offenen Kolposuspension mit der retropubischen TVT-Operation

Für die Kolposuspension liegen weiterhin mehr Daten für das Langzeit-Follow-up und für die Rezidivsituation vor.

Es gibt drei prospektiv randomisierte Studien, in denen die offene Kolposuspension nach Burch mit dem retropubischen TVT verglichen wird (44, 46, 93). In keiner dieser drei vorliegenden prospektiv randomisierten Studien lässt sich ein Unterschied in der subjektiven und objektiven Heilungsrate zeigen (93).

4.3.1.2 Vergleich der laparoskopischen Kolposuspension mit der retropubischen TVT-Operation

Drei randomisierte Studien vergleichen die laparoskopische Burch-Operation mit dem retropubischen TVT (45, 63, 89). In zwei der drei vorliegenden Studien unterschied sich Erfolgsrate nicht. In einer Studie fanden sich in der Kolposuspensionsgruppe mehr Versager. Die Operationszeiten waren in der Kolposuspensionsgruppe wesentlich länger. In einer Studie wurde nach vier bis acht Jahren eine Nachbefragung bei 74% der randomisierten Patientinnen (n=72) durchgeführt, dabei gaben 11% der Patientinnen nach laparoskopischer Kolposuspension und 8% der Patientinnen nach retropubischer TVT-Operation eine Belastungsinkontinenz an, die sie im Alltag als beeinträchtigend fanden (32).

4.2.3.2 Transobturatorische Verfahren (TOT, TVT-O)

Im nachfolgenden Abschnitt werden die hier definierten Abkürzungen verwendet: *TVT* für retropubisch implantierte Bänder, *TOT* für transobturatorisch von außen nach innen implantierte Bänder und *TVT-O* für das transobturatorisch von innen nach außen eingelegte Band.

Der Grund für die Entwicklung der transobturatorischen Verfahren war, dass es bei der retropubischen Implantation zu Blasenverletzungen und zu Nachblutungen kommen kann. Die Erstbeschreibung kommt von Delorme et al. aus dem Jahr 2001 (17).

4.3.2.1 Vergleich TVT versus TOT-TVT-O

Es liegen mittlerweile elf randomisierte Studien bezüglich TVT/TOT oder TVT-O vor; die von deTayrac publizierte Studie wurde wegen fehlender Zustimmung der Ethikkommission zurückgezogen (15, 29, 39, 42, 47, 49, 53, 60, 65, 72, 94). Zwei Metaanalysen liegen vor (41, 84).

Die objektiven Erfolgsraten (zwei bis zwölf Monate) variieren zwischen 84 und 100% für das TVT und zwischen 86 und 98% für TVT-O und TOT. Blasenverletzungen und Blasenentleerungsstörungen treten nach TVT etwas häufiger auf (OR 0,12 [95% CI 0,05–0,33] und OR 0,55 [95% CI 0,31–0,98]). Allerdings finden sich nach TOT/TVT-O häufiger Schmerzen in der Hüfte und Leiste (OR 8,28 [95% CI 2,7–25,4] und Mesh-Arrosionen [OR 1,96; (95% CI 0,87–4,39]).

Anmerkung: Schmerzen in der Innenseite der Oberschenkel und in der Leiste werden nach TVT-O (Technik innen-außen) häufiger beschrieben als nach TOT-Verfahren (Technik außen-innen).

Bei der Indikationsstellung zu einem retropubischen oder transobturatorischen Zugang sollte im Falle von Komplikationen auch die Machbarkeit einer operativen Revision berücksichtigt werden.

Nach Expertenmeinung (LOE 4) scheint eine Dyspareunie nach transobturatorischen Verfahren häufiger aufzutreten als nach retropubischem TVT. Als schwerwiegende Komplikation wurde in Fallberichten über ein nekrotisierende Fasziitis, Osteomyelitis, Osteonekrose nach TOT berichtet (25, 50).

Fazit

Die retropubische Implantation von TVT-Bändern ist genauso effektiv wie die Kolposuspension zur Behandlung der Belastungsinkontinenz (LOE I/II). Große Kohortenstudien und Langzeitbeobachtungsstudien über sieben Jahre beschreiben eine Heilungsrate von 81% und eine Besserungsrate von 94% für den retropubischen Zugang (LOE II). In Bezug auf Heilungs- und Besserungsraten sind die retropubische und die transobturatorische Vorgehensweise als gleichwertig zu betrachten (LOE I/II).

Die zwei zugänglichen Metaanalysen (41, 84) sehen derzeit nur wenige Anhaltspunkte für eine Überlegenheit der transobturatorischen verglichen mit der retropubischen Technik. Blasenverletzungen und Obstruktion scheinen beim transobturatorischen Vorgehen etwas seltener aufzutreten, Banderosionen und Schmerzen dagegen häufiger.

Mehr randomisierte kontrollierte Studien mit längerer Nachbeobachtungszeit und methodisch einwandfreiem Studienprotokoll sowie ausreichender statistischer Power sind gefordert.

4.3.3 Andere Verfahren

Minischlingen

Die neuen Kurzschlingen können noch nicht beurteilt werden, es liegen keine Daten vor.

Nachjustierbare Schlingen

Es gibt mehrere Bandsysteme, bei denen die suburethrale Spannung kurzfristig oder auch nach mehreren Monaten und Jahren nachadjustiert werden kann. Zu keinem dieser Systeme liegen ausreichende Daten vor, die die Erfolgsraten und Komplikationsraten im Vergleich zu den nicht adjustierbaren Bändern beurteilen.

4.4 Injektionstechniken

Ziel der submukösen Einbringung von so genannten Bulking Agents (z.B. bovines Kollagen, Silikonpartikel-Kohlenstoff-Perlen, Dextranomer/Hyaluronsäure-[Dx/HA-] Kopolymer, Polyacrylamid-Hydrogel) ist die Verbesserung der Urethralschleimhaut-Koaptierung. Die gegenwärtige Datenlage ist dünn. Es gibt nur eine prospektive randomisierte Studie mit kurzem Nachuntersuchungsintervall (zwölf Monate), die einen Vergleich zwischen operativen Therapieoptionen versus einer Injektionstechnik (Kollagen) durchgeführt hat (14). Die therapeutische Effektivität (Heilung/Besserung) der periurethralen Injektionstechniken ist im Vergleich zu den operativen Techniken (abdominale Kolposuspension, TVT-Operation) sicher niedriger, obschon die subjektive Zufriedenheit keinen statistisch signifikanten Unterschied erkennen lässt (10). Verschiedene Bulking Agents zeigten in prospektiv randomisierten Studien hinsichtlich der Effektivität keine signifikanten Unterschiede (48, 51). Die Autoren zweier systematischer Übersichtsarbeiten für die Cochrane-Collaboration kamen zu dem Schluss, dass die Datenlage keine Metaanalyse ermöglicht (36, 64). Insgesamt zeigt sich aber, dass Bulking Agents zumindest kurzfristig (ein bis zwei Jahre) zu einer subjektiven und objektiven Verbesserung der Symptome bei Belastungsharninkontinenz führen können (11).

Aufgrund der fehlenden Langzeitdaten kann eine Empfehlung für eine Primärtherapie der Stressharninkontinenz durch Bulking Agents nicht ausgesprochen werden.

Bei hohem operativem Risiko und in der Rezidivsituation kann die Therapie mittels der Injektionstechniken eine therapeutische Option bieten. Ansprechraten nach ein bis zwei Jahren liegen zwischen 50 und 80%, langfristig liegen die Erfolgsraten aber deutlich niedriger, Reinjektionen sind häufig erforderlich. Folgende Nebenwirkungen wurden beobachtet: Fremdkörperreaktionen (Granulome), Allergie, Harnwegsinfekte, Hämaturie, Blasenentleerungsstörung (meist reversibel), Urgency (de novo), Arrosionen, Abszesse und paraurethrale Zystenbildung.

Fazit

Injektionstechniken haben schlechtere Langzeitergebnisse als andere Inkontinenzoperationen (LOE III und IV, Grad C). In Anbetracht der Datenlage sollte die Operation nicht bei Patientinnen angewendet werden, bei denen andere effektivere Operationsmethoden geeignet sind. Für Patientinnen mit extensiven Komorbiditäten oder Ablehnung einer anderen Operationsmethode kann die Injektionstherapie eine sinnvolle Option für eine Verbesserung der Symptome sein.

4.5 Artifizieller Sphinkter

Die Implantation eines artifiziellen Sphinkters ist stets eine Ultima Ratio in der Behandlung der Belastungsinkontinenz bei hypotoner Urethra (90). Diese Behandlung ist nur indiziert, wenn alle anderen operativen Behandlungsmaßnahmen fehlgeschlagen sind. Hauptproblem bei der Frau stellt die Arrosion dar. Sie tritt besonders häufig auf, wenn bereits Voroperationen im Blasenhalsbereich durchgeführt wurden. Indikation kann eine neurogene Blasenstörung in Kombination mit einer Belastungsinkontinenz sein (90).

4.6 Andere operative Verfahren zur Behandlung der Belastungsinkontinenz

4.6.1 Stammzellen

Über die Verwendung von autologen Stammzellen bei der Behandlung der Belastungsinkontinenz liegen bislang nur Ergebnisse aus einer Arbeitsgruppe vor. Diese Ergebnisse konnten allerdings noch nicht von anderen Arbeitsgruppen nachvollzogen werden (24, 80, 81).

Fazit

Die Stammzelltherapie ist bislang eine experimentelle Therapie, die nur innerhalb von klinischen Studien angewendet werden sollte.

5 Belastungsinkontinenz und Descensus genitalis

Deszensus und Belastungsinkontinenz treten häufig nebeneinander auf. Dabei wird unterschieden zwischen einer manifesten Belastungsinkontinenz, bei der die Patientin schon ohne Reposition unter den Symptomen einer Belastungsinkontinenz leidet, und einer larvierten Belastungsinkontinenz, die nur nach Reposition auftritt.

Bei einer manifesten Belastungsinkontinenz und einem Deszensus an der vorderen Scheidenwand sollte immer eine Korrektur des Deszensus erfolgen, und der Patientin sollte die gleichzeitige Korrektur der Inkontinenz angeboten werden (Expertenmeinung, LOE IV).

Empfehlungen zur Diagnostik und Therapie bei larvierter Belastungsinkontinenz werden in der Leitlinie „Diagnostik und Therapie des Descensus genitalis“ gegeben.

6 Literatur

1. Abouassaly R, Steinberg JR, Lemieux M, Marois C, Gilchrist LI, Bourque JL et al. Complications of tension-free vaginal tape surgery: a multi-institutional review. BJU Int 2004; 94 (1): 110–113

2. Aksac B, Aki S, Karan A, Yalcin O, Isikoglu M, Eskiyurt N. Biofeedback and pelvic floor exercises for the rehabilitation of urinary stress incontinence. Gynecol Obstet Invest 2003; 56 (1): 23–27

3. Ankardal M, Heiwall B, Lausten-Thomsen N, Carnelid J, Milsom I. Short- and long-term results of the tension-free vaginal tape procedure in the treatment of female urinary incontinence. Acta Obstet Gynecol Scand 2006; 85 (8): 986–992

4. Arunkalaivanan AS, Barrington JW. Randomized trial of porcine dermal sling (Pelvicol implant) vs. tension-free vaginal tape (TVT) in the surgical treatment of stress incontinence: a questionnaire-based study. Int Urogynecol J Pelvic Floor Dysfunct 2003; 14 (1): 17–23

5. Bafghi A, Valerio L, Benizri EI, Trastour C, Benizri EJ, Bongain A. Comparison between monofilament and multifilament polypropylene tapes in urinary incontinence. Eur J Obstet Gynecol Reprod Biol 2005; 122 (2): 232–236

6. Beck RP, McCormick S, Nordstrom L. The fascia lata sling procedure for treating recurrent genuine stress incontinence of urine. Obstet Gynecol 1988; 72: 699–703

7. Bo K, Talseth T, Holme I. Single blind, randomised controlled trial of pelvic floor exercises, electrical stimulation, vaginal cones, and no treatment in management of genuine stress incontinence in women. BMJ 1999; 318 (7182): 487–493

8. Botros SM, Miller JJ, Goldberg RP, Gandhi S, Akl M, Beaumont JL et al. Detrusor overactivity and urge urinary incontinence following trans obturator versus midurethral slings. Neurourol Urodyn 2007; 26 (1): 42–45

9. Bump RC, Sugerman HJ, Fantl JA, McClish DK. Obesity and lower urinary tract function in women: effect of surgically induced weight loss. Am J Obstet Gynecol 1992; 167: 392–397

10. Chapple CR, Brubaker L, Haab F, van Kerrebroeck P, Robinson D. Patient-perceived outcomes in the treatment of stress urinary incontinence: focus on urethral injection therapy. Int Urogynecol J Pelvic Floor Dysfunct 2007; 18 (2): 199–205

11. Chapple CR, Haab F, Cervigni M, Dannecker C, Fianu-Jonasson A, Sultan AH. An open, multicentre study of NASHA/Dx Gel (Zuidex) for the treatment of stress urinary incontinence. Eur Urol 2005; 48 (3): 488–494

12. Chene G, Amblard J, Tardieu AS, Escalona JR, Viallon A, Fatton B et al. Long-term results of tension-free vaginal tape (TVT) for the treatment of female urinary stress incontinence. Eur J Obstet Gynecol Reprod Biol 2007; 134 (1): 87–94

13. Clemons JL, LaSala CA. The tension-free vaginal tape in women with a non-hypermobile urethra and low maximum urethral closure pressure. Int Urogynecol J Pelvic Floor Dysfunct 2007; 18 (7): 727–732

14. Corcos J, Collet JP, Shapiro S, Herschorn S, Radomski SB, Schick E et al. Multicenter randomized clinical trial comparing surgery and collagen injections for treatment of female stress urinary incontinence. Urology 2005; 65 (5): 898–904

15. David-Montefiore E, Frobert JL, Grisard-Anaf M, Lienhart J, Bonnet K, Poncelet C et al. Peri-operative complications and pain after the suburethral sling procedure for urinary stress incontinence: a French prospective randomised multicentre study comparing the retropubic and transobturator routes. Eur Urol 2006; 49 (1): 133–138

16. Debodinance P, Delporte P, Engrand JB, Boulogne M. Tension-free vaginal tape (TVT) in the treatment of urinary stress incontinence: 3 years experience involving 256 operations. Eur J Obstet Gynecol Reprod Biol 2002; 105 (1): 49–58

17. Delorme E. Transobturator urethral suspension: mini-invasive procedure in the treatment of stress urinary incontinence in women. Prog Urol 2001; 11 (6): 1306–1313

18. Deval B, Jeffry L, Al Najjar F, Soriano D, Darai E. Determinants of patient dissatisfaction after a tension-free vaginal tape procedure for urinary incontinence. J Urol 2002; 167 (5): 2093–2097

19. Dietz HP, Clarke B, Herbison P. Bladder neck mobility and urethral closure pressure as predictors of genuine stress incontinence. Int Urogynecol J Pelvic Floor Dysfunct 2002; 13 (5): 289–293

20. Dmochowski RR, Miklos JR, Norton PA, Zinner NR, Yalcin I, Bump RC. Duloxetine versus placebo for the treatment of North American women with stress urinary incontinence. J Urol 2003; 170 (4 Pt 1): 1259–1263

21. Donovan JL. Symptom and quality of life Assessment. In: Abrams P, Cardozo L, Khoury AE, Wein AJ (Hrsg.). Incontinence. Plymbridge Distributors Ltd., Plymouth, UK, 2002: 267–316

22. Duckett JR, Vella M, Kavalakuntla G, Basu M. Tolerability and efficacy of duloxetine in a nontrial situation. BJOG 2007; 114 (5): 543–547

23. Edlund C, Dijkema HE, Hassouna MM, Van Kerrebroeck PE, Peeker R, Van den HU et al. Sacral nerve stimulation for refractory urge symptoms in elderly patients. Scand J Urol Nephrol 2004; 38 (2): 131–135

24. Furuta A, Jankowski RJ, Honda M, Pruchnic R, Yoshimura N, Chancellor MB. State of the art of where we are at using stem cells for stress urinary incontinence. Neurourol Urodyn 2007; 26 (7): 966–971

25. Haensel A, Naumann G, Hoehle P, Rommens PM, Koelbl H. Osteomyelitis following a transobturator sling (TVT-O). BJOG 2007; 114: 1577–1579

26. Harms L, Emons G, Bader W, Lange R, Hilgers R, Viereck V. Funneling before and after anti-incontinence surgery – a prognostic indicator? Part 2: tension-free vaginal tape. Int Urogynecol J Pelvic Floor Dysfunct 2007; 18 (3): 289–294

27. Hassouna ME, Ghoniem GM. Long-term outcome and quality of life after modified pubovaginal sling for intrinsic sphincteric deficiency. Urology 1999; 53 (2): 287–291

28. Hawkins E, Taylor D, Hughes-Nurse J. Long term follow up of the cruciate fascial sling for women with genuine stress incontinence. BJOG 2002; 109 (3): 327–338

29. Hay-Smith EJ, Dumoulin C. Pelvic floor muscle training versus no treatment, or inactive control treatments, for urinary incontinence in women. Cochrane Database Syst Rev 2006; 1: CD005654

30. Holmgren C, Nilsson S, Lanner L, Hellberg D. Frequency of de novo urgency in 463 women who had undergone the tension-free vaginal tape (TVT) procedure for genuine stress urinary incontinence – a long-term follow-up. Eur J Obstet Gynecol Reprod Biol 2007; 132 (1): 121–125

31. Hong B, Park S, Kim HS, Choo MS. Factors predictive of urinary retention after a tension-free vaginal tape procedure for female stress urinary incontinence. J Urol 2003; 170 (3): 852–856

32. Jelovsek JE, Barber MD, Karram MM, Walters MD, Paraiso MF. Randomised trial of laparoscopic Burch colposuspension versus tension-free vaginal tape: long-term follow up. BJOG 2008; 115 (2): 219–225

33. Kane L, Chung T, Lawrie H, Iskaros J. The pubofascial anchor sling procedure for recurrent genuine urinary stress incontinence. BJU Int 1999; 83 (9): 1010–1014

34. Karram MM, Segal JL, Vassallo BJ, Kleeman SD. Complications and untoward effects of the tension-free vaginal tape procedure. Obstet Gynecol 2003; 101 (5 Pt 1): 929–932

35. Kaufman JM. Fascial sling for stress urinary incontinence. South Med J 1982; 75: 555–558

36. Keegan PE, Atiemo K, Cody J, McClinton S, Pickard R. Periurethral injection therapy for urinary incontinence in women. Cochrane Database Syst Rev 2007; 3: CD003881

37. Klingler HC, Madersbacher H, Primus G, Lüftenegger W, Wachter J, Heidler H. J Urol Urogynecol 2007; 14 (Sonderheft 5): 4–7

38. Klutke C, Siegel S, Carlin, B., Paszkiewicz E, Kirkemo A et al. Urinary retention after tension-free vaginal tape procedure: incidence and treatment. Urology 2001; 58: 697–701

39. Kolle D, Tamussino K, Hanzal E, Tammaa A, Preyer O, Bader A et al. Bleeding complications with the tension-free vaginal tape operation. Am J Obstet Gynecol 2005; 193 (6): 2045–2049

40. Kuuva N, Nilsson CG. Long-term results of the tension-free vaginal tape operation in an unselected group of 129 stress incontinent women. Acta Obstet Gynecol Scand 2006; 85 (4): 482–487

41. Latthe PM, Foon R, Toozs-Hobson P. Transobturator and retropubic tape procedures in stress urinary incontinence: a systematic review and meta-analysis of effectiveness and complications. BJOG 2007; 114 (5): 522–531

42. Laurikainen E, Kiilholma P. A nationwide analysis of transvaginal tape release for urinary retention after tension-free vaginal tape procedure. Int Urogynecol J Pelvic Floor Dysfunct 2006; 17 (2): 111–119

43. Laycock J. Pelvic floor reeducation for stress incontinence: comparing three methods. Br J Community Nurs 2001; 6: 230–237

44. Leeners B, Richter-Appelt H, Schoenfeld K, Neumaier-Wagner P, Goerres G, Rath W. Schwangerschaft und Mutterschaft nach sexuellen Missbrauchserfahrungen im Kindesalter (Pregancy and motherhood after sexual abuse during childhood). Dt Ärztebl 2003; 100: 715–719

45. Liang CC, Soong YK. Tension-free vaginal tape versus laparoscopic bladder neck suspension for stress urinary incontinence. Chang Gung Med J 2002; 25 (6): 360–366

46. Liapis A, Bakas P, Creatsas G. Burch colposuspension and tension-free vaginal tape in the management of stress urinary incontinence in women. Eur Urol 2002; 41 (4): 469–473

47. Liapis A, Bakas P, Giner M, Creatsas G. Tension-free vaginal tape versus tension-free vaginal tape obturator in women with stress urinary incontinence. Gynecol Obstet Invest 2006; 62 (3): 160–164

48. Lightner D, Calvosa C, Andersen R, Klimberg I, Brito CG, Snyder J et al. A new injectable bulking agent for treatment of stress urinary incontinence: results of a multicenter, randomized, controlled, double-blind study of Durasphere. Urology 2001; 58 (1): 12–15

49. Mansoor A, Vedrine N, Darcq C. Surgery of female urinary incontinence using transobturator tape (TO): a prospective randomized comparative study with TVT. Neurourol Urodyn 2003; 22: 488–489 (Abstract ICS Meeting 2003 in Florence)

50. Marsh F, Rogerson L. Groin abscess secondary to trans obturator tape erosion: case report and literature review. Neurourol Urodyn 2007; 26 (4): 543–546

51. Mayer RD, Dmochowski RR, Appell RA, Sand PK, Klimberg IW, Jacoby K et al. Multicenter prospective randomized 52-week trial of calcium hydroxylapatite versus bovine dermal collagen for treatment of stress urinary incontinence. Urology 2007; 69 (5): 876–880

52. Meschia M, Pifarotti P, Bernasconi F, Guercio E, Maffiolini M, Magatti F et al. Tension-Free vaginal tape: analysis of outcomes and complications in 404 stress incontinent women. Int Urogynecol J Pelvic Floor Dysfunct 2001; 12 (Suppl 2): S24–S27

53. Meschia M, Pifarotti P, Bernasconi F, Magatti F, Vigano R, Bertozzi R et al. Tension-free vaginal tape (TVT) and intravaginal slingplasty (IVS) for stress urinary incontinence: a multicenter randomized trial. Am J Obstet Gynecol 2006; 195 (5): 1338–1342

54. Meschia M, Pifarotti P, Buonaguidi A, Gattei U, Spennacchio M. Tension-free vaginal tape (TVT) for treatment of stress urinary incontinence in women with low-pressure urethra. Eur J Obstet Gynecol Reprod Biol 2005; 122 (1): 118–121

55. Millard RJ, Moore K, Rencken R, Yalcin I, Bump RC. Duloxetine vs placebo in the treatment of stress urinary incontinence: a four-continent randomized clinical trial. BJU Int 2004; 93 (3): 311–318

56. Moehrer B, Carey M, Wilson D. Laparoscopic colposuspension: a systematic review. BJOG 2003; 110 (3): 230–235

57. Morgan TO Jr, Westney OL, McGuire EJ. Pubovaginal sling: 4-YEAR outcome analysis and quality of life assessment. J Urol 2000; 163 (6): 1845–1848

58. Morkved S, Bo K, Fjortoft T. Effect of adding biofeedback to pelvic floor muscle training to treat urodynamic stress incontinence. Obstet Gynecol 2002; 100 (4): 730–739

59. National Collaboration Centre For Women's and Children's Health. Urinary Incontinence (NICE Guidelines). http://www.nice.org.uk/nicemedia/pdf/CG40fullguideline.pdf. RCOG Press, London: 2006

60. Neumann PB, Grimmer KA, Deenadayalan Y. Pelvic floor muscle training and adjunctive therapies for the treatment of stress urinary incontinence in women: a systematic review. BMC Womens Health 2006; 6: 11

61. Nilsson CG, Kuuva N, Falconer C, Rezapour M, Ulmsten U. Long-term results of the tension-free vaginal tape (TVT) procedure for surgical treatment of female stress urinary incontinence. Int Urogynecol J Pelvic Floor Dysfunct 2001; 12 (Suppl 2): S5–S8

62. Norton PA, Zinner NR, Yalcin I, Bump RC. Duloxetine versus placebo in the treatment of stress urinary incontinence. Am J Obstet Gynecol 2002; 187 (1): 40–48

63. Paraiso MF, Walters MD, Karram MM, Barber MD. Laparoscopic Burch colposuspension versus tension-free vaginal tape: a randomized trial. Obstet Gynecol 2004; 104 (6): 1249–1258

64. Pickard R, Reaper J, Wyness L, Cody DJ, McClinton S, N'Dow J. Periurethral injection therapy for urinary incontinence in women. Cochrane Database Syst Rev 2003; 2: CD003881

65. Porena M, Costantini E, Frea B, Giannantoni A, Ranzoni S, Mearini L et al. Tension-free vaginal tape versus transobturator tape as surgery for stress urinary incontinence: results of a multicentre randomised trial. Eur Urol 2007; 52 (5): 1481–1490

66. Primus G, Heidler H. Leitlinien Blasenfunktionsstörungen – neu überarbeitet. J Urol Urogynecol 2004; 3: 34–40

67. Primus G, Heidler H. Leitlinien Blasenfunktionsstörungen. J Urol Urogynecol 2003; 4 (Suppl 4): 19–44

68. Pugsley H, Barbrook C, Mayne CJ, Tincello DG. Morbidity of incontinence surgery in women over 70 years old: a retrospective cohort study. BJOG 2005; 112 (6): 786–790

69. Quereux F, Morcel K, Landreat V, Beauville E, Quereux C, Leveque J. [Bladder erosion few years after TVT procedure]. J Gynecol Obstet Biol Reprod (Paris) 2007; 36 (1): 75–77

70. Reichelt O, Weirich T, Wunderlich H, Schubert J. Pubovaginal cutaneous fascial sling procedure for stress urinary incontinence: 10 years' experience. Urol Int 2004; 72 (4): 318–323

71. Richter HE, Varner RE, Sanders E, Holley RL, Northen A, Cliver SP. Effects of pubovaginal sling procedure on patients with urethral hypermobility and intrinsic sphincteric deficiency: would they do it again? Am J Obstet Gynecol 2001; 184 (2): 14–19

72. Riva D, Sacca V, Tonta A, Casolati E, Luerti M, Banfi G et al. TVT versus TOT: a randomized study at 1-year follow-up. Int Urogynecol J Pelvic Floor Dysfunct 2006; 17 (Suppl 2): S93

73. Schraffordt Koops SE, Bisseling TM, van Brummen HJ, Heintz AP, Vervest HA. Result of the tension-free vaginal tape in patients with concomitant prolapse surgery: a 2-year follow-up study. An analysis from the Netherlands TVT database. Int Urogynecol J Pelvic Floor Dysfunct 2007; 18 (4): 437–442

74. Segal JL, Vassallo B, Kleeman S, Silva WA, Karram MM. Prevalence of persistent and de novo overactive bladder symptoms after the tension-free vaginal tape. Obstet Gynecol 2004; 104 (6): 1263–1269

75. Shaikh S, Ong EK, Glavind K, Cook J, N'Dow JM. Mechanical devices for urinary incontinence in women. Cochrane Database Syst Rev 2006; 3: CD001756

76. Shull BL. Physical eximanination. In: Abrams P, Cardozo L, Khoury AE, Wein AJ (Hrsg.). Incontinence. Plymbridge Distributors Ltd., Plymouth, UK, 2002: 267–316

77. Smith AR, Daneshgari F, Milani R, Miller K, Paraiso MF, Rovner E. Surgery for Urinary Incontinence. In: Abrams P, Cardozo L, Khoury AE, Wein AJ (Hrsg.). Incontinence. Plymouth, UK: Mass: Health Publication Ltd., 2005

78. Sokol AI, Jelovsek JE, Walters MD, Paraiso MF, Barber MD. Incidence and predictors of prolonged urinary retention after TVT with and without concurrent prolapse surgery. Am J Obstet Gynecol 2005; 192 (5): 1537–1543

79. Soulie M, Cuvillier X, Benaissa A, Mouly P, Larroque JM, Bernstein J et al. The tension-free transvaginal tape procedure in the treatment of female urinary stress incontinence: a French prospective multicentre study. Eur Urol 2001; 39 (6): 709–714

80. Strasser H, Marksteiner R, Margreiter E, Mitterberger M, Pinggera GM, Frauscher F et al. Transurethral ultrasonography-guided injection of adult autologous stem cells versus transurethral endoscopic injection of collagen in treatment of urinary incontinence. World J Urol 2007; 25 (4): 385–392

81. Strasser H, Marksteiner R, Margreiter E, Pinggera GM, Mitterberger M, Frauscher F et al. Autologous myoblasts and fibroblasts versus collagen for treatment of stress urinary incontinence in women: a randomised controlled trial. Lancet 2007; 369 (9580): 2179–2186

82. Subak LL, Vittinghoff ESJ. The effect of weight reduction on urinary incontinence: a randomized controlled trial. Presented at the Annual Urogynecologic Society Meeting San Francisco, 2002

83. Subak LL, Whitcomb E, Shen H, Saxton J, Vittinghoff E, Brown JS. Weight loss: a novel and effective treatment for urinary incontinence. J Urol 2005; 174 (1): 190–195

84. Sung VW, Schleinitz MD, Rardin CR, Ward RM, Myers DL. Comparison of retropubic vs transobturator approach to midurethral slings: a systematic review and meta-analysis. Am J Obstet Gynecol 2007; 197 (1): 3–11

85. Tamussino K, Hanzal E, Kolle D, Ralph G, Riss P. Tension-free vaginal tape operation: results of the Austrian registry. Obstet Gynecol 2001; 98: 732–736

86. Tubaro A. Defining overactive bladder: epidemiology and burden of disease. Urology 2004; 64 (6 Suppl 1): 2–6

87. Ulmsten U, Falconer C, Johnson P, Jomaa M, Lanner L, Nilsson CG et al. A multicenter study of tension-free vaginal tape (TVT) for surgical treatment of stress urinary incontinence. Int Urogynecol J Pelvic Floor Dysfunct 1998; 9 (4): 210–213

88. Ulmsten U, Johnson P, Rezapour M. A three-year follow up of tension free vaginal tape for surgical treatment of female stress urinary incontinence. Br J Obstet Gynaecol 1999; 106 (4): 345–350

89. Ustun Y, Engin-Ustun Y, Gungor M, Tezcan S. Tension-free vaginal tape compared with laparoscopic Burch urethropexy. J Am Assoc Gynecol Laparosc 2003; 10 (3): 386–389

90. Venn SN, Greenwell TJ, Mundy AR. The long-term outcome of artificial urinary sphincters. J Urol 2000; 164 (3 Pt 1): 702–706

91. Vervest HA, Bisseling TM, Heintz AP, Schraffordt Koops SE. The prevalence of voiding difficulty after TVT, its impact on quality of life, and related risk factors. Int Urogynecol J Pelvic Floor Dysfunct 2007; 18 (2): 173–182

92. Ward K, Hilton P. Prospective multicentre randomised trial of tension-free vaginal tape and colposuspension as primary treatment for stress incontinence. BMJ 2002; 325 (7355): 67

93. Ward KL, Hilton P. A prospective multicenter randomized trial of tension-free vaginal tape and colposuspension for primary urodynamic stress incontinence: two-year follow-up. Am J Obstet Gynecol 2004; 190 (2): 324–331

94. Zhu L, Lang J. A prospective randomized trial comparing TVT and TOT for surgical treatment of slight and moderate stress urinary incontinence (abstract). Int Urogynecol J Pelvic Floor Dysfunct 2006; 17 (Suppl 2): S307

Erstfassung	2003
Neufassung	2008
Überarbeitung	Gültigkeit im Jahr 2010 bestätigt.
Beteiligte Fachgesellschaften, Arbeitsgemeinschaften und Organisationen	Deutsche Gesellschaft für Gynäkologie und Geburtshilfe · Arbeitsgemeinschaft für Urogynäkologie und Plastische Beckenbodenrekonstruktion Deutsche Gesellschaft für Urologie · Arbeitskreis Urologische Funktionsdiagnostik und Urologie der Frau Österreichische Gesellschaft für Gynäkologie und Geburtshilfe · Arbeitsgemeinschaft für Urogynäkologie und rekonstruktive Beckenbodenchirurgie, Österreich Österreichische Gesellschaft für Urologie und Andrologie · Arbeitskreis Blasenfunktionsstörungen Schweizerische Gesellschaft für Gynäkologie und Geburtshilfe · Arbeitsgemeinschaft Urogynäkologie
Autoren der letzten Überarbeitung	PD Dr. med. U. Peschers, München (Federführung Gynäkologie) Prof. Dr. med. K. Höfner, Oberhausen (Federführung Urologie) Dr. med. C. Anthuber, Starnberg Prof. Dr. med. W. Bader, Hannover Dr. med. I. Bogdanova, Kassel Prof. Dr. med. S. Bross, Darmstadt PD Dr. med. C. Dannecker, München Prof. Dr. med. T. Dimpfl, Kassel Dr. med. H. Heidler, Linz (Österreich) Dr. med. M. Hübner, Michigan (USA) Dr. med. S. Keim, Starnberg Prof. Dr. med. H. Kölbl, Mainz Dr. med. D. Kölle, Schwaz (Österreich) Dr. med. S. Kropshofer, Innsbruck (Österreich) Dr. med. A. Kuhn, Bern (Schweiz) Dr. med. R. Lange, Alzey Dr. med. A. Maleika, Heidelberg Prof. Dr. med. H. Palmtag, Sindelfingen Prof. Dr. med. E. Petri, Schwerin Dr. med. C. Reisenauer, Tübingen Prof. Dr. med. G. Schär, Aarau (Schweiz) Prof. Dr. med. D. Schultz-Lampel, Schwenningen Dr. med. A. Szych, Kassel Prof. Dr. med. H. Tamussino, Graz (Österreich)
Anmerkungen	S1-Leitlinie Methoden- und Leitlinienreport siehe Homepages der DGGG und der AWMF

DGGG Leitlinienregister 2010	1	Allgemeine Gynäkologie und gynäkologische Onkologie
	1.3	Urogynäkologie
	1.3.2	Descensus genitalis der Frau – Diagnostik und Therapie
AWMF Leitlinienregister	015/006 (S1)	

Deutsche Gesellschaft für Gynäkologie und Geburtshilfe (DGGG), Arbeitsgemeinschaft Urogynäkologie und Plastische Beckenbodenrekonstruktion (AGUB), Deutsche Gesellschaft für Urologie (DGU), Arbeitsgemeinschaft Urogynäkologie und rekonstruktive Beckenbodenchirurgie (AUB, Österreich), Österreichische Gesellschaft für Urologie, Arbeitsgemeinschaft Urogynäkologie (AUG, Schweiz)

Descensus genitalis der Frau – Diagnostik und Therapie

Inhaltsverzeichnis

Präambel

Die Empfehlungen zur Diagnostik beruhen auf einem Konsensusverfahren nach entsprechender Literaturbetrachtung und unter Berücksichtigung von Erfahrungen aus Deutschland, Österreich und der Schweiz. Die Empfehlungen für die Therapie basieren auf einer umfassenden und aktuellen Literaturdurchsicht und sind mit entsprechenden Evidenz- und Empfehlungsgraden versehen.

Diese Leitlinie entbindet natürlich nicht vom Studium aktueller Literatur. Innerhalb der nächsten drei Jahre wird die Literaturrecherche und -evaluation fortgeführt und eine aktualisierte Leitlinie in drei Jahren herausgegeben. Falls wichtige Erkenntnisse bekannt werden, die den hier gegebenen Empfehlungen widersprechen, wird vor diesem Zeitpunkt die Leitlinie neu erstellt.

Methoden

- Umfassende Literatursuche in Medline und im Cochrane-Register, in Referenzlisten und in den Abstracts der Annual Meetings der International Continence Society (ICS) und der International Urogynecological Association (IUGA) ab 2004 mit Podiumpräsentation, die in den Zeitschriften „Neurourology and Urodynamics" und „International Journal of Urogynecology" publiziert wurden, zur konservativen und operativen Deszensustherapie
- Einschlusskriterien: Originalarbeiten ab 1998; Nachkontrollzeitraum von mindestens 12 Monaten für die Beurteilung der Erfolgsraten, für die Beschreibung von perioperativen Komplikationen keine Limitierung. Es gab keine Sprachbeschränkung.
- Definition für den anatomischen Erfolg einer Operation: Deszensus von maximal Stadium 1 entsprechend der ICS-Prolaps-Quantifizierung (27). Ein Stadium-2-Rezidiv gilt als anatomisches Versagen. Ein annäherndes Äquivalent ist der Baden-Walker-Grad 1, d.h. „prolapse half way to the hymen" (9).

1 Definition

Als Descensus genitalis wird das Tiefertreten der Scheide und des Uterus bezeichnet. Das Tiefertreten bis zum Hymenalsaum wird im deutschsprachigen Raum allgemein als Deszensus, ein Tiefertreten über den Hymenalsaum hinaus als Prolaps definiert. In der englischsprachigen Literatur wird dagegen jeglicher Deszensus als „prolapse" bezeichnet.

2. Diagnostik

2.1 Anamnese

- Qualifizierung (Erfassung) der Symptome :
  - Art und Dauer der Symptome: Fremdkörpergefühl, Ziehen im Unterleib, unvollständige Blasen-/Darmentleerung,
  - Harninkontinenz,
- bisherige Therapien,
- Geburten,
- frühere chirurgische Eingriffe, insbesondere im kleinen Becken,
- soziales Umfeld, berufliche Tätigkeit,
- Mobilität,
- mentaler Zustand,
- Erfassung der Komorbidität (z.B. chronische Bronchitis, Nikotinabusus, Asthma),
- Medikamentenanamnese,
- Sexualanamnese,
- Stuhlanamnese (z.B. Obstipation und/oder Stuhlinkontinenz).

2.2 Klinische Untersuchung

- Palpation des Abdomens: Feststellung des Spannungszustandes des Abdomens, Ausschluss eines Tumors im kleinen Becken oder einer vollen Blase,
- Inspektion des äußeren Genitale: Fisteln, Fehlbildungen, Entzündungen, Tumoren,
- Spekulumeinstellung mit geteilten Spekula: Prolaps, Vaginalhautbeschaffenheit (Östrogenisierungsgrad), Veränderung des Deszensus beim Husten oder Pressen. Ggf. Spekulumeinstellung im Stehen. Der Grad des Deszensus sollte für die verschiedenen Kompartimente – vorderes Kompartiment, mittleres Kompartiment (Zervix oder Scheidenabschluss) und hinteres Kompartiment – beurteilt und dokumentiert werden. Im vorderen Kompartiment werden zentrale („Glatzenbildung" der vorderen Scheidenwand) von lateralen (= paravaginalen) Defekten mit erhaltenen Rugae und aufgehobenen Sulci unterschieden.
- Palpation:
  - vaginal: inklusive Überprüfung der Beckenbodenkontraktion,
  - rektal: Analsphinkterkontraktion, Rektozele,
  - rekto-vaginal: Enterozele,
  - Hustentest mit und ohne Reposition.

Empfohlen wird eine standardisierte Beurteilung des Deszensus (siehe Tabelle 1). Es gibt eine Vielzahl von Klassifikationen des Deszensus/Prolaps. Für die klinische Anwendung hat sich folgende Einteilung bewährt:

- Urinanalyse (Streifentest, ggf. Kultur, ggf. mikroskopische Untersuchung), siehe auch Leitlinie Harnwegsinfekt),
- Restharnbestimmung (sonographisch). Bei pathologischen Werten wiederholte Messungen empfohlen.

Tab. 1: Gradeinteilung des Deszensus genitalis.

Grad I	Die größte distale Ausdehnung reicht mehr als 1 cm oberhalb des Hymenalsaumes
Grad II	Die größte distale Ausdehnung erreicht den Introitus
Grad III	Die größte distale Ausdehnung reicht bis max. 2 cm vor den Introitus (außerhalb)
Grad IV	Totalprolaps

2.3 Bildgebung

2.3.1 Sonographie

- Nierensonographie zum Ausschluss einer Harnstauung bei hochgradigem Prolaps empfohlen.

Fakultativ:

- Introitus- oder Perinealsonographie zur Darstellung der Mobilität des Blasenhalses und von Zystozele/Rektozele und Enterozele,
- Vaginalsonographie zur Darstellung von Uterus und Adnexen vor einem operativen Eingriff.

2.3.2 Röntgen

Fakultativ:

- Zysto-Urethrographie zur Beurteilung einer Zystozele und der Mobilität des Blasenhalses (Introitus- und Perinealsonographie können diese Untersuchung ersetzen),
- Kolpozystorektographie zur Beurteilung der verschiedenen Kompartimente bei komplexen Deszensusfällen.

2.3.3 Kernspinuntersuchung

Fakultativ:

- dynamische Defäkationskernspinuntersuchung des Beckenbodens bei komplexen und Rezidiv-Senkungszuständen, insbesondere zur Beurteilung eines inneren Rektumschleimhautprolapses bei analen Inkontinenzbeschwerden.

2.4 Funktionsdiagnostik

Eine urodynamische Untersuchung ist vor einer geplanten Deszensusoperation zu empfehlen, um eine larvierte Belastungsinkontinenz und Blasenentleerungsstörungen objektivieren zu können. Falls eine gleichzeitige Anti-Inkontinenzoperation diskutiert wird, sollte die Urodynamik erfolgen. Siehe auch 3.7.

2.5 Endoskopie

Bei der Deszensusdiagnostik wird eine zusätzliche Urethrozystoskopie dann empfohlen, wenn zusätzliche Drangsymptome, Entleerungsstörungen, rezidivierende Harnwegsinfekte oder eine Hämaturie bestehen, um morphologische Ursachen wie Harnblasentumoren oder Steine, Harnröhrenstenosen oder chronische Urothelveränderungen auszuschließen.

Empfehlungen zur Diagnostik können nur als Expertenmeinung mit einem Evidenzlevel 4 gegeben werden, da es keine prospektiv-randomisierten Studien gibt, die die Notwendigkeit bestimmter diagnostischer Maßnahmen belegen.

Literatur: (15, 27, 49, 50, 65, 115, 120, 124)

3 Therapie

3.1 Konservative Therapie

Da viele Frauen sich eines Genitaldeszensus nicht bewusst sind, sollte eine operative Therapie nur bei Symptomen und Leidensdruck erfolgen. Zur konservativen Therapie gehören die klinische Beobachtung, Abbau von bekannten Risikofaktoren wie Adipositas, Nikotinabusus und chronische Obstipation, die digitale Unterstützung der Defäkation (Fingerdruck auf die hintere Scheidenwand oder das Perineum) und die Beckenboden-Rehabilitation, wie das gezielte Anspannen vor intraabdominaler Druckerhöhung z.B. beim Heben von Lasten (EL 4). Die systemische Hormonersatztherapie ist nicht vorteilhaft für den Beckenboden und sollte nicht explizit gegen Deszensus oder Inkontinenz verordnet werden (66) (EL 2a). Die lokale Östrogenisierung hingegen ist etabliert für irritative Symptome (22, 29) und ist essentiell bei der Pessartherapie zur Vermeidung von lokalen Läsionen und Nekrosen (28, 62) (EL 2a). Es gibt derzeit keine randomisiert-kontrollierten Studien zur Pessarverwendung in der Deszensustherapie (3). Beobachtungsstudien zeigen jedoch, dass bei 50–73% der Patientinnen ein Pessar erfolgreich angepasst werden kann. Die erfolgreiche Weiterführung ist mit 41–67% jedoch etwas geringer (31, 118, 128) (EL 2b).

Die Indikationen zur Pessartherapie können der Wunsch nach konservativer Therapie, nicht abgeschlossene Familienplanung und ein erhöhtes perioperatives Komplikationsrisiko aufgrund von Komorbiditäten sein (111) (EL 3). Die Patientin sollte angeleitet werden, das Pessar selbstständig einzusetzen und über Nacht zu entfernen. Ein Ring- oder Schalenpessar eignet sich gut bei einem vermehrten Deszensus der vorderen Vaginalwand, ein Würfel- oder Gelhornpessar kann auch eine Rektozele reponieren, ist aber vorwiegend beim Scheidenstumpfdeszensus indiziert. Mit einem Pessar kann eine Verbesserung der Miktion und Defäkation erreicht werden (EL 2b) (32, 33, 54). Patientinnen nach Hysterektomie oder Prolapsoperationen sowie Frauen mit kurzer Scheidenlänge und klaffendem Introitus haben geringere Erfolgsraten (86). Das Ausmaß des Prolapses hat keinen Einfluss auf den Erfolg (98) (EL 3).

3.2 Operative Therapie des vorderen Kompartiments

3.2.1 Erfolgsraten (Nachkontrollzeit > 12 Monate)

Tab. 2: Operative Therapie des vorderen Kompartiments, Erfolgsraten.

Vordere Scheidenplastik mit Eigengewebe	54–100% (35–37, 56, 61, 68, 92, 109, 125)	Summe Versager: 137/612 → =	Erfolgsrate 78%
Fixierte anteriore Netzinterpositionen mit oder ohne Faszienkorrektur	74–100% (4, 10, 23, 43, 52, 61, 68, 70, 101, 105)	Summe Versager: 38/608 → =	Erfolgsrate 94%
Nicht fixierte anteriore Netzauflagen auf der vorderen Plastik	89–94% (42, 94) Cave: nur zwei Studien	Summe Versager: 8/87 → =	Erfolgsrate 91%
Auflage Schweinedermis (Pelvicol) über der vorderen Plastik	64–93% (41, 61, 92, 97)	Summe Versager: 37/232 → =	Erfolgsrate 84%

Fortsetzung Tab. 2: Operative Therapie des vorderen Kompartiments, Erfolgsraten.			
Auflage Fascia lata (Tutoplast) über der vorderen Plastik	79%	Versager: 16/76 (56) Cave: nur ein RCT	
Auflage Polyglactin910 (Vicryl) über der vorderen Plastik 42–75% (31, 32, 45)		Summe Versager: 52/161 → =	Erfolgsrate 68%
Perigee-System	89%	Versager 8/72 (58) Cave: nur eine Studie	
Paravaginale Defektkorrektur	(12)		
Vaginal	78–100% (13, 87, 113)		
Abdominal	76–97% (26, 114)		
Laparoskopisch	76–92% (18, 95, 122)		

3.2.2 Ergebnisse randomisierter Studien (81)

Eine Metaanalyse von zwei RCT im Cochrane-Review 2007 zeigte, dass die zusätzliche Vicryl-Netz-Auflage über der anterioren Scheidenplastik die Zystozelen-Rezidivrate senken kann (EL 1a) (109, 125). Allerdings waren in allen Armen in beiden Studien die Rezidivraten sehr hoch. Zu bemerken ist außerdem, dass keine apikale Fixation erfolgte, obwohl bei Sand et al. (109) die Mehrzahl der Frauen gleichzeitig eine hintere Plastik erhielt.

Der zusätzliche Einsatz von Fascia lata über der vorderen Plastik bringt keine Vorteile im Vergleich zur isolierten vorderen Plastik (EL 1a) (56).

Der Zusatz von proximal und lateral fixiertem Polypropylen-Netz reduziert die Zystozelen-Rezidive im Vergleich zur isolierten vorderen Plastik (68) (EL 1b), allerdings bestehen in diesem RCT große Unterschiede in den Operationen der beiden Gruppen: In der Mesh-Gruppe wurde zum einen das Netz apikal an den Sakrouterinligamenten fixiert und zum anderen wurden deutlich mehr gleichzeitige Hysterektomien durchgeführt, wobei meist ebenfalls eine apikale Fixation erfolgt. Der Zusammenhang zwischen apikalen und anterioren Supportdefekten ist bekannt (30, 47). Ein ähnliches Problem weist der RCT von Meschia et al. auf, die eine klassische vordere Plastik mit einer fixierten Pelvicol-augmentierten Operation verglichen (92).

3.2.3 Postoperative Komplikationen beim Einsatz von nicht absorbierbaren Netzen (Polypropylen)

- Dyspareunie: 14–24% (de novo oder schlimmer als vor der Operation) (19, 99, 129),
- Mesh-Retraktion oder -Schrumpfung assoziiert mit Schmerzen: 3–19% (53, 55),
- vaginale Netzerosion: 6–19% (19, 53, 55, 99).

3.2.4 Fazit vorderes Kompartiment

Für die Primärsituation bleiben je nach Art der Zystozele die vordere Plastik bei medianem Fasziendefekt und die paravaginale Defektkorrektur bei lateralen Aufhängungsdefekten gute Optionen (EL 1b). Der zusätzlichen Sicherung des mittleren Kompartimentes muss besondere Aufmerksamkeit geschenkt werden, da sonst höhere Rezidivraten zu erwarten sind (EL 2). Die einzige randomisierte Studie mit Einsatz eines nicht resorbierbaren Netzes demonstrierte zwar einen Vorteil gegenüber der isolierten vorderen Plastik, allerdings bestanden bedeutsame Unterschiede in den Gruppen, die die generelle Anwendbarkeit der Studie limitieren: Die vordere Plastik erfolgte ohne apikale Fixation, während das Netz mit vier Armen gesichert wurde (68).

Der Einsatz von Typ-1-Polypropylen-Netz kann z.B. bei großem Prolaps, Rezidiv-Deszensus und bei Patientinnen mit erhöhtem Sicherheitsbedürfnis hinsichtlich der anatomischen Korrektur diskutiert werden, allerdings sind diese Indikationen nicht mit Studien belegt (EL 4). Die ausführliche Aufklärung über die höhere Komplikations- und Re-Operationsrate ist obligat. Insbesondere wenn die Komplikationsraten betrachtet werden, gibt es zur Zeit keinen Anlass, nicht resorbierbare Netze *routinemäßig* bei primären vaginalen Deszensusoperationen am vorderen Kompartiment einzusetzen (EL 1b).

3.3 Operative Therapie des hinteren Kompartiments

3.3.1 Erfolgsraten (Nachkontrollzeit > 12 Monate)

Tab. 3: Operative Therapie des hinteren Kompartiments, Erfolgsraten.

Hintere Scheidenplastik mit Eigengewebe: mediane Faszienraffung	82–89% (1, 57, 72, 73, 102, 104)	Summe Versager: 49/341 → =	Erfolgsrate 86%
Hintere Scheidenplastik mit Eigengewebe: defektspezifische Korrektur	56–94% (1, 40, 75, 104, 117)	Summe Versager: 79/271 → =	Erfolgsrate 71%
Operationen mit nicht resorbierbaren synthetischen Netzen	78–100% (4, 42, 44, 52, 77, 94)	Summe Versager: 11/239 → =	Erfolgsrate 95%
Apogee-System	100%	Versager 0/48 (56) Cave: nur eine retrospektive Studie	
Hintere Scheidenplastik mit Schweinedermis-(Pelvicol-)Einsatz	54–59% (5, 104)	Summe Versager: 23/53 → =	Erfolgsrate 57%
Hintere Scheidenplastik mit Schweinedarm-Kollagen (Surgisis)	71%	Versager: 7/26 Cave: nur eine Studie (97)	
Hintere Scheidenplastik mit Fascia lata (Tutoplast)	76% (57)	Versager: 8/56 Cave: nur ein RCT als Abstract	
Hintere Scheidenplastik mit Polyglactin910-(Vicryl-)Auflage	88% (109)	Versager: 9/73 Cave: nur ein RCT	

3.3.2 Ergebnisse aus randomisierten Studien (81)

Der zusätzliche Einsatz von Vicryl, Pelvicol und Fascia lata über der hinteren Plastik erhöht nicht die Erfolgsraten (57, 104, 109) (EL 1b) bzw. führt teilweise zu signifikant schlechteren Ergebnissen (104). Die transvaginale Rektozelen-Korrektur ist der transanalen überlegen (EL 1a) (72, 73, 102).

3.3.3 Fazit hinteres Kompartiment

Die hintere Scheidenplastik mit Eigengewebe als mediane Faszienraffung ohne Netzeinlage hat eine Erfolgsrate von 86% und bleibt für die Primärsituation eine gute Option, vorzugsweise als mediane Faszienraffung (EL 1b). Die wenigen randomisierten Studien demonstrieren keinen eindeutigen Vorteil von Operationen mit Xenograften. Zur Anwendung von nicht resorbierbarem Mesh sind keine randomisierten Studien vorhanden. Zur Zeit gibt es keinen Anlass, nicht absorbierbare Netze *routinemäßig* bei primären vaginalen Deszensusoperationen am hinteren Kompartiment zu verwenden (EL 2). Die durchschnittlich um 10% höhere anatomische Erfolgsrate beim Einsatz von synthetischem Mesh muss den höheren Komplikationsraten mit Dyspareunie, Mesh-Erosionen und Mesh-Schrumpfung mit Schmerzen gegenübergestellt werden (EL 2).

3.4 Operative Therapie des mittleren Kompartiments

3.4.1 Erfolgsraten (Nachkontrollzeit > 12 Monate)

Tab. 3: Operative Therapie des mittleren Kompartiments, Erfolgsraten.

Sakrospinale Fixation (16, 96)			
Apikale Erfolgsraten	79–97%, durchschnittlich: 92%		
Versager vorderes Kompartiment (Zystozelen)	10–30%, durchschnittlich: 21%		
Versager hinteres Kompartiment (Rektozelen)	0–11%, durchschnittlich: 6%		
Sakrokolpopexie (103) (nur mit Typ-1-Polypropylene-Mesh [6] = derzeitiger Goldstandard bei Netzeinsatz)			
Apikale Erfolgsraten abdominale Sakrokolpopexie	91–100% (39, 48, 88, 110, 119)	Summe Versager: 4/347 =	Erfolgsrate 99%
Apikale Erfolgsraten laparoskopische Sakrokolpopexie	94–100% (38, 67, 106, 107)	Summe Versager: =	Erfolgsrate 22/611: 96%
Vaginale Erosionen	3,5–8% bei Einsatz eines Typ-1-Netzes (20, 24, 103, 127)		
Posteriore intravaginale Schlinge (Tyco-intravaginal slingplasty-IVS)	74–97% (89, 91, 100)	Summe Versager: 7/87 =	Erfolgsrate 92%

Fortsetzung Tab. 2: Operative Therapie des vorderen Kompartiments, Erfolgsraten.

Vaginale Scheidenstumpf-Suspensionen an den Sakrouterinligamenten	94–100% (8, 14, 71, 74, 112, 116, 126)	Summe Versager: 30/731 =	Erfolgsrate 96%
Laparoskopische Suspension von Uterus oder Scheide an Sakrouterinligamenten	79–100% (76, 78, 83, 90, 121)	Summe Versager: 31/266 =	Erfolgsrate 88%
Vaginale sakrospinale Hysteropexie	85–100% (51, 63, 79, 84)	Summe Versager: 15/215 =	Erfolgsrate 93%

3.4.2 Ergebnisse randomisierter Studien

Eine Metaanalyse im Cochrane-Review zeigte, dass im direkten Vergleich die Sakrokolpopexie effektiver ist bei der Behandlung des apikalen Prolapses als die sakrospinale Fixation (21, 80, 81, 85) (EL 1a). Allerdings ist die Operationszeit länger, die Rückkehr zu Arbeiten des täglichen Lebens prolongiert und die Operation ist teurer (80, 81, 85). Bei der Analyse der einzelnen RCT fällt auf, dass die aktuellere Studie von Maher et al. keine signifikanten Unterschiede zwischen den beiden Operationen fand, weder bei der objektiven noch bei der subjektiven Erfolgsrate (21). Die Studie von Benson et al. wurde vorzeitig abgebrochen, da die Rezidivrate in der Gruppe der sakrospinalen Fixation in der Zwischenanalyse zu hoch erschien (21). Bedeutsam ist, dass hier eine bilaterale direkte sakrospinale Kolpopexie erfolgte, die zu einer extensiven Spannung des Scheidenstumpfes und damit zu einer höheren Rezidivrate führen kann.

Der Einsatz von Fascia lata bei der Sakrokolpopexie ist dem Prolene-Netz signifikant unterlegen (39, 81) (LoE 1b).

Eine gleichzeitige Burch-Kolposuspension während der abdominalen Sakrokolpopexie sollte mit der Patientin diskutiert werden, auch wenn die präoperative Urodynamik keine larvierte Stressinkontinenz zeigt (25) (EL 1b). In dieser Studie war nach der ersten Interimanalyse die Stressinkontinenzrate signifikant höher in der Gruppe ohne Burch-Kolposuspension, so dass die Patientinnen-Rekrutierung vorzeitig abgebrochen wurde.

Diese Empfehlung kann derzeit nicht auf andere Deszensusoperationen übertragen werden.

Die posteriore intravaginale Slingplasty hatte ähnliche Erfolgsraten wie die sakrospinale Kolpopexie und war der sakrospinalen Fixation nicht überlegen (91) (LoE 1b).

3.4.3 Fazit mittleres Kompartiment

Die abdominale Sakrokolpopexie ist eine der am besten und längsten untersuchten Operationen mit der größten Effektivität (EL 1a). Die laparoskopische Sakrokolpopexie scheint ähnlich effektiv zu sein, wenn die Expertise vorhanden ist (69, 108) (EL 2b). Bei der Sakrokolpopexie sollten resorbierbare Materialien wie Fascia lata wegen der hohen Rezidivraten nicht angewendet werden (39, 60) (EL 1b). Netze aus oder mit Silikon zeigen eine hohe Komplikationsrate in der Deszensus- und Belastungsinkontinenzchirurgie und sollten nicht eingesetzt werden (17, 59) (EL 2a).

Die sakrospinale Fixation bleibt eine sehr gute Option für die vaginale Suspension des Scheidenstumpfes (EL 1b). Die höheren Rezidivraten im vorderen Kompartiment müssen bei der Operationsplanung bedacht werden.

Die vorhandenen Studien zeigen, dass der Uteruserhalt diskutiert werden sollte, da die Erfolgsraten auch ohne Hysterektomie akzeptabel sind (EL 2a). Die wenigen vergleichenden Studien zeigen übereinstimmend, dass eine Hysterektomie nicht die Erfolgsraten beeinträchtigt, obwohl in einer Arbeit die subjektive Sanierung des Deszensus weniger häufig erreicht wurde (84). Liegt keine uterine Pathologie vor, sollte die Patientin über die Möglichkeit der uteruserhaltenden Operation informiert werden.

3.5 Mesh-Komplikationen

Die **Arrosionsraten** liegen bei bis zu 26% (2, 7, 19, 42–45, 53, 99). In ca. 50% der Fälle muss zumindest eine teilweise Exzision des Netzes erfolgen, seltener ist eine komplette Entfernung notwendig (45, 119). Ein Risikofaktor für Erosionen scheint sowohl bei der vaginalen als auch der abdominalen Netzeinlage die gleichzeitige Hysterektomie zu sein (20, 34, 127), auch wenn dies nicht in allen Studien zu beobachten ist (24). Bei der vaginalen Implantation stellt eine T-förmige Kolpotomie (34) einen Risikofaktor dar, bei abdominalen Eingriffen vaginale Inzisionen (123). Des Weiteren erhöht eine geringere Operationserfahrung das Risiko (2, 52).

Die **symptomatische Retraktion oder Schrumpfung der synthetischen Netze** ist ein Problem bei bis zu 19% der Operationen (53, 55).

Eine **Dyspareunie** kommt in 17–63% vor (12, 42–45, 70, 77, 82, 94), sexuelle Dysfunktionen in ca. 26% (19). Die Dyspareunie scheint bei Mesh-Einsatz im hinteren Kompartiment ausgeprägter zu sein. Eine **De-novo-Drangsymptomatik** kommt in bis zu 16% vor (7, 46, 82).

Ernsthafte Komplikationen der intravaginalen Slingplasty mit multifilamentem Mesh sind chronische Entzündungen, Fistelbildung, Abszesse und chronische Schmerzen auch bei Defäkation und Geschlechtsverkehr (11, 64), nekrotisierende Fasziitis, Osteomyelitis, Osteonekrose.

3.6 Generelle Empfehlungen zur Deszensuschirurgie

- Eine ausführliche Aufklärung der Patientin über abwartendes, konservatives und operatives Management ist notwendig.
- Es sollte bei der Behandlung von Patientinnen mit Beckenboden-Funktionsstörungen eine entsprechende Expertise in der konservativen und operativen Behandlung vorliegen.

3.6.1 Grad-A-Empfehlungen

- Sakrokolpopexie und sakrospinale Fixation sind bei Vaginalstumpfprolaps die Operationen mit den besten Erfolgsraten.
- Eine gleichzeitige Burch-Kolposuspension während der Sakrokolpopexie sollte der Frau nach Abwägung der Vor- und Nachteile auch bei nicht demonstrierter larvierter Stressinkontinenz angeboten werden.
- Die transvaginale hintere Scheidenplastik ist der transanalen Rektozelenkorrektur vorzuziehen.
- Der Einsatz von Typ-1-Mesh (monofilamentär, makroporös, low-weight) ist aufgrund der niedrigeren Netzkomplikationsraten multifilamentärem oder silikonbeschichtetem Material vorzuziehen.

Der *routinemäßig*e vaginale Einsatz von Polypropylen-Netzen kann aufgrund der hohen Komplikationsrate derzeit nicht empfohlen werden. Den höheren Erfolgsraten von ca. 10% stehen Komplikationen inklusive Re-Operationen wegen Netzerosionen und anhaltende Dyspareunie bis zu 25% gegenüber, über die die Patientin präoperativ informiert werden muss.

3.6.2 Grad-B-Empfehlungen

- Ein Pessar kann bei den meisten Patientinnen erfolgreich angepasst werden und stellt eine risikoarme Option der Behandlung dar.
- Die vaginale oder laparoskopische Fixation von Uterus und/oder Vagina an den Sakrouterinligamenten bieten gute Erfolgsraten und sind bei gleichzeitigen vaginalen Plastiken zur Sicherung des mittleren Kompartimentes zu empfehlen.
- Uteruserhaltende Operationen sollten bei entsprechender Indikation mit der Patientin diskutiert werden.

- Fascia lata ist nicht zur Augmentation von vaginalen Plastiken oder zur Interposition bei der Sakrokolpopexie geeignet.
- Biologische Implantate wie Pelvicol oder Surgisis erhöhen nicht eindeutig die Erfolgsraten und sollten nur bei spezifischen Indikationen (z.B. Ablehnung von synthetischem Netz, falls Einsatz sinnvoll) und nach Aufklärung der Patientinnen angewandt werden.
- Die einzeitige Hysterektomie und die invertierte T-Kolpotomie sollten bei vaginalen Netzeinlagen vermieden werden. Ebenso ist wegen möglicher Netzkomplikationen Zurückhaltung bei Sakrokolpopexie und gleichzeitiger Hysterektomie geboten.
- Die vordere Scheidenplastik mit Eigengewebe sowie die paravaginale Defektkorrektur bleiben gute Optionen mit akzeptablen Erfolgsraten, insbesondere, wenn bei entsprechender Indikation eine apikale Suspension mit durchgeführt wird.
- Die posteriore Scheidenplastik mit medianer Faszienraffung scheint der defektspezifischen Korrektur überlegen. Eine Levatorraffung kann zu Schmerzen und Dyspareunie führen und sollte nicht durchgeführt werden.
- Die posteriore Schlingenplastik (posteriore IVS) oder infrakokzygeale Sakropexie zeigt keine Vorteile gegenüber der sakrospinalen Fixation. In der Version mit Typ-3-Netz (multifilamentär) sollte sie nicht mehr durchgeführt werden.

3.6.3 Hinweise zum Einsatz von synthetischem Netz

Die vaginale Einlage eines synthetischen, nicht absorbierbaren Netzes sollte nur nach sorgfältiger Abwägung der Vor- und Nachteile für die Patientin erfolgen. Die Indikationen können derzeit noch nicht klar definiert werden. Mögliche Indikationen sind ein Rezidiv- oder Totalprolaps mit Risikofaktoren wie Adipositas, chronisch-obstruktive Lungenerkrankung und Zeichen einer generellen Bindegewebsschwäche. Die Patientin muss über die Erfolgsraten der Operation mit und ohne Netz, über Behandlungsalternativen, über die möglichen Komplikationen genau aufgeklärt werden. Es muss außerdem auf die fehlenden Studien zur Langzeitentwicklung der vaginalen Netzanwendungen hingewiesen werden. Eine regelmäßige postoperative Erfassung von Beckenboden-Funktionsstörungen und der Lebensqualität wird empfohlen, um die Operationstechniken und Indikationen überprüfen und ggf. anzupassen zu können.

3.7 Operatives Vorgehen bei Deszensus und Belastungsinkontinenz

Eine prospektiv-randomisierte Studie von Meschia et al. konnte zeigen, dass die gleichzeitige Einlage eines TVT-Bandes bei vaginaler Deszensusoperation der alleinigen Colporrhaphia anterior überlegen ist bei larvierter Stressinkontinenz (objektive Kontinenzrate nach 2 Jahren 92% versus 56%, $p<0,01$) (93). Die Komplikationsraten unterschieden sich in den beiden Gruppen nicht. Allerdings berichteten 12% der Patientinnen in der TVT-Gruppe subjektiv über eine De-novo-Drangsymptomatik verglichen mit 4%

in der Vergleichsgruppe (p=0,66). Brubaker et al. randomisierten 322 Patientinnen mit Scheidenstumpfdeszensus, die subjektiv keine Belastungsinkontinenz hatten, in zwei Gruppen (25). In der einen Gruppe wurde nur eine abdominale Sakrokolpopexie durchgeführt, in der anderen zusätzlich eine Kolposuspension. Drei Monate postoperativ hatten 23,8% der Patientinnen mit Burch und 44,1% der Patientinnen ohne Burch objektiv Zeichen einer Belastungsinkontinenz, subjektiv klagten 24,5% der Patientinnen ohne Burch und 6,1% der Patientinnen mit Burch über eine Belastungsinkontinenz. Die Rate an Drangbeschwerden unterschied sich zwischen den beiden Gruppen nicht (32,7% versus 38,4%). Weitere randomisierte Studien sind hier nicht ausgewertet, da sie Verfahren beinhalteten, die heute nur noch selten verwendet werden (Nadelsuspensionen z.B.) (81).

3.7.1 Fazit

Aufgrund der eingeschränkten Datenlage kann derzeit keine Empfehlung für oder gegen eine simultane Inkontinenzoperation bei larvierter Stressinkontinenz gegeben werden.

4 Literatur

1. Abramov Y, Gandhi S, Goldberg RP, Botros SM, Kwon C, Sand PK. Site-specific rectocele repair compared with standard posterior colporrhaphy. Obstet Gynecol 2005; 105: 314–318

2. Achtari C, Hiscock R, O'Reilly BA, Schierlitz L, Dwyer PL. Risk factors for mesh erosion after transvaginal surgery using polypropylene (Atrium) or composite polypropylene/polyglactin 910 (Vypro II) mesh. Int Urogynecol J Pelvic Floor Dysfunct 2005; 16: 389–394

3. Adams E, Thomson A, Maher C, Hagen S. Mechanical devices for pelvic organ prolapse in women. Cochrane Database Syst Rev 2004; CD004010

4. Adhoute F, Soyeur L, Pariente JL, Le Guillou M, Ferriere JM. Use of transvaginal polypropylene mesh (Gynemesh) for the treatment of pelvic floor disorders in women. Prospective study in 52 patients. Prog Urol 2004; 14: 192–196

5. Altman D, Zetterstrom J, Mellgren A, Gustafsson C, Anzen B, Lopez A. A three-year prospective assessment of rectocele repair using porcine xenograft. Obstet Gynecol 2006; 107: 59–65

6. Amid PK. Classification of biomaterials and their related complication in abdominal wall hernia surgery. Hernia 1997; 1: 15–21

7. Amrute KV, Eisenberg ER, Rastinehad AR, Kushner L, Badlani GH. Analysis of outcomes of single polypropylene mesh in total pelvic floor reconstruction. Neurourol Urodyn 2007; 26: 53–58

8. Amundsen CL, Flynn BJ, Webster GD. Anatomical correction of vaginal vault prolapse by uterosacral ligament fixation in women who also require a pubovaginal sling. J Urol 2003; 169: 1770–1774

9. Baden WF, Walker TA. Genesis of the vaginal profile: A correlated classification of vaginal relaxation. Clin Obstet Gynecol 1972; 15: 1048–1054

10. Bader G, Fauconnier A, Roger N, Heitz D, Ville Y. Cystocele repair by vaginal approach with a tension-free transversal polypropylene mesh. Technique and results. Gynecol Obstet Fertil 2004; 32: 280–284

11. Baessler K, Hewson AD, Tunn R, Schuessler B, Maher CF. Severe mesh complications following intravaginal slingplasty. Obstet Gynecol 2005; 106: 713–716

12. Baessler K, Maher CF. Mesh augmentation during pelvic-floor reconstructive surgery: risks and benefits. Curr Opin Obstet Gynecol 2006; 18: 560–566

13. Bai SW, Jeon JD, Chung KA, Kim JY, Kim SK, Park KH. The effectiveness of modified six-corner suspension in patients with paravaginal defect and stress urinary incontinence. Int Urogynecol J Pelvic Floor Dysfunct 2002; 13: 303–307

14. Barber MD, Visco AG, Weidner AC, Amundsen CL, Bump RC. Bilateral uterosacral ligament vaginal vault suspension with site-specific endopelvic fascia defect repair for treatment of pelvic organ prolapse. Am J Obstet Gynecol 2000; 183: 1402–1410; discussion 10–11

15. Barber MD. Questionnaires for women with pelvic floor disorders. Int Urogynecol J Pelvic Floor Dysfunct 2007; 18: 461–465

16. Beer M, Kuhn A. Surgical techniques for vault prolapse: a review of the literature. Eur J Obstet Gynecol Reprod Biol 2005; 119: 144–155

17. Begley JS, Kupferman SP, Kuznetsov DD, Kobashi KC, Govier FE, McGonigle KF, et al. Incidence and management of abdominal sacrocolpopexy mesh erosions. Am J Obstet Gynecol 2005; 192: 1956–1962

18. Behnia-Willison F, Seman EI, Cook JR, O'Shea RT, Keirse MJ. Laparoscopic paravaginal repair of anterior compartment prolapse. J Minim Invasive Gynecol 2007; 14: 475–480

19. Benhaim Y, de Tayrac R, Deffieux X, Gervaise A, Chauveaud-Lambling A, Frydman R, et al. Treatment of genital prolapse with a polypropylene mesh inserted via the vaginal route. Anatomic and functional outcome in women aged less than 50 years. J Gynecol Obstet Biol Reprod (Paris) 2006; 35: 219–226

20. Bensinger G, Lind L, Lesser M, Guess M, Winkler HA. Abdominal sacral suspensions: analysis of complications using permanent mesh. Am J Obstet Gynecol 2005; 193: 2094–2098

21. Benson JT, Lucente V, McClellan E. Vaginal versus abdominal reconstructive surgery for the treatment of pelvic support defects: a prospective randomized study with long-term outcome evaluation. Am J Obstet Gynecol 1996; 175: 1418–1421; discussion 21–22

22. Bidmead J, Cardozo L, McLellan A, Khullar V, Kelleher C. A comparison of the objective and subjective outcomes of colposuspension for stress incontinence in women. Bjog 2001; 108: 408–413

23. Borrell Palanca A, Chicote Perez F, Queipo Zaragoza JA, Beltran Meseguer JF, Esteve Claramunt J, Pastor Sempere F. Cystocele repair with a polypropylene mesh: our experience. Arch Esp Urol 2004; 57: 391–396

24. Brizzolara S, Pillai-Allen A. Risk of mesh erosion with sacral colpopexy and concurrent hysterectomy. Obstet Gynecol 2003; 102: 306–310

25. Brubaker L, Cundiff GW, Fine P, Nygaard I, Richter HE, Visco AG, et al. Abdominal sacrocolpopexy with Burch colposuspension to reduce urinary stress incontinence. N Engl J Med 2006; 354: 1557–1566

26. Bruce RG, El-Galley RE, Galloway NT. Paravaginal defect repair in the treatment of female stress urinary incontinence and cystocele. Urology 1999; 54: 647–651

27. Bump RC, Mattiasson A, Bo K, Brubaker LP, DeLancey JO, Klarskov P, et al. The standardization of terminology of female pelvic organ prolapse and pelvic floor dysfunction. Am J Obstet Gynecol 1996; 175: 10–17

28. Cardozo L, Bachmann G, McClish D, Fonda D, Birgerson L. Meta-analysis of estrogen therapy in the management of urogenital atrophy in postmenopausal women: second report of the Hormones and Urogenital Therapy Committee. Obstet Gynecol 1998; 92: 722–727

29. Cardozo L, Lose G, McClish D, Versi E. A systematic review of the effects of estrogens for symptoms suggestive of overactive bladder. Acta Obstet Gynecol Scand 2004; 83: 892–897

30. Chen L, Ashton-Miller JA, Hsu Y, DeLancey JO. Interaction among apical support, levator ani impairment, and anterior vaginal wall prolapse. Obstet Gynecol 2006; 108: 324–332

31. Clemons JL, Aguilar VC, Sokol ER, Jackson ND, Myers DL. Patient characteristics that are associated with continued pessary use versus surgery after 1 year. Am J Obstet Gynecol 2004; 191: 159–164

32. Clemons JL, Aguilar VC, Tillinghast TA, Jackson ND, Myers DL. Patient satisfaction and changes in prolapse and urinary symptoms in women who were fitted successfully with a pessary for pelvic organ prolapse. Am J Obstet Gynecol 2004; 190: 1025–1029

33. Clemons JL, Aguilar VC, Tillinghast TA, Jackson ND, Myers DL. Risk factors associated with an unsuccessful pessary fitting trial in women with pelvic organ prolapse. Am J Obstet Gynecol 2004; 190: 345–350

34. Collinet P, Belot F, Debodinance P, Ha Duc E, Lucot JP, Cosson M. Transvaginal mesh technique for pelvic organ prolapse repair: mesh exposure management and risk factors. Int Urogynecol J Pelvic Floor Dysfunct 2006; 17: 315–320

35. Colombo M, Maggioni A, Scalambrino S, Vitobello D, Milani R. Surgery for genitourinary prolapse and stress incontinence: a randomized trial of posterior pubourethral ligament plication and Pereyra suspension. Am J Obstet Gynecol 1997; 176: 337–343

36. Colombo M, Maggioni A, Zanetta G, Vignali M, Milani R. Prevention of postoperative urinary stress incontinence after surgery for genitourinary prolapse. Obstet Gynecol 1996; 87: 266–271

37. Colombo M, Vitobello D, Proietti F, Milani R. Randomised comparison of Burch colposuspension versus anterior colporrhaphy in women with stress urinary incontinence and anterior vaginal wall prolapse. Bjog 2000; 107: 544–551

38. Cosson M, Bogaert E, Narducci F, Querleu D, Crepin G. Laparoscopic sacral colpopexy: short-term results and complications in 83 patients. J Gynecol Obstet Biol Reprod (Paris) 2000; 29: 746–750

39. Culligan PJ, Blackwell L, Goldsmith LJ, Graham CA, Rogers A, Heit MH. A randomized controlled trial comparing fascia lata and synthetic mesh for sacral colpopexy. Obstet Gynecol 2005; 106: 29–37

40. Cundiff GW, Weidner AC, Visco AG, Addison WA, Bump RC. An anatomic and functional assessment of the discrete defect rectocele repair. Am J Obstet Gynecol 1998; 179: 1451–1456; discussion 6–7

41. De Ridder D, Claehout F, Verleyen P, Boulanger S, Deprest J. Procine dermis xenograft as reinforcement for cystocele stage III repair: a prospective randomized controlled trial. (Abstract). Neurourol Urodyn 2004; 23: 435–436

42. de Tayrac R, Deffieux X, Gervaise A, Chauveaud-Lambling A, Fernandez H. Long-term ana-

tomical and functional assessment of transvaginal cystocele repair using a tension-free polypropylene mesh. Int Urogynecol J Pelvic Floor Dysfunct 2006; 17: 483–488

43. de Tayrac R, Devoldere G, Renaudie J, Villard P, Guilbaud O, Eglin G. Prolapse repair by vaginal route using a new protected low-weight polypropylene mesh: 1-year functional and anatomical outcome in a prospective multicentre study. Int Urogynecol J Pelvic Floor Dysfunct 2007; 18: 251–256

44. de Tayrac R, Picone O, Chauveaud-Lambling A, Fernandez H. A 2-year anatomical and func-tional assessment of transvaginal rectocele repair using a polypropylene mesh. Int Urogynecol J Pelvic Floor Dysfunct 2006; 17: 100–105

45. Deffieux X, de Tayrac R, Huel C, Bottero J, Gervaise A, Bonnet K, et al. Vaginal mesh erosion after transvaginal repair of cystocele using Gynemesh or Gynemesh-Soft in 138 women: a comparative study. Int Urogynecol J Pelvic Floor Dysfunct 2007; 18: 73–79

46. Deffieux X, Huel C, de Tayrac R, Bottero J, Porcher R, Gervaise A, et al. Vaginal mesh extrusion after transvaginal repair of cystocele using a prosthetic mesh: Treatment and functional outcomes. J Gynecol Obstet Biol Reprod (Paris) 2006; 35: 678–684

47. Delancey JO. Fascial and muscular abnormalities in women with urethral hypermobility and anterior vaginal wall prolapse. Am J Obstet Gynecol 2002; 187: 93–98

48. Diana M, Zoppe C, Mastrangeli B. Treatment of vaginal vault prolapse with abdominal sacral colpopexy using prolene mesh. Am J Surg 2000; 179: 126–128

49. Dietz HP, Lekskulchai O. Ultrasound assessment of pelvic organ prolapse: the relationship between prolapse severity and symptoms. Ultrasound Obstet Gynecol 2007; 29: 688–691

50. Dietz HP, Steensma AB. Posterior compartment prolapse on two-dimensional and three-dimensional pelvic floor ultrasound: the distinction between true rectocele, perineal hypermobility and enterocele. Ultrasound Obstet Gynecol 2005; 26: 73–77

51. Dietz V, de Jong J, Huisman M, Schraffordt Koops S, Heintz P, van der Vaart H. The effectiveness of the sacrospinous hysteropexy for the primary treatment of uterovaginal prolapse. Int Urogynecol J Pelvic Floor Dysfunct 2007; 18: 1271–1276

52. Dwyer PL, O'Reilly BA. Transvaginal repair of anterior and posterior compartment prolapse with Atrium polypropylene mesh. Bjog 2004; 111: 831–836

53. Fatton B, Amblard J, Debodinance P, Cosson M, Jacquetin B. Transvaginal repair of genital prolapse: preliminary results of a new tension-free vaginal mesh (Prolift technique) – a case series multicentric study. Int Urogynecol J Pelvic Floor Dysfunct 2007; 18: 743–752

54. Fernando RJ, Thakar R, Sultan AH, Shah SM, Jones PW. Effect of vaginal pessaries on symptoms associated with pelvic organ prolapse. Obstet Gynecol 2006; 108: 93–99

55. Foulques H. Tolerance of mesh reinforcement inserted through vaginal approach for the cure of genital prolapses. A 317 continuous case study. J Gynecol Obstet Biol Reprod (Paris) 2007; 36: 653–659

56. Gandhi S, Goldberg RP, Kwon C, Koduri S, Beaumont JL, Abramov Y, et al. A prospective randomized trial using solvent dehydrated fascia lata for the prevention of recurrent anterior vaginal wall prolapse. Am J Obstet Gynecol 2005; 192: 1649–1654

57. Gandhi S, Kwon C, Goldberg R, Abramov Y, Koduri S, Sand P. Does fascia lata graft decrease recurrent posterior vaginal wall prolapse? Abstract. Int Urogynecol J Pelvic Floor Dysfunct 2003; 14: S26

58. Gauruder-Burmester A, Koutouzidou P, Rohne J, Gronewold M, Tunn R. Follow-up after polypropylene mesh repair of anterior and posterior compartments in patients with recurrent prolapse. Int Urogynecol J Pelvic Floor Dysfunct 2007; 18: 1059–1064

59. Govier FE, Kobashi KC, Kozlowski PM, Kuznetsov DD, Begley SJ, McGonigle KF, et al. High complication rate identified in sacrocolpopexy patients attributed to silicone mesh. Urology 2005; 65: 1099–1103

60. Gregory WT, Otto LN, Bergstrom JO, Clark AL. Surgical outcome of abdominal sacrocolpopexy with synthetic mesh versus abdominal sacrocolpopexy with cadaveric fascia lata. Int Urogynecol J Pelvic Floor Dysfunct 2005; 16: 369–374

61. Handel LN, Frenkl TL, Kim YH. Results of cystocele repair: a comparison of traditional ante-rior colporrhaphy, polypropylene mesh and porcine dermis. J Urol 2007; 178: 153–156; discussion 6

62. Hanson LA, Schulz JA, Flood CG, Cooley B, Tam F. Vaginal pessaries in managing women with pelvic organ prolapse and urinary incontinence: patient characteristics and factors contributing to success. Int Urogynecol J Pelvic Floor Dysfunct 2006; 17: 155–159

63. Hefni M, El-Toukhy T. Sacrospinous cervico-colpopexy with follow-up 2 years after successful pregnancy. Eur J Obstet Gynecol Reprod Biol 2002; 103: 188–190

64. Hefni M, Yousri N, El-Toukhy T, Koutromanis P, Mossa M, Davies A. Morbidity associated with posterior intravaginal slingplasty for uterovaginal and vault prolapse. Arch Gynecol Obstet 2007; 276: 499–504

65. Hendrix SL, Clark A, Nygaard I, Aragaki A, Barnabei V, McTiernan A. Pelvic organ prolapse in the Women's Health Initiative: gravity and gravidity. Am J Obstet Gynecol 2002; 186: 1160–1166

66. Hendrix SL, Cochrane BB, Nygaard IE, Handa VL, Barnabei VM, Iglesia C, et al. Effects of estrogen with and without progestin on urinary incontinence. Jama 2005; 293: 935–948

67. Higgs PJ, Chua HL, Smith AR. Long term review of laparoscopic sacrocolpopexy. Bjog 2005; 112: 1134–1138

68. Hiltunen R, Nieminen K, Takala T, Heiskanen E, Merikari M, Niemi K, et al. Low-weight polypropylene mesh for anterior vaginal wall prolapse: a randomized controlled trial. Obstet Gynecol 2007; 110: 455–462

69. Hsiao KC, Latchamsetty K, Govier FE, Kozlowski P, Kobashi KC. Comparison of laparoscopic and abdominal sacrocolpopexy for the treatment of vaginal vault prolapse. J Endourol 2007; 21: 926–930

70. Hung MJ, Liu FS, Shen PS, Chen GD, Lin LY, Ho ES. Factors that affect recurrence after anterior colporrhaphy procedure reinforced with four-corner anchored polypropylene mesh. Int Urogynecol J Pelvic Floor Dysfunct 2004; 15: 399–406; discussion 406

71. Jenkins VR, 2nd. Uterosacral ligament fixation for vaginal vault suspension in uterine and vaginal vault prolapse. Am J Obstet Gynecol 1997; 177: 1337–1343; discussion 43–44

72. Kahn MA, Kumar D, Stanton SL. Posterior colporrhaphy vs transanal repair of the rectocele: an initial follow up of a prospective randomized controlled trial. Br J Obstet Gynaecol 1998; 105 (Suppl 17): 57

73. Kahn MA, Stanton SL, Kumar DA. Randomised prospective trial of posterior colporrhaphy vs transanal repair of rectocele: preliminary findings. Abstract. Neurourol Urodyn 1997; 8: 82–83

74. Karram M, Goldwasser S, Kleeman S, Steele A, Vassallo B, Walsh P. High uterosacral vagi-

nal vault suspension with fascial reconstruction for vaginal repair of enterocele and vaginal vault prolapse. Am J Obstet Gynecol 2001; 185: 1339–1342; discussion 42–43

75. Kenton K, Shott S, Brubaker L. Outcome after rectovaginal fascia reattachment for rectocele repair. Am J Obstet Gynecol 1999; 181: 1360–1363; discussion 3–4

76. Krause HG, Goh JT, Sloane K, Higgs P, Carey MP. Laparoscopic sacral suture hysteropexy for uterine prolapse. Int Urogynecol J Pelvic Floor Dysfunct 2006; 17: 378–381

77. Lim YN, Muller R, Corstiaans A, Hitchins S, Barry C, Rane A. A long-term review of posterior colporrhaphy with Vypro 2 mesh. Int Urogynecol J Pelvic Floor Dysfunct 2007; 18: 1053–1057

78. Lin LL, Phelps JY, Liu CY. Laparoscopic vaginal vault suspension using uterosacral ligaments: a review of 133 cases. J Minim Invasive Gynecol 2005; 12: 216–220

79. Lin TY, Su TH, Wang YL, Lee MY, Hsieh CH, Wang KG, et al. Risk factors for failure of transvaginal sacrospinous uterine suspension in the treatment of uterovaginal prolapse. J Formos Med Assoc 2005; 104: 249–253

80. Lo TS, Horng SG, Huang HJ, Lee SJ, Liang CC. Repair of recurrent vaginal vault prolapse using sacrospinous ligament fixation with mesh interposition and reinforcement. Acta Obstet Gynecol Scand 2005; 84: 992–995

81. Maher C, Baessler K, Glazener C, Adams E, Hagen S. Surgical management of pelvic organ prolapse in women. Cochrane Database Syst Rev 2007; 3: CD004014

82. Maher C, Baessler K, Glazener CM, Adams EJ, Hagen S. Surgical management of pelvic organ prolapse in women. Cochrane Database Syst Rev 2007; 3: CD004014

83. Maher CF, Carey MP, Murray CJ. Laparoscopic suture hysteropexy for uterine prolapse. Obstet Gynecol 2001; 97: 1010–1014

84. Maher CF, Cary MP, Slack MC, Murray CJ, Milligan M, Schluter P. Uterine preservation or hysterectomy at sacrospinous colpopexy for uterovaginal prolapse? Int Urogynecol J Pelvic Floor Dysfunct 2001; 12: 381–384; discussion 4–5

85. Maher CF, Qatawneh AM, Dwyer PL, Carey MP, Cornish A, Schluter PJ. Abdominal sacral colpopexy or vaginal sacrospinous colpopexy for vaginal vault prolapse: a prospective randomized study. Am J Obstet Gynecol 2004; 190: 20–26

86. Maito JM, Quam ZA, Craig E, Danner KA, Rogers RG. Predictors of successful pessary fitting and continued use in a nurse-midwifery pessary clinic. J Midwifery Womens Health 2006; 51: 78–84

87. Mallipeddi P, Kohli N, Steele AC, Owens RG, Karram MM. Vaginal paravaginal repair in the surgical treatment of anterior vaginal wall prolapse. Prim Care Update Ob Gyns 1998; 5: 199–200

88. Marinkovic SP. Will hysterectomy at the time of sacrocolpopexy increase the rate of polypropylene mesh erosion? Int Urogynecol J Pelvic Floor Dysfunct 2008; 19: 199–203

89. Mattox TF, Moore S, Stanford EJ, Mills BB. Posterior vaginal sling experience in elderly patients yields poor results. Am J Obstet Gynecol 2006; 194: 1462–1466

90. Medina C, Takacs P. Laparoscopic uterosacral uterine suspension: a minimally invasive tech-nique for treating pelvic organ prolapse. J Minim Invasive Gynecol 2006; 13: 472–475

91. Meschia M, Gattei U, Pifarotti P, Spennacchio M, Longatti D, Barbacini P. Randomized com-parison between infracoccygeal sacropexy (posterior IVS) and sacrospinous fixation in the management of vault prolapse. Neurourol Urodyn 2004; 23: 614

92. Meschia M, Pifarotti P, Bernasconi F, Magatti F, Riva D, Kocjancic E. Porcine skin collagen implants to prevent anterior vaginal wall prolapse recurrence: a multicenter, randomized study. J Urol 2007; 177: 192–195

93. Meschia M, Pifarotti P, Spennacchio M, Buonaguidi A, Gattei U, Somigliana E. A randomized comparison of tension-free vaginal tape and endopelvic fascia plication in women with genital prolapse and occult stress urinary incontinence. Am J Obstet Gynecol 2004; 190: 609–613

94. Milani R, Salvatore S, Soligo M, Pifarotti P, Meschia M, Cortese M. Functional and anatomical outcome of anterior and posterior vaginal prolapse repair with prolene mesh. Bjog 2005; 112: 107–111

95. Misrai V, Almeras C, Roupret M, Chartier-Kastler E, Richard F. Laparoscopic repair of urogenital prolapse without paravaginal repair: medium-term anatomical results. Prog Urol 2007; 17: 846–849

96. Morgan DM, Rogers MA, Huebner M, Wei JT, Delancey JO. Heterogeneity in anatomic outcome of sacrospinous ligament fixation for prolapse: a systematic review. Obstet Gynecol 2007; 109: 1424–1433

97. Mouritsen L, Kronschnabl M, Lose G. Long-term results of xenograft reinforcement of vaginal repairs: a case-control study. Int Urogynecol J Pelvic Floor Dysfunct 2007; 18 (Suppl 1): S10–11

98. Mutone MF, Terry C, Hale DS, Benson JT. Factors which influence the short-term success of pessary management of pelvic organ prolapse. Am J Obstet Gynecol 2005; 193: 89–94

99. Nauth MA, Funfgeld C. Correction of cystocele and stress incontinence with anterior transobturator mesh. Eur J Obstet Gynecol Reprod Biol 2008; 136: 249–253

100. Neuman M, Lavy Y. Conservation of the prolapsed uterus is a valid option: medium term results of a prospective comparative study with the posterior intravaginal slingoplasty operation. Int Urogynecol J Pelvic Floor Dysfunct 2007; 18: 889–893

101. Nicita G, Li Marzi V, Filocamo MT, Dattolo E, Marzocco M, Paoletti MC, et al. Uterus-sparing vaginal surgery of genitourinary prolapse employing biocompatible material. Urol Int 2005; 75: 314–318

102. Nieminen K, Hiltunen KM, Laitinen J, Oksala J, Heinonen PK. Transanal or vaginal approach to rectocele repair: a prospective, randomized pilot study. Dis Colon Rectum 2004; 47: 1636–1642

103. Nygaard IE, McCreery R, Brubaker L, Connolly A, Cundiff G, Weber AM, et al. Abdominal sacrocolpopexy: a comprehensive review. Obstet Gynecol 2004; 104: 805–823

104. Paraiso MF, Barber MD, Muir TW, Walters MD. Rectocele repair: a randomized trial of three surgical techniques including graft augmentation. Am J Obstet Gynecol 2006; 195: 1762–1771

105. Rodriguez LV, Bukkapatnam R, Shah SM, Raz S. Transvaginal paravaginal repair of high-grade cystocele central and lateral defects with concomitant suburethral sling: report of early results, outcomes, and patient satisfaction with a new technique. Urology 2005; 66: 57–65

106. Ross JW, Preston M. Laparoscopic sacrocolpopexy for severe vaginal vault prolapse: five-year outcome. J Minim Invasive Gynecol 2005; 12: 221–226

107. Rozet F, Mandron E, Arroyo C, Andrews H, Cathelineau X, Mombet A, et al. Laparoscopic sacral colpopexy approach for genito-urinary prolapse: experience with 363 cases. Eur Urol

2005; 47: 230–236

108. Salvatores M, Pellegrini P, Botchorishvili R, Canis M, Pouly JL, Mage G, et al. Laparoscopic promontal fixation: assessment of 100 cases. Minerva Ginecol 2006; 58: 405–410

109. Sand PK, Koduri S, Lobel RW, Winkler HA, Tomezsko J, Culligan PJ, et al. Prospective randomized trial of polyglactin 910 mesh to prevent recurrence of cystoceles and rectoceles. Am J Obstet Gynecol 2001; 184: 1357–1362; discussion 62–64

110. Schettini M, Fortunato P, Gallucci M. Abdominal sacral colpopexy with prolene mesh. Int Urogynecol J Pelvic Floor Dysfunct 1999; 10: 295–299

111. Shah SM, Sultan AH, Thakar R. The history and evolution of pessaries for pelvic organ prolapse. Int Urogynecol J Pelvic Floor Dysfunct 2006; 17: 170–175

112. Shull BL, Bachofen C, Coates KW, Kuehl TJ. A transvaginal approach to repair of apical and other associated sites of pelvic organ prolapse with uterosacral ligaments. Am J Obstet Gynecol 2000; 183: 1365–1373; discussion 73–74

113. Shull BL, Baden WF. A six-year experience with paravaginal defect repair for stress urinary incontinence. Am J Obstet Gynecol 1989; 160: 1432–1439; discussion 9–40

114. Shull BL, Benn SJ, Kuehl TJ. Surgical management of prolapse of the anterior vaginal segment: an analysis of support defects, operative morbidity, and anatomic outcome. Am J Obstet Gynecol 1994; 171: 1429–1436; discussion 36–39

115. Silva WA, Kleeman S, Segal J, Pauls R, Woods SE, Karram MM. Effects of a full bladder and patient positioning on pelvic organ prolapse assessment. Obstet Gynecol 2004; 104: 37–41

116. Silva WA, Pauls RN, Segal JL, Rooney CM, Kleeman SD, Karram MM. Uterosacral ligament vault suspension: five-year outcomes. Obstet Gynecol 2006; 108: 255–263

117. Singh K, Cortes E, Reid WM. Evaluation of the fascial technique for surgical repair of isolated posterior vaginal wall prolapse. Obstet Gynecol 2003; 101: 320–324

118. Sulak PJ, Kuehl TJ, Shull BL. Vaginal pessaries and their use in pelvic relaxation. J Reprod Med 1993; 38: 919–923

119. Sullivan ES, Longaker CJ, Lee PY. Total pelvic mesh repair: a ten-year experience. Dis Colon Rectum 2001; 44: 857–863

120. Tunn R, Picot A, Marschke J, Gauruder-Burmester A. Sonomorphological evaluation of polypropylene mesh implants after vaginal mesh repair in women with cystocele or rectocele. Ultrasound Obstet Gynecol 2007; 29: 449–452

121. Uccella S, Ghezzi F, Bergamini V, Serati M, Cromi A, Franchi M, et al. Laparoscopic uterosacral ligaments plication for the treatment of uterine prolapse. Arch Gynecol Obstet 2007; 276: 225–229

122. Viana R, Colaco J, Vieira A, Goncalves V, Retto H. Cystocele – vaginal approach to repairing paravaginal fascial defects. Int Urogynecol J Pelvic Floor Dysfunct 2006; 17: 621–623

123. Visco AG, Weidner AC, Barber MD, Myers ER, Cundiff GW, Bump RC, et al. Vaginal mesh erosion after abdominal sacral colpopexy. Am J Obstet Gynecol 2001; 184: 297–302

124. Weber AM, Richter HE. Pelvic organ prolapse. Obstet Gynecol 2005; 106: 615–634

125. Weber AM, Walters MD, Piedmonte MR, Ballard LA. Anterior colporrhaphy: a randomized trial of three surgical techniques. Am J Obstet Gynecol 2001; 185: 1299–1304; discussion 304–306

126. Wheeler TL, 2nd, Gerten KA, Richter HE, Duke AG, Varner RE. Outcomes of vaginal vault prolapse repair with a high uterosacral suspension procedure utilizing bilateral single sutures. Int Urogynecol J Pelvic Floor Dysfunct 2007; 18: 1207–1213

127. Wu JM, Wells EC, Hundley AF, Connolly A, Williams KS, Visco AG. Mesh erosion in abdominal sacral colpopexy with and without concomitant hysterectomy. Am J Obstet Gynecol 2006; 194: 1418–1422

128. Wu V, Farrell SA, Baskett TF, Flowerdew G. A simplified protocol for pessary management. Obstet Gynecol 1997; 90: 990–994

129. Yan A, Anne M, Karine A, Vanessa F, Christophe P, Anne T, et al. Cystocele repair by a synthetic vaginal mesh secured anteriorly through the obturator foramen. Eur J Obstet Gynecol Reprod Biol 2004; 115: 90–94

Erstfassung	2003
Neufassung	2008
Überarbeitung	Gültigkeit im Jahr 2010 bestätigt.
Beteiligte Fachgesellschaften, Arbeitsgemeinschaften und Organisationen	Deutsche Gesellschaft für Gynäkologie und Geburtshilfe • Arbeitsgemeinschaft für Urogynäkologie und Plastische Beckenbodenrekonstruktion Deutsche Gesellschaft für Urologie • Arbeitskreis Urologische Funktionsdiagnostik und Urologie der Frau Österreichische Gesellschaft für Gynäkologie und Geburtshilfe • Arbeitsgemeinschaft für Urogynäkologie und rekonstruktive Beckenbodenchirurgie Österreichische Gesellschaft für Urologie und Andrologie • Arbeitskreis Blasenfunktionsstörungen Schweizerische Gesellschaft für Gynäkologie und Geburtshilfe • Arbeitsgemeinschaft Urogynäkologie
Autoren der letzten Überarbeitung	Dr. med. K. Baessler, Berlin (Federführung) Dr. med. C. Reisenauer, Tübingen (Federführung) Dr. med. C. Anthuber, Starnberg Prof. Dr. med. W. Bader, Hannover Prof. Dr. med. T. Dimpfl, Kassel Dr. med. C. Frank, Köln Prof. Dr. med. H. Franz, Braunschweig Dr. med. C. Fünfgeld, Tettnang Prof. Dr. med. E. Hanzal, Wien (Österreich) Dr. med. H. Heidler, Linz (Österreich) Prof. Dr. med. K. Höfner, Oberhausen Dr. med. M. Hübner, Michigan (USA) Dr. med. K. Jundt, München Dr. med. S. Keim, Starnberg Prof. Dr. med. H. Kölbl, Mainz Dr. med. J. Kociszewski, Hagen Dr. med. A. Kuhn, Bern (Schweiz) Dr. med. G. Naumann, Mainz Prof. Dr. med. H. Palmtag, Sindelfingen PD Dr. med. U. Peschers, München Prof. Dr. med. E. Petri, Schwerin Prof. Dr. med. G. Schär, Aarau (Schweiz) Prof. Dr. med. D. Schultz-Lampel, Schwenningen Dr. med. U. Steigerwald, Mühlacker Prof. Dr. med. H. Tamussino, Graz (Österreich) Prof. Dr. med. D. Watermann, Freiburg
Anmerkungen	S1-Leitlinie Methoden- und Leitlinienreport siehe Homepages der DGGG und der AWMF

DGGG Leitlinienregister 2010	1	Allgemeine Gynäkologie und gynäkologische Onkologie
	1.3	Urogynäkologie
	1.3.3	Der Harnwegsinfekt der Frau
AWMF Leitlinienregister	015/009 (S1)	

Deutsche Gesellschaft für Gynäkologie und Geburtshilfe (DGGG), Arbeitsgemeinschaft Urogynäkologie und Plastische Beckenbodenrekonstruktion (AGUB), Arbeitsgemeinschaft Infektiologie und Infektimmunologie in Gynäkologie und Geburtshllfe (AGII)

Der Harnwegsinfekt der Frau

Inhaltsverzeichnis

Präambel

Die Harnwegsinfektion ist für die frauenärztliche Tätigkeit wegen ihrer Häufigkeit und den Besonderheiten in der Schwangerschaft von besonderer Bedeutung. Daher wurde bereits vor Jahren von der AGUB eine Leitlinie zur Diagnostik und Therapie des Harnwegsinfektes publiziert. Derzeit wird eine interdisziplinäre S3-Leitlinie zum Harnwegsinfekt erstellt, die voraussichtlich Ende 2008 publiziert werden kann. Wegen der besonderen Bedeutung des Harnwegsinfektes haben wir für die aktuelle Zusammenstellung der Leitlinien der DGGG eine Handlungsanweisung als Weiterentwicklung der bestehenden S1-Leitlinie erarbeitet. Diese Handlungsempfehlung verliert ihre Gültigkeit mit der Akkreditierung der S3-Leitlinie zum Harnwegsinfekt.

Besonderen Dank möchten wir an dieser Stelle den Mitgliedern der interdisziplinären S3-Leitlinienkommisssion zum Harnwegsinfekt aussprechen, die uns ihre Materialien großzügig zur Verfügung gestellt haben.

1 Zusammenfassung

1.1 Zielpopulation

Frauen mit Infektion der unteren Harnwege/Harnblase

1.2 Diagnose

Anamnese

Die Anamnese ist das wichtigste Instrument der Diagnostik. Bei Vorliegen einer gleichzeitigen Dys- und Pollakisurie und fehlenden Symptomen einer Kolpitis kann die Diagnose gestellt werden. Ein aufsteigender Harnwegsinfekt und eine systemische Komponente müssen klinisch ausgeschlossen werden.

Urinuntersuchung

Streifentests und Mikroskopie des Urins können die Diagnose unterstützen. Eine Urinkultur ist meist **nicht erforderlich**. Sie kann einen Stellenwert bei rezidivierenden oder komplizierten Harnwegsinfektionen haben.

1.3 Therapie

1. Wahl:	1 Tag Fosfomycin 1 x 3000 mg,
	3 Tage Trimethoprim/Sulfamethoxazol 2 x 160/800 mg p.o.,
2. Wahl:	3 Tage Fluorchinolone p.o. ,
	7 Tage Nitrofurantoin 2 x 100 mg p.o.,
	Amoxicillin 3 x 500 mg oder Cephalosporine.

2 Einleitung

Infektionen des unteren Harntraktes treten bei 50–70% der Frauen mindestens einmal im Leben auf, bei etwa 30% rezidivieren diese Infekte. Risikofaktoren sind neben dem weiblichen Geschlecht vor allem sexuelle Aktivität und das zunehmende Alter (Tabelle 1) (2, 9, 12, 13, 17, 31, 35, 38). Escherichia coli wird bei ca. 80% und Staphylococcus saphrophyticus bei ca. 15% der ambulant erworbenen Infektionen nachgewiesen (32). Das Keimspektrum ist bei stationär erworbenen Infektionen deutlich different.

Tab. 1: Risikofaktoren für Harnwegsinfektionen.

Risikofaktoren
Weibliches Geschlecht
Alter
Sexuelle Aktivität
Diabetes mellitus
Antibiotikatherapie in den letzten 2–4 Wochen
Gebrauch von Diaphragmen und Spermaziden
Stuhlinkontinenz/Fisteln
Vaginale Fehlbesiedlung

3 Einteilung

Man unterscheidet unkomplizierte von komplizierten Infektionen (Tabelle 2), akute von chronisch rezidivierenden Infektionen und symptomatische Infektionen von asymptomatischen Kolonisationen des Harntraktes. Durch Keimaszension kann es zur Pyelonephritis kommen. Besondere Bedeutung hat der Harnwegsinfekt in der Schwangerschaft.

Tab. 2: Komplizierende Faktoren eines Harnwegsinfektes.

Diabetes mellitus
Immunsuppression
Anatomische Fehlbildungen
Hospitalisierung
Katheter
Operation/Manipulationen an den Harnwegen
Pyelonephritis
> 7 Tage persistierende Symptome

4 Unkomplizierter Harnwegsinfekt

4.1 Diagnostik

Die Diagnose des akuten symptomatischen Harnwegsinfektes basiert auf der Anamnese und der klinischen Symptomatik. Bei Frauen mit akut oder subakut einsetzendem Brennen beim Wasserlassen, einer Pollakisurie und Drangsymptomatik kann nach Ausschluss einer Kolpitis die Diagnose eines Harnwegsinfektes mit großer Sicherheit gestellt werden. Die diagnostische Sicherheit der Anamnese ist mit einer Sensitivität von über 80% höher als die der verfügbaren Labortests und steigt sogar noch, wenn die Patientin bereits einen Harnwegsinfekt hatte und zusätzliche Symptome hinzukommen, wie suprapubischer Schmerz, neu und akut aufgetretene Dranginkontinenz und Nykturie, blutiger, trüber und übel riechender Urin (11).

Eine Pyelonephritis kann angenommen werden, wenn Flankenschmerzen, ein klopfschmerzhaftes Nierenlager und/oder Fieber (> 38 °C) vorliegen. Symptome einer Zystitis können, müssen aber nicht vorhanden sein.

Labortests beim Harnwegsinfekt werden durch zahlreiche Faktoren erschwert. Ein wesentliches Problem stellt die Gewinnung einer Probe dar, die keine vaginale und perineale Kontamination aufweist, wobei der Nachweis mehrer Keimarten ein Hinweis auf eine Kontamination der Probe ist.

4.1.1 Streifentests

Streifentest weisen die Leukozyten-Esterase und damit indirekt eine Pyurie nach. Bei hoher Sensitivität ist die Spezifität niedrig, so dass der positive Vorhersagewert dieses Tests nur 50% beträgt.

Der Nachweis von Nitrit mit einem Streifentest ist sehr spezifisch, aber nur wenig sensibel, da er nur bei Bakterien, die Nitratreduktase produzieren, positiv werden kann und zudem eine ausreichend lange Verweildauer des Urins in der Blase erforderlich ist (6, 18, 42, 46).

Die Mikroskopie des nativen zentrifugierten Urins wird in der frauenärztlichen Praxis nur selten durchgeführt, ihre Aussagekraft hängt wesentlich von der Erfahrung des Untersuchers ab.

4.1.2 Urinkultur

Die Sensitivität der Urinkultur variiert in Abhängigkeit von der Definition für eine signifikante Keimzahl zwischen 50 und 95%, die Spezifität variiert zwischen 85 und 99%. Es besteht derzeit kein Konsensus bezüglich der „signifikanten" Keimzahl. Die klassische Anzahl von 10^5 Keimen pro ml wurde verlassen, da auch bei niedrigeren Keimzahlen in der Kultur ein Harnwegsinfekt in einen früheren, aber durchaus symptomatischen Stadium vorliegen kann, so dass derzeit zwischen 10^2 und 10^4 Keime als Nachweisgrenze diskutiert werden (1, 14, 36, 39). Wegen der geringen Sensitivität, der Verzögerung des Therapiebeginns und der Kosten hat die Urinkultur bei ambulant erworbenen akuten Harnwegsinfektionen keinen Stellenwert. Bei komplizierten Harnwegsinfektionen sollte ihr Einsatz erwogen werden (2, 16, 21, 43, 45).

4.2 Therapie

Zur Therapie des Harnwegsinfektes wurden zahlreiche Pharmaka in unterschiedlichen Dosierungen und Darreichungsformen untersucht. Die Therapieempfehlungen variieren in einzelnen Leitlinien. Zu bedenken ist bei der Therapieauswahl die zunehmende Resistenz von E. coli gegen das bisherige Standardtherapeutikum Trimethoprim/Sulfomethoxazol, die in Deutschland mittlerweile bis zu 29% beträgt, so dass dieses Arzneimittel zur empirischen Therapie der Zystitis nicht mehr uneingeschränkt empfohlen werden kann (15).

Mit Fosfomycin ist eine Single-Shot-Therapie möglich, die genauso effektiv ist wie die Therapie mit anderen etablierten Regimen (7 Tage Nitrofurantoin, 5 Tage Trimethoprim) (22, 27, 40), die Resistenzraten in Deutschland liegen bei E. coli unter 5% (20, 28).

Die Therapiedauer bei akuten unkomplizierten Harnwegsinfekten sollte drei Tage betragen, wenn Trimethoprim/Sulfomethoxazol oder Fluorchinolone verwendet werden. Auf die zunehmenden Resistenzraten bei Trimethoprim/Sulfomethoxazol muss bei der bisherigen Standardtherapie Rücksicht genommen werden, der Einsatz der Fluorchinolone sollte zurückhaltend sein, um einer Resistenzentwicklung vorzubeugen.

Längere Therapien erhöhen die Rate an Nebenwirkungen, scheinen aber bei ß-Laktam-Antibiotika und Nitrofurantoin die Rate der vollständigen Keimeradikationen zu erhöhen (26) (Tabelle 3).

Tab. 3: Therapie des akuten unkomplizierten symptomatischen Harnwegsinfektes.

	Substanz	Dosis		Dauer
1. Wahl	Fosfomycin	3000 mg	1 x	1 Tag
	Trimethoprim/Sulfametoxazol	160/800 mg	2 x tägl.	3 Tage
2. Wahl	Ciprofloxacin	250 mg	2 x tägl.	3 Tage
	Nitrofuratoin	100 mg	4 x tägl.	7 Tage
	Amoxicillin	500 mg	3 x tägl.	7 Tage

Die Effektivität einer erhöhten Trinkmenge sowie verschiedener pflanzlicher Substanzen wurde bisher nicht systematisch untersucht. Diese begleitenden Maßnahmen können daher nicht als Therapieoptionen empfohlen werden.

Pyelonephritiden mit milden oder fehlenden systemischen Symptomen können mit einer oralen Antibiotikatherapie behandelt werden. Eine zweiwöchige Therapiedauer ist bei klinisch unauffälligem Verlauf ausreichend. Da die Erregerempfindlichkeit und das –spektrum der unkomplizierten Zystitis entspricht, gelten bezüglich der Antibiotikaauswahl dieselben Kriterien. Wegen der erforderlichen Therapiedauer und des höheren Remissionsdrucks sollten Fluorchinolone zur oralen Therapie eingesetzt werden (Ciprofloxacin 500–750 mg 2 x täglich oder Levofloxacin 500–750 mg 1 x täglich). Bei schweren Verläufen mit Übelkeit, Erbrechen und Kreislaufinstabilität sollte die initiale Therapie stationär mit hohen parenteralen Dosen begonnen werden (Aminopenicilline, Cephalosporine oder 3.-Generations-Aminogykoside), die bei Besserung dann als orale Therapie fortgeführt werden kann. Bei schweren Verläufen sollten anatomische und funktionelle Anomalien mit bildgebenden Verfahren rasch ausgeschlossen werden, da diese Patientinnen besonders gefährdet sind, eine Urosepsis zu entwickeln.

5 Asymptomatische Bakteriurie

Asymptomatische Bakteriurien treten bei bis zu 40% der älteren Frauen auf, insbesondere bei Pflegeheimbewohnerinnen und bei Katheterträgerinnen (30).

Eine asymptomatische Bakteriurie geht **nicht** mit einer erhöhten Rate von Komplikationen einher, die Lebenserwartung wird nicht beeinträchtigt. Daher bedarf sie primär keiner Therapie, auch ein Screening älter Frauen und von Diabetikerinnen ist nicht sinnvoll. Eine Therapie ist auch wegen der fehlenden Effektivität, der Rezidivneigung, der Nebenwirkungen der verwendeten Medikamente und der entstehenden Kosten nicht indiziert. Ausgenommen hiervon sind asymptomatische Bakteriurien in der Schwangerschaft, vor Operationen am Harntrakt, bei Nierentransplantierten und bei Kindern; in diesen Fällen ist auch eine asymptomatische Bakteriurie therapiepflichtig (29).

6 Harnwegsinfektionen in der Schwangerschaft

Harnwegsinfekte sind in der Schwangerschaft häufig. Sie treten bei 5% der Schwangeren auf (7, 23, 41) und führen unbehandelt in bis zu 40% zu einer Pyelonephritis (44). Auch asymptomatische Bakteriurien sind behandlungspflichtig, da sie wahrscheinlich einen Risikofaktor für Frühgeburtlichkeit und Wachstumsretardierung darstellen (10, 24, 25, 34). Im Rahmen der Schwangerenbetreuung sind regelmäßige Kontrollen des Urins auf Leukozyten und Nitrit vorgeschrieben, um auch eine asymptomatische Bakteriurie zu erfassen. Falls der Streifentest positiv ist, sollte eine Urinkultur abgenommen werden. Die Therapiedauer sollte in der Schwangerschaft bei allen Regimen sieben Tage betragen. Cephalosporine und Amoxicillin stellen die Mittel der 1. Wahl dar. Eine Kontraindikation besteht für Fluorchinolone in der Schwangerschaft sowie für Trimethoprim/Sulfomethoxazol zumindest in der Peripartalperiode. Der Nachweis der Keimeradikation sollte mit einer Urinkultur geführt werden (29, 37).

7 Rezidivierende Harnwegsinfekte

Etwa 5–10% der Frauen leiden unter rezidivierenden Harnwegsinfekten, diese sind als ≥ 3 Harnwegsinfekte/Jahr oder ≥ 2 HWI/Halbjahr definiert (5, 8). Sie können als erneute Infektion oder als Wiederaufflammen einer nicht vollständig ausgeheilten Infektion manifest werden.

Die Therapie einer erneuten Infektion unterscheidet sich nicht von der eines sporadischen Infektes. Bei einem sehr frühen Rezidiv muss die Möglichkeit des erneuten Aufflammens einer nicht vollständig therapierten Infektion bedacht werden. In diesen Fällen sollte eine antibiotische Therapie über zwei Wochen durchgeführt und eine Urinkultur zur Dokumentation der vollständigen Keimeradikation gewonnen werden. Die Indikation zur strukturellen Abklärung der Harnwege ist bei wiederholten Infektionen zum Ausschluss von Fehlbildungen, Fremdkörpern und Fisteln gegeben.

Bei rezidivierenden Harnwegsinfekten kommt der Prophylaxe eine besondere Bedeutung zu. Die Maßnahmen sind in Tabelle 4 zusammengefasst. Zu verhaltenstherapeutischen Maßnahmen (wie z.B. Reinigung des Anus von vorn nach hinten nach der Defäkation, Meiden desinfizierender Substanzen und einer übertriebenen Genitalhygiene, ausreichende Flüssigkeitszufuhr, häufige Miktion, postkoitale Miktion, Vermeidung der Einwirkung von Kälte und Nässe) gibt es wenig wissenschaftlich erhobene Daten. Die lokale Östrogenisierung scheint bei postmenopausalen Frauen wirksam zu sein (33), auch die Effektivität der prophylaktischen Anwendung von Cranberry-Produkten konnte nachgewiesen werden, allerdings gibt es hier keinen Konsens zu Dosierung und Darreichungsform (19).

Impfungen mit oral applizierten E.-coli-Zellwandfraktionen konnten in mehreren Studien eine gute Effektivität zeigen (3, 4). Über immunmodulierende Maßnahmen und Substanzen zur Urothelprotektion sind nur wenige Daten verfügbar. Da die Anamnese der wichtigste Bestandteil der Diagnostik beim Harnwegsinfekt ist, kann eine selbst initiierte Therapie beim ersten Auftreten von Symptomen eines Rezidivs nach vorheriger ärztlicher Beratung die Lebensqualität der betroffenen Frauen verbessern. Bei der antibiotischen Dauerprophylaxe sollte wegen des allergisierenden Potentials kein Sulfonamid verwendet werden, und es sollte auf Substanzen verzichtet werden, die das physiologische intestinale und vaginale Keimspektrum beeinflussen (Fluorchinolone und ß-Laktam-Antibiotika).

Tab. 4: Möglichkeiten zur Prophylaxe rezidivierender Harnwegsinfektionen.

Nahrungssupplemente	Cranberry-Saft oder –Tabletten
	Ansäuern des Urins (Ziel-pH: 5–6) mit Methionin
Lokaltherapeutika	Lokale Östrogenisierung in der Postmenopause
Antibiotika	Postkoital 100 mg Nitrofurantoin oder Trimethoprim p.o.
	Antibiotische Dauerprophylaxe mit 100 mg Nitrofurantoin oder Trimethoprim p.o./Tag

8 Literatur

1. Arav-Boger R, Leibovici L, Danon YL. Urinary tract infections with low and high colony counts in young women. Spantaneous remission and single-dose vs multi-day treatment. Arch Intern Med 1994; 154: 300–304

2. Barnett BJ, Stephens DS. Urinary tract infection:an overview: Am J Med Sci 1997; 314: 245–249

3. Bauer HW, Alloussi S, Egger G, Blumlein HM, Cozma G, Schulman CC. A long-term, multicenter, double-blind study of an Escherichia coli extract (OM-89) in female patients with recurrent urinary tract infections. Eur Urol 2005; 47 (4): 542–548; discussion 548

4. Bauer HW, Rahlfs VW, Lauener PA, Blessmann GS. Prevention of recurrent urinary tract infections with immuno-active E. coli fractions: a meta-analysis of five placebo-controlled double-blind studies. Int J Antimicrob Agents 2002; 19 (6): 451–456

5. Brown JS, Vittinghoff E, Kanaya AM, Agarwal SK, Hulley S, Foxman B. Urinary tract infections in postmenopausal women: effect of hormone therapy and risk factors. Obstetrics & Gynecology 2001; 98: 1045–1052

6. Christiaens TCM, Meyere MD, Derese A. Disappointing specificity of the leucocyte-esterase test for the diagnosis of urinary tract infection in general practice. Eur J Gen Pract 1998; 4: 144–147

7. Fatima N, Ishrat S. Frequency and risk factors of asymptomatic bacteriuria during pregnancy. JCPSP 2006; 16: 273–275

8. Foxman B, Barlow R, D'Arcy H, Guillespie B, Sobel JD. Urinary tract infection: self reported incidence and associated costs. Annals of Epidemiology 2000; 10: 509–515

9. Foxman B, Gillespie B, Koopman J, et al. Risk factors for second urinary tract infection among college women. Am J Epidemiol 2000; 12: 1194–1205

10. Goldberg RL, Hauth JC, Andrews WW. Mechanisms of disease: intrauterine infection and preterm delivery. NEJM 2000; 342: 1500–1507

11. Gupta K, Hooton TM, Roberts PL, Stamm WE. Patient-initiated treatment of uncomplicated recurrent urinary tract infections in young women. Ann Intern Med 2001; 135: 9–16

12. Handley MA, Reingold AL, Shiboski S, Padian NS. Incidence of acute urinary infection in young women and use of male condoms with and without nonxynol-9 spermicides. Epidemiol 2002; 13: 431–436

13. Hooton TM, Scholes D, Hughes JP, et al. A prospective study of risk factors for symptomatic urinary tract infection in young women. N Engl J Med 1996; 335: 468–474

14. Hooton TM. Recurrent urinary tract infection in women. Int J Antimicrob Agents 2001; 17: 259–268

15. Hummers-Pradier E, Koch M, Ohse AM, Heizmann WR, Kochen MM. Antibiotic resistance of urinary pathogens in female general practice patients. Scand J Infect Dis 2005; 37 (4): 256–261

16. Hummers-Pradier E, Kochen MM. Urinary tract infections in adult general practice patients. Br J Gen Prac 2002; 52: 752–761

17. Ikaheimo R, Siitonen A, Heiskanen T, Karkkainen U, Kuosmanen P, Liponen P, Makela PH. Recurrence of urinary tract infection in a primary care setting: analysis of a 1-year-follow-up of 179 women. Clin Infect Dis 1996; 22: 91–99

18. Jellheden B, Norrby R, Sandberg T. Symptomatic urinary tract infection in women in primary health care. Scand J Prim Health Care 1996; 14: 122–128

19. Jepson RG, Mihaljevic L, Craig J. Cranberries for preventing urinary tract infections. Cochrane Database of Systematic Reviews 2004; 2: CD001321

20. Kahlmeter G. An international survey of the antimicrobial susceptibility of pathogens from uncomplicated urinary tract infections: the ECO.SENS Project. J Antimicrob Chemother 2003; 51 (1): 69–76

21. Kunin CM, White LV, Hua TH. A reassessment of the importance of "low-count" bacteriuria in young women with acute urinary symptoms. Ann Intern Med 1993; 119: 454–460

22. Lecomte F, Allaert, FA. Le traitement monodose de la cystite par fosfomycin trometamol. Analyse de 15 essais comparatifs portant sur 2048 malades. Médecine et Maladies infectieuses 1996; 26: 338–343

23. McIsaac W, Carroll JC, Biringer A, Bernstein P, Lyons E, Low DE, et al. Screening for asymptomatic bacteriuria in pregnancy. JOGC 2005; 27: 20–24

24. Meis PJ, Michielutte R, Peters TJ, Wells HB, Sands RE, Coles EC,et al. Factors associated with preterm birth in Cardiff,Wales. I. Univariableand multivariable analysis. AJOG 1995; 173: 590–596

25. Meis PJ, Michielutte R, Peters TJ,Wells HB, Sands RE, Coles EC, et al. Factors associated with preterm birth in Cardiff, Wales. II. Indicated and spontaneous preterm birth. AJOG 1995; 173: 597–602

26. Milo G, Katchman EA, Paul M, Christiaens T, Baerheim A, Leibovici L. Duration of antibacterial treatment for uncomplicated urinary tract infection in women. Cochrane Database of Systematic Reviews 2005; 2: CD004682

27. Minassian MA, Lewis DA, Chattopadhyay D, Bovill B, Duckworth GJ, Williams JD. A comparison between single-dose fosfomycin trometamol (Monuril) and a 5-day course of trimethoprim in the treatment of uncomplicated lower urinary tract infection in women. Int J Antimicrob Agents 1998; 10 (1): 39–47

28. Naber KG, Schito, G.C., Gualco,L. on behalf of the ARESC working group. An international survey on etiology and susceptibility of uropathogens isolated from women with uncomplicated UTI: the ARESC study. In: Interscience Conference on Antimicrobial Agents and Chemotherapy (ICAAC); 2007 17–20.9.2007. September 2007; Chicago, Illinois, USA; 2007

29. Nicolle LE, Bradley S, Colgan R, Rice JC, Schaeffer A, Hooton TM. IDSA Guideline: Infectious Diseases Society of America Guidelines for the Diagnosis and Treatment of Asymptomatic Bacteriuria in Adults. Clin Infect Dis 2005; 40: 643–654

30. Nicolle LE. Asymptomatic bacteriuria in the elderly. Infect Dis Clin North Am 1997; 11: 647–662

31. Omar HA, Aggerwal S, Perkins KC. Tampon use in young women. J Pediatr Adolesc Gynecol 1998; 11: 143–146

32. Orenstein R,Wong ES. Urinary tract infections in adults. American Family Physician 1999; 59: 1225–1237

33. Raz R, Stamm WE. A Controlled Trial of Intravaginal Estriol in Postmenopausal Women with Recurrent Urinary Tract Infections. NEJM 1993; 329: 753–756

34. Romero R, Oyarzun E, Mazor M, Sirtori M, Hobbins JC. Metaanalysis of the relationship between asymptomatic bacteriuria and preterm delivery/low birth weight. Obst Gyn 1989; 73: 577–582

35. Scholes D, Hooton TM, Roberts PL, et al. Risk factors for recurrent urinary tract infection in young women. J Infect Dis 2000; 182: 1177–1182

36. Schultz HJ, McCaffrey LA, Keys TF, Nobrega FT. Acute cystitis: a prospective study of laboratory testas and duration of therapy. Mayo Clinic Proc. 1984; 59: 391–397

37. Smaill F, Vazquez JC. Antibiotics for asymptomatic bacteriuria in pregnancy. Cochrane Database of Systematic Reviews 2007; 2: CD000490

38. Smith HS, Hughes JP, Hooton TM, et al. Antecedent antimicrobial use increases the risk of uncomplicated cystitis in young women. Clin Infect Dis 1997; 25: 63–68

39. Stamm WE, Counts GW, Running KR, Fihn S, Turck M, Holmes KK. Diagnosis of coliform infection in actuely dysuric women. N Engl J Med 1982; 307: 463–468

40. Stein GE. Comparison of single-dose fosfomycin and a 7-day course of nitrofurantoin in female patients with uncomplicated urinary tract infection. Clin Ther 1999; 21 (11): 1864–1872

41. Tugrul S, Oral O,Kumru P,Kose D, Alkan A, Yildirim G. Evaluation and importance of asymptomatic bacteriuria in pregnancy. Clin Exp Obst Gynecol 2005; 32: 237–240

42. Verest LFHM, van Esch WMJ, van Ree JW, Stobberingh EE. Management of acute uncomplicated urinary tract infections in general practice in the south of the Netherlands. Br J Gen Pract 2000; 50: 309–310

43. Watermann D, Kunze M. Rezidivierende Zystitis der Frau. Geburtsh Frauenhl 2004; 64: 473–478

44. Whalley P. Bacteriuria of pregnancy. AJOG 1967; 97: 723–738

45. Williams DH, Schaeffer AJ. Current concepts in urinary tract infections. Minerva Urol Nephrol 2004; 56: 15–31

46. Winkens RA, Leffers P, Trienekens TA, Stobberingh EE. The validity of urine examination for urinary tract infections in daily practice. Fam Pract 1995; 12: 290–293

Erstfassung	2003
Überarbeitung	2008. Gültigkeit im Jahr 2010 bestätigt.
Beteiligte Fachgesellschaften, Arbeitsgemeinschaften und Organisationen	Deutsche Gesellschaft für Gynäkologie und Geburtshilfe · Arbeitsgemeinschaft Urogynäkologie und Plastische Beckenbodenrekonstruktion · Arbeitsgemeinschaft Infektiologie und Infektimmunologie
Autoren der letzten Überarbeitung	Prof. Dr. med. D. Watermann, Freiburg (Federführung) PD Dr. med. M. Hampl, Düsseldorf Prof. Dr. med. U. B. Hoyme, Erfurt Dr. med. A. Maleika, Heidelberg Dr. med. U. Steigerwald, Mühlacker Prof. Dr. med K. Tamussino, Graz (Österreich)
Anmerkungen	S1-Leitlinie Diese Handlungsempfehlung verliert ihre Gültigkeit mit der Akkreditierung der S3-Leitlinie zum Harnwegsinfekt, deren Fertigstellung im Jahr 2011 erwartet wird (Federführung: Deutsche Gesellschaft für Urologie).

DGGG Leitlinienregister 2010	1	Allgemeine Gynäkologie und gynäkologische Onkologie
	1.3	Urogynäkologie
	1.3.4	Sonographie im Rahmen der urogynäkologischen Diagnostik
AWMF Leitlinienregister	015/055 (S1)	

Deutsche Gesellschaft für Gynäkologie und Geburtshilfe (DGGG), Arbeitsgemeinschaft Urogynäkologie und Plastische Beckenbodenrekonstruktion (AGUB), Arbeitsgemeinschaft Urogynäkologie und rekonstruktive Beckenbodenchirurgie (AUB, Österreich), Österreichische Gesellschaft für Urologie, Arbeitsgemeinschaft Urogynäkologie (AUG, Schweiz)

Sonographie im Rahmen der urogynäkologischen Diagnostik

Inhaltsverzeichnis

1 Einleitung

Die Sonographie hat im Rahmen der Diagnostik von Inkontinenz und Beckenbodenfunktionsstörungen einen festen Stellenwert erreicht und radiologische Techniken weitgehend abgelöst. Die Durchsicht der internationalen Literatur zeigt, dass die aktuellen Studien zur morphologischen Diagnostik mehrheitlich mittels Sonographie durchgeführt werden. Dabei werden verschiedene Untersuchungstechniken und Auswerteverfahren angewendet, die häufig den Vergleich zwischen den verschiedenen Untersuchungen erschweren. Hinzu kommt, dass Funktionsstörungen des unteren Harntraktes nur bedingt mit statischen und dynamischen sonomorphologischen Befunden korrelieren, weshalb es auch an Referenzwerten für den normalen und pathologischen Befund fehlt. Andererseits bilden deskriptive Befunde einen wichtigen Baustein für die urogynäkologische Diagnostik und dürfen insbesondere bei Komplikationen nach Harninkontinenzoperationen nicht unbeachtet bleiben.

2 Untersuchungstechniken

Prinzipiell können zwei verschiedene sonographische Untersuchungsmethoden unterschieden werden:

1. endosonographische Applikationen: Endoanalsonographie,
2. externe Applikationen: Perineal-/Introitus-/Abdominalsonographie.

Die endosonographischen Methoden führen zu sondeninduzierten Veränderungen der Blasenanatomie (25). Die transabdominale Methode wurde bis auf die Restharnbestimmung und Nephrosonographie zugunsten anderer externer Applikationen verlassen. Die Wahl einer Technik hängt jedoch v. a. von der Verfügbarkeit der Ultraschallgeräte und der entsprechenden Sonden ab. Die gynäkologisch-geburtshilfliche Sonographie verwendet vor allem Sonden, welche für die Introitus- oder Perinealsonographie geeignet sind. Die verwendeten Ultraschallfrequenzen sind abhängig von der verfügbaren Ultraschallsonde und der bevorzugten Untersuchungsmethode. Bei der Perinealsonographie werden Frequenzen von 3,5–5 MHz und bei der Introitussonographie von 5–7,5 MHz verwendet.

In diesem Konsensuspapier wird aufgrund des überwiegenden Einsatzes dieser Methoden auf Perineal- und Introitussonographie sowie die Endoanalsonographie eingegangen. Die endourethrale und die dreidimensionale Sonographie befindet sich noch im experimentellen Stadium.

3 Bilddarstellung

Folgende Strukturen und Organe können sonographisch dargestellt werden: Blase, Urethra, Symphyse, Vagina, Rektum und Uterus. Dabei bestehen aber methodenbedingte Unterschiede. Die Wahl der Ultraschallfrequenz beeinflusst wesentlich die Bilddarstellung. Dabei spielen die Ultraschallfrequenz und der Abbildungswinkel eine große Rolle. Die Introitus- und Perinealsonographie ermöglichen eine Panoramasicht des kleinen Beckens.

Die Verbesserung der Ultraschallgeräte führte in den letzten Jahren zu einer besseren Auflösung und Darstellung der Strukturen, so dass z. B. die Markierung der Urethra mittels transurethralem Katheter heute nicht mehr notwendig ist.

4 Bildrichtung

Neue Ultraschallgeräte sind meistens mit Software ausgerüstet, die eine Bildrotation erlaubt, womit es möglich ist, kraniale Partien oben im Bild darzustellen. Für die Darstellung von urogynäkologischen Ultraschallbildern wird entsprechend der DEGUM empfohlen, kranial im Bild oben darzustellen (Abb. 1). Diese Darstellungsart entspricht derjenigen, wie sie prozentual am häufigsten für die gynäkologische Transvaginalsonographie angewendet wird, sowie der von Merz (31) empfohlenen Bildrichtung.

5 Auswertungsmethoden

Erhoben werden sollen der retrovesikale Winkel und die Lage des Meatus urethrae internus. Zur Bestimmung der Lage des Meatus urethrae internus wurden bisher verschiedene Methoden untersucht und auf ihre Reproduzierbarkeit überprüft (38, 39, 43). Bei der Perinealsonographie wird dabei die Symphyse als stabile Struktur verwendet, welche das Ziehen einer zuverlässigen Referenzlinie (zentrale Symphysenlinie) erlaubt (Abb. 2). In der Introitussonographie dient die Fortsetzung der Achse des Ultraschallkopfes als Referenzlinie. Für beide Auswertungsmethoden wurde eine gute Reproduzierbarkeit festgestellt. Optimal ist als Referenzachse eine reproduzierbare anatomische Struktur. Als qualitative Parameter sollen die Trichterbildung der proximalen Urethra sowie Lage und Mobilität (starr, mobil) der Urethra und des Blasenbodens (Zystozele, Deszensus: vertikal, rotatorisch, fehlend) beschrieben werden, wobei diese und weitere Begriffe wie Hypermobilität des Blasenhalses, Überkorrektur nach Kolposuspension und Urethrakinking deskriptiver Natur und nicht eindeutig definiert sind. Mittels Introitussonographie und Vaginalsonographie ist die komplette Darstellung der Symphyse meistens nicht möglich. Bisher gilt für diese Methoden die untere Symphysenkante als Referenzpunkt (Abb. 3) (3, 47, 60, 62). Diese Auswertung ergibt aber nur dann zuverlässige Resultate, wenn streng darauf geachtet wird, dass die Ultraschallsonde in Ruhe, beim Pressen, beim Husten und bei der Beckenbodenkontraktion stets in der gleichen Position gehalten wird (4). Beide Verfahren sind in der Klinik und in der Wissenschaft etabliert und werden je nach Verfügbarkeit angewendet.

6 Untersuchungsposition

Die Position der Patientin hat Einfluss auf die Untersuchungsresultate: Die Messung der quantitativen Parameter zeigt, dass der Meatus urethrae internus im Stehen tiefer liegt und der retrovesikale Winkel größer ist. Die gemessenen Unterschiede sind aber insgesamt gering und für die klinische Beurteilung ohne Bedeutung, sofern die Bilder konsequent in der gleichen Position ausgemessen werden (12). Die qualitativen Parameter werden so beeinflusst, dass die Trichterbildung an der stehenden Probandin häufiger gefunden wird und der Deszensus des Blasenbodens ausgeprägter ist. Die Untersuchung an der auf dem gynäkologischen Stuhl liegenden Frau wird aus Praktikabilitätsgründen vorgezogen. In manchen Fällen kann allerdings ein Blasenhalstrichter nur im Stehen verifiziert werden.

7 Blasenfüllung

Das Blasenvolumen hat nur einen geringen Einfluss auf die Distanz- und Winkelmessungen (33, 44). Nach Dietz ist allerdings der Blasenhals mobiler, wenn die Blase leer ist (16). Bei größeren Blasenvolumina gelingt das Auffinden des Blasenhalstrichters besser. Die Untersuchung soll bei einer Blasenfüllung von 300 ml durchgeführt werden: Diese entspricht der vielerorts gebräuchlichen Blasenfüllung für die urodynamische Untersuchung. Standardisierte Blasenvolumina ermöglichen einen Vergleich von prä- und posttherapeutischen Befunden.

8 Beeinflussung der Resultate durch Sondenauflage

Um ein Ultraschallbild zu erhalten, muss die Sonde Körperkontakt haben. Dieser Kontakt ist abhängig von der Methode und vom Applikationsort. Die endosonographischen Methoden beeinflussen die urethrovesikale Anatomie deutlicher als die externen Applikationen (25). Unterschiedlicher Anpressdruck der Ultraschallsonde kann Veränderungen der Messwerte (retrovesikaler Winkel und Position des Meatus urethrae internus) bedingen (44). Die Untersuchung soll mit einem minimal erforderlichen Anpressdruck durchgeführt werden.

9 Funktionstests

Funktionstests (Inkontinenzprovokationstests) in der Inkontinenzdiagnostik sind Pressen und Husten. Die Resultate der beiden Tests unterscheiden sich bezüglich der Lage des Meatus urethrae internus und der Winkelmessung (44). Die Blasenhalsmobilität ist beim Pressen größer als beim Husten, weil das Pressen mit einer Beckenbodenrelaxation, Husten mit einer –kontraktion verbunden ist (38). Für die Quantifizierung der Mobilität ist das Pressen als Test dem Husten vorzuziehen.

Die sonographische Untersuchung soll in vier Funktionszuständen durchgeführt werden: in Ruhe, beim Pressen, beim Husten und bei der Beckenbodenkontraktion. In der klinischen Anwendung ist es möglich, der Patientin die Elevation des Blasenhalses bei der Kontraktion im Sinne eines visuellen Biofeedbacks zu demonstrieren (6, 15, 37, 51).

10 Klinische Anwendung

In der klinischen Anwendung wurde eine Korrelation zwischen der Diagnose einer Stressharninkontinenz sowie dem sonographischen Nachweis einer Trichterbildung sowie mit der Blasenhalsmobilität im Ultraschall demonstriert (20, 30, 48, 54). Eine ausgeprägte Trichterbildung ohne wesentliche sonstige Mobilität ist nur im Ultraschall zu erfassen, nicht aber bei der klinischen Untersuchung. Schär et al. und andere Arbeitsgruppen haben eine deskriptive Methode zur Beurteilung der Größe des Trichters beschrieben (45, 48). Die Mobilität des Blasenhalses ist ebenfalls mit dem Auftreten von Stressharninkontinenz assoziiert (59, 61). Allerdings besteht eine erhebliche Überlappung zwischen den Befunden bei kontinenten und inkontinenten Patientinnen. Eine sonographische Definition der „Hypermobilität" erfolgte erstmals in Analogie zum Q-Tipptest (61). Eine Interpretation des sonographischen Befundes scheint im Zusammenhang mit den klinischen und urodynamischen Befunden im Rahmen der Operationsplanung sinnvoll (32, 59).

Es ist möglich, im Ultraschall den Deszensus der verschiedenen Kompartimente zu verifizieren. Allerdings ist die klinische Beschreibung des Deszensus weiterhin der Goldstandard. Die klinische Untersuchung korreliert mit dem Ultraschallbefund (13). Der Deszensus der vorderen Vaginalwand mit Ausbildung einer Zystozele ist sonographisch gut erfassbar. Es wurde ultrasonographisch verschiedene Pathologien beschrieben, wie z.B. paravaginale Defekte. Die Datenlage ist aber spärlich und die klinische Relevanz nicht belegt. Die Sonographie kann hilfreich zur Beurteilung des Outcomes und von Komplikationen z.B. nach Netzeinlage (Netzschrumpfung, Fältelung etc.) bei Prolapsoperationen sein (56).

Bei der Abklärung von Drangsymptomen können manchmal Urethradivertikel, Myome und Zysten in der Vaginalwand mit dem Ultraschall erkannt werden und dann zu einer weiterführenden Diagnostik Anlass geben. Das Gleiche gilt für Blasendivertikel, Blasentumoren, Fremdkörper in der Blase und bullöse Ödeme (55).

Bislang wurde nur in zwei Publikation die Korrelation von Blasenwanddicke und Dranginkontinenz beschrieben (22, 32). Die klinische Bedeutung dieses Messwertes ist noch unklar.

11 Einsatzmöglichkeiten des Ultraschalls in der perioperativen Beurteilung

Die vor Harninkontinenzoperationen durchgeführte Sonographie kann sog. „klinisch okkulte" Risikofaktoren (hypermobile oder starre Urethra, sehr kurze oder lange Urethra, Urethradivertikel, Bandlage bei Rezidivoperation) erkennen, die unerkannt ursächlich zu postoperativen Komplikationen führen können (23, 34).

Bei postoperativen Harnblasenentleerungsstörungen, Dysurie, Dyspareunie, De-novo-Dranginkontinenz bzw. persistierender Belastungsharninkontinenz nach spannungsfreier Einlage von Polypropylen-Bändern ist eine sonographische Beurteilung der Bandlage im Verhältnis zur Urethra zu empfehlen (20, 23, 28, 34, 53, 59).

Die Untersuchung sollte in Ruhe und beim Pressen/Husten erfolgen. Dabei können in der Sagittalebene die Lage des Bandes in Bezug auf die Urethralänge, der Abstand zur Harnröhre (fragliche intramurale bzw. intraluminale Bandlage) und die Konfiguration des Bandes für das weitere postoperative Management von Bedeutung sein (24).

Nach Kolposuspension können die Lage und Mobilität des Blasenhalses und der posteriore urethrovesikale Winkel beurteilt werden. Ein Zusammenhang zwischen Urgeproblematik und Blasenentleerungsstörung und entsprechenden Messwerten wird kontrovers diskutiert (29, 58, 61). Die Rezidivbelastungsharninkontinenz hingegen nach Kolposuspension korreliert mit einer postoperativ persistierenden Hypermobilität und Trichterbildung der Urethra (62).

Mittels intraoperativer Sonographie während der Kolposuspension wurde gezeigt, dass eine standardisierte Elevation des Blasenhalses von 1–10 mm in Relation zu der in Ruhe gemessenen Höhe H des Meatus urethrae internus zu optimaler Kontinenz und reduzierten funktionellen Überkorrekturen führt (62).

12 Endoanalsonographie

Die Indikation zur Durchführung einer Endoanalsonographie sind die Analinkontinenz, Fisteln, anale und rektale Tumoren, Abklärung analer Schmerzen und die prä- und postoperative Beurteilung bei Rekonstruktion des analen Schließmuskels (9, 17, 18, 27, 35–38, 41, 46, 49).

Für die sonographische Diagnostik der chronischen Obstipation, des Mukosaprolapses und der Invagination liegen erste Studien vor (8), diese Ergebnisse rechtfertigen aber noch nicht den standardisierten Einsatz in der Klinik.

Technische Voraussetzung ist ein 10-MHz-Hochfrequenzschallkopf mit einer 360°-Sonde.

Die Untersuchung beginnt in Höhe der U-förmigen Schlinge des Puborektalismuskels, die Sondenzugrichtung ist von kranial nach kaudal. Dabei wird der Analkanal auf drei anatomisch definierten Leveln beschrieben.

Im Einzelnen werden das Subepithelium, der M. sphincter ani internus, die Longitudinalmuskulatur und der M. sphincter ani externus beschrieben. Dabei werden die Dicke, die Symmetrie, die Kontinuität und die Echodichte beurteilt.

Beim M. sphincter ani internus (IAS) werden die folgenden Pathologien beschrieben:

- IAS > 3,5 mm in jedem Alter pathologisch,
- IAS > 5 mm: hereditäre Myopathie,
- lokalisierte Verdickungen; z.B. Leiomyome,
- IAS < 2 mm: Muskelatrophie, Analinkontinenz, Traumen, Geburten,
- IAS-Unterbrechung: Traumen, Geburten.

Beim M. sphincter ani externus (EAS) werden die folgenden Pathologien beschrieben:

- Verlust der Kontinuität bedeutet Abnormalität,
- partielle oder komplette Muskelabrisse,
- Veränderungen in der Echodichte: Hämatome, Verkalkungen,
- Sphinkteratrophie.

Die Genauigkeit, Spezifität, Sensitivität für Sphinkterdefekte liegt zwischen 83 und 100% (50). Allerdings besteht keine eindeutige Korrelation zwischen der Funktion des Schließmuskelapparates und sonographischen Parametern.

13 Restharnbestimmung

Der Ultraschall ist die Methode der Wahl zur nichtinvasiven Restharnbestimmung. Die Exaktheit der Messung ist abhängig von der Blasenfüllung, von der verwendeten Formel zur Restharnmessung und auch vom verwendeten Gerät.

Falsch negative Resultate sind sehr selten, wenn die Restharnmenge < 20 ml liegt (2, 26).

Verschiedene Formeln werden verwendet, wobei es nicht möglich ist, eine von den Formeln als „beste" zu bezeichnen (Übereinstimmung 93,6%) (52). Bei größeren Restharnmengen zeigt die transabdominale Messung (19) eine höhere Messgenauigkeit im Vergleich zur transvaginalen Untersuchung (21).

Falls zwischen der sonographisch bestimmten Restharnmenge und dem klinischen Befund eine Diskrepanz besteht, sollte die Restharnmenge durch Einmalkatherismus verifiziert werden.

14 Nephrosonographie

Bei prä- und postoperativer Notwendigkeit, den oberen Harntrakt zu beurteilen, ist die Sonographie die Methode der Wahl.

Die Durchführung der Nephrosonographie ist weiterhin empfohlen bei neurogener Harninkontinenz, chronischer Retention, ausgeprägtem Urogenitalprolaps und extraurethraler Inkontinenz (1).

Radiologische Verfahren sind nur erforderlich, wenn die Sonographie keine ausreichende Klarheit bringt.

15 Empfehlungen für wissenschaftliche Studien

Um zwei verschiedene Methoden oder verschiedene wissenschaftlichen Untersuchungen vergleichen zu können, sollen in Studien vergleichbare Bedingungen geschaffen werden: vergleichbarer intraabdominaler Druck (Rektaldruck) bei dynamischen Aufnahmen, vergleichbare Blasenfüllung und vergleichbare Untersuchungsposition.

Publikationen über urogynäkologische Sonographie sollen folgende methodische Hinweise enthalten (10):

Untersuchungsposition, Blasenfüllmedium und -volumen, Art der Blasenfüllung (spontane Füllung, instrumentierte Füllung), simultane Druckmessung, Art der Druckmessung (Zystometrie, Urethrometrie, Urethrozystometrie), Ultraschallkopf mit Größe sowie Ultraschallgerät (Typ und Hersteller), Schallfrequenz, Bildorientierung und Untersuchungsmethode (Introitus-, Perineal-, Vaginal- oder Endoanalsonographie).

Ultraschallbilder sollen mit folgender Bildorientierung dargestellt werden: Oben im Bild entspricht kranial und rechts im Bild entspricht ventral.

16 Dreidimensionaler Ultraschall (3D-US)

Dreidimensionaler Ultraschall (3D-US) eröffnet neue Möglichkeiten der Darstellung und quantitativen Beurteilung des weiblichen Beckenbodens. Der Einsatz von 3D-US ist derzeit als experimentell im Rahmen von klinischen Studien anzusehen. In klinischer Hinsicht besteht (noch) keine Indikation für den routinemäßigen Einsatz in der Urogynäkologie.

Bis dato konnte jedoch gezeigt werden, dass der perineale 3D-US zur Quantifizierung des Hiatus urogenitalis und des Musculus levator ani verlässlich (7) und die Beurteilung von Pathologien des Musculus levator ani möglich ist, die klinische Beurteilung des Musculus levator ani jedoch schlecht mit der 3D-US-Darstellung korreliert (14) und der transrektale 3D-US die Volumetrie der weiblichen Harnröhre ermöglicht (57).

Die 3D-Endoanalsonographie hingegen bietet im Vergleich zur 2D-Sonographie mehr Informationsgehalt und räumliche Vorstellung (42) und hat für manche anatomische Strukturen (analer Schließmuskelapparat) bereits den diagnostischen Aussagewert der Kernspintomographie (11).

Für Publikationen über 3D-US zur Darstellung des weiblichen Beckenbodens gelten dieselben Anforderungen an die Beschreibung der Methode wie für 2D-US (siehe oben). Die Beschreibung der Methode soll die Reproduzierbarkeit ermöglichen.

Zusätzlich ist für die Nachvollziehbarkeit von Messungen aus einem Volumen („post processing“) die Beschreibung der Schnittebenen essentiell.

17 Schlussbemerkung

Die Sonographie ist eine ergänzende Untersuchung in der urogynäkologischen Diagnostik. Sie ermöglicht die funktionell-morphologische Dokumentation. Eine zuverlässige urogynäkologische Diagnostik basiert weiterhin auf den Eckpfeilern Anamnese, klinische Untersuchung, Urodynamik und Bildgebung. Die Ausbildung in urogynäkologischer Sonographie soll im Rahmen dieser urogynäkologischen Funktionsdiagnostik wahrgenommen werden.

18 Literatur

1. Artibani W, Bartram C, Dietz HP et al. Imaging and other Investigations. In: Abrams P, Cardozo L, Khoury S, Wein A (Hrsg.). Incontinence, basics & Evaluation: 3rd International Consultation on Incontinence 2005; 712–714

2. Artibani W, Bartram C, Dietz HP et al. Imaging and other Investigations. In: Abrams P, Cardozo L, Khoury S, Wein A (Hrsg.). Incontinence, basics & Evaluation: 3rd International Consultation on Incontinence 2005; 758–759

3. Bader W, Degenhardt F, Kauffels W, Nehls K, Schneider J. Sonomorphologische Parameter der weiblichen Stressharninkontinenz. Ultraschall Med 1995; 16 (4): 180–185

4. Bader W, Schwenke A, Leven A, Schüßler M, Hatzmann W. Methodischer Ansatz zur Standardisierung der Introitussonographie. Geburtsh Frauenheilk 1997; 57: 193–197

5. Bernaschek G. Empfehlungen für eine einheitliche endosonographische Dokumentation in Geburtshilfe und Gynäkologie. Ultraschall Klin Prax 1989; 4: 45–48

6. Bo K, Sherburn M, Allen T. Transabdominal ultrasound measurement of pelvic floor muscle activity when activated directly or via a transversus abdominis muscle contraction. Neurourol Urodyn 2003; 22 (6): 582–588

7. Braekken IH, Majida M, Ellstrom-Engh M, Dietz HP, Umek W, Bo K. Test-retest and intraobserver repeatability of two-, three- and four-dimensional perineal ultrasound of pelvic floor muscle anatomy and function. Int Urogynecol J Pelvic Floor Dysfunct 2008; 19 (2): 227-235 [Epub ahead of print 29.6.2007]

8. Brusciano L, Limongelli P, Rescatori M, Napolitano V, Gagliardi G, Maffettone V, Rossetti G, Del Genio G, Russo G, Pizza F, Del Genio a. Ultrasonographic patterns in patients with obstructed defaecation. Int J Colorectal Dis 2007; 22 (8): 969–977

9. Buhr HJ, Kroesen AJ. Rolle der Bildgebung bei Analinkontinenz. Endosonographie. Chirurg 2003; 74 (1): 4–14

10. Bump RC, Mattiasson A, Bo K, Brubaker LP, DeLancey JO, Klarskov P et al. The standardization of terminology of female pelvic organ prolapse and pelvic floor dysfunction. Am J Obstet Gynecol 1996; 175 (1): 10–17

11. Cazemier M, Terra MP, Stoker J, de Lange-deKlerk ES, Boeckxstaens GE, Mulder CJ, Felt-Bersma RJ. Atrophy and defects detection of the external anal sphincter: comparison between three-dimensional anal endosonography and endoanal magnetic resonance imaging. Dis Colon Rectum 2006: 49: 20–27

12. Dietz HP, Clarke B. The influence of posture on perineal ultrasound imaging parameters. Int Urogynecol J Pelvic Floor Dysfunct 2001; 12 (2): 104–106

13. Dietz HP, Haylen BT, Broome J. Ultrasound in the quantification of female pelvic organ prolapse. Ultrasound Obstet Gynecol 2001; 18: 511–514

14. Dietz HP, Hyland G, Hay-Smith J. The assessment of levator trauma: a comparison between palpation and 4D pelvic floor ultrasound. Neurourol Urodyn. 2006; 25 (5): 424–427

15. Dietz HP, Wilson PD, Clarke B. The use of perineal ultrasound to quantify levator activity and teach pelvic floor muscle exercises. Int Urogynecol J Pelvic Floor Dysfunct 2001; 12 (3): 166–168

16. Dietz HP, Wilson PD. The influence of bladder volume on the position and mobility of the urethrovesical junction. Int Urogynecol J Pelvic Floor Dysfunct 1999; 10 (1): 3–6

17. Felt-Bersma RJ, Cazemier M. Endosonography in anorectal disease: an overview. Scand J Gastroenterol Suppl 2006; 243: 165–174

18. Fuchsjager MH, Maier AG, Schima W, Zebedin E, Herbst F, Mittlbock M, Wrba F, Lechner GL. Comparison of transrectal sonography and double-contrast MR imaging when stagingrectal cancer. AJR 2003; 181: 421–427

19. Goode P, Locher JL, Bryant RL, Roth DL, Burgio Kl. Measurement of postvoid residual urine with portable transabdominal bladder ultrasound scanner and urethral catheterisation. Int Urogyn J 2000; 11: 296–300

20. Harms L, Emons G, Bader W, Lange R, Hilgers R, Viereck V Funneling before and after anti-incontinence surgery – a prognostic indicator? Part 2: tension-free vaginal tape. Int Urogynecol J Pelvic Floor Dysfunct 2007; 18 (3): 289–294

21. Haylen BT. Verfication of the accuracy and range of transvaginal ultrasound in measuring bladder volumes in women. Br J Urol 1989; 64: 350–352

22. Khullar V, Salvatore S, Cardozo L, Bourne TH, Abbott D, Kelleher CJ. A novel technique for measuring bladder wall thickness in women using transvaginal ultrasound. Ultrasound Obstet Gynecol 1994; 3: 220–223

23. Kociszewski J, Bagci S. TVT – Sonographische Beobachtungen im Hinblick auf die korrekte Lage und Funktion des TVT-Bandes unter Berücksichtigung der individuellen Urethralänge. Geburtshilfe und Frauenheilkunde 2003; 63: 640–647

24. Kociszewski J, Bagci S. Urethraläsion bei TVT-Implantation. Stellenwert der Urethrozystoskopie intraoperativ und Introitussonographie postoperative bei TVT-Implantationen. Geburtshilfe und Frauenheilkunde 2002; 62: 1099–1102

25. Koelbl H, Hanzal E. Imaging of the lower urinary tract. Curr Opin Obstet Gynecol 1995; 7 (5): 382–385

26. Kuhllar V, Cardozo Three-Dimensional Ultrasound in Urogynecology. In: Merz E (Hrgs.). 3-D Ultrasound in Obstetrics & Gynecology. Phialdelphia: Lippincott, Williams and Wilkins Healthcare, 1998: 65–71

27. Kumar A, Scholefield JH. Endosonography of the anal canal and rectum. World J Surg 2000; 24 (2): 208–215

28. Lo TS, Wang AC, Horng SG, Liang CC, Soong YK. Ultrasonographic and urodynamic evaluation after tension free vagina tape procedure (TVT). Acta Obstet Gynecol Scand 2001; 80 (1): 65–70

29. Martan A, Masata J, Halaska M, Voigt R. Ultrasound imaging of the lower urinary system in women after Burch colposuspension. Ultrasound Obstet Gynecol 2001; 17 (1): 58–64

30. Masata J, Martan A, Svabik K, Drahoradova P, Pavlikova M. Ultrasound imaging of the lower urinary tract after successful tension-free vaginal tape (TVT) procedure. Ultrasound Obstet Gynecol 2006; 28 (2): 221–228

31. Merz E, Benoit B, Blaas HG, Baba K, Kratochwil A, Nelson T, Petorius D, Jurkovic D, Chong FM, Lee A, ISUOG 3D Focus Group. Standardization of three-dimensional images in obstetrics and gynecology: consensus statement. Ultrasound Obstet Gynecol 2007; 29 (6): 697–703

32. Minardi D, Piloni V, Amadi A, El Asmar Z, Milanese G, Muzzonigro G. Correlation between urodynamics and perineal ultrasound in female patients with urinary incontinence. Neurourol Urodyn 2007; 26 (2): 176–184

33. Mouritsen L, Bach P. Ultrasonic evaluation of bladder neck position and mobility: the influ-

ence of urethral catheter, bladder volume, and body position. Neurourol Urodyn 1994; 13 (6): 637–646

34. Muller M, Koebele A, Deval B. Determinats of success and recurrence after suburethral free tape procedure for female urinary incontinence. J Gynecol Obstet Biol Reprod (Paris) 2007; 36 (1): 19–29

35. Nielsen MB. Endosonography of the anal sphincter muscles in healthy volunteers and in patients with defecation disorders. Acta Radiol Suppl 1998; 416: 1–21

36. Pascual Miguelanez I, Garcia-Olmo D, Martinez-Puente MC, Pascual Montero JA. Is routine endoanal ultrasound useful in anal fistulas? Rev Esp Enferm Dig 2005; 97: 323–327

37. Peschers UM, Gingelmaier A, Jundt K, Leib B, Dimpfl T. Evaluation of pelvic floor muscle strength using four different techniques. Int Urogynecol J Pelvic Floor Dysfunct 2001; 12 (1): 27–30

38. Peschers UM, Vodusek DB, Fanger G, Schaer GN, DeLancey JO, Schuessler B. Pelvic muscle activity in nulliparous volunteers. Neurourol Urodyn 2001; 20 (3): 269–275

39. Pregazzi R, Sartore A, Bortoli P, Grimaldi E, Troiano L, Guaschino S. Perineal ultrasound evaluation of urethral angle and bladder neck mobility in women with stress urinary incontinence. BJOG 2002; 109 (7): 821–827

40. Richter HE, Fielding JR, Bradley CS, Pelvic Floor Disorders Network. Endoanal ultrasound findings and fecal incontinence symptoms in women with and without recognized anal sphincter tears. Obstet Gynecol 2006; 108: 1394–1401

41. Rottenberg GT, Williams AB. Endoanal ultrasound. Br J Radiol 2002; 75 (893): 482–488

42. Santoro GA, Fortling B. The advantages of volume rendering in three-dimensional endosonography of the anorectum. Dis Colon Rectum 2007; 50: 359–368

43. Schaer GN, Koechli OR, Schuessler B, Haller U. Perineal ultrasound for evaluating the bladder neck in urinary stress incontinence. Obstet Gynecol 1995; 85 (220): 224

44. Schaer GN, Koechli OR, Schuessler B, Haller U. Perineal ultrasound: determination of reliable examination procedures. Ultrasound Obstet Gynecol 1996; 7 (5): 347–352

45. Schaer GN, Perucchini D, Munz E, Peschers U, Koechli OR, DeLancey JO. Sonographic evaluation of the bladder neck in continent and stress-incontinent women. Obstet Gynecol 1999; 93 (3): 412–416

46. Schafer R, Heyer T, Gantke B, Schafer A, Frieling T, Haussinger D et al. Anal endosonography and manometry: comparison in patients with defecation problems. Dis Colon Rectum 1997; 40 (3): 293–297

47. Schwenke A, Fischer W. Urogenitalsonographie bei weiblicher Harninkontinenz. Gynäkol Prax 1994; 16: 683–694

48. Skala C, Emons G, Krauss T, Hilgers R, Gauruder-Burmester A, Lange R, Bader W, Viereck V. Postoperative funneling after anti-incontinence surgery – a prognostic indicator? Part 1: colposuspension. Neurourol Urodyn 2004; 23 (7): 636–642

49. Soffer EE, Hull T. Fecal incontinence: a practical approach to evaluation and treatment. Am J Gastroenterol 2000; 95 (8): 1873–1880

50. Sultan AH, Kamm MA, Talbot IC, Nicholls RJ, Bartram CI. Anal endosonography for identifying external sphincter defects confirmed histologically. Br J Surg 1994; 81 (3): 463–465

51. Thompson JA, O'Sullivan PB, Briffa K, Neumann P, Court S. Assessment of pelvic floor movement using transabdominal and transperineal ultrasound. Int Urogynecol J Pelvic Floor Dysfunction 2005; 16 (4): 285–292

52. Timor-Tritsch IE, Platt LD. Three –dimensional ultrasound experience in obstetrics. Review, Current Opinion in Obstetrics und Gynecol 2002; 14: 569–575

53. Tunn R, Gauruder-Burmester A, Kölle D. Ultrasound diagnosis of intra-urethral tension-free vaginal tape (TVT) position as a cause of postoperative voiding dysfunction and retropubic pain. Ultrasound Obstet Gynecol 2004; 23 (3): 298–301

54. Tunn R, Goldammer K, Gauruder-Burmester A, Wildt B, Beyersdorff D. Pathogenesis of urethral funneling in women with stress urinary incontinence assessed by introital ultrasound. Ultrasound Obstet Gynecol 2005; 26 (3): 287–292

55. Tunn R, Petri E. Introital and transvaginal ultrasound as the main tool in the assessment of urogenital and pelvic floor dysfunction: an imaging panel and practical approach. Ultrasound Obstet Gynecol 2003; 22 (2): 205–213

56. Tunn R, Picot A, Marschke J, Gauruder-Burmester A. Sonomorphological evaluation of polypropylene mesh implants after vaginal mesh repair in women with cystocele or rectocele.Ultrasound Obstet Gynecol 2007; 29 (4): 449–452

57. Umek WH, Obermair A, Stutterecker D, Hausler G, Leodolter S, Hanzal E. Three-dimensional ultrasound of the female urethra: comparing transvaginal and transrectal scanning. Ultrasound Obstet Gynecol 2001; 17 (5): 425–430

58. Viereck V, Bader W, Krauss T, Oppermann M, Gauruder-Burmester A, Hilgers R, Hackenberg R, Hatzmann W, Emons G. Intra-operative introital ultrasound in Burchcolposuspension reduces post-operative complications. BJOG 2005; 112 (6): 791–796

59. Viereck V, Nebel M, Bader W, Harms L, Lange R, Hilgers R, Emons G. Role of bladder neck mobility and urethral closure pressure in predicting outcome of tension-free vaginal tape (TVT). Ultrasound Obstet Gynecol 2006; 28 (2): 214–220

60. Viereck V, Pauer HU, Bader W, Lange R, Viereck N, Emons G et al. Ultrasound imaging of the lower urinary tract in women before and after colposuspension: a 6-month follow-up. Ultraschall Med 2003; 24: 340–344

61. Viereck V, Pauer HU, Hesse O, Bader W, Tunn R, Lange R, Hilgers R, Emons G. Urethral hypermobility after anti-incontinence surgery – a prognostic indicator ?.Int Urogynecol J Pelvic Floor Dysfunct 2006; 17 (6): 586–592

62. Viereck V, Pauer HU, Oppermann M, Hilgers R, Gauruder-Burmester A, Lange R et al. Introital ultrasound of the lower genital tract before and after colposuspension: a four-year objective follow-up. Ultrasound Obstet Gynecol 2004; 23: 277–283

Abbildungen

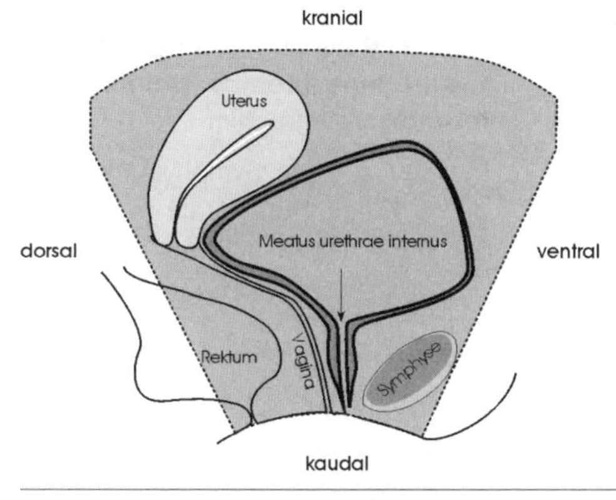

Abb. 1: Darstellung des sonographischen Urogenitalsitus entsprechend den Empfehlungen von Bernaschek (5) und Merz (31) für die gynäkologische Vaginalsonographie.

Kraniale Strukturen werden im Bild oben, kaudale Anteile im Bild unten dargestellt. Ventral wird rechts und dorsal links abgebildet.

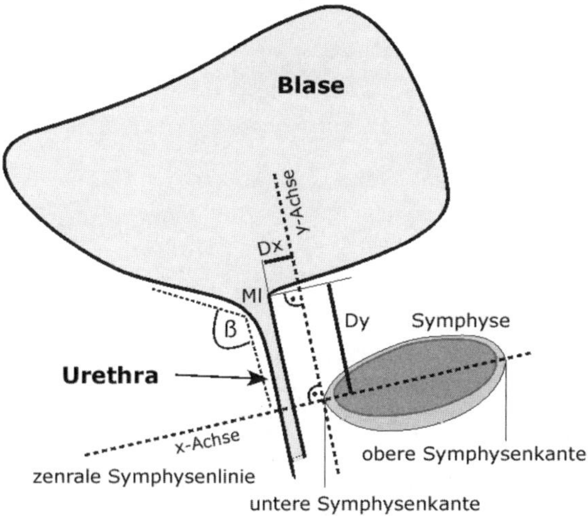

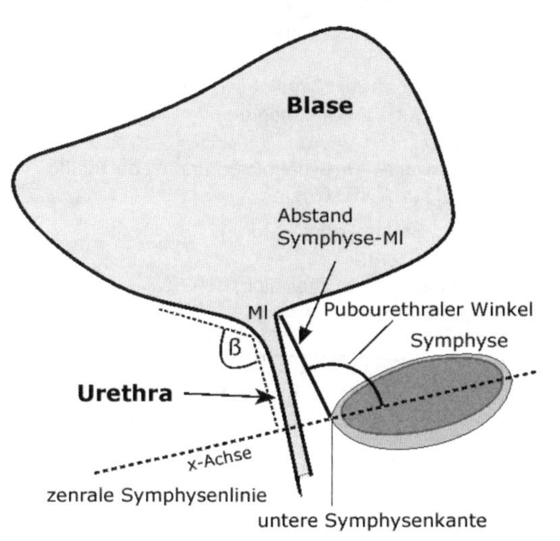

Abb. 2: Auswertungsmethoden für die Position des Meatus urethrae internus (MI) und für den Winkel ß.

Oben: Ausmessung der Lage des MI in einem Koordinatensystem. Das Koordinatensystem basiert auf einer durch die Symphyse gezogenen zentralen Symphysenlinie (x-Achse) und einer Fallgeraden (y-Achse) zur x-Achse bei der unteren Symphysenkante. Dx ist der Horizontalabstand des kranioventralen Urethra-Abganges aus der Blase zur y-Achse.

Unten: Ausmessung der Lage des MI mit einer Distanz und einem Winkel. Gemessen wird der Abstand des MI zur unteren Symphysenkante sowie der Winkel, welcher die Distanzgerade zur zentralen Symphysenlinie bildet (pubourethraler Winkel).

Der retrovesikale Winkel ß wird bei beiden Methoden gleich bestimmt, indem der eine Winkelschenkel entlang dem Blasenboden und der andere entlang der dorsalen Urethra-Abgrenzung gezogen wird.

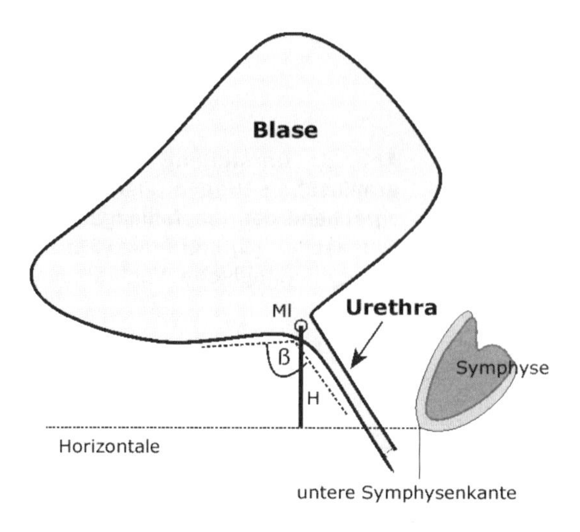

Abb. 3: Höhenmessung des Meatus urethrae internus (MI) mittels Introitussonographie:

Von der unteren Symphysenkante aus wird eine Horizontale gezogen. Die Höhe des MI wird als Abstand des MI zur Horizontalen gemessen. Bei der Messung zwischen Ruhe, Pressen und Beckenbodenkontraktion muss streng auf eine unveränderte Position des Ultraschallkopfes geachtet werden.

Erstfassung	1996
Überarbeitung	2004, 2008. Gültigkeit im Jahr 2010 bestätigt.
Beteiligte Fachgesellschaften, Arbeitsgemeinschaften und Organisationen	Deutsche Gesellschaft für Gynäkologie und Geburtshilfe · Arbeitsgemeinschaft Urogynäkologie und Plastische Beckenbodenrekonstruktion Österreichische Gesellschaft für Gynäkologie und Geburtshilfe · Arbeitsgemeinschaft für Urogynäkologie und rekonstruktive Beckenbodenchirurgie Schweizerische Gesellschaft für Gynäkologie und Geburtshilfe · Arbeitsgemeinschaft Urogynäkologie
Autoren der letzten Überarbeitung	Prof. Dr. med. R. Tunn, Berlin (Federführung) Prof. Dr. med. W. Bader, Hannover Dr. med. V. Bjelic-Radisic, Graz (Österreich) Dr. med. A. Gauruder-Burmester, Berlin Dr. med. J. Kociszewski, Hagen Prof. Dr. med. W. Umek, Wien (Österreich) PD Dr. med. V. Viereck, Frauenfeld (Schweiz)
Anmerkungen	S1-Leitlinie Leitlinienreport siehe Homepages der DGGG und der AWMF

DGGG Leitlinienregister 2010	1	Allgemeine Gynäkologie und gynäkologische Onkologie
	1.3	Urogynäkologie
	1.3.5	Die überaktive Blase
AWMF Leitlinienregister	015/007 (S2k)	

Deutsche Gesellschaft für Gynäkologie und Geburtshilfe (DGGG), Arbeitsgemeinschaft Urogynäkologie und Plastische Beckenbodenrekonstruktion (AGUB), Deutsche Gesellschaft für Urologie (DGU), Arbeitsgemeinschaft Urogynäkologie und rekonstruktive Beckenbodenchirurgie (AUB, Österreich), Österreichische Gesellschaft für Urologie, Arbeitsgemeinschaft Urogynäkologie (AUG, Schweiz)

Die überaktive Blase (ÜAB)

Inhaltsverzeichnis

1 Präambel

1.1 Themenwahl

Bisher wurden sehr unterschiedliche Definitionen für einen Symptomenkomplex verwendet, der heute als überaktive Blase bezeichnet wird.

Für diesen Symptomenkomplex besteht eine große Prävalenz, die wegen der Altersentwicklung weiter zunehmen wird und daher von wesentlichem Interesse ist.

1.2 Ziele der Leitlinie

Aufgrund der bislang divergierenden Herangehensweisen bezüglich Diagnostik und Therapie war es zwingend notwendig, eine strukturierte Leitlinie zu erarbeiten. Diese ist auf das weibliche Geschlecht bezogen und definiert den Nutzen für die Betroffenen über die Verbesserung der Lebensqualität, welche durch Quality-of-Life-Scores erfasst wird.

Ein weiteres Ziel ist die Verbesserung der Behandlungsergebnisse und der Versorgungsqualität.

Empfohlen wird eine Anamnese-Erhebung mittels validierter Fragebögen und einem Miktionstagebuch (Erfassung der Inkontinenzhäufigkeit, des imperativen Harndrangs qualitativ und quantitativ sowie der Miktionsfrequenz am Tag und nachts).

Die vorgegebenen Zielgrößen sind zum einen die Lebensqualität, zum anderen die Nebenwirkungen der Therapie und die Therapie-Adhärenz als Surrogatparameter für die Patientenzufriedenheit.

Die besonderen Belange geriatrischer Patientinnen wurden bei der Verfassung der Leitlinie nicht beachtet. Hierzu liegt eine gesonderte Leitlinie der Deutschen Gesellschaft für Geriatrie vor (Harninkontinenz, Nr. 084/001, Entwicklungsstufe 2).

1.3 Methodisches Konzept

Die Empfehlungen zur Diagnostik der überaktiven Blase beruhen auf einem Konsensusverfahren nach entsprechender Literaturbetrachtung und unter Berücksichtigung der klinischen Erfahrungen aus Deutschland, Österreich und der Schweiz.

Die Empfehlungen für die Therapie basieren auf einer umfassenden und aktuellen Literaturdurchsicht.

Diese Leitlinie entbindet nicht vom Studium aktueller Literatur. Innerhalb der nächsten drei Jahre wird die Literaturrecherche und -evaluation fortgeführt und eine aktualisierte Leitlinie in drei Jahren herausgegeben. Falls wichtige Erkenntnisse bekannt werden, die den hier gegebenen Empfehlungen widersprechen, wird vor diesem Zeitpunkt die Leitlinie neu erstellt.

Methoden

Eine umfassende Literatursuche in Medline und im Cochrane-Register, in Referenzlisten, nationalen und internationalen Leitlinien (z. B. DGU, ÖGU, EAU) und in den Abstracts der Annual Meetings der International Continence Society (ICS) und der International Urogynecological Association (IUGA), die in den Zeitschriften „Neurourology and Urodynamics" und „International Journal of Urogynecology" publiziert sind, wurde zur Beurteilung der konservativen und operativen Therapie der überaktiven Blase hinzugezogen.

Überschneidungen gibt es mit den Leitlinien „Hormontherapie in der Peri- und Postmenopause" (Reg.-Nr. 015/062), „Epidemiologie, Diagnostik, antimikrobielle Therapie und Management von erwachsenen Patienten mit Harnwegsinfektionen" (Nr. 043/044, Entwicklungsstufe 3; Fertigstellung 6/2010 geplant) und „Harninkontinenz" der Deutschen Gesellschaft für Geriatrie (Nr. 084/001, Entwicklungsstufe 2).

Der Leitlinie Die überaktive Blase liegt ein nominaler Gruppenprozess zugrunde. Mithilfe dieses Gruppenprozesses wurde eine strukturelle interdisziplinäre Konsensusbildung zur Erstellung der Leitlinie erreicht. Die Leitlinie wurde vollständig im zweiten Konsensusmeeting abgestimmt. Die Empfehlungen wurden anschließend auf digitalem Weg abgestimmt. Die Empfehlungsstärken sind jeweils angegeben entsprechend Abb. 1, die Klassifikation der Konsensstärke in Tabelle 1.

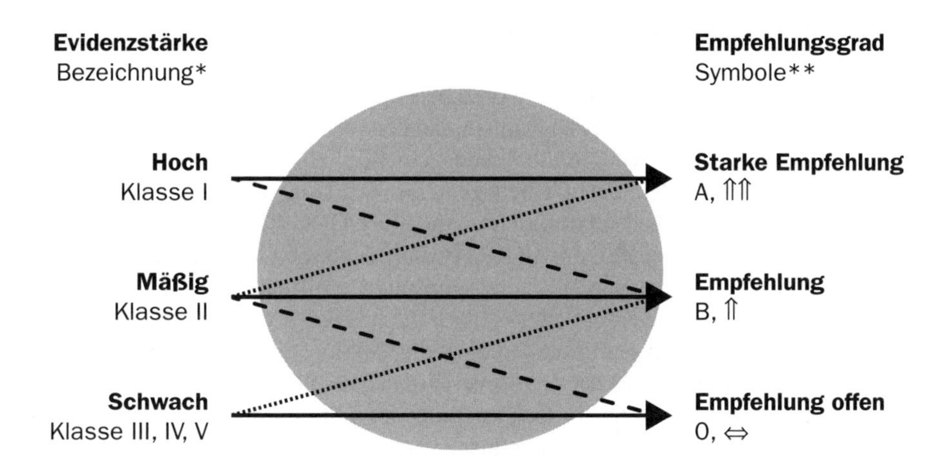

Kriterien für Graduierung (Konsensusaspekte)

- Konsistenz der Studienergebnisse
- Klinische Relevanz der Endpunkte und Effektstärken
- Nutzen-Risiko-Verhältnis
- Ethische Verpflichtungen
- Patientenpräferenzen
- Anwendbarkeit, Umsetzung

* Nach Oxford Centre of Evidence based Medicine

** Empfehlungsgraduierung im Programm für Nationale Versorgungsleitlinien

Die Empfehlungen werden nach Möglichkeit analog formuliert: starke Empfehlung: „soll"; Empfehlung: „sollte"; Empfehlung offen: „kann" (Handlungs-option). Negativ-Empfehlungen werden sprachlich ausgedrückt („nicht") bei gleichen Symbolen.

Abb. 1: Verhältnis „Evidenz"- und Empfehlungsgrad (AWMF)

Tab. 1: Klassifikation der Konsensusstärke

1. starker Konsens	Zustimmung von > 95% der Teilnehmer
2. Konsens	Zustimmung von 75–95% der Teilnehmer
3. mehrheitliche Zustimmung	Zustimmung 50–75% der Teilnehmer
4. kein Konsens	Zustimmung < 50% der Teilnehmer
5. Minderheitenvotum mit Begründung	
Als „Konsens" gelten nur 1. und 2. Bei einer Zustimmung von weniger als 75% der Teilnehmer gilt eine Empfehlung in der Regel als nicht konsentiert.	

1.4 Zusammensetzung der Leitliniengruppe

Bei der Bildung der Leitliniengruppe wurde beachtet, repräsentative Vertreter aller für das Leitlinienthema relevanten Fachgruppen und der von der Leitlinie betroffenen Patienten aufzunehmen. Dazu wurden die Arbeitsgemeinschaften der DGU (Deutsche Gesellschaft für Urologie), der AUG (Arbeitsgemeinschaft Urogynäkologie, Schweiz), die ÖGU (Österreichische Gesellschaft für Urologie), die DGGG (Deutsche Gesellschaft für Gynäkologie und Geburtshilfe), die ÖGGG (Österreichische Gesellschaft für Gynäkologie und Geburtshilfe), die SGGG (Schweizerische Gesellschaft für Gynäkologie und Geburtshilfe), die Deutsche Kontinenzgesellschaft, die DEGAM (Deutsche Gesellschaft für Allgemeinmedizin und Familienmedizin), die Sektion Inkontinenz der Deutschen Gesellschaft für Geriatrie und der Deutsche Verband für Physiotherapie angesprochen mit der Bitte, offizielle Vertreter für die Erstellung der Leitlinie zu benennen. Dabei wurden Vorschläge vom Leitlinienkoordinator gemacht. Den Gruppen stand es frei, diese anzunehmen oder eigene Delegierte zu benennen.

Die Leitliniengruppe wurde damit wie folgt zusammengesetzt:

Tab. 2: Leitliniengruppe

Vertreter	Gruppe
Prof. Dr. Th. Dimpfl Prof. Dr. H. Kölbl PD U. Peschers Prof. Dr. E. Petri Dr. A. Gauruder-Burmester	Arbeitsgemeinschaft für Urogynäkologie und Plastische Beckenbodenrekonstruktion (AGUB) der DGGG
Prof. Dr. K. Höfner Prof. Dr. D. Schultz-Lampel	Arbeitskreis Urologische Funktionsdiagnostik und Urologie der Frau in der DGU – Deutsche Gesellschaft für Urologie
Prof. Dr. K. Tamussino	AUB: Arbeitsgemeinschaft für Urogynäkologie und rekonstruktive Beckenbodenchirurgie, Österreich
Prof. Dr. H. Heidler	Arbeitskreis Blasenfunktionsstörungen der Österreichischen Gesellschaft für Urologie
Prof. Dr. G. Schär	AUG: Arbeitsgemeinschaft Urogynäkologie, Schweiz

Mitgewirkt haben außerdem: S. Hanle (Vertreterin der Patienten, Leiterin der Selbsthilfegruppen der Deutschen Kontinenzgesellschaft), K.-P. Jünemann (Deutsche Kontinenzgesellschaft), A. Wiedemann (Deutsche Röntgengesellschaft), U. Henscher (Deutscher Verband für Physiotherapie), I. Pages (Deutsche Kontinenzgesellschaft, Physikalische Medizin).

Die Deutsche Gesellschaft für Allgemein- und Familienmedizin sowie die Deutsche Gesellschaft für Geriatrie haben eine Teilnahme abgelehnt.

Änderungen und Ergänzungen der Leitlinie aufgrund der Abstimmungsergebnisse des Gruppenprozesses wurden von den federführend Verantwortlichen der Leitlinien vorgenommen. Diese überarbeitete Version wurde allen Mitgliedern der Leitliniengruppe zugesandt mit der Bitte um kritische Beurteilung des Gesamttextes, konkrete Stellungnahme zu den Änderungen und Begründung durch Literaturverweis. Gemäß den Rückmeldungen wurde der Text erneut überarbeitet und in der vorliegenden Form von allen Autoren bestätigt.

2 Definition

Das Krankheitsbild „Überaktive Blase" (ÜAB, gleichbedeutend mit overactive bladder – OAB) beinhaltet die Speichersymptome Pollakisurie, imperativer Harndrang und Nykturie mit oder ohne Inkontinenz. Es darf dabei keine lokale, metabolische, neurologische oder endokrine Pathologie zugrunde liegen.

Das bedeutet, dass anfänglich bei Vorliegen dieser Symptome lediglich die Verdachtsdiagnose „ÜAB" gestellt werden kann und erst nach Durchführung der Diagnostik daraus eine definitive Diagnose wird.

Statement

Empfohlen wird ein primärer Ausschluss anderer differentialdiagnostisch infrage kommender Ursachen für das Krankheitsbild. (B)

3 Ätiologie

Ursachen der ÜAB können eine verstärkte Afferentierung, eine mangelhafte zentralnervöse Hemmung oder intrinsische Blasenwandveränderungen sein.

Verstärkte Afferentierung bedeutet **vermehrtes** Einströmen von Harndrangimpulsen über den langen Reflexbogen in das ZNS, welches zu einem Ungleichgewicht zwischen erregenden und hemmenden Reizen führt. Neben den physiologischen Dehnungsrezeptoren (A-d-Fasern) spielen hier die Rezeptoren im Urothel und im angrenzenden Bindegewebe die maßgebliche Rolle. Dabei verlieren die klassischen Transmitter (Acetylcholin, Noradrenalin) an Bedeutung, während ATP, NO und Prostaglandine via Vanilloidrezeptoren und C-Fasern dominieren. Diese Fehlfunktion des Urothels kann auch durch eine defekte GAG-Schicht verursacht sein.

Das Urothel ist ein sekretorisch und metabolisch aktives Gewebe und stellt mit den anderen Blasenwandschichten eine funktionelle Einheit dar.

Mangelhafte zentralnervöse Hemmung bedeutet **reguläres** Einströmen von Harndrangimpulsen über den langen Reflexbogen in das ZNS bei verminderter Hemmfunktion des ZNS, welches zu einem Ungleichgewicht zwischen erregenden und hemmenden Reizen führt.

Blasenwandveränderungen mit der Folge einer Detrusor-Übererregbarkeit und Blasenhypersensitivität sind nur unzureichend erforscht. Rezeptorenshift (cholinerg zu adrenerg), partielle Denervierung, lokale Gewebsanoxie und Veränderungen der Zellarchitektur werden als Ursachen diskutiert (9, 51).

4 Symptomatik

Pollakisurie bedeutet ≥ 8 Miktionen/24 Stunden bei normaler Harnmenge (bis 2,8 l/24 h).

Imperativer Harndrang bedeutet plötzlichen, ohne Vorwarnung einsetzenden Harndrang, der mit der Gefahr des Harnverlustes einhergeht.

Nykturie bedeutet das Gewecktwerden durch Harndrang und Blasenentleerung in der Nacht.

Dranginkontinenz ist der unfreiwillige Harnverlust in Zusammenhang mit imperativem Harndrang (2).

5 Diagnostik bei ÜAB

5.1 Basisdiagnostik

5.1.1. Anamnese

Gezielte Befragung nach

- Beginn/Dauer und Schweregrad der Symptome,
- Miktionshäufigkeit,
- imperativem Harndrang,
- Trinkmenge,
- Harnmenge,
- Hämaturie,
- Harnverlust,
- Urogenitalinfektionen,
- Deszensusbeschwerden,
- neurologischen und endokrinologischen Grunderkrankungen,
- Verletzungen,
- Operationen,
- Größe,
- Gewicht,
- Medikamenteneinname,
- geburtshilflicher, Menstruations- und Sexualanamnese,
- Funktion des intestinalen Traktes (Cave: Colon irritabile, Colitis ulcerosa, M. Crohn) (2, 21, 34).

Strukturierte Fragebögen können hilfreich sein (50). Allerdings ist zu beachten, dass sich bei 53 bis 71% der Frauen mit ÜAB eine ähnliche Anamnese wie bei Frauen mit Belastungsinkontinenz (22) ergibt. Der positive Vorhersagewert anhand der Anamnese für das Bestehen einer überaktiven Blase mit Inkontinenz ist 37% (54) und für eine überaktive Blase ohne Inkontinenz 54% (59).

Miktionstagebuch: Es stellt die einzige Möglichkeit dar, die Miktionsfrequenz und die Miktionsvolumina objektiv zu erfassen. Zusätzlich können der Schweregrad des imperativen Harndranges (8), der Leidensdruck, die Anzahl der Inkontinenzepisoden, der Vorlagenverbrauch und die Trinkmenge erfasst werden (siehe Anhang, Abbildung 3).

Bei der Abklärung der überaktiven Blase sind 2–5 Tage ausreichend (40, 45).

Statement

Der Einsatz von objektivierenden Faktoren wie Fragebögen und der Einsatz des Miktionstagebuches wird empfohlen. (A)

5.1.2 Körperliche Untersuchung

Perineale/genitale Inspektion, vaginale Spekulum- und vaginal/rektale Tastuntersuchung mit Beurteilung und Dokumentation folgender Parameter

- Beurteilung des Scheidenhautzustandes durch Inspektion und pH-Metrie (41),
- Beurteilung der Lageveränderungen des Genitales in Ruhe und beim Pressen (19),
- Infektzeichen,
- Ausschluss einer Fistel,
- grobneurologische Untersuchung inkl. Reithosenareal: siehe 1.3.1, Leitlinie „Belastungsinkontinenz der Frau", S. 205. (7),
- Urinanalyse (Urinkultur): Ausschluss Harnwegsinfekt,
- sonographische Restharnbestimmung.

Statement

Empfohlen wird eine standardisierte Beurteilung des Deszensus. Es gibt eine Vielzahl von Klassifikationen des Deszensus/Prolaps. Für die klinische Anwendung hat sich die Einteilung in Grad I–IV bewährt. Siehe dazu AWMF-Leitlinie 015/006 – Descensus genitalis der Frau (19). (A)

5.2 Weiterführende Diagnostik

Indikationen für eine weiterführende Diagnostik sind

- erfolglose konservative Therapie,
- Hinweise auf Mischinkontinenz,
- Hinweise auf De-novo-Drangsymptomatik nach einer Inkontinenzoperation,
- Verdacht auf Blasenentleerungsstörungen,
- Hinweise auf neurogene Grunderkrankungen,
- Vorliegen eines pathologischen Harnbefundes (Mikrohämaturie, Infekt).

5.2.1 Ergänzende Bildgebung

Zur ergänzenden Bildgebung zählen die Sonographie des Urogenitaltraktes und die Miktionszystourethrographie (MCU).

Die Nierensonographie zum Ausschluss einer Harnstauung bei Urolithiasis und eines hochgradigen Prolaps wird empfohlen.

Auch werden auf diese Weise differentialdiagnostisch wichtige Erkrankungen ausgeschlossen.

Bei der Abklärung von Drangsymptomen können manchmal Urethradivertikel, Myome und Zysten in der Vaginalwand mit dem Ultraschall erkannt werden und dann zu einer weiterführenden Diagnostik Anlass geben. Das gleiche gilt für Blasendivertikel, Blasentumore und Fremdkörper in der Blase (59).

5.2.2 Miktionsbeurteilung

Die Miktionsbeurteilung erfolgt durch Uroflowmetrie.

5.2.3 Urethrozystoskopie

Bei der Urethrozystoskopie werden ggf. auch Harnröhrenkalibrierung und Harnzytologie durchgeführt.

5.2.4 Weitere ergänzende Untersuchungen

- invasive Urodynamik: Zystometrie ggf. mit Provokationstest, Druck-Flussmessung,
- ergänzende neurologische Untersuchungen,
- Laboruntersuchungen (z. B. Blutzucker, BUN, Kreatinin, BB, CRP, TSH) (3, 44),
- weitere ergänzende Bildgebung: Abdomenleeraufnahme, CT, MRI, AUG,
- Videourodynamik.

Statement

Empfehlungen zur Diagnostik können nur als Expertenmeinung mit einem Evidenzlevel 4 gegeben werden, da es keine prospektiv-randomisierten Studien gibt, welche die Notwendigkeit bestimmter diagnostischer Maßnahmen belegen. (Empfehlung offen)

6 Therapie

Entsprechend den Ergebnissen der Diagnostik ist eine Stufentherapie indiziert (Abbildung 2).

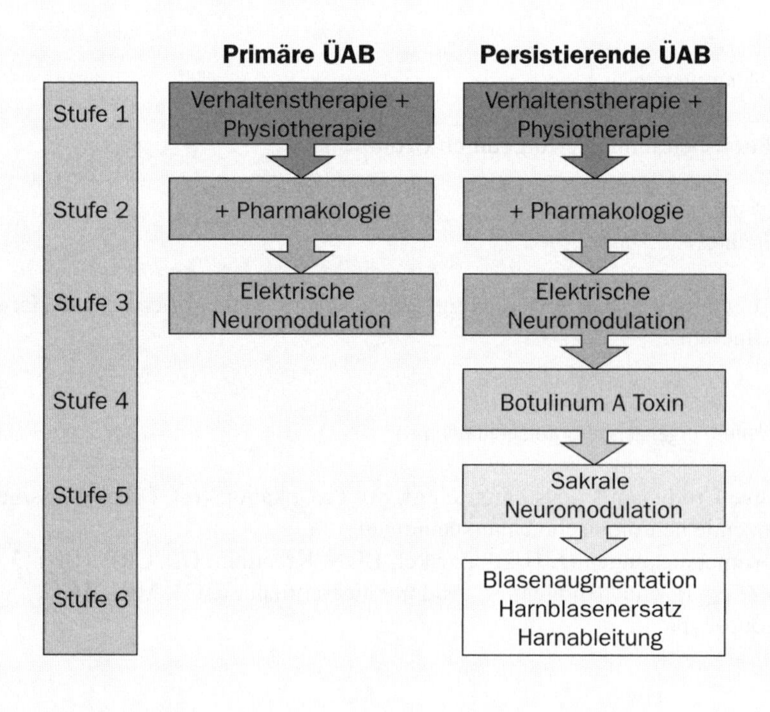

Abb. 2: Flowchart Stufentherapie der überaktiven Blase.

6.1 Konservative Therapie

6.1.1 Verhaltenstherapie

- Erstellen und Führen eines Miktionstagebuches.
- Miktionstraining: Verlängerung von zu kurzen Miktionsintervallen auf Basis des Miktionstagebuchs. Dies geschieht durch Anspannen des Beckenbodens bei Auftreten von Harndrang (sog. Bladder Drill).
- Toilettentraining: Anpassung des Entleerungsrhythmus an die individuelle Blasenkapazität auf Basis des Miktionstagebuches, um dem unwillkürlichen Harnverlust zuvorzukommen.

6.1.2 Physiotherapie

Beckenbodentraining in der Inkontinenztherapie wird entweder konservativ in Gruppen-/Einzelsitzungen oder intensiviert durch Elektrostimulations- und Biofeedbackgeräte angeboten.

Die 2007 durchgeführte Cochrane-Analyse hat gezeigt, dass Patientinnen mit Beckenbodentraining eher über einen Therapieerfolg der Inkontinenz berichten als Patientinnen ohne Training (35).

Im Vergleich des Effektes von Beckenbodentraining, Beckenbodentraining mit Biofeedback und Beckenbodentraining mit Elektrostimulation bei Patientinnen mit ÜAB erzielt die Elektrostimulation den größten Erfolg bei Patientinnen mit ÜAB und Harninkontinenz (56).

Die Elektrostimulation der afferenten Fasern des N. pudendus kann via Beckenboden (vaginal, anal), transkutan segmental (N. clitoridis, sakral S2–3), nicht segmental (N. tibialis posterior) oder permanent durch Implantate (siehe operative Therapie) erfolgen.

In der frühen Blasenfüllungsphase werden sympathische Neurone aktiviert; in der späten Füllphase werden zentrale präganglionäre parasympathische Neurone gehemmt und somit die Detrusorhyperaktivität unterdrückt. Zusätzlich wird ein supraspinaler Wirkmechanismus diskutiert.

Die Neuromodulation kann bei Nichtansprechen oder Unverträglichkeit einer Therapie mit Anticholinergika eingesetzt werden. Meist ist eine Langzeitbehandlung notwendig (1, 58, 61).

Statement

Beckenbodentraining und Biofeedback sind sinnvoll bei der Behandlung der ÜAB, jedoch ist die Kombination aus Beckenbodentraining und Elektrostimulation die wirkungsvollste Therapieoption. (B)

6.1.3 Pharmakotherapie

6.1.3.1 Lokale Östrogenisierung

Die lokale Östrogenisierung ist inzwischen fester Bestandteil in der urogynäkologischen Praxis. Siehe dazu auch AWMF-Leitlinie 015/ 062 – Hormontherapie in der Peri- und Postmenopause (38).

Die Datenlage bezüglich eines Einsatzes der Östrogene (oral, transdermal und vaginal) in der Therapie der OAB wurde in einer Cochrane-Analyse untersucht. In dieser Analyse wurden insgesamt 2926 Patientinnen aus 28 Studien ausgewertet. Es zeigte sich eine subjektive Heilungs- und Verbesserungsrate der Dranginkontinenz unter Östrogenen von 57% (35/61) vs. 28% (16/58) unter Placebo. Für Patientinnen mit überaktiver Blase war die Heilungs- und Verbesserungsrate um ein Viertel höher als bei Patientinnen mit Belastungsinkontinenz (48).

Als mögliche Nebenwirkung wurde Brustspannen angegeben (41).

Statement

Eine lokale Östrogenisierung bei ÜAB wird aufgrund der Datenlage empfohlen. (A)

6.1.3.2 Muskarin-Rezeptorantagonisten (Anticholinergika/Antimuskarinika)

In Deutschland zugelassene Substanzen (alphabetische Reihenfolge): Darifenacin, Fesoterodin, Oxybutinin, Propiverin, Solifenacin, Tolterodin, Trospiumchlorid (4–6, 13, 14, 20, 30, 33, 36, 37, 42, 49).

Anticholinergika sind Mittel der 1. Wahl in der medikamentösen Therapie der ÜAB. Die Therapie wird als Mono- oder Kombinationsbehandlung mit oben genannten Alternativen durchgeführt (Östrogenisierung, Blasentraining, Physiotherapie [Biofeedback, Elektrostimulation]). Kombinationstherapien sind effektiver als die Monotherapie (11, 16, 18, 23–26, 29, 32, 38, 39, 43, 46, 47, 52, 53).

Die Wirksamkeit der Substanzen ist belegt, allerdings liegen zu den modernen Substanzen neuere und umfangreichere Studiendaten vor. Besondere Bedeutung für die ÜAB erhält durch die Defintion der ICS der imperative Harndrang als Leitsymptom (2) für die Wirksamkeit, der die anderen Symptome beeinflusst (10). Eine Meta-Analyse von 2008 (14) hat systematisch die Ergebnis aus 73 randomisierten prospektiven Studien aufgearbeitet mit folgender Schlussfolgerung: Antimuskarinika sind wirksam, sicher und gut verträglich und verbessern die Lebensqualität. Neuere Antimuskarinika und einmal täglich Gaben scheinen besser vertragen zu werden und sind möglicherweise wirksamer bei der Verbesserung der OAB-Symptome (15). Manche Anticholinergika erlauben durch ihre flexible Dosierung einen individuelle Titration.

Umfassende Daten zur jeweiligen Verträglichkeit bieten die Fachinformationen der Präparate, da sie eine Übersicht zur Häufigkeit beobachteter unerwünschter Arzneimittelwirkungen bieten, geordnet nach den jeweiligen Organklassen.

Statement

Zur medikamentösen Therapie der ÜAB sind Anticholinergika mit geringem Nebenwirkungsprofil unter Beachtung der Kontraindikationen zu empfehlen. (B)

6.2 Operative Therapie (bisher alles Off-Label-Use)

Die operative Therapie der ÜAB ist dann indiziert, wenn konservative Maßnahmen nach adäquater Therapiedauer nicht zum gewünschten Erfolg führen oder infolge intolerabler Nebenwirkungen nicht durchgeführt werden können.

6.2.1 Botulinum-A-Toxin

Die Blasenwandinfiltration mit Botulinum-A-Toxin stellt ein minimalinvasives Verfahren dar. Das verdünnte Toxin wird in 10 bis 30 Areale der Blasenwand unter Aussparung der Ostien injiziert. Wirkungseintritt innerhalb von 14 Tagen durch Blockade der motorischen Endplatte (efferent) und der C-Fasern (afferent). Wegen der begrenzten Wirkdauer sind wiederholte Injektionen möglich.

Selten können Blasenentleerungsstörungen mit der Notwendigkeit des intermittierenden Einmalkatheterismus auftreten. (LoE 1)

6.2.2 Sakrale invasive Neuromodulation

Zur chronischen sakralen Neuromodulation werden uni- oder bilateral Stimulationselektroden in die Sakralforamina S2–S4 eingeführt. Mit einer Teststimulation (perkutane Nervenevaluation = PNE) wird der therapeutische Effekt der sakralen Neuromodulation getestet, und es werden geeignete Patienten zur Implantation eines permanenten Neurostimulators identifiziert.

Der Wirkmechanismus ist analog der externen Elektrostimulation mit dem Vorteil der größeren Nervennähe sowie der permanenten Modulation.

Die Komplikations- und Revisionsraten beträgt inzwischen ca. 10% innerhalb von 3 Jahren (1, 58, 61).

6.2.3 Blasenaugmentation/Harnblasenersatz/Harnableitung

Bei Versagen aller oben dargestellten Therapiemaßnahmen und unverändert hohem Leidensdruck sollten Blasenaugmentation/Harnblasenersatz/Harnableitung als Ultima Ratio angeboten werden. Hier ist insbesondere auf die Möglichkeit der Verbesserung der Lebensqualität hinzuweisen (57, 60).

Statement

Empfehlungen zur operativen Therapie der ÜAB können nur als Expertenmeinung mit einem Evidenzlevel 4 gegeben werden. (Empfehlung offen)

7 Defizite und Forschungsbedarf

Für die **Instillation von Medikamenten** werden diverse Schemata beschrieben. Im Folgenden sollen einige in der Literatur aufgeführte Substanzen dargestellt werden.

Vesikale Instillationen und EMDA (Electro Motive Drug Administration)

In der Literatur gibt es keine wissenschaftlich belegten Vorgehensweisen zur intravesikalen Instillation von Medikamenten und zur EMDA-Therapie.

EMDA-Therapie (Electro Motive Drug Administration)
Die Therapie erfolgt in drei Behandlungszyklen mit je 3 Instillationen im Abstand von 14 Tagen. Instilliert werden 100 ml Lidocain-Hydrochlorid 4% (NaCl-frei), 100 ml destilliertes Wasser, 40 mg Dexamethason-Sodium-Phosphat, 2 ml Epinephrin 1/1000 – 2 mg. Periinterventionell sollten eine engmaschige Kreislaufkontrolle (6 ′/Tag) und eine Urinuntersuchung erfolgen.

Als absolute Kontraindikation werden angesehen:

- Infektion des Harntraktes,
- Allergie/Überempfindlichkeit bei Medikamenten zur Lokalanästhesie,
- massive intravesikale Blutungen,
- Schwangerschaft,
- Patientinnen, die als Monoaminoxidasehemmer klassifizierte Medikamente einnehmen,
- Herzschrittmacher (27).

Wiederaufbau der GAG-Schicht
Bei therapierefraktärer ÜAB kann unter der Hypothese einer defekten GAG-Schicht als Ursache eine orale oder topische medikamentöse Therapie versucht werden (Heparin, Chondroitinsulfat, Hyaluronsäure, Pentosanpolysulfat). Untersuchungen zum Aufbau der Glykosaminglykanschicht zeigen gute Effekte bei der Behandlung mit GepanÒ instill über 12 Monate (28, 29). (LoE 3)

Resiniferatoxin-/Capsaicin-Instillation
Die Applikation von Resiniferatoxin (RTX) oder Capsaicin erfolgt einmalig im Abstand von 3 Monaten (11). RTX ist dabei nebenwirkungsärmer als Capsaicin. Beide bewirken eine Blockade der C-Fasern und führen damit zur Senkung der Hyperkontraktilität und Anhebung der Blasenkapazität (somit eher bei neurogener Blasenfunktionsstörung).

Oxybutinin-Instillation
Die intravesikale Instillation von Oxybutinin zeigt keine Nebenwirkungen der oralen Medikation und führt ebenso zur cholinergen Blockade. Anwendung 20 mg über den Zeitraum von 10 Tagen oder 0,3 mg/kg KG mit stufenweiser Steigerung auf 0,2 mg (23, 24, 31). (LOE 3)

Statement

Therapieoptionen mit Forschungsbedarf sind bei Ausschöpfung aller bekannten Möglichkeiten nach Leidensdruck der Patientin möglich. (Empfehlung offen)

8 Anhang

Miktionstagebuch

Name:				**Datum:**	
Uhrzeit	**Harnmenge in ml**	**Harndrang (0 bis 3)***	**nass (ja/ nein)**	**Trinkmenge in ml**	**Vorlagen-wechsel**
z. B. 7:50	250	2	ja	250	ja

z. B. 1/8 = 125 ml; Tasse = 150 ml; Suppe = 200 ml; Glas = 250 ml

Leidensdruck:	**0**	**1**	**2**	**3**	**4**	**5**	**6**	**7**	**8**	**9**	**10**
	kein										stark

***Legende**

0:	**1: mild**	**2: mittelmäßig**	**3: stark**
normaler Harndrang	unangenehmer Harndrang, der leicht ausgehalten wird. Den Aktivitäten kann weiter nachgegangen werden.	unangenehmer Harndrang, der Aktivitäten stört und verkürzt	Harndrang ist äußerst unangenehm, man muss sofort alle Aktivitäten beenden

Abb. 3: Miktionstagebuch.

9 Literatur

1. Abrams P, Blaivas JG, Fowler CJ, Fourcroy JL, Macdiarmid SA, Siegel SW, Van Kerebroeck P. The role of neuromodulation in the management of urinary urge incontinence. British J of Urol Int 2003; 9 (4): 355–359

2. Abrams P, Cardozo L, Fall M, Griffiths D, Rosier P, Ulmsten U, van Kerrebroeck P, Victor A, Wein A. The Standardisation of terminology in lower urinary tract function. Neurourol Urodyn 2002; 21: 167–178

3. Abrams P, Cardozo L, Koury S, Wein A (eds.). Incontinence. 3nd International Consultation on Incontinence, Monte Carlo, 2004. Plymouth, UK: Plymbridge Distributors Ltd.

4. Abrams P, Kaplan S, Millard R. Tolterodine treatment is safe in men with bladder outlet obstruction (BOO) and symptomatic detrusor overactivity (DO). Neurourol Urodyn 2001; 20: 547–548

5. Alhasso AA, McKinlay J, Patrick K, Stewart L. Anticholinergic drugs versus non-drug active therapies for overactive bladder syndrome in adults. Cochrane Database of Systematic Reviews 2006, Issue 4. Art. No.: CD003193. DOI: 10.1002/14651858.CD003193.pub3

6. Athanasopoulos A, Gyftopoulos K, Giannitsas K, Fisfis I, Perimenis P, Barbalias G. Combination treatment with an alpha-blocker plus an anticholinergic improves quality of life in patients with bladder outlet obstruction. A prospective, randomized, controlled study. Neurourol Urodyn 2002; 21: 308–309

7. Belastungsinkontinenz der Frau. AWMF-Register Nr. 015/005

8. Bowden ACS, Colman S, Sabounjian L, Sandage B, Schwiderski U, Zayed H. Psychosometric validation of an urgency severed scale (IUSS) for patients with overactive bladder. 33 th IUGA. Florence, Italy. Neurourol Urodynamic 2003; 22: 531–532

9. Brading AF. A myogenic basis for the overactive bladder. Urology 1997; 50 (Suppl 6A): 57–67

10. Cardozo L, Thorpe A, Warner J, Sidhu M. The Cost-effectiveness of solifenacin vs fesoterodine, oxybutynin immediate-release, propiverine, tolterodine extended-release and tolterodine immediated-release in the treatment of patients with overactive bladder in the UK National Health Service

11. Chacellor MB. Future trends in the treatment of urinary incontinence. Rev Urol 2001; 3 (1): 27–34

12. Chancellor MB. New frontiers in the treatment of overacitive bladder and incontinence. Rev Urol 2002; 4 (4): 50–56

13. Chapple CR, Fianu-Jonsson A, Indig M, Khullar V, Rosa J, Scarpa RM, Mistry A, Wright DM, Bolodeoku J; for the STAR study group. Treatment outcomes in the STAR Study: A subanalysis of solifenacin 5 mg and tolterodine ER 4 mg. Eur Urol 2007; 6 [Epub ahead of print]

14. Chapple CR, Khullar V, Gabriel Z, Muston D, Bitoun CE, Weinstein . The Effects of Antimuscarinic Treatments in Overactive Bladder: An Update of a Systematic Review and Meta-Analysis. Eur Urol 2008; 54: 543-562

15. Claxton A J, Cramer J, Pierce C. A Systematic Review of the Associations Between Dose Regimens and Medication Compliance. Clin Ther 2001; Vol 23 Nr 8: 1296-1310

16. Chess-Williams R. The use of alpha-adrenoceptor antagonist in lower urinary tract disease. Exp Opin Pharmacother 2002; 3: 167–172

17. Cohen BL, Rivera R, Barboglio P, Gousse A. Safety and tolerability of sedation-free flexible cystoscopy for intradetrusor botulinum toxin-A injection. J Urol 2007; 177 (3): 1006–1010

18. De Séze M, Gallien P, Denys P, Labat JJ, Serment G, Grise P, Salle JY, Blazejewski S, Hazane C, Moore N, Joseph PA. Intravesical glucidic capsaicin versus glucicic solvent in neurogenic detrusor overactivity: a double blind controlled randomized study. Neurourol Urodyn 2006; 25 (7):752–757

19. Descensus genitalis der Frau – Diagnostik und Therapie. AWMF-Register Nr. 015/006

20. Di Stasi SM, Giannantoni A, Vespasioani G, Navarra P, Capelli G, Massoud R, Stephen RL. Intravesical electromotive administration of oxybutynin in patients with detrusor hyperreflexia unresponsive to standard anticholinergic regimens. J Urol 2001; 165 (2): 491–498

21. Digesu G, Khullar V, Cardozo L, Salvatore S. Overactive Bladder symptoms: do we need urodynamics? Neurourol Urodynamic 2003; 22: 105–108

22. Donovan J, Badfia X, Corcosd J, Gotoh M, Kelleher C, Naughton M et al. Symptom and quality of life assessment. In: Abrams P, Cardozo L, Khoury S, Wein A (eds.). Incontinence: 2nd WHO International Consultation on Incontinence. Plymouth: Health Publications 2002; p. 267–316

23. Enzelsberger H, Kurz C, Helmer H, Mittermayer F. Zur topischen Anwendung von Oxybutyninhydrochlorid bei Frauen mit Urge-Inkontinenz. Ergebnisse einer prospektiv randomisierten Doppelblindstudie. Geburtsh U Frauenheilk 1995; 55: 240–243

24. Evans RJ. Intravesical therapy for overactive bladder. Curr Urol Rep 2005; 6 (6): 429–433

25. Fraser MO, Lavelle JP, Sacks MS, Chancellor MB. The future of bladder control-intravesical drug delivery, a pinch of pepper, and gene therapy. Rev Urol 2002; 4 (1): 1–11

26. Fröhlich G, Burmeister S, Wiedemann A, Bulitta M. Intravesical instillation of trospium chloride, oxybutynin and verapamil for relaxation of the bladder detrusor muscle. A placebo controlled, randomized clinical test. Arzneimittelforschung 1998; 48 (5): 486–491

27. Gauruder-Burmester A, Biskupskie A, Rosahl A, Tunn R. Electromotive drug administration for treatment of therapy-refractory overactive bladder. Int Braz J Urol 2008; 34 (6): 758–764

28. Gauruder-Burmester A, Popken G. Follow-up at 24 months after treatment of overactive bladder with 0,2% sodium chondroitin sulfate. Aktuelle Urol 2009; 40 (6): 355–359

29. Gauruder-Burmester A, Wildt B, Tunn R. Treatment of overactive bladder with sodium chondroitin sulphate. Zentralbl Gynakol 2006; 128 (6): 336–340

30. Giannantoni A, Di Stasi SM, Chancellor MB, Costantini E, Porena M. New frontiers in intravesical therapies and drug delivery. Eur Urol 2006; 50 (6): 1183–1193

31. Haferkamp A, Hohenfellner M. Intravesikale Therapie des Overactivebladder-Syndroms. Urologe 2006; 45: 1283–1288

32. Haferkamp A, Staehler G, Gerner HJ, Dörsam J. Dosage escalation of intravesical oxybutynin in the treatment of neurogenic bladder patients. Spinal Cord 2000; 38 (4): 250–254

33. Hampel C, Gillitzer R, Pahernik S, Hohenfellner M, Thüroff JH. Epidemiologie und Ätiologie der instabilen Blase. Der Urologe 2004; 42 (6): 776–786

34. Hannestad YS, Rortveit G, Sandvik H, Hunskaar S. A community-based epidemiological survey of female urinary incontinence: The Norwegian EPINCONT study. J Clin Epidemiol 2003; 53: 1150–1157

35. Hay-Smith EJC, Dumoulin C. Pelvic floor muscle training versus no treatment, or inactive control treatments, for urinary incontinence in women. Cochrane Database of Systematic Reviews 2006, Issue 1. Art. No.: CD005654. DOI: 10.1002/14651858.CD005654.

36. Hay-Smith J, Herbison P, Ellis G, Morris A. Which anticholinergic drug for overactive bladder symptoms in adults. Cochrane Database of Systematic Reviews 2005; Issue 3. Art. No.: CD005429. DOI: 10.1002/14651858.CD005429

37. Heimbach D, Müller SC. Die Behandlung der BPH mit Alpha1-Adrenoceptorantagonisten. Urologe A 1997; 36: 18–34

38. Hinkel A, Pannek J. Transient ischemic attack after electromotive drug administration for chronic non-infectious cystitis:report of two similar cases. Neurourol Urodyn 2004; 23 (2): 180–182

39. Ho MH, Lin LL, Haessler AL, Bhatia NN. Ingravesical injection of botulinum toxin for the treatment of overactive bladder. Curr Opin Obstet Gynecol 2005; 17 (5): 512–518

40. Homma Y, Ando T, Yoshida M, Kageyama S, Takei M, Kimoto K, Ishiuzuka O, Gotoh M, Hashimoto T. Voiding and incontinence frequencies:variability of diary data and required diary length. Neurourol Urodyn 2002; 21: 204–209

41. Hormontherapie in der Peri- und Postmenopause. AWMF-Register Nr. 015/ 062

42. Jünemann KP, Halaska M, Rittstein T, Mürtz G, Schnabel F, Brünjes R, Nurkiewicz W. Propiverine versus tolterodine: efficacy and tolerability in patients with overactive bladder. Eur Urol 2005; 48 (3): 478–482

43. Kim DK, Thomas CA, Smith C, Chancellor MB. The case for bladder botulinum tocin application. Urol Clin North Am 2006; 33 (4): 503–510

44. Klingler HC, Madersbacher H, Primus G, Lüftenegger W, Wachter J, Heidler H; für den Arbeitskreis Blasenfunktionsstörungen der ÖGU. Leitlinien Blasenfunktionsstörungen. J Urol Urogynecol 2007; 14 (Sonderheft 5): 4–7

45. Ku JH, Jeong IG, Lim DJ, Byun SS, Paick JS, Oh SJ. Voiding diary for the evaluation of urinary incontinence and lower urinary tract symptoms:prospective assessment of patient compliance and burden. Neurourol Urodyn 2004; 23 (4): 331–335

46. Lehtoranta K, Tainio H, Lukkari-Lax E, Hakonen T, Tammela TL. Pharmacokinetics, efficacy, and safety of intravesical formulatio of oxybutynin in patients with detrusor overactivity. Scand J Urol Nephrol 2002; 36 (1): 18–24

47. Lucioni A, Rapp DE, Gong EM, Fedunok P, Bales GT. Intravesical botulinum Type A toxin injection in patients with overactive bladder: Trigone versus trigone-sparing injection. Can J Urol 2006; 13 (5): 3291–3295

48. Moehrer B, Hextall A, Jackson S. Oestrogens for urinary incontinence in women. Cochrane Database of Systematic Reviews 2003, Issue 2. Art. No.: CD001405. DOI: 10.1002/14651858. CD001405

49. Nabi G, Cody JD, Ellis G, Herbison P, Hay-Smith J. Anticholinergic drugs versus placebo for overactive bladder syndrome in adults. Cochrane Database of Systematic Reviews 2006; Issue 4. Art. No.: CD003781. DOI: 10.1002/14651858.CD003781.pub2

50. Norton PA, MacDonald LD, Sedgwick PM, Stanton SL. Distress and delay associated with urinary incontinence, frequency and urgency in women. Brit Med J 1099; 297: 1187–1189

51. Ouslander JG. Management of overactive bladder. N Engl J Med 2004;19: 786–799

52. Scheiner D, Peruccini D, Fink D. Overactive bladder: prospects and limitations of botulinum toxin. Gynakol Geburtshilfliche Rundsch 2006; 46 (3): 88–95

53. Schumacher S. Epidemiologie und Pathophysiologie der überaktiven Blase. Der Urologe 2006; 5 (7): 822–825

54. Summit RL, Stovall TG, Bent AE, Ostergard DR. Urinary incontinence:Correlation of history and brief office evaluation with multichanel urodynamic testing. Am J Obstet Gynecol 1992; 166 (6 I): 1835–1844

55. Tunn R, Petri E. Introital and transvaginal ultrasonography as the main tool in the assessment of urogenital and pelvic floor dysfunction: an imaging panel and practical approach. Ultrasound Obstet Gynecol 2003; 22 (2): 205–213

56. Wang AC, Wang YY, Chen MC. Single-blind, randomized trial of pelvic floor muscle training, biofeedback-assisted pelvic floor muscle training, and electrical stimulation in the management of overactive bladder. Urology 2004; 63 (1): 61–66

57. Westney OL, McGuire EJ. Surgical procedures for the treatment of urge incontinence. Tech Urol 2001; 7 (2): 126–132

58. Wiseman OJ, Dasgupta R, Fowler CJ. Sacral neuromodulation for women with Fowler's syndrome. Eur Urol 2000; 38 (4): 439–443

59. Young SB, Pingeton DM. Office assessment of female urinary incontinence. Clin Obstet Gynecol 1999; 42 (2): 249–266

60. Zachoval R, Pitha J, Medova E, Heracek J, Lukes M, Zalesky M, Urban M. Augmentation cystoplasty in patients with multiple sclerosis. Urol Int 2003; 70 (1): 21–26

61. Zermann DH, Weirich T, Wunderlich H, Reichelt O, Schubert J. Sacral nerve stimulation for pain relief in interstitial cystitis. Urol Int 2000; 65 (2): 120–121

Erstfassung	2010
Beteiligte Fachgesellschaften, Arbeitsgemeinschaften und Organisationen	Deutsche Gesellschaft für Gynäkologie und Geburtshilfe · Arbeitsgemeinschaft Urogynäkologie und Plastische Beckenbodenrekonstruktion Deutsche Gesellschaft für Urologie Arbeitsgemeinschaft Urogynäkologie und rekonstruktive Beckenbodenchirurgie Österreichische Gesellschaft für Urologie Arbeitsgemeinschaft Urogynäkologie (AUG, Schweiz)
Autoren	PD Dr. med. A. Gauruder-Burmester, Berlin (Federführung Urogynäkologie) Prof. Dr. med. H. Heidler, Linz (Österreich) (Federführung Urologie) Prof. Dr. med. D. Schultz-Lampel, Villingen-Schwenningen Prof. Dr. med. K. Höfner, Oberhausen Prof. Dr. med. E. Petri, Schwerin Prof. Dr. med. H. Kölbl, Mainz PD Dr. med. U. Peschers, München Prof. Dr. med. K. Tamussino, Graz (Österreich) Prof. Dr. med. G. Schär, Aarau (Schweiz) Prof. Dr. med. T. Dimpfl, Kassel
Anmerkungen	S2k-Leitlinie Methoden- und Leitlinienreport siehe Homepages der DGGG und der AWMF

Deutsche Gesellschaft für Gynäkologie und Geburtshilfe (DGGG), Arbeitsgemeinschaft Infektiologie und Infektionsimmunologie in Gynäkologie und Geburtshilfe (AGII), Deutsche Dermatologische Gesellschaft, Deutschsprachige Mykologische Gesellschaft

Vulvovaginalkandidose

Inhaltsverzeichnis

1 Definition

Von Hefepilzen der Gattung Candida, überwiegend von der Art Candida albicans, hervorgerufene Entzündung der Vulva und/oder der Vagina. Eine Kandidose der Zervix oder des inneren Genitale durch Aszension ist nicht bekannt (Ausnahme: konnatale Kandidose des Feten durch intraamniale Infektion, Rarität).

2 Nomenklatur

In Empfehlungen zur Nomenklatur der Mykosen wurden „Candidosis" und (englisch) „candidiasis" zugelassen, obwohl die Endung „-iasis", die im angloamerikanischen Schrifttum üblich ist, parasitären Erkrankungen vorbehalten sein sollte (z. B. Trichomoniasis). Es wird auch empfohlen, die jeweilige Erkrankung mit dem verursachenden Erreger in der Bezeichnung zu verbinden, z. B. „Candida-albicans-Vaginitis" (23).

3 Genitale Kolonisation

Die vaginale Hefepilzkolonisation ist von der immunologischen Kompetenz und vom Glukoseangebot in der Vagina abhängig, das unter dem Einfluss der Sexualsteroide zyklisch unterschiedlich ausgebildet ist. Deshalb ist eine vaginale Kolonisation durch Hefepilze oder eine Vaginalkandidose bei Mädchen in der hormonalen Ruhephase und bei länger postmenopausalen Frauen selten.

Die vaginale Kolonisation mit Hefepilzen von gesunden, nicht schwangeren prämenopausalen Frauen liegt bei 20%, von unbehandelten Schwangeren am Geburtstermin bei 30%, von gesunden postmenopausalen Frauen bei 5% (bis 20%) und bei allen nicht schwangeren Frauen mit Abwehrschwächen bei mindestens 30%. Etwa 90% nachgewiesener Hefepilze sind bei prämenopausalen und bei schwangeren Frauen Candida albicans (16, 29). Nicht-albicans-Arten sind aber bei postmenopausalen und immunsupprimierten Frauen wesentlich häufiger. Die Kolonisation erfolgt meistens über den eigenen Orointestinaltrakt oder den des Partners, der auch im Sperma mit dem gleichen Hefepilzstamm kolonisiert sein kann (17).

4 Infektion

Die Kandidose ist nach allgemeiner Auffassung eine Erkrankung der Kranken bzw. eine opportunistische Infektion. Das gilt grundsätzlich auch für die Vulvovaginalkandidose (Infektion = Kolonisation + Disposition) und zeigt sich besonders bei Immunsuppression durch Leukosen, HIV-Infektion oder Chemotherapie mit Leukozytenwerten unter 1,0/nl. Es wird geschätzt, dass drei von vier Frauen wenigstens einmal im Leben an einer Vulvovaginalkandidose erkranken. Etwa 8% der Erkrankten leiden an einer chronisch-rezidivierenden Vulvovaginalkandidose, die mit mindestens vier Rezidiven innerhalb eines Jahres definiert ist.

5 Erreger

In 80 bis 90% ist Candida albicans der Erreger einer Vaginalkandidose, in 2–5% Candida glabrata, in 1–3% Candida krusei, daneben Candida tropicalis, Candida kefyr, Candida parapsilosis, Candida guilliermondii und andere (15, 29).

Die seit 1995 bekannte Art Candida dubliniensis (31), die nur mit aufwendigen Methoden von Candida albicans unterschieden werden kann und oft in der Mundhöhle HIV-Positiver gefunden wird, spielt in der Gynäkologie und Geburtshilfe zur Zeit keine Rolle (16).

6 Klinik

Prämenopausale Frauen leiden meistens unter einer Vaginalmykose mit Beteiligung des Introitus und der Vulva. Postmenopausale Frauen leiden primär unter einer Vulvakandidose.

Die klinischen Formen der Vulvovaginalkandidose werden entsprechend den Empfehlungen einer Konsensuskommission unterschieden (12), und zwar die

- **Vulvakandidose**
  1. in die vesikulöse, die in die pustulöse Form übergeht,
  2. in die diffus-ekzematöse Form,
  3. und die follikuläre Form;

- **und** die **Vaginalkandidose**. Diese unterteilt man folgendermaßen:
  1. In die leichte Form mit Juckreiz, Brennen und geringem Fluor, wobei das klinische Bild noch keine deutliche Kolpitis zeigt.
  2. Bei der mittelschweren Form sind die subjektiven Beschwerden die gleichen wie zuvor, aber es sind Entzündungszeichen im Sinne einer Kolpitis sichtbar.
  3. Die schwere Vaginalkandidose wird subjektiv von Juckreiz, häufig auch von brennenden Schmerzen begleitet, das klinische Bild beherrscht eine schwere Kolpitis.

Die Vaginalkandidose, die leichte bis schwere Formen annehmen kann, beginnt mit dem typischen Symptomen Juckreiz, vermehrtem dünnem Fluor, der später käsig wird, deutlicher Rötung der Vagina und später Brennen.

Bei der Candida-glabrata-Vaginitis besteht meist nur gelegentliches geringes prämenstruelles oder postkoitales Jucken, manchmal mehr oder weniger cremiger Fluor ohne besonderen Geruch und eine weniger starke Rötung der Vagina. Die Erkrankung persistiert meist trotz zahlreicher Therapieversuche, sofern diese nach den üblichen Empfehlungen für die Candida-albicans-Vaginitis erfolgen (siehe Therapie).

7 Differentialdiagnosen

Von der Vulvovaginalkandidose müssen andere gynäkologische Infektionen wie z. B. die bakterielle Vaginose, die bakterielle Vaginitis sowie die Vulvovaginitis mit Nachweis von A-Streptokokken abgegrenzt werden. Des Weiteren sind in die Differentialdiagnosen die Trichomoniasis, der Herpes genitalis, die aerobe Vaginitis sowie „dermatologische“ Vulvaerkrankungen, z. B. der Lichen sclerosus, Lichen ruber planus, Lichen ruber mucosae, Psoriasis, verschiedene Ekzemformen, selten auch der extramammäre Morbus Paget, das vulväre Vestibulitis-Syndrom bzw. die Vulvodynie mit einzubeziehen.

8 Diagnostik

8.1 Notwendige Diagnostik

8.1.1 Klinische Inspektion und kolposkopische Inspektion

Die Inspektion sowohl der Vulva als auch der Vagina gehören zur notwendigen Diagnostik.

8.1.2 Nativpräparat aus Vaginalsekret

Scheidensekret wird auf einen Objektträger aufgebracht und mit einem Tropfen Kochsalzlösung vermischt. Das Nativpräparat wird bei einer 250- oder besser 400-fachen Vergrößerung betrachtet. Sofern möglich, liefert die Phasenkontrastmikroskopie kontrastreichere Bilder als das Hellfeld. Ist ein Fluoreszenzmikroskop verfügbar, so kann eine Anfärbung mit einem optischen Textilweißmacher das Auffinden von Pilzzellen erleichtern.

Bei beschwerdefreien Patientinnen mit vaginaler Hefepilzkolonisation liegt die Sensitivität des Nativpräparates bei 5–40%, bei Patientinnen mit Vaginalmykose bei 40–90% (20, 25). Das Anfertigen des Nativpräparates aus Vaginalsekret mit 10–15%iger Kalilauge erhöht die Sensitivität im Hinblick auf Hefepilze nicht, erst die Pilzkultur kann die Diagnose sichern.

8.2 Empfehlenswert, im Zweifel oder bei Problemfällen notwendig

8.2.1 Pilzkulturen

Zur Anzüchtung von Sprosspilzen aus Vaginalsekret wird dieses mit dem Spekulum oder einem Wattetupfer auf Sabouraud-Glukose-Agar, Kimmig-Agar oder einem anderen geeigneten Agar ausgestrichen. Die Kultur ist bei 37 °C im Brutschrank zu bebrüten und nach 24 bis 48 Stunden auf das Wachstum von Sprosspilzen hin zu kontrollieren. Die Beurteilung sollte nur grob quantitativ erfolgen. Es gibt auch Agar-Arten, die aufgrund farblicher Unterschiede der Kolonien eine relativ verlässliche Artdifferenzierung von klinisch wichtigen Hefearten auch in der gynäkologischen Praxis erlauben, so dass eine Differenzierung im Labor entbehrlich ist (z. B. Chromagar). Festagarplatten erlauben die Beurteilung einer typischen Morphologie der Hefepilzkolonien, während Flüssignährmedium ein um wenige Prozent besseres Wachsen auch bei kleinem Inokulum ergibt.

8.2.2 Subkultur auf Reisagar

Zur Bestimmung der Pilzart können Subkulturen auf Reisagar angelegt werden. Bei Nachweis von Chlamydosporen ist Candida albicans identifiziert, mit der seltenen Ausnahme von Candida dubliniensis. Die Subkultur mit Reisagar kann einen Hinweis auf das Vorliegen von Candida glabrata geben, da sie weder echte noch Pseudomyzelien bildet. Diese morphologischen Hinweise können allerdings nicht als ausreichend zur Differenzierung gegen andere Candidaarten angesehen werden.

8.2.3 Keimschlauchtest

In 0,5 bis 1 ml Serum (menschliches oder tierisches Serum) wird eine Suspension von 10^5 bis 10^6 Hefezellen/ml des zu prüfenden Hefestammes eingeimpft. Nach zwei bis drei Stunden Inkubation bei 35 °C bis 37 °C kann ein Deckglaspräparat der Serum-Hefe-Suspension angefertigt werden und die Keimschlauchbildung, sofern Candida albicans oder, sehr selten, Candida dubliniensis vorliegen, beobachtet werden.

Die Untersuchungen unter 8.2.1 bis 8.2.3 sind nach entsprechender Übung in jeder Praxis möglich.

8.2.4 Biochemische Differenzierung

Zur sicheren Differenzierung von Nicht-albicans-Arten sind Fermentations- und Assimilationsleistungen zu überprüfen, ggf. muss der Stamm an ein spezielles Labor geschickt werden.

8.2.5 PCR

Mit der **PCR** ist eine eindeutige Differenzierung der Hefeart in schwierigen Fällen und bei wissenschaftlichen Fragen möglich.

9 Therapie

Eine Kolonisation mit Hefepilzen bedarf bei der gynäkologischen Patientin normalerweise keiner Therapie!

Die akute Vaginalkandidose kann lokal oder systemisch behandelt werden. Für die lokale Therapie sind Polyene (Nystatin®, Amphotericin B®), Imidazole (z. B. Clotrimazol,

Miconazol-Nitrat, Econazol-Nitrat, Fenticonazol-Nitrat u.a.) und Ciclopiroxolamin-Vaginalia im Handel und für die orale Therapie Triazole (z. B. Fluconazol und Itraconazol). Die Vaginaltabletten oder Ovula sind an einem, drei bzw. sechs aufeinanderfolgenden Tagen (in Abhängigkeit vom Pharmakon und der Dosis) tief in die Scheide einzuführen. Die Behandlungsergebnisse sind bei allen vaginalen und oralen Präparaten nahezu gleich (22). Resistente Candida-albicans-Stämme sind in der Gynäkologie eine Rarität und somit meist nicht die Ursache von Rezidiven (30).

Bei Entzündungen der Vulva sollte eine hefewirksame antimykotische Salbe oder Creme ein- bis zweimal täglich auf die betroffenen Stellen aufgetragen werden. Dehnt sich die Kandidose der Haut auf den Inguinalbereich aus, sind Nystatin- oder Azolzubereitungen in einer Paste besser verträglich als Salben.

Führt die alleinige Lokalbehandlung nicht zum gewünschten Erfolg und sind immer wieder Candida albicans bzw. andere Candida-Arten im Scheidensekret nachgewiesen worden, wird eine systemische Behandlung mit oralen Triazolen empfohlen. Infrage kommen derzeit Fluconazol und Itraconazol. Diese haben aber gegen Candida glabrata und Candida krusei eine so schwache Wirksamkeit, dass sie in diesen Fällen in üblicher Dosierung nicht empfohlen werden können. Derzeit kann bei chronischen Vaginalbeschwerden durch Candida glabrata eine wenigstens zweiwöchige Therapie mit mindestens 750 mg Fluconazol täglich und bei der Candida-krusei-Vaginitis eine übliche Lokaltherapie mit Imidazolen versucht werden (13).

Für Ciclopiroxolamin liegen zwar hoffnungsvolle In-vitro-Ergebnisse (21), doch nur spärliche klinische Ergebnisse auch bei Nicht-albicans-Arten vor (32). Die im Ausland bei Candida-glabrata-Vaginitis vorgeschlagene Therapie mit Borsäurezäpfchen (600 mg täglich für 14 Tage) (28) ist wegen ihrer Toxizität in Deutschland und Österreich nicht gestattet, mangels mykologischer Heilung auch nicht zufriedenstellend.

Die mykologischen Heilungsquoten einer akuten Candida-albicans-Vaginitis mit einer ein-, drei-, sechs- oder auch 15-tägigen lokalen Therapie mit Polyen- oder Azolantimykotika liegen nach vier bis sechs Wochen bei etwa 75 bis 80%.

Bei der chronisch-rezidivierenden Candida-albicans-Vaginitis werden nach einer Initialtherapie mit 3 x 150 mg Fluconazol im Abstand von je 72 Stunden Erhaltungstherapien über mindestens sechs Monate von 150 mg Fluconazol einmal wöchentlich empfohlen (30). Die rezidivfreie Zeit liegt dann bei ca. 90% nach sechs, 73% nach neun und 43% nach zwölf Monaten. Mit einem individualisierten degressiven Fluconazol-Regime mit einer Gesamtdosis von 4 g über die Dauer von einem Jahr kann eine bessere Rezidivfreiheit von 85% nach sechs Monaten und von 70% nach zwölf Monaten erzielt werden (Tabelle 1) (3).

Tab.1: Therapieschema bei chronisch-redzidivierender Candida-albicans-Vaginitis für bestmögliche Rezidivfreiheit (3).

Initialtherapie je 200 mg Fluconazol Tag 1, Tag 3, Tag 5	
→ Anschließend Pilzkultur. Wenn negativ:	1 x 200 mg Fluconazol wöchentlich zwei Monate lang
→ Anschließend Pilzkultur. Wenn negativ:	1 x 200 mg Fluconazol zweiwöchentlich vier Monate lang
→ Anschließend Pilzkultur. Wenn negativ:	1 x 200 mg Fluconazol monatlich sechs Monate lang

Eine Resistenzbestimmung ist bei gynäkologischen Hefepilzinfektionen in der Regel entbehrlich (30).

Für immunologische Therapiemaßnahmen bei chronisch rezidivierenden Vulvovaginalkandidosen liegen trotz einiger Untersuchungen (6, 7, 14, 24, 33) bisher keine gesicherten Daten vor. Adjuvante Therapieversuche mit Laktobazillusvakzine (Gynatren) oder anderen Immunstimulanzien können versucht werden. Probiotika (Laktobazilluspräparate) oral oder vaginal haben in Studien widersprüchliche Resultate ergeben (5). Zudem gibt es gute neue Argumente für eine genetische Disposition durch Genpolymorphismen (11), die derzeit nicht therapierbar sind. Außerdem ist psychosozialer Stress ein signifikanter Faktor, der ebenfalls nicht kurzfristig therapierbar ist (19).

9.1 Partnertherapie

Placebokontrollierte Doppelblindstudien haben ergeben, dass die lokale Partnertherapie bei akuter Vaginalkandidose keine signifikante Verbesserung der Heilungsrate gebracht hat (29).

Bei chronischen Rezidiven sollten aber Penis und Sperma des Partners untersucht werden. Bei Nachweis der gleichen Hefeart wie bei der Partnerin kann neben der Lokalbehandlung eine orale Fluconazoltherapie des Mannes erwogen werden. Allerdings bedarf der Hefenachweis im Sperma, unabhängig von der Partnerin, der klinischen Beurteilung und ggf. der Behandlung.

9.2 Darmbehandlung?

Normalerweise ist eine „Darmbehandlung“ nicht erforderlich. Bei chronisch rezidivierender Vulvovaginalkandidose und Nachweis identischer Hefepilzarten in Vagina und Mund bzw. Stuhl kann aber ein entsprechender Therapieversuch erwogen werden.

Die Behandlung des Orointestinaltraktes beginnt mit Amphotericin-B-Lutschtabletten für die Mundhöhle, die bei Orogenitalkontakten als Rezidivquelle beachtet werden sollte. Sollte eine übermäßige Candida-albicans-Besiedlung des Darmes vorliegen, die durch Stuhluntersuchungen nachgewiesen ist (> 10^4 KbE/g Stuhl), kann eine ein- bis zweiwöchige orale Behandlung mit Nystatin und Amphotericin-Lutschtabletten hilfreich sein. Eine „Darmsanierung" im Sinne der Pilzeradikation ist nicht möglich und nicht notwendig, da die Candida-albicans-Besiedlung der Fäzes in geringer Keimzahl und bei immunkompetenten Menschen einen Normalbefund darstellt.

Eine so genannte „Antipilzdiät" ist wissenschaftlich nicht als wirksam gegen eine Hefebesiedelung des Darmes belegt. Das Ökosystem Darm besteht aus einer Vielzahl von Mikroorganismen (etwa 10^{14}), in dem Hefen nur in einem geringen Bruchteil enthalten sind. Die jeweilige Zusammensetzung der Standortflora ist sehr stabil und für die einzelnen Abschnitte des Verdauungskanals typisch. Eine Beeinflussung von Candidaarten im Dickdarm durch eine zuckerfreie Diät ist nicht wahrscheinlich, da Mono- und Disaccharide bereits im Dünndarm resorbiert werden (2).

Bei Fortbestehen von genitalem Juckreiz und ggf. auch objektiver Entzündungszeichen, ohne dass Hefen in der Vagina nachgewiesen werden können, muss die Diagnose Genitalkandidose verworfen werden. In diesen Fällen ist es nicht hilfreich, unkritisch weiter mit Antimykotika zu behandeln. Allerdings ist auch nicht jeder Nachweis von vereinzelten Hefepilzkolonien der Beweis für eine Vaginalkandidose. Bei vulvärem Vestibulitis-Syndrom wird nicht selten über lange Zeit erfolglos antimykotisch behandelt. Hier sind andere therapeutische Maßnahmen notwendig.

10 Prophylaxe in der Schwangerschaft

Candida albicans ist in den ersten Lebenstagen und -wochen für das gesunde und reife Neugeborene praktisch obligat pathogen, denn im Fall einer ersten Kolonisation mit Hefepilzen vor Ende der ersten Lebenswoche (fast immer durch die vaginale Geburt) entwickelt sich in mindestens 90% der Fälle im 1. Lebensjahr eine Mykose mit einem Häufigkeitsgipfel von 10–15% in der 2.–4. Lebenswoche, wobei Mund- und Anogenitalkandidose etwa gleich häufig auftreten (1, 8).

Deshalb gelten für die Schwangerschaft folgende Empfehlungen (18).

1. Anlegen einer Pilzkultur aus der Vagina ab der 34. Schwangerschaftswoche (das Nativpräparat aus Vaginalsekret hat bei asymptomatischer Kolonisation eine zu geringe Aussagekraft bei jeder Schwangeren),

2. intravaginale Therapie spätestens eine Woche vor Wehenbeginn mit geeigneten Polyen- oder Azolantimykotika, am besten als Eindosistherapie, bei positiver Pilzkultur unabhängig von den klinischen Beschwerden ohne Partnertherapie.

Da Frühgeborene, insbesondere unter 1500 g Geburtsgewicht, von einer nosokomial bedingten Kandidaseptikämie bedroht sind, liegt hier die Hauptsorge für eine orale Prophylaxe mit Nystatin bei den Neonatologen (10, 26).

11 Literatur

1. Blaschke-Hellmessen R, Schnell JD, Spitzbart H, Mendling W. Subpartale Übertragung von Sprosspilzen von der Mutter auf das Kind. Frauenarzt 2006; 47: 714–723

2. Bernhardt H. Candida im Ökosystem des Orointestinaltraktes. mycoses 1996; 39 (Suppl 1): 44–47

3. Donders G, Bellen G, Byttebier G, Verguts L, Hinoul P, Walkies R, Stalpaert M, Vereecken A, van Eldere J. Prevention of recurrences in women with recourrent vulvovaginal candidiasis with an individualized, degressive prophylactic fluconazole regimen: the multicentric ReCiDiF study. Am J Obstet Gynecol 2008, in press

4. Dupont B, Improvisi I, Dromez F. Recurrent vulvovaginal Candidiasis (RVVC) due to C. albicans: Epidemiology and Treatment with Fluconazol. 4th ISHAM 8.–12.5.2000, Buenos Aires. 2000; Abstracts 178

5. Falagas ME, Bewtsi GI, Athanasion S. Probiotics for prevention of recurrent vulvovaginal candidiasis: a review. J Antimicrob Chemother 2006; 58: 266–272

6. Fidel PL, Ginsburgh KA, Cutright JL, Wolf NA, Leaman D, Dunlap K, Sobel JD. Vaginal-Associated Immunity in Women with recurrent Vulvovaginal Candidiasis: Evidence for Vaginal Th-1-Type Responses following Intravaginal Challenge with Candida Antigen. J Inf Dis 1997; 1976: 728–739

7. Fidel PL, Huffnagel GB (Hrsg.). Fungel immunology – From an organ perspective. Springer, New York, 2005

8. Hoppe E. Teatment of oropharyngeal candidiasis and candidal diaper dermatitis in neonates and infants: review and reappraisal. Pediatr Infect Dis J 1997; 16: 885–894

9. Kunzelmann V, Tietz HJ, Roßner D, Czaika V, Hopp M, Schmalreck A, Sterry W. Voraussetzungen für eine effective Therapie chronisch rezidivierender Vaginalcandidosen. Mycoses 1996; 39 (Suppl 1): 65–72

10. Laskus A, Mendling W, Runge K, Schmidt A. Ist die Candida-Septikämie bei Frühgeborenen eine nosokomiale Infektion? mycoses 1998; 41 (Suppl 2): 37–40

11. Ledger WJ, Witkin SS. Are you a splitter or a lumper? Am J Obstet Gynecol 2006; 195: 1205–1209

12. Mendling W. Die Vulvovaginalcandidose. Gynäkologie und Geburtshilfe 1991; 4: 209–210

13. Mendling W. Vaginose, Vaginitis, Zervizitis und Salpingitis. Springer, Berlin, Heidelberg, New York, 2006

14. Mendling W, Koldovsky U. Investigations by Cell-Mediatet Immunologic Tests and Therapeutic Trials with Thymopentin in Vaginal Mycoses. Inf Dis Obstet Gynecol 1996; 4 (4): 225–231

15. Mendling W, Krauss C, Fladung B. A dinical multi-center-study comparing efficacy and tolerability of topical combination therapy with clotrimazole (Camesten two formats) with dral single dose fluconazole (Diflucon) in vulvovaginal mycoses. mycoses 2004; 47: 136–142

16. Mendling W, Niemann D, Tintelnot K. Die vaginale Kolonisation durch Candidaarten unter besonderer Berücksichtigung von Candida dubliniensis. Geburtsh Frauenheilk 2007; 67: 1132–1137

17. Mendling W, Pinto de Andrade M, Gutschmidt J, Gantenberg R, Presber W, Schönian G. Strain specifity of yeast isolated from different locations of women suffering from vaginal candidosis, and their partners. mycoses 2000; 43: 387–392

18. Mendling W, Spitzbart H. Empfehlungen zur antimykotischen Therapie der vaginalen Hefepilz-Kolonisation der Schwangeren zur Verhütung von Candidamykosen beim Neugeborenen. AWMF Leitlinien-Register Nr. 015/042, 2006

19. Meyer H, Goettlicher S, Mendling W. Stress as a cause of chronic recurrent vulvovaginal candidosis and the effectiveness of the conventional antimycotic therapy. mycoses 2006; 49: 202–209

20. Müller J, Nold B. Quantitative Aspekte der vaginalen Mykoflora und ihre Beziehungen zur klinischen Symptomatik bei Kolpitis-Patientinnen. In: Seeliger HPR (Hrsg.). Gyno-Travogen-Monographie. Excerpta Medica, Amsterdam, 1981: 21–30

21. Nolting S, Seebacher C. Cidopiroxolamin: Wegweiser topischer Mykose-Therapie. Universitätsverlag Jena GmbH, 1993

22. Nurbhai M, Grimshaw J, Watson M, Bond C, Mollison J, Ludbrook A. Oral versus intravaginal imidazole and triazole anti-fungal treatment of uncomplicated vulvovaginal candidiasis (thrush). Cochrane Database Syst Rev 2007; 17 (4): CD 002845

23. Odds FC, Arai T, Disalvo AF et al. Nomenclature of fungal diseases: a report and recommendations from a sub-committee of the International Society for Human and Animal Mycology (ISHAM). J Med Vet Mycol 1992; 30: 1–10

24. Rusch K, Schwiertz A. Candida autovaccination in the tratment of vulvovaginal Candida infections. Int J Obstet Gynecol 2007; 96: 130–132

25. Schnell, JD. Vaginalmykose und perinatale Pilzinfektion. S. Karger, Basel, 1982

26. Schwarze R. Candidose. In: Dtsch Ges. prädiatr. Infektiol eV (Hrsg.). Handbuch Infektionen bei Kindern und Jugendlichen. 4. Aufl. futuramed, München, 2003: 225–237

27. Sobel JD. Genital candidiasis. In: Bodey GP (Hrsg.). Candidiasis: pathogenisis, diagnosis and treatment. Raven, New York, 1993: 225–247

28. Sobel JD. Vulvovaginitis due to Candida glabrata. An emerging problem. Review Article. mycoses 1998; 41 (Suppl 2): 18–22

29. Sobel JD. Vulvovaginal candidosis. Lancet 2007; 369 (9577): 1961–1971

30. Sobel JD, Wiesenfeld HC, Martens M, Danna P, Hooton TM, Rompalo A, Sperling M, Livengood III D, Horowitz B, von Thron J, Edwards L, Panzer H, Chu T-C. Maintenance Fluconazole Therapy for Recurrent Vulvovaginal Candidiasis. NEJM 2004; 351: 876–883

31. Sullivan DJ, Westerneng TJ, Haynes KS, Bennett DE, Coleman DC. Candida dubliniecsis sp. nov: phenotypic and molecular characterization of a new species associated with oral candidosis in HIV-infected individuals. Microbiol 1995; 141: 1507–1521

32. Tietz HJ. Ciclopiroxalamin in der Therapie bei akuten und chronisch rezidivierenden Kandidosen. gyne 2001; 4

33. Witkin SS, Geraldo P, Linhares D. New insights into the immune pathogenisis of recurrent vulvovaginal candidiasis. Int J Gynecol Obstet 2000; 3: 114–118

Erstfassung	1997
Überarbeitung	2008. Gültigkeit im Jahr 2010 bestätigt.
Beteiligte Fachgesellschaften, Arbeitsgemeinschaften und Organisationen	Deutsche Gesellschaft für Gynäkologie und Geburtshilfe • Arbeitsgemeinschaft für Infektionen und Infektionsimmunologie in Gynäkologie und Geburtshilfe Deutschsprachige Mykologische Gesellschaft Deutsche Dermatologische Gesellschaft Berufsverband der Deutschen Dermatologen
Autoren	Prof. Dr. med. W. Mendling, Berlin (Federführung) Prof. Dr. med. C. Seebacher, Dresden (Federführung) Prof. Dr. med. D. Abeck, München Prof. Dr. med. J. Brasch, Kiel PD Dr. med. O. Cornely, Köln Prof. Dr. med. I. Effendy, Bielefeld Prof. Dr. med. G. Ginter-Hanselmayer, Graz Dr. med. N. Haake, Essen Dr. med. G. Hamm, Halle/Saale Dr. med. U.-Ch. Hipler, Jena Prof. Dr. med. H. Hof, Mannheim Prof. Dr. med. U. B. Hoyme, Erfurt Prof. Dr. med. H.C. Korting, München Prof. Dr. med. P. Mayser, Gießen Dr. med. G. Neumann, Hamburg Prof. Dr. med. M. Ruhnke, Berlin Dr. med. K.-H. Schlacke, Bremerhaven Prof. Dr. med. H.-J. Tietz, Berlin Prof. Dr. med. E. R. Weissenbacher, München
Anmerkungen	S1-Leitlinie Methoden- und Leitlinienreport siehe Homepages der DGGG und der AWMF

DGGG Leitlinienregister 2010	1	Allgemeine Gynäkologie und gynäkologische Onkologie
	1.4	Gynäkologische Infektiologie
	1.4.2	HIV-Therapie in der Schwangerschaft und bei HIV-exponierten Neugeborenen
AWMF Leitlinienregister	055/002 (S2k)	

Deutsche AIDS-Gesellschaft (DAIG), Kompetenznetz HIV/AIDS, Robert-Koch-Institut Berlin (RKI), Deutsche Gesellschaft für Kinderheilkunde und Jugendmedizin (DGKJ), Deutsche Gesellschaft für Gynäkologie und Geburtshilfe (DGGG) und andere

HIV-Therapie in der Schwangerschaft und bei HIV-exponierten Neugeborenen

Aufgrund der schnell wechselnden HIV-Therapieschemata wird auf die jeweils aktuelle Version der Leitlinie auf den Homepages der AWMF und der DGGG verwiesen.

Erstfassung	1998
Überarbeitung	2005. Gültigkeit im Jahr 2010 bestätigt. Aktualisierung im Jahr 2011 erwartet.
Beteiligte Fachgesellschaften, Arbeitsgemeinschaften und Organisationen	Deutsche AIDS-Gesellschaft (Federführung) Österreichische AIDS-Gesellschaft Kompetenznetz HIV/AIDS Robert-Koch-Institut Berlin Deutsche Arbeitsgemeinschaft niedergelassener Ärzte in der Versorgung von HIV- und AIDS-Patienten Deutsche Gesellschaft für Kinderheilkunde und Jugendmedizin Pädiatrische Arbeitsgemeinschaft AIDS Deutschland Deutsche Gesellschaft für Gynäkologie und Geburtshilfe Nationales Referenzzentrum für Retroviren Deutsche AIDS-Hilfe
Anmerkung	S2k-Leitlinie

DGGG Leitlinienregister 2010	1	Allgemeine Gynäkologie und gynäkologische Onkologie
	1.4	Gynäkologische Infektiologie
	1.4.3	Bakterielle Vaginose in Gynäkologie und Geburtshilfe
AWMF Leitlinienregister	015/028 (S1)	

Deutsche Gesellschaft für Gynäkologie und Geburtshilfe (DGGG),
Arbeitsgemeinschaft für Infektionen und Infektionsimmunologie in der Gynäkologie und Geburtshilfe (AGII)

Bakterielle Vaginose in Gynäkologie und Geburtshilfe

Inhaltsverzeichnis

1 Einleitung

Die bakterielle Vaginose (BV) ist die häufigste mikrobiologische Störung des Scheidenmilieus bei Frauen während der Geschlechtsreife. Die Prävalenz beträgt zwischen 5% bei Frauen, die zur Vorsorgeuntersuchung kommen, und über 30% bei Frauen, die in einer Klinik für sexuell übertragene Erkrankungen betreut werden. In der Schwangerschaft liegt die Häufigkeit der BV zwischen 10 und 20% (1, 8, 15, 20).

Psychosozialer Stress ist als signifikanter Risikofaktor für eine bakterielle Vaginose identifiziert worden (37). Es gibt auch Belege für Gen-Umwelt-Interaktionen sowie für eine individuelle genetische Kontrolle der jeweiligen Immunantwort bei bakterieller Vaginose durch Genpolymorphismen (10, 32).

Die hauptsächliche Verursachung durch Geschlechtsverkehr gilt als wahrscheinlich (2,7, 42, 47). Nur etwa 50% der betroffenen Frauen berichten über charakteristische Symptome wie einen vermehrten homogenen Fluor, der insbesondere nach Alkalisierung einen fischigen Geruch erkennen lässt (23). Dagegen fühlen sich viele Frauen mit einer BV in ihrem Wohlbefinden nicht beeinträchtigt. Der vermehrte Fluor kann zu Irritationen im Bereich der Vulva führen.

2 Diagnose

Definitionsgemäß gilt die Diagnose BV als gesichert, wenn mindestens drei der folgenden vier Befunde im Rahmen der gynäkologischen Untersuchung erhoben werden können (2):

- dünnflüssiger, homogener Fluor,
- pH-Wert in der Scheide über 4,5,
- Amingeruch des Fluor (insbesondere nach Alkalisierung mit 10%iger Kalilauge [KOH]),
- Nachweis von Clue cells im Nativpräparat.

Alternativ kann die Diagnose der BV mit Hilfe eines nach Gram gefärbten Ausstriches der Scheidenflüssigkeit gestellt werden (Nugent-Score) (39).

Typisch für die BV ist die Konzentrationsabnahme bestimmter Arten der fakultativ anaeroben Lactobacillus spp. und eine etwa 1.000-fache Zunahme von anaeroben Mikroorganismen. Auch Gardnerella vaginalis ist bei quantitativer Bewertung um den Faktor 100 vermehrt nachweisbar. Somit handelt es sich bei der BV um eine mikrobiologische Dysbalance, die durch eine deutliche Verschiebung hin zu den anaeroben Mikroorganismen (z.B. Mobiluncus spp., Peptostreptokokken, Prevotella spp.) auf Kosten der fakultativ anaeroben Flora, insbesondere der Laktobazillen, charakterisiert ist (9, 14, 16, 27, 33, 48).

3 Bakterieller Biofilm

Dem Vaginalepithel haftet im Fall einer BV ein adhärenter bakterieller Biofilm an. Wir stellten fest, dass 60–95% der gefundenen Bakterien Gardnerella vaginalis sind (48). Bakterielle Biofilme bestehen aus einer oder mehreren Bakterienarten und einer Matrixsubstanz und sind typisch für chronische Infektionen.

Zellen mit einem solchen Biofilm sind auch im Urin der Frauen mit BV und im Urin von deren Partnern im Gegensatz zu Frauen ohne BV und deren Partnern nachweisbar. Es konnte auch erstmals eine genetische Identität der Gardnerella-Spezies nachgewiesen werden (47).

Mit der seit 1978 empfohlenen Standardtherapie mit Metronidazol wird der Biofilm nicht beseitigt, obwohl klinischer Eindruck, pH-Wert und Nativpräparat eine Heilung suggerieren (siehe 7. Empfehlungen zum therapeutischen Vorgehen) (49).

4 Bakterielle Vaginose und Gynäkologie

Die Zunahme von potenziell pathogenen Mikroorganismen in der Scheide erhöht das Risiko von aszendierenden Infektionen und daraus resultierenden Komplikationen.

Die BV bedingt ein erhöhtes Risiko für eine aszendierende Infektion über die Zervix hin zum Endometrium (Endometritis) und zu den Adnexen (Salpingitis, Tuboovarialabszess) (17, 26). Dieses Risiko scheint nochmals zuzunehmen, wenn sich gleichzeitig eine Intrauterinspirale in situ befindet (3, 29).

Als Folge der durch die BV verursachte Endometritis kann es zu Blutungsanomalien kommen (25). Auch für Harnwegsinfektionen besteht eine Disposition (11, 19, 45).

Die infektiöse Morbidität nach Hysterektomie ist ebenfalls erhöht (28, 45, 46).

Es gibt Hinweise, dass die BV einen Risikofaktor für eine aszendierende Infektion nach Schwangerschaftsabbruch und einen Risikofaktor für spontane Aborte darstellt (6, 26).

5 Bakterielle Vaginose und Geburtshilfe

Die BV in der Schwangerschaft erhöht über eine aszendierende Infektion das Risiko für einen vorzeitigen Blasensprung, eine vorzeitige Wehentätigkeit und eine Frühgeburt. Außerdem tritt häufiger ein Fieber unter und nach der Entbindung (Endometritis post partum und Wundinfektionen) auf. Dies korreliert mit dem histologischen Nachweis einer Chorioamnionitis sowie positiven mikrobiologischen Eihaut- und Plazentakulturen. Besonders gefährdet sind Frauen nach Sectio caesarea (12, 13, 18, 30, 34, 35, 38, 43, 44, 52, 53).

Inzwischen liegen zahlreiche Behandlungsstudien der BV während der Schwangerschaft vor (24, 31, 41). Zur Anwendung kamen entweder Metronidazol systemisch oder Clindamycin-Vaginalcreme. Einige Studien sprechen dafür, dass insbesondere in so genannten Hochrisikogruppen (Z. n. Frühgeburt) die systemische antibiotische Behandlung der BV in der Schwangerschaft zu einer Reduzierung der Frühgeburtenrate beiträgt. Eine Metaanalyse aus dem Jahr 2008 hat dagegen gezeigt, dass ein Screening und eine Behandlung von asymptomatischen Frauen mit einer BV in der Schwangerschaft keinen erkennbaren Vorteil bezüglich der Reduzierung der Frühgeburtenrate erbringt (40, 50). Die lokale intravaginale Behandlung ist für die Reduzierung der Frühgeburtlichkeit in Hochrisikogruppen nicht geeignet.

Das generelle Screening auf BV und eine nachfolgende Behandlung (oral oder intravaginal) bei Schwangeren auch ohne Frühgeburtenanamnese erweist sich nach eigenen Untersuchungen in Thüringen (5) als effizient und wird durch die Metaanalyse von Varma et al. (51) getragen.

Die in der Erfurter und Thüringer Frühgeburtenvermeidungsaktion erprobte Strategie der vaginalen pH-Selbstmessung ermöglicht in Folge der aktiven Beteiligung der Schwangeren die frühestmögliche Erkennung von pH-Wert-Abweichungen, so dass ein beträchtlicher Teil der für Spätabort und Frühgeburt relevanten Risikofaktoren binnen kurzer Frist mit einer adäquaten Therapie beantwortet werden kann. Die statistisch gesicherten Daten bestätigen die positive Auswirkung, die einen gewissen Durchbruch in Bezug auf die Verfügbarkeit einer universell praktikablen und konkret breit anwendbaren Frühgeburtenvermeidung darstellt.

Die Prävention von Frühgeburten über Screening, Erkennung und Behandlung von genitalen Infektionen, insbesondere der BV, ist zweifelsfrei eine Maßnahme der Optimierung und Rationalisierung im Gesundheitswesen. Ein Durchbruch ist auch in der hohen Praktikabilität sowie der guten Akzeptanz der pH-Selbstmessung durch die Schwangeren zu sehen (21, 22).

6 Empfehlungen zum diagnostischen Vorgehen

Bei Frauen insbesondere aus Risikogruppen sollte vor Einlage einer Intrauterinspirale und vor intrauterinen Eingriffen eine BV anhand der oben genannten Kriterien ausgeschlossen werden. Gegebenenfalls ist entweder vor dem Eingriff eine antibiotische Behandlung zu veranlassen oder von einer perioperativen Antibiotikaprophylaxe großzügig Gebrauch zu machen.

Bei Patientinnen mit Blutungsanomalien und rezidivierenden Harnwegsinfektionen ist an eine BV als mögliche Disposition zu denken.

Vor einer geplanten Gravidität oder möglichst früh während der Schwangerschaft sind eine pH-Messung und ein Nativpräparat des Fluor vaginalis im Sinne eines Screenings sinnvoll. Mit Hilfe dieser diagnostischen Maßnahmen gelingt es ohne großen zeitlichen Aufwand und mit hoher Sicherheit, genitale Infektionen auszuschließen. Dies gilt insbesondere für Frauen, die eine Frühgeburt in ihrer Anamnese haben. Wird die Diagnose BV gestellt, ist die antibiotische Behandlung zumindest in Risikogruppen indiziert. Schwangere mit einer Frühgeburtenanamnese und einer BV sollten demnach eine systemische antibiotische Behandlung erhalten.

7 Empfehlungen zum therapeutischen Vorgehen

Für die Behandlung der BV stehen mit Metronidazol und Clindamycin in Form einer 2%igen Vaginalcreme zwei hochwirksame Pharmaka zur Verfügung.

Außerhalb der Schwangerschaft wird mit Metronidazol oral 2 x 500 mg pro Tag für sieben Tage therapiert. Auch die orale Einmalbehandlung mit 2 g Metronidazol oder mit 2 x 2 g im Abstand von 48 Stunden führt zu akzeptablen Heilungsraten.

Gute Erfolge wurden auch mit einer intravaginalen Behandlung mit 1–2 x 500 mg Metronidazol-Vaginaltabletten für sieben Tage bzw. mit 2 x 1000 mg innerhalb von 24 Stunden erzielt (4). Clindamycin 2%ige Vaginalcreme 5 g täglich für sieben Tage ist eine weitere wirksame Alternative für die Behandlung der BV.

Eigene placebokontrollierte Untersuchungen haben gleich gute Heilungsraten für 1 x 2 g Metronidazol oral im Vergleich mit 2 x 1 g intravaginal an zwei aufeinander folgenden Tagen ergeben (89,9% versus 92,5%) bei signifikant überlegener Compliance der vaginalen Applikation (5).

Intravaginale Antiseptika, Laktobazillus- oder Milchsäurepräparate zur vaginalen Anwendung oder orale Probiotika zur Verbesserung der Vaginalflora führen nicht zur Heilung der BV, können aber aufgrund placebokontrollierter, randomisierter Studien additiv die Ergebnisse verbessern (36). Das gilt auch für die Vakzinierung mit nicht H2O2 bildenden Laktobazillen, für die allerdings nur ältere Studien vorliegen.

7.1 Therapie des bakteriellen Biofilms

Der adhärente bakterielle Biofilm wird allerdings mit allen empfohlenen Therapien nicht beseitigt (49). Es scheint derzeit (Stand Juni 2010) keine evidenzgeprüfte Möglichkeit zu geben, dieses Chronifizierungsrisiko zu minimieren. Der bakterielle Biofilm liefert somit die Erklärung dafür, dass die Heilungsquote nach drei Monaten nur bei 60–70% liegt, und auch für die hohe Rezidivquote innerhalb kurzer Zeit (27).

7.2 Therapeutisches Vorgehen in der Schwangerschaft

In der Schwangerschaft kann trotz theoretischer Bedenken nach heutiger Auffassung und nach Beratung der Patientin Metronidazol nach dem ersten Trimenon wie oben beschrieben systemisch gegeben werden. Alternativ kommt eine lokale intravaginale Behandlung mit 500–1000 mg Metronidazol über sieben Tage in Betracht. Nach dem ersten Trimenon kann auch oral Clindamycin 2 x 300 mg pro Tag für sieben Tage verordnet werden. Die tägliche intravaginale Gabe von 5 g 2%iger Clindamycin-Vaginalcreme für sieben Tage führt zu mit Metronidazol vergleichbaren Heilungsraten bei nur geringen Nebenwirkungen und zugleich unbedenklicher Anwendung in der Gravidität.

Untersuchungen weisen darauf hin, dass die Behandlung der BV in der Schwangerschaft zur Prophylaxe der Frühgeburtlichkeit bei Hochrisikopatientinnen (Z. n. Frühgeburt) nur dann effektiv ist, wenn sie systemisch erfolgt (31).

7.3 Mitbehandlung des Partners

Die neuen Erkenntnisse über den bakteriellen Biofilm bei beiden Sexualpartnern erlauben noch nicht die Empfehlung zur Partnertherapie bei BV, zumal bisher kein Medikament bekannt ist, das den Biofilm auflösen könnte.

8 Literatur

1. Allsworth JE, Peipert JF. Prevalence of Bacterial Vaginosis. Obstet Gynecol 2007; 109: 114–120

2. Amsel R, Totten PA, Spiegel CA, Chen KCS, Eschenbach DA, Holmes KK. Nonspecific vaginitis: Diagnostic criteria and microbial and epidemiologic associations. Am J Med 1983; 74: 14–22

3. Avonts D, Sercu M, Heyerick P, Vandermeeren I, Meheus A, Piot P. Incidence of uncomplicated genital infections in women using oral contraception or an intrauterine device: a prospective study. Sex Transm Dis 1990; 17: 23–29

4. Brandt M, Abels C, May T, Lohmann K, Schmidts-Winkler I, Hoyme UB. Intravaginally applied metronidazole is as effective as orally applied in the treatment of bacterial vaginosis, but exhibits significantly less side effects. Europ J Obstet Gynecol and Reprod Biol 2008; 141: 158–162

5. Brandt M, Hoyme UB, May TM, Lohmann K. Metronidazole administered intravaginally vs. orally in treatment of bacterial vaginosis followed by prophylaxis of recurrence with lactic acid i .vag. – A prospective randomized double-blind placebo-controlled multicenter study. Infectious Disease Society for Obstetrics and Gynecology, Monterey, CA, 3.8.2006

6. Donders GGG, Van Bulk B, Caudron J, Londres L, Vereecken A, Spitz B. Relationship of bacterial vaginosis and mycoplasmas to the risk of spontaneous abortion. Am J Obstet Gynecol 2000; 183: 431–437

7. Elsner P, Hartmann AA. Gardnerella vaginalis in the male upper genital tract: a possible source of reinfection of the female partner. Sex Transm Dis 1987; 14: 122–123

8. Eschenbach DA, Davick PR, Williams BL, et al. Prevalence of hydrogen peroxide producing Lactobacillus species in normal women and women with bacterial vaginosis. J Clin Microbiol 1989; 27: 251–256

9. Eschenbach DA, Hillier S, Critchlow C, Stevens C, DeRouen T, Holmes KK. Diagnosis and clinical manifestations of bacterial vaginosis. Am J Obstet Gynecol 1988; 158: 819–828

10. Gomez LM, Sammel MD, Appleby DH, et al. Evidence of a gene-environment interaction that predisposes to spontaneous preterm birth: a role for asymptomatic bacterial vaginosis and DNA variants in genes that control the inflammatory response. Am J Obstet Gynecol 2010; 202: 386. e1–6

11. Harmanli OH, Cheng GY, Nyirjesy P, Chatwani A, Gaughan JP. Urinary tract infections in women with bacterial vaginosis. Obstet Gynecol 2000; 95: 710–712

12. Hauth JC, MacPherson C, Carey JC, et al. Early pregnancy threshold vaginal pH and Gram stain scores predictive of subsequent prterm birth in asymptomatic women. Am J Obstet Gynecol 2003; 188: 831–835

13. Hendler I, Andrews W, Carey CJ, et al. The relationship between resolution of asymptomatic bacterial vaginosis and spontaneous prterm birth in fetal fibronectin-positive women. Am J Obstet Gynecol 2007; 197: 488.e1–e5

14. Hill GB. The microbiology of bacterial vaginosis. Am J Obstet Gynecol 1993; 169: 450–454

15. Hillier S, Holmes KK. Bacterial vaginosis. In: Holmes KK, Sparling PF, Mardh P-A, Lemon SM, Stamm WE, Wasserheit JN (eds.). Sexually transmitted diseases. New York: McGraw-Hill; 1999: 563–586

16. Hillier SL, Critchlow CW, Stevens CE, et al. Microbiological, epidemiological and clinical correlates of vaginal colonisation by Mobiluncus species. Genitourin Med 1991; 67: 26–31

17. Hillier SL, Kiviat NB, Hawes SE, Hasselquist MB, Hanssen PW, Eschenbach DA. Role of bacterial vaginosis-associated microorganisms in endometritis. Am J Obstet Gynecol 1996; 175: 435–441

18. Hillier SL, Nugent RP, Eschenbach DA, et al. Association between bacterial vaginosis and preterm delivery of a low-birth-weight infant. N Engl J Med 1995; 333: 1737–1742

19. Hooton TM, Fihn SD, Johnson C, Roberts PL, Stamm WE. Association between bacterial vaginosis and acute cystitis in women using diaphragms. Arch Intern Med 1989; 149: 1932–1936

20. Hoyme UB, Eschenbach DA. Bakterielle Vaginose. Mikrobiologie, Diagnostik, Therapie und mögliche Komplikationen. Dtsch Med Wochenschr 1985; 110: 349–352

21. Hoyme UB, Möller U, Saling E. Aktuelle Aspekte der Thüringer Frühgeburtenvermeidungsaktion 2000. Zentralbl Gynäkol 2003; 125: 107–111

22. Hoyme UB, Schwalbe N, Saling E. Die Effizienz der Thüringer Frühgeburtenvermeidungsaktion 2000 wird durch die Perinatalstatistik der Jahre 2001–2003 bestätigt. Geburtsh Frauenheilk 2005; 65: 284–288

23. Klebanoff MA, Schwebke JR, Zhang J, Nansel TR, Yu K-F, Andrews WW. Vulvovaginal symptoms in women with bacterial vaginosis. Obstet Gynecol 2004; 104: 267–272

24. Lamont RF, Duncan SLB, Mandal D, Basset P. Intravaginal Clindamycin to reduce preterm birth in women with abnormal genital tract flora. Obstet Gynecol 2003; 2003: 516–522

25. Larsson PG, Bergman B, Forsum U, Pahlson C. Treatment of bacterial vaginosis in women with vaginal bleeding complications or discharge and harboring Mobiluncus. Gynecol Obstet Invest 1990; 29: 296–300

26. Larsson PG, Bergman B, Forsum U, Platz-Christensen JJ, Pahlson C. Mobiluncus and clue cells as predictors of PID after first-trimester abortion. Acta Obstet Gynecol Scand 1989; 68: 217–220

27. Larsson PG, Forsum U. Bacterial vaginosis – a disturbed bacterial flora and treatment enigma. APMIS 2005; 113: 305–316

28. Larsson PG, Platz-Christensen JJ, Forsum U, Pahlson C. Clue cells in predicting infections after abdominal hysterectomy. Obstet Gynecol 1991; 77: 450–452

29. Lefevre JC, Averous S, Bauriaud R, Blanc C, Bertrand MA, Lareng MB. Lower genital tract infections in women: comparison of clinical and epidemiologic findings with microbiology. Sex Transm Dis 1988; 15: 110–113

30. Leitich H, Bodner-Adler B, Brunbauer M, Kaider A, Egarter C, Husslein P. Bacterial vaginosis as a risk factor for preterm delivery: A meta-analysis. Am J Obstet Gynecol 2003; 189: 139–147

31. Leitich H, Brunbauer M, Bodner-Adler B, Kaider A, Egarter C, Husslein P. Antibiotic treatment of bacterial vaginosis in pregnancy: A meta-analysis. Am J Obstet Gynecol 2003; 188: 752–758

32. Macones GA, Elkonsy PS, Clothier B, Strauss JF. A polymorphism in the promoter region of TNF and bacterial vaginosis: Preliminary evidence of gene-environment interaction in the etiology of spontaneous preterm birth. Am J Obstet Gynecol 2004; 190: 1504–1508

33. Martius J, Krohn M, Hillier SL, Stamm WE, Holmes KK, Eschenbach DA. Relationships of vaginal Lactobacillus species, cervical Chlamydia trachomatis, and bacterial vaginosis to preterm birth. Obstet Gynecol 1988; 71: 89–95

34. McGregor JA, French JI, Seo K. Premature rupture of the membranes and bacterial vaginosis. Am J Obstet Gynecol 1993; 169: 463–466

35. Menard JP, Mazuoni C, Salem-Cherif I, et al. High vaginal concentration of Atobium vaginae and Gardnerella vaginalis in women undergoing prterm labor. Obstet Gynecol 2010; 115: 134–140

36. Mendling W. Back to the roots – mit Laktobazillen und Probiotika. Frauenarzt 2009; 50: 396–404

37. Nansel TR, Riggs MA, Yu K, Andrews W, Schwebke JR, Klebanoff MA. The association of psychosocial stress and bacterial vaginosis in a longitudinal cohort. Am J Obstet Gynecol 2006; 194: 381–386

38. Newton ER, Prihoda TJ, Gibbs RS. A clinical and microbiologic analysis of risk factors for puerperal endometritis. Obstet Gynecol 1990; 75: 402–406

39. Nugent RP, Krohn MA, Hillier SL. Reliability of diagnosing bacterial vaginosis is improved by a standardized method of gram stain interpretation. J Clin Microbiol 1991; 29: 297–301

40. Nygren P, Fu R, Freeman M, Bougatsos C, Klebanoff MA, Guise J-M. Evidence on the benefits and harms of screening and treating pregnant women who are asymptomatic for bacterial vaginosis: An update review for the U.S. preventive services task force. Ann Intern Med 2008; 148: 220–233

41. Okun N, Gronau KA, Hannah ME. Antibiotics for Bacterial Vaginosis or Trichomonas vaginalis in pregnancy: a systemic review. Obstet Gynecol 2005; 105: 857–868

42. Pheifer TA, Forsyth PS, Durfee MA, Pollock HM, Holmes KK. Nonspecific vaginitis. Role of Haemophilus vaginalis and treatment with metronidazole. N Engl J Med 1978; 298: 1429–1434

43. Silver HM, Sperling RS, St. Clair PJ, Gibbs RS. Evidence relating bacterial vaginosis to intraamniotic infection. Am J Obstet Gynecol 1989; 161: 808–812

44. Simhan HN, Caritis SN, Krohn M, Hillier SL. The vaginal inflammatory milieu and the risk of early premature preterm rupture of membranes. Am J Obstet Gynecol 2005; 192: 213–218

45. Soper DE, Bump RC, Hurt WG. Bacterial vaginosis and trichomoniasis vaginitis are risk factors for cuff cellulitis after abdominal hysterectomy. Am J Obstet Gynecol 1990; 163: 1016–1023

46. Soper DE. Bacterial vaginosis and postoperative infections. Am J Obstet Gynecol 1993; 169: 467–469

47. Swidsinski A, Doerffel Y, Loening-Baucke V, et al. Gardnerella biofilm involves females and males and is sexually transmitted. Gynecol Obstet Invest 2010: Accepted

48. Swidsinski A, Mendling W, Loening-Baucke V, et al. Adherent biofilms in bacterial vaginosis. Obstet Gynecol 2005; 106: 1013–1023

49. Swidsinski A, Mendling W, Loening-Baucke V, et al. An adherent Gardnerella vaginalis biofilm persists on the vaginal epithelium after standard therapy with oral metronidazole. Am J Obstet Gynecol 2008; 198: 97.e1–e6

50. Swidsinski A, Mendling W, Loening-Baucke V, et al. An adherent Gradnerella vaginalis biofilm persists on the vaginal epithelium after standard therapy with oral metronidazole. Am J Obstet Gynecol 2008; 198: 97.e1–e6

51. U.S. Preventive Services Task Force. Screening for bacterial vaginosis in pregnancy to prevent preterm delivery: U.S. preventive services task force recommendation statement. Ann Intern Med 2008; 148: 214–219

52. Varma R, Gupka JK. Antibiotic treatment of bacterial vaginosis in pregnancy: Multiple meta-analysis and dilemmas in interpretation. Europ J Obstet Gynecol and Reprod Biolog 2006; 124: 10–14

53. Watts DH, Eschenbach DA, Kenny GE. Early postpartum endometritis: The role of bacteria, genital mycoplasmas, and Chlamydia trachomatis. Obstet Gynecol 1989; 73: 52–60

54. Watts DH, Krohn M, Hillier SL, Eschenbach DA. Bacterial vaginosis as a risk factor for post-cesarean endometritis. Obstet Gynecol 1990; 75: 52–58

Erstfassung	2001
Überarbeitung	2004, 2006, 2008, 2010
Beteiligte Fachgesellschaften, Arbeitsgemeinschaften und Organisationen	Deutsche Gesellschaft für Gynäkologie und Geburtshilfe · Arbeitsgemeinschaft Infektiologie und Infektimmunologie in Gynäkologie und Geburtshilfe
Autoren der letzten Überarbeitung	Prof. Dr. med. J. Martius, Agatharied (Federführung) Prof. Dr. med. U. B. Hoyme, Erfurt Prof. Dr. med. W. Mendling, Berlin
Anmerkungen	S1-Leitlinie Methoden- und Leitlinienreport siehe Homepages der DGGG und der AWMF

DGGG Leitlinienregister 2010	1	Allgemeine Gynäkologie und gynäkologische Onkologie
	1.4	Gynäkologische Infektiologie
	1.4.4	Prävention, Diagnostik und Therapie der HPV-Infektion und präinvasiver Läsionen des weiblichen Genitale
AWMF Leitlinienregister	015/027 (S2k)	

Deutsche Gesellschaft für Gynäkologie und Geburtshilfe (DGGG),
Arbeitsgemeinschaft Infektiologie und Infektionsimmunologie in
Gynäkologie und Geburtshilfe (AGII)

Prävention, Diagnostik und Therapie der HPV-Infektion und präinvasiver Läsionen des weiblichen Genitale

Inhaltsverzeichnis

1 Zielsetzung

Eine Vielzahl von experimentellen und epidemiologischen Studien, die in den frühen 80er-Jahren in Deutschland begonnen wurden, hat gezeigt, dass bestimmte Papillomvirustypen des Menschen (HPV) für die Entstehung von Genitalwarzen (Condylomata acuminata) und für Gebärmutterhalskrebs verantwortlich sind. Die so genannten High-risk- beziehungsweise Low-risk-Papillomvirus-Typen verursachen mehr als 99% der Zervixkarzinome und mehr als 90% der Fälle von Condylomata acuminata. Außerdem sind High-risk-HPV-Typen auch für die Entstehung von mehr als 50% der seltener auftretenden malignen Penis-, Vulva- und Analkarzinome sowie für bis zu 20% der Karzinome im Hals- und Rachenbereich verantwortlich. Während die Zahl der Fälle von Gebärmutterhalskrebs gut dokumentiert ist (in Deutschland 7000 pro Jahr), wird die Inzidenz der häufig therapieresistenten Condylomata acuminata auf jährlich 40.000 bis 50.000 Fälle geschätzt (41).

Anogenitale HP-Viren werden hauptsächlich durch Sexualkontakt übertragen (108) und sind der häufigste sexuell übertragene Mikroorganismus. Bei sexuell aktiven Jugendlichen und jungen Frauen wird HPV sehr häufig nachgewiesen, obwohl meist weder klinische Zeichen noch Symptome einer Infektion vorhanden sind. Die Immunität gegen HPV ist typenspezifisch, so dass die Infektion mit verschiedenen HPV-Typen nacheinander oder gleichzeitig möglich ist, was auch in der Praxis häufig gefunden wird. Bei den meisten Frauen bleiben Infektionen mit HPV asymptomatisch und heilen spontan aus. Dagegen stellt die Persistenz von HPV über viele Jahre bzw. die Unfähigkeit des Immunsytems, die Infektion auszuheilen, den Risikofaktor für die Entstehung invasiver Läsionen dar.

Die vorliegende S2-Leitlinie ist eine Überarbeitung und Weiterentwicklung der bisher vorhandenen S1-Leitlinie „Empfehlungen zur Diagnostik und Therapie der HPV-Infektion des weiblichen Genitale“. Die Überarbeitung wurde auch vor dem Hintergrund zweier neuer Impfstoffe gegen die HPV-Typen 16, 18, 6 und 11 bzw. 16 und 18 notwendig. Damit ist erstmals eine primäre Prävention einer malignen Erkrankung durch Vakzination möglich. Die Leitlinie richtet sich an Frauenärzte, Kinder- und Jugendärzte, Hautärzte, Pathologen, Internisten und Hausärzte. Sie hat die Regelung der Prävention der HPV-Infektion bei jungen Mädchen und Frauen sowie die Standardisierung der Diagnostik und Therapie einer bestehenden Infektion und HPV-induzierter Erkrankungen des unteren Genitaltrakts auf S2-Niveau zum Ziel.

2 Ätiologie

2.1 Humane Papillomviren (HPV)

Von den mehr als 100 bekannten Genotypen der HPV-Familie können über 30 Typen zu Infektionen im Genitalbereich führen. HPV infiziert ausschließlich Epithelzellen, ist aber nicht nur epitheliotrop, sondern zeigt auch einen hohen Gewebetropismus mit Anpassung der Virusgenexpression und der Virusreplikation an Plattenepithelien (89).

Sichtbare genitoanale Warzen werden in der Regel durch die HPV-Typen 6 oder 11, die Low-risk-Typen, hervorgerufen. In Vorstadien des Zervixkarzinoms (CIN 1–3; CIN = cervical intraepithelial neoplasia) finden sich die High-risk-HPV-Typen 16, 18, 31, 33 und 35 und weitere (31, 67). Bei 99,7% aller invasiven Zervixkarzinome aus 22 Ländern konnte HPV-DNA nachgewiesen werden (132), ebenso wie in invasiven Karzinomen des äußeren Genitale und des Anus, allerdings in geringeren Prozentzahlen (Tabelle 1 [46]). Bei einer Studie in Deutschland fanden Klug et al. (66) bei 90 bzw. 88,2 bzw. 94,7% der Frauen mit CIN 2 bzw. 3 bzw. CIS (CIS = Carcinoma in situ) karzinogene HPV-Typen. Mit Abstand am häufigsten wurde hier HPV 16 gefunden.

Es ist bekannt, dass HPV eine Rolle in der Entstehung von anogenitalen Neoplasien spielt, aber detaillierte Untersuchungen bezüglich der Rolle von humanen Papillomviren bei der Entstehung von vulvären und analen intraepithelialen Neoplasien (VIN und AIN) sind bisher nicht durchgeführt worden (4, 20, 21, 24). Trotzdem finden sich Anzeichen, dass die Häufigkeit HPV-assoziierter VIN und Karzinome in den letzten Jahren insbesondere bei jungen Frauen angestiegen ist, so dass sich die Inzidenzen verdoppelt haben (57). Warzenartige, basaloide und multifokal vorkommende VIN bei jungen Frauen sind in der Regel mit HPV assoziiert, während solitäre differenzierte und unifokal vorkommende VIN bei älteren Frauen HPV-negativ sind (141). Weitere HPV-6- und HPV-1-assoziierte Erkrankungen im Bereich der Vulva sind Condylomata acuminata, welche meistens multifokal auftreten, kein Malignitätsrisiko aufweisen und vor allem junge Frauen betreffen, wobei für Deutschland keine aktuellen Daten vorliegen (44).

Tab. 1: Papillomvirustypen, die an verschiedenen humanen Tumoren beteiligt sind (106).

Tumorlokalisation	Beteiligter Papillomvirustyp	Prozentsatz der HPV-positiven Fälle
Zervix	16, 18, 31, 33, 35, 39, 45, 51, 52, 56, 58, 59, 66 (26, 68, 73, 82)	> 95
Vulva		
Basal	16, 18	> 50
Warzig	16, 18	> 50
Keratinisierend	16	< 10
Vagina	16, 18	> 50
Anus	16, 18	> 70
Mundhöhle und Mandeln	16, 18, 33	< 20
Nagelbett	16	~ 75

2.2 Risikofaktoren

HPV ist eine häufige, sexuell übertragbare Infektion. Das Risiko einer Infektion mit HPV steigt mit der Anzahl der Geschlechtspartner (67). Kondome stellen keinen sicheren Schutz vor der Übertragung von HPV dar (80).

Außer durch Geschlechtsverkehr ist eine Übertragung durch Schmierinfektionen, durch Körperkontakt bei gemeinsamem Baden und möglicherweise auch durch kontaminierte Gegenstände möglich. Die Übertragung der HPV-Infektion unter der Geburt von der Mutter auf das Neugeborene kann einerseits zu genitoanalen Warzen, andererseits (sehr selten) auch zu Larynxpapillomen führen. Die Infektion des Neugeborenen scheint sowohl von sichtbaren als auch von so genannten subklinischen HPV-Infektionen des mütterlichen Genitale ausgehen zu können (Leitlinien der Deutschen STD-Gesellschaft; siehe AWMF-Leitlinienregister unter www.leitlinien.net).

Die persistente Infektion mit einem oder mehreren High-risk-Typen ist die notwendige Voraussetzung für die Entstehung eines Zervixkarzinoms. Invasive Karzinome an anderen Lokalisationen (Vulva, Vagina, Anus) sind in geringeren Anteilen mit HPV assoziiert (46, 144).

Kofaktoren, die das Risiko von HPV-positiven Frauen beeinflussen, ein invasives Karzinom zu entwickeln, sind (16, 106):

- lang dauernde Einnahme von oralen Kontrazeptiva (fünf oder mehr Jahre [120]),
- Rauchen,

- hohe Parität,
- Immunsuppression,
- HIV-Infektion,
- andere genitale Infektionen (Chlamydien, Herpes).

Die Zirkumzision des Mannes wurde als protektiver Faktor identifiziert.

2.3 Infektionsablauf

Bei der HPV-Infektion handelt es sich um eine örtlich begrenzte Infektion, die nicht mit einer Virämie einhergeht. Die Infektion verläuft überwiegend unbemerkt und ohne klinische Symptomatik.

Der Häufigkeitsgipfel für nachweisbare HPV-Infektionen liegt bei einem Alter zwischen 20 und 25 Jahren. Die kumulative Inzidenz, ermittelt durch HPV-DNA-Nachweis, beträgt bei jungen Frauen, wenn sie nach ihrem sexuellen Debüt über einen Zeitraum von mehreren Jahren beobachtet werden, bis zu 50% (in Abhängigkeit vom Sexualverhalten) (53). Die Prävalenz nachweisbarer HPV-Infektionen nimmt mit zunehmendem Alter ab. Bei 60–80% der HPV-Infizierten ist nach einem Zeitraum von ca. zwölf Monaten molekularbiologisch HPV nicht mehr nachweisbar. Nur bei 20–40% wird Persistenz oder Progredienz beobachtet. Von den HR-HPV-positiven Frauen entwickeln 5–40% zytologische Auffälligkeiten (53). Besteht eine HPV-Infektion im unteren Genitaltrakt über mehrere Jahre fort, kann sich eine Krebsvorstufe (Dysplasie, intraepitheliale Neoplasie) entwickeln. Allerdings führen selbst unter ungünstigen Bedingungen (Kofaktoren, keine Sekundärprävention) nur wenige der persistierenden HR-HPV-Infektionen nach einem Intervall von mindestens sieben Jahren zum Karzinom. Meist dauert diese Entwicklung sehr viel länger.

Es gibt indirekte Hinweise dafür, dass eine genitale HPV-Infektion lebenslang persistieren kann und bei Immunschwäche eine latente Infektion reaktiviert wird (z.B. bei HIV-Infektion).

3 Primärprävention

3.1 Information und Erziehung

Zielgruppe einer Primärprävention sind besonders Jugendliche, die auf ihre Fragen zu ihrer sexuellen Entwicklung und möglichen Problemen einschließlich Kontrazeption Antworten suchen und sachkundige Ansprechpartner benötigen: Bevorzugt sind dies Eltern, Schule, Ärzte, Medien.

Kompetente Informanten und Ansprechpartner für alle sind Ärzte, bevorzugt Frauenärzte, Kinder- und Jugendärzte und Hausärzte.

Ärzte haben die Aufgabe, als Multiplikatoren zu wirken

- für Eltern: Beratung über Prävention von HPV bei ihren Kindern: Impfempfehlung!
- für die Schule: Sexualaufklärung und Schulung von Pädagogen.
- für die Medien: kompetente Beratung z.B. für Jugendzeitschriften, jugendorientierte Internetadressen u. ä.

Voraussetzungen für den Erfolg sind die erworbene Sachkompetenz und die Kooperation der verschiedenen Fachgruppen. Die Ärzte müssen Probleme der sexuell übertragbaren Erkrankungen (STD) und damit auch von HPV-Infektionen den Jugendlichen gegenüber aktiv ansprechen und altersgemäß vermitteln können.

3.2 Verhütung

Die konsequente Verwendung von Kondomen vermindert das Übertragungsrisiko einer zervikalen und vulvovaginalen HPV-Infektion zwischen Mann und Frau, stellt aber keinen absoluten Schutz dar (138). Die spontane Regressionsrate bestehender CIN 1/2 und HPV-Infektionen ist bei Kondomnutzern höher (54). Darüber hinaus empfiehlt sich die Kondomanwendung zum Schutz vor anderen Geschlechtskrankheiten. Sicheren Schutz vor einer HPV-Infektion bietet nur Abstinenz bzw. Monogamie beider Partner ab dem ersten Sexualkontakt.

3.3 Impfung

Eine S3-Leitlinie zum Thema „Empfehlung zur Anwendung der prophylaktischen HPV-Impfung“ wird zur Zeit unter Federführung der Paul-Ehrlich-Gesellschaft für Chemotherapie e. V. erarbeitet (siehe AWMF-Leitlinienregister; www.awmf-online.de). Sie richtet sich an alle Ärzte, die Impfprävention durchführen.

Trotz einer deutlichen Verringerung der Inzidenz des Zervixkarzinoms in Ländern mit einem Screeningprogramm bleibt die Anzahl der neu erkrankten Frauen hoch: Pro Jahr werden 33.000 neue Fälle in Europa diagnostiziert, im Jahr 2002 starben 14.638 Frauen in Europa an der Erkrankung (30). Da das HPV streng humanspezifisch ist, wäre grundsätzlich sogar die Eliminierung des Zervixkarzinoms durch ein prophylaktisches Impfprogramm ein langfristig erreichbares Ziel. Elbasha et al. (27) konnten anhand eines dynamischen Modells in den USA den starken Rückgang in der Inzidenz des Zervixkarzinoms (CC), von Krebsvorstufen (CIN) und Genitalwarzen zeigen.

Epidemiologische Studien haben gezeigt, dass ca. 70% der Zervixkarzinome von 2 Typen – HPV 16 und 18 – verursacht werden (11). Dies ließ die Suche nach einem Impfstoff, der vor den Folgen der Infektion mit diesen beiden Typen nachweislich schützt, sinnvoll erscheinen.

Eine weitere HPV-assoziierte Erkrankungsgruppe sind Kondylome. Hier sind es vor allem Infektionen mit den HPV-Typen 6 und 11, die zu 90% für deren Entstehung verantwortlich sind (131).

Mittlerweile werden gegen alle vier genannten HPV-Typen (6, 11, 16, 18) prophylaktische Impfstoffe hergestellt. HPV-Impfstoffe sind aus so genannten Virus-ähnlichen Partikeln (VLPs = virus like particles) zusammengesetzt. Dabei handelt es sich um synthetische, leere Viruskapside, die keinerlei HPV-DNA enthalten und daher auch keinerlei onkogene bzw. infektiöse Eigenschaften aufweisen.

Ein tetravalenter Impfstoff zur Prophylaxe von Infektionen mit HPV 6, 11, 16 und 18 (Gardasil®) und ein zweiter, bivalenter Impfstoff gegen die HPV-Typen 16 und 18 (Cervarix®) sind in Deutschland zugelassen.

Studien für den tetravalenten Impfstoff zeigten eine 98%ige Wirksamkeit bei HPV-6-, -11-, -16- und -18-negativen Probanden hinsichtlich von HPV-6-, -11-, -16- und -18-assoziierten Genitalwarzen, vulvären bzw. vaginalen intraepithelialen Neoplasien Grad 2/3 (VIN 2/3, VAIN 2/3), zervikalen intraepithelialen Neoplasien (CIN 2/3) und dem Adenocarcinoma in situ (AIS) (35, 103).

Entsprechend zeigten Studien für den bivalenten Impfstoff eine 91,6%ige Wirksamkeit gegen inzidente Infektionen und eine 100%ige Wirksamkeit gegen persistente Infektionen mit HPV 16/18 (47) bzw. eine 90,4%ige Wirksamkeit gegen HPV-16- und -18-assoziierte CIN 2/3 (95).

Am 08.07.2006 hat die amerikanische Zulassungsbehörde FDA (Federal Drug Administration) dem tetravalenten HPV-Impfstoff die Zulassung für die USA erteilt, am 20.09.2007 erfolgte die europäischen Zulassung durch die EMEA (European Medicines Agency). In den USA ist der Impfstoff bis zu einer oberen Altersgrenze von 26 Jahren zugelassen. Die europäische Zulassung sieht die Immunisierung von Kindern und Jugendlichen im Alter von neun bis 15 Jahren sowie von Jugendlichen ab 16 Jahren und Frauen ohne Altersbegrenzung vor. Gesundheitsökonomische Berechnungen zeigen die Kosteneffektivität der HPV-Impfung unter Beibehaltung des Screenings.

Am 24.09.2007 hat die Europäische Kommission auch dem bivalenten HPV-Impfstoff die Zulassung für Europa erteilt. Ein Antrag auf Zulassung bei der amerikanischen Zulassungsbehörde FDA (Federal Drug Administration) liegt seit März 2007 vor. Die europäische Zulassung sieht die Immunisierung von Kindern ab einem Alter von zehn Jahren, von Jugendlichen und Frauen vor.

Am 23.03.2007 hat die Ständige Impfkommission des Robert-Koch-Institutes (STIKO) eine Empfehlung zur generellen HPV-Impfung aller Mädchen von zwölf bis 17 Jahren veröffentlicht (124). Die Impfung mit drei Dosen sollte vor dem ersten Geschlechtsverkehr abgeschlossen sein. Virginität ist aber nicht die Voraussetzung für die Impfung. Die STIKO weist auf die Möglichkeit hin, auch außerhalb dieses Altersbereiches die Impfung anzubieten. Bereits Infizierte profitieren von der Impfung wahrscheinlich nicht. Allerdings scheinen Frauen, die vor der Impfung nur entweder mit HPV 6, 11, 16 oder mit HPV 18 infiziert wurden, von einem Impfschutz vor den jeweils anderen HPV-Typen zu profitieren (103). Gegenwärtig ist eine HPV-Testung zur Impfindikation nicht sinnvoll, da hierfür u.a. keine ausreichend validierten Verfahren zur Verfügung stehen. Aufgrund der hohen HPV-Prävalenz nach Kohabitarche wirkt ein Impfschutz, der erst nach diesem Zeitpunkt aufgebaut wird, schlechter als davor.

Zur Therapie bereits bestehender Läsionen ist bislang noch kein Impfstoff verfügbar. Z. Zt. befinden sich therapeutische Impfstoffe in einer frühen Phase der klinischen Erprobung, welche das Immunsystem zur Abstoßung HPV-positiver Zellen anregen sollen.

4 Sekundärprävention, Früherkennung und Diagnostik

4.1 Vorsorgeuntersuchung nach den Krebsfrüherkennungsrichtlinien

In der gesetzlichen Krankenversicherung haben Frauen ab dem Alter von 20 Jahren einen Anspruch auf Früherkennungsuntersuchung von Krebserkrankungen des Genitals. Gemäß den Richtlinien umfasst diese Untersuchung u.a. die Entnahme von Untersuchungsmaterial von der Portiooberfläche und aus dem Zervixkanal (ggf. unter kolposkopischer Sicht) sowie die Fixierung des Untersuchungsmaterials für die zytologische Untersuchung (gemäß §25 Abs. 2 SGB V haben Frauen höchstens einmal jährlich den Anspruch auf diese Untersuchung). Die Qualität des Abstrichs sollte vom zytologischen Labor (u.a. durch Angabe des Vor- bzw. Nichtvorhandenseins von Komponenten der Transformationszone) bewertet werden.

Die Vorsorgeuntersuchung sollte drei Jahre nach Aufnahme vaginalen Geschlechtsverkehrs beginnen, spätestens jedoch mit dem 20. Lebensjahr (64). In anderen Ländern sind unterschiedliche zytologische Untersuchungsintervalle möglich. Da in Deutschland in der Vorsorge nach den Krebsfrüherkennungrichtlinien zur Zeit keine HPV-Testung vorgesehen ist, sollte eine jährliche zytologische Testung beibehalten werden.

Eine Screeninguntersuchung **nach Hysterektomie** (HE) ist in der Regel nicht mehr sinnvoll (64, 98). Ausnahmen sind:

- suprazervikale Hysterektomie,
- Hysterektomie wegen oder bei einer CIN oder eines Karzinoms. Hier sollte die Abstrichuntersuchung erst nach drei unauffälligen Abstrichen (zumindest einer davon auch mit negativem HPV-HR-Test) eingestellt werden,
- Frauen, welche in der Vergangenheit eine Behandlung wegen einer CIN hatten, bei denen eine zytologische Auffälligkeit bestand, die einen positiven HPV-HR-Test hatten oder deren Anamnese bezüglich der genannten Aspekte unklar ist. Hier sollte ebenfalls auf eine weitere Abstrichuntersuchung erst nach drei unauffälligen Abstrichen (zumindest einer davon auch mit negativem HPV-HR-Test) verzichtet werden.

Bei Frauen mit **Immunsuppression** sollte eine Vorsorgeuntersuchung der Zervix zweimal jährlich erfolgen (alle zwei Jahre zusätzlich mit HPV-HR-Test) (100). Eine großzügige Abklärung von Auffälligkeiten durch Differentialkolposkopie ist indiziert.

Alternativ zur konventionellen Zytologie kann der Vorsorgeabstrich an der Zervix mit einem Verfahren der qualitätskontrollierten **Dünnschichtzytologie** durchgeführt werden (26, 117). Bisher sind zwei Verfahren der Dünnschichtzytologie für einen solchen Einsatz hinreichend validiert (1). Es besteht die Möglichkeit, weitere molekulare und immunzytochemische Analysen direkt aus dem Probengefäß der Zytologie durchzuführen (z. B. HPV-Reflextest).

Computerassistenz ermöglicht bei konventionellen wie Dünnschicht-Abstrichen mit zumindest gleicher Sensitivität und Spezifität wie bei manueller Auswertung eine Standardisierung der Bewertung bei höherer Tagesleistung des Laborpersonals (86, 136).

Der Einsatz der **Kolposkopie** bei der primären Vorsorgeuntersuchung zur Steuerung der Abstrichentnahme ist wegen der daraus resultierenden Verbesserung der Qualität des zytologischen Abstrichs sinnvoll. Die Erhebung eines kolposkopischen *Befundes* führt in der primären Früherkennung zu keiner signifikanten Verbesserung der Sensitivität oder Spezifität der Vorsorge (73, 112).

Die **Differentialkolposkopie** mit Biopsie (und **nicht** die Konisation) ist das Goldstandardverfahren zur minimalinvasiven histologischen Abklärung von Auffälligkeiten bei der primären Vorsorgeuntersuchung und zur Therapieplanung bei histologisch gesicherten Neoplasien.

Für weiterführende Informationen in Bezug auf das diagnostische Vorgehen bei Condylomata acuminata siehe auch die Leitlinie „Condylomata acuminata und HPV-assoziierte Krankheitsbilder" der Deutschen STD-Gesellschaft im AWMF-Leitlinienregister unter www.leitlinien.net.

4.2 HPV-Diagnostik

Ein **HPV-Test** bei unauffälliger Zytologie ist als Ergänzung des zytologischen **Primärscreenings ab dem 30. Lebensjahr** sinnvoll (23, 64, 109). Der HPV-Nachweis mittels HC2 oder PCR detektiert hochgradige Präkanzerosen und invasive Karzinome mit signifikant höherer Sensitivität, aber schlechterer Spezifität als der zytologische Abstrich. Hierbei ist in der Regel die Spezifität des HC2-Tests bei mindestens gleicher Sensitivität höher als jene der PCR. Die Spezifität des HPV-Tests nimmt mit dem Lebensalter zu. Vor dem 30. Lebensjahr ist durch die hohe Anzahl transienter HPV-Infektionen die Spezifität so gering, dass hier ein Einsatz der HPV-Testung im Primärscreening nicht zu empfehlen ist.

Folgende Indikationen für den **HPV-DNA-Nachweis** bei der Diagnostik auffälliger Abstriche sind validiert (Tabelle 2):

- HC2-HR-Nachweis bei minimalen zytologischen Auffälligkeiten (Pap IIw) oder erstmaligem Pap IIID oder Pap III ohne Verdacht auf eine höhergradige glanduläre Atypie. Bei Nachweis von HC2-HR-Positivität sollte eine weitere Abklärung mittels Differentialkolposkopie erfolgen. Falls dies nicht möglich ist, engmaschigere zytologische Kontrolle. Bei HC2-HR-Negativität sollten entsprechend die Kontrollintervalle länger gefasst sein (139).
- HC2-HR-Nachweis oder PCR nach invasiver Therapie. Bei negativem HPV-Test sechs Monate oder mehr nach der Therapie sind neoplastische Residuen mit hoher Sicherheit ausgeschlossen. Eine Kontrolle von Zytologie und HPV-Test nach zwölf Monaten ist ausreichend. Bei erneut negativen Befunden wird die Patientin in die Routinevorsorge überführt (91).
- Der Nachweis von HPV-16 oder -18 mittels HC2-Test oder PCR identifiziert Frauen mit erhöhtem Risiko für eine Progression zu CIN 3 (62).

Es ist wesentlich, bei Einsatz einer HPV-Testung die hohe Remissionsrate von HPV-HR-Infektionen, aber auch von HPV-HR-positiven CIN 1 und 2 bei Frauen unter 25 Jahren zu kennen (→ abwartendes Procedere).

Weitere Indikationen für einen HPV-Nachweis in der Sekundärdiagnostik sind

- kolposkopische Auffälligkeit (z. B. blutende Ektopie, essigweiße Areale),
- nicht einstellbare Portio oder nicht sondierbarer Zervikalkanal.

Empfehlung zum p16-Nachweis:

- Der immunhistochemische Nachweis von p16INK4a dient der Erkennung intraepithelialer Neoplasien. Der Einsatz der Methode wird für die Histopathologie zur Klärung von Zweifelsfällen empfohlen.

- In der Immunzytochemie weist der p16-Nachweis auf das Vorliegen höhergradiger Neoplasien hin, der Stellenwert der Methode bei der Triage ist bisher aber noch nicht eindeutig geklärt.

Zusammenfassend ergeben sich mögliche Abweichungen von der bisherigen Früherkennungsuntersuchung:

- HPV-Test (HC2) plus konventionelle Zytologie mit einem verlängerten Intervall für Frauen ab dem 30. Lebensjahr (Intervall zwei bis fünf Jahre);
- HPV-Test (HC2) plus Flüssigzytologie mit einem verlängerten Intervall für Frauen ab dem 30. Lebensjahr (Intervall zwei bis fünf Jahre);
- Flüssigzytologie statt konventioneller Zytologie ab 20. Lebensjahr mit zweijährigem Intervall;
- Computerassistenz in der Zytologie.

Auch bei Verlängerung des Intervalls des Vorsorgeabstrichs an der Zervix bleibt das Intervall der sonstigen gynäkologischen Vorsorgeuntersuchung unverändert und die **jährliche Teilnahme** daran dringend empfohlen (dies erscheint besonders wesentlich vor dem Hintergrund der zunehmenden Anwendung der HPV-Impfung).

Die größte Verbesserung in der Effizienz der Krebsvorsorge an der Zervix würde durch eine Steigerung der Teilnahmerate erzielt. Daher sollte jede Möglichkeit zur **Steigerung der Teilnahmeraten** an der Früherkennung genutzt werden.

Tab. 2: Empfehlungen zur weiteren Diagnostik abhängig vom zytologischen und vom HPV-Befund.

Zytologischer Befund	HPV-Befund	Zytologische Kontrolle	Weitere Diagnostik
Pap I / II	HR-negativ	Routineintervall	——
	HR-positiv	12 Monate	Gleichzeitig HPV-Kontrolle. Falls wieder HR-positiv oder zytologisch auffällig: Dysplasiesprechstunde*
Pap II W	HR-negativ	12 Monate	+ Erneute HPV-Testung
	HR-positiv	6 Monate	Gleichzeitig HPV-Kontrolle. Falls wieder HR-positiv oder zytologisch auffällig: Dysplasiesprechstunde*

Zytologischer Befund	HPV-Befund	Zytologische Kontrolle	Weitere Diagnostik
Pap III / III D erstmalig**	HR-negativ	6 Monate	+ Erneute HPV-Testung
	HR-positiv	3–6 Monate	Falls erneut HPV-HR-positiv: Dysplasiesprechstunde*.
Pap III / III D wiederholt**	HR-negativ	6 Monate	+ Erneute HPV-Testung. In jedem Fall Dysplasiesprechstunde* nach 12 Monaten
	HR-positiv	———	Dysplasiesprechstunde*
Pap IV a und höher	unabhängig	———	Dysplasiesprechstunde*

* Dysplasiesprechstunde = Differentialkolposkopie mit Biopsie eventueller Herdbefunde.
** Bei Pap III mit dringendem V. a. höhergradige Atypie in jedem Fall rasche diagnostische Abklärung.

5 Symptomatik und Klinik

Im Bereich der Gynäkologie und Geburtshilfe finden wir folgende Krankheitsbilder:

- Condylomata acuminata,
- intraepitheliale Neoplasien.

Sehr selten bei Kleinkindern:

- Larynxpapillome.

5.1 Condylomata acuminata

Condylomata acuminata sind die häufigsten benignen Tumoren des äußeren Genitoanalbereiches. Sie werden durch humane Papillomviren aus der Low-risk-Gruppe (HPV 6, 11 u.a.) hervorgerufen und gehören zu den genitoanalen Warzen, die multizentrisch, multifokal und multiform auftreten können (129).

Für zusätzliche Informationen siehe auch die Leitlinie „Condylomata acuminata und HPV-assoziierte Krankheitsbilder" der Deutschen STD-Gesellschaft im AWMF-Leitlinienregister unter www.leitlinien.net.

5.1.1 Erscheinungsformen

Folgende Erscheinungsformen werden unterschieden:

- Condylomata acuminata,
- Condylomata gigantea,
- keratotische Genitalwarzen,
- papulöse, warzenähnliche Effloreszenzen,
- Condylomata plana im Vulva-, Vaginal- und Portio- sowie im Analbereich.

5.1.2 Lokalisation

Genitalwarzen neigen zur Dissemination und zur Multifokalität, wobei hauptsächlich die Genitalregion, die perianale Haut, die Perinealregion, seltener die Inguinal- und Pubesregion befallen werden.

Gelegentlich werden auch extragenitale Regionen (Mamille, Mundschleimhaut, Larynx) mit genitalen HPV infiziert mit der Folge kondylomähnlicher Epithelveränderungen.

Harnröhrenkondylome können 10 bis 20% aller genitalen HPV-Effloreszenzen ausmachen und sind häufig mit Kondylomen am äußeren Genitale vergesellschaftet (111).

Warzen des Analkanals liegen bei ca. jeder fünften Frau mit bestehenden Condylomata acuminata der Vulva vor. Beide Geschlechter weisen nur extrem selten Condylomata acuminata proximal der Linea dentata auf. Meist liegt hier eine ausgeprägte Immundefizienz zugrunde.

5.1.3 Symptome

Es handelt sich um stecknadelkopfgroße, bis mehrere Zentimeter große Papeln rötlicher, grau-bräunlicher oder weißlicher Farbe. Condylomata acuminata treten meistens in Vielzahl auf, neigen zur Beetbildung und können gelegentlich riesenhafte Tumorkonglomerate ausbilden (Condylomata gigantea).

Genitalwarzen können asymptomatisch sein. Eine Verwechslung mit anderen harmlosen Erkrankungen wie z.B. Marisken, Fibromen, aber auch Hämorrhoiden ist möglich. Bei etwa 1% aller Frauen finden sich Kondylome (68).

Condylomata acuminata werden durch Inspektion (Vulva, Vagina und Zervix) sowie durch Palpation (Anus) diagnostiziert. Zum Ausschluss eines vaginalen oder eines zervikalen Kondylombefalls ist immer eine Spekulumuntersuchung notwendig. Eine Untersuchung des Sexualpartners ist anzuraten.

Mögliche Begleitsymptome sind Juckreiz, Brennen, (Kontakt-)Blutungen und Fluor. Psychische und psychosoziale Reaktionen sind häufig. Sie können einen entscheidenden Einfluss auf das Sexualleben haben und zu Angst, Schuldgefühlen und Störungen im Selbstbewusstsein führen. Weiterhin können Genitalwarzen bei den Patienten Sorgen um die Fertilität und Krebsangst – auch bezüglich des Sexualpartners – sowie Störungen der Partnerbeziehung auslösen.

Häufig können Warzen mit subklinischen Läsionen und benigne Warzen mit intraepithelialen Neoplasien koexistieren (129).

5.1.4 Verlauf

Genitalwarzen können über Monate und Jahre persistieren. Spontanremissionen sind wissenschaftlich derzeit unzureichend belegt und scheinen eher bei subklinischen Läsionen aufzutreten (111). Spontanremissionen nach Schwangerschaft und Absetzen immunsuppressiver Therapie weisen auf die besondere Bedeutung des zellulären Immunsystems bei der Kontrolle der HPV-Infektion hin.

5.1.5 Komplikationen

Seltene Komplikationen bei schwangeren Frauen sind die Verlegung der Geburtswege durch Condylomata gigantea und die Larynxpapillomatose bei Neugeborenen und Kleinkindern (s.u.). Diese Tumoren enthalten die gleichen Virustypen HPV 6 und HPV 11 wie die klassischen Condylomata acuminata.

Riesenkondylome werden auch bei immunsupprimierten Patienten beobachtet. Hier muss besonders ein verruköses Karzinom ausgeschlossen werden (43).

Sehr selten entwickeln sich genitale Karzinome und Analkarzinome auf dem Boden lange bestehender Condylomata acuminata. Klinisch und histopathologisch handelt es sich hierbei um Buschke-Löwenstein-Tumoren, verruköse Karzinome oder aber um so genannte warzige Karzinome, die häufiger HPV-16- als HPV-6- oder HPV-11-positiv sind (42).

5.2 Intraepitheliale Neoplasien

Onkogene oder High-risk-HPV-DNA-Typen (z.B. HPV 16, 18 u.a.) können Läsionen verursachen, die die Histologie einer intraepithelialen Neoplasie (IN) aufweisen.

5.2.1 Erscheinungsformen und Lokalisation

Die Begriffe M. Bowen, E. Queyrat, Bowenoide Papulose der Vulva sind historische Begriffe, welche seit 20 Jahren unter VIN subsummiert (ISSVD) sind (siehe auch Kapitel 8).

Intraepitheliale Neoplasien (IN) werden in drei Grade (Grad I–III) unterteilt (siehe auch Kapitel 8.2.2) und entsprechend der Lokalisation wie folgt unterschieden:

- Vulväre intraepitheliale Neoplasie (VIN) (→ hierzu ist eine S2-Leitlinie „Vulvakarzinom und seine Vorstufen" in Vorbereitung; AWMF-Leitlinienregister unter www.awmf-online.de).
- VIN sind meist gering erhaben und multizentrisch. Nicht alle VIN sind mit HPV assoziiert.
- Vaginale intraepitheliale Neoplasie (VAIN) (→ hierzu ist die Aktualisierung der S1-Leitlinie „Vaginalkarzinom" in Vorbereitung).
- Veränderungen im Bereich der Scheide sind selten, werden aber leicht übersehen und sind nur durch kolposkopische Untersuchungen bei adäquater Östrogenisierung exakt lokalisierbar (Essigprobe, Schillersche Jodprobe zur Diagnostik hilfreich).
- Zervikale intraepitheliale Neoplasie (CIN).
- Veränderungen im Bereich der Portio sind nur durch kolposkopische Untersuchungen exakt lokalisierbar.
- Perianale intraepitheliale Neoplasie (PAIN).
- Anale intraepitheliale Neoplasie (AIN).

5.2.2 Verlauf

Für das Zervixkarzinom gilt, dass 10 bis 40% der HPV-HR-Infektionen zu persistierenden Infektionen werden, aus denen sich wiederum in 10 bis 50% nach fünf bis 10 Jahren eine CIN 3 entwickelt (62, 64). Die Progressionsrate von der CIN 3 zum invasiven Zervixkarzinom beträgt über 12% (93).

Am Zervixkarzinom erkranken häufiger jüngere Frauen; das mittlere Erkrankungsalter beträgt 50,4 Jahre und liegt damit ca. 19 Jahre unter dem mittleren Erkrankungsalter für alle Krebserkrankungen. Frauen unter 45 Jahren erkranken deutlich häufiger an einem Zervixkarzinom als an einer Krebserkrankung des Gebärmutterkörpers oder der Ovarien. Die VIN der prämenopausalen Frauen ist in einem Großteil der Fälle HPV-induziert. Vorherrschend ist der onkogene Typ HPV 16, dessen DNA in über 80% der VIN-Läsionen nachgewiesen werden kann, gefolgt von HPV 33 mit ca. 10% (46, 52). Die Progressionsrate von der VIN 3 zum invasiven Karzinom wurde in einem systematischen Übersichtsartikel auf 9% geschätzt (128). In einer anderen Arbeit wurde in 3,8% behandelter VIN-2 und -3-Fälle und in 10/10 (100%) der Fälle unbehandelter VIN 2 und 3 eine Progression zum invasiven Karzinom beobachtet (56).

5.3 Larynxpapillome bei Neugeborenen und Kleinkindern

Die frühkindliche Larynxpapillomatose ist eine sehr seltene Erkrankung mit niedriger Mortalität, aber erheblicher Morbidität. Sie wird als gutartige epitheliale Neoplasie des Kehlkopfes bezeichnet (siehe auch Kapitel 10).

6 Differentialdiagnose

6.1 Differentialdiagnostik Vulva

Wichtige Differentialdiagnosen anogenitaler HPV-assoziierter Condylomata acuminata, aber auch HPV-assoziierter Präneoplasien und Neoplasien sind bei der Frau (131)

- benigne Tumoren: Fibrome, dermale Nävi und seborrhoische Warzen,
- heterotope Talgdrüsen,
- maligne Tumoren: Plattenepithelkarzinome, selten maligne Melanome und andere Tumoren (meist solitär),
- andere Infektionen: Lues Primär- (Ulceration) und Sekundäraffekt (Condylomata lata), Mollusca contagiosa, Candida-Infektionen, Herpes simplex I und II,
- Hymenalreste,
- Hyperkeratose,
- Hirsuties der Vulva (Micropapillomatosis labialis vulvae),
- Keratoangiome,
- Lichen sclerosus,
- sonstige Dermatosen.

Stets sind bei unklarem klinischem Bild und nach erfolgloser Lokalbehandlung – auch bei fehlender Symptomatik – eine Gewebeentnahme (Stanzbiopsie) oder, falls möglich, eine komplette Exzision und histologische Untersuchung notwendig.

6.2 Differentialdiagnostik Vagina

Die häufigsten HPV-assoziierten Erkrankungen sind auch hier Condylomata acuminata. HPV-assoziierte intraepitheliale Neoplasien und invasive Karzinome der Vagina sind selten und gerade Präneoplasien symptomlos.

Im Gegensatz zu HPV-high-risk-assoziierten Präneoplasien finden sich bei Condylomata acuminata häufiger bakteriell bedingte Vaginitiden (81).

Differentialdiagnostisch müssen infektiöse Vaginalerkrankungen ausgeschlossen werden.

- Kolpitis plasmacellularis: klinisch der Trichomoniasis ähnlich; histologisch vermehrt Plasmazellen in der Subkutis; kein Erreger nachweisbar, somit eher Ausschlussdiagnose, spricht aber auf Clindamycin an; nicht selten mit anderen Kolpitiden vergesellschaftet;
- atrophische Kolpitis: Kolpitis aufgrund von Östrogenmangel; erhebliche Rötung und Leukozytose, flohstichartige Veränderungen (Kolpitis follicularis), pH-Wert des Fluors > 6,0; petechiale Blutungen bei Berührung des Epithels; Überwiegen der Parabasalzellen bei der Nativmikroskopie; gute Heilbarkeit mit Östrogenen (121);
- Kolpitis erosiva: wenig blutiger Fluor, Erosionen und Epithelfetzen, keine Laktobazillen, Schleim, wenig Leukozyten; Therapie: Kortikosteroide vaginal;
- Lichen planus/ruber: entzündliche, juckende, nichtinfektiöse Dermatose;
- Pemphigus vulgaris: Auch hier ist bei persistierenden Läsionen nach Behandlung die gezielte Probeexzision zur histologischen Untersuchung notwendig.

6.3 Differentialdiagnostik Zervix

Differentialdiagnostisch kommen insbesondere bakterielle und virale entzündliche Erkrankungen vor, wie z.B. durch Herpes, Chlamydien etc. bedingt. Auch hier sollte die kolposkopische Untersuchung vorgenommen werden.

7 Patientenaufklärung und Information

Vor der eigentlichen Vorsorge sollten relevante Basisinformationen über Pap-/HPV-Test bereitgestellt werden (schriftlich oder mündlich).

Informationen, die im Patientengespräch bei auffälliger Zytologie und/oder positivem HPV-Test vermittelt werden sollten, sind (82):

- Natur/Grund einer auffälligen Zytologie,
- Zusammenfassung des natürlichen Verlaufes der HPV-Infektion und assoziierter Zellveränderungen:
  - HPV-Typen (low-risk/high-risk),
  - Infektionsweg,
  - Prävalenz,
  - Latenz,
  - Regression,
  - Auswirkungen auf Partner,
- Managementoptionen,
- Auswirkung auf Fertilität, Risiko eines Karzinoms.

Optimal ist die Vermittlung dieser Informationen durch Hilfsmaterialien (Broschüren, Skizzen, Videos, ausgewählte Internetadressen) mit anschließendem Gespräch (33, 84, 123).

Alle Informationen sollten

- einfach, relevant und verständlich,
- wertungsfrei und nicht stigmatisierend (sexuell übertragbaren Erkrankungen),
- der Patientin angepasst (Alter, Risikoprofil, Bildungs-, Sprachniveau, kulturelles Umfeld)

präsentiert werden (7, 12, 36, 58, 83, 133).

Vor der HPV-Impfung sollten neben Basisinformationen über HPV und Zervixkarzinom auch die Punkte Sicherheit, Effektivität, Nebenwirkungen, Grad und Dauer des Schutzes angesprochen werden (115).

8 Pathomorphologische Untersuchung

8.1 Allgemeine Grundsätze

Zusammen mit dem Untersuchungsmaterial sollten dem Pathologen folgende Informationen zur Verfügung gestellt werden:

- Allgemeine Patientendaten (Name, Geburtsdatum, Geschlecht),
- wesentliche anamnestische Angaben,
- Informationen über relevante Vorbefunde,
- klinische Informationen (u.a. makroskopischer, ggf. kolposkopischer und laryngoskopischer Aspekt),
- Informationen über Entnahmelokalisation (und ggf. räumliche Orientierung) und Art der Entnahme (z.B. Punch-Biopsie, Knipsbiopsie, Exzisat, Konisat, Messer- oder Schlingenabtragung etc.) des Untersuchungsmaterials,
- klinische Verdachtsdiagnose,
- sonstige Informationen (verantwortlicher Arzt, Tag der Entnahme, Telefonnummer für eventuellen Rückruf).

Das Untersuchungsmaterial ist vollständig an den Pathologen zu übersenden. Eine Teilung des Untersuchungsmaterials und eine teilweise Verwendung z.B. für Forschungszwecke sollte nur durch den Pathologen erfolgen.

8.2 Nomenklatur

8.2.1 Condyloma acuminatum (Synonym: Feigwarze, spitze Kondylome)

Gutartige, meist multifokale, papulöse oder papillomatöse HPV-induzierte Haut- bzw. Schleimhautneoplasie, gekennzeichnet durch Akanthose (oft auch Hyperkeratose und Parakeratose), parabasale Hyperplasie und Koilozytose. Die Reteleisten sind verlängert und verbreitert. Mitosen können auftreten. Der bindegewebige Grundstock enthält oft ein lymphoplasmazelluläres Entzündungsinfiltrat, ein Ödem und erweiterte dünnwandige Gefäße.

Differentialdiagnosen zu Condylomata acuminata:

- **Condyloma planum** (deutsch: flaches Kondylom): Flache, makroskopisch i.d.R. nicht erkennbare, oft durch *High-risk*-HPV-Typen induzierte Form der C. acuminata mit geringerer Akanthose, bei deutlicher Koilozytose.
- **Condyloma giganteum** (Synonym: Buschke-Löwenstein-Tumor, Riesenkondylom): Dieses entspricht i.d.R. einem hochdifferenzierten Plattenepithelkarzinom vom Typ eines *verrukösen Karzinoms.*

- **Plattenepithelpapillom/(Mikro-)Papillomatose:** Papilläre plattenepitheliale Läsion ohne Koilozytose. Keine HPV-Assoziation.
- **Fibroepithelialer Polyp:** Polypoide plattenepitheliale Läsion ohne Akanthose und Koilozytose. Keine HPV-Assoziation. Typischerweise Stroma mit sternförmigen Fibrozyten.
- **Intraepitheliale Neoplasie** (siehe 8.2.2.)

8.2.2 Intraepitheliale Neoplasie (IN; Synonym: Dysplasie)

Der Begriff der *intraepithelialen Neoplasie* (IN, ehemals Dysplasie) wird konzeptionell für die Beschreibung von nichtinvasiven, präkanzerösen Epithelveränderungen verschiedener auch extragenitaler Organe verwendet, die mit einem erhöhten Krebsrisiko einhergehen. Gemeint sind histo- und zytomorphologisch fassbare Veränderungen, die im Rahmen einer atypisch gesteigerten Zellproliferation zu einer **Störung der** normalen **Epitheldifferenzierung** (d.h. fehlende Ausreifung des Plattenepithels) und zu **zellulären Atypien** (in Form von Hyperchromasie, Pleomorphie, Verschiebung der Kern-Plasma-Relation, atypische Mitosen) führen. Die IN des Plattenepithels des weiblichen Genitale wird in drei Stufen graduiert: IN 1 (leichte oder geringgradige Dysplasie), IN 2 (mittelschwere oder mäßiggradige Dysplasie) und IN 3 (schwere oder hochgradige Dysplasie) (WHO, [135]). Bei einer IN 1 des Plattenepithels (z.B. cervical intraepithelial neoplasia 1, CIN 1, s.u.) sind die Atypien auf das basale Epitheldrittel beschränkt, bei einer IN 2 auf das basale und das mittlere Drittel des Epithels. Bei einer IN 3 erfasst die atypische Zellproliferation das oberflächliche Epitheldrittel. Unter die IN 3 wird auch das *Carcinoma in situ*, das durch eine komplette Aufhebung der normalen Epithelarchitektur charakterisiert ist, subsummiert, da eine Unterscheidung zur schweren Dysplasie nicht möglich ist. Per definitionem sind die *intraepithelialen Neoplasien* (IN) auf das Epithel beschränkt. Die Basalmembran ist intakt und es besteht dementsprechend kein Risiko für eine Metastasierung.

8.2.2.1 Vulväre intraepitheliale Neoplasie (VIN 1–3)

Die VIN ist die intraepitheliale Neoplasie des Plattenepithels der Vulva und wird nach WHO in drei Schweregrade unterteilt (VIN 1–3 [137]). Begriffe wie *Morbus Bowen, bowenoide Papulose und Erythroplasie Queyrat* stellen historische Bezeichnungen für bestimmte klinische Erscheinungsformen der VIN (i.d.R. Grad 3) dar, sind morphologisch nicht zu unterscheiden und sollten daher vermieden werden. Morphologisch werden ein basaloider, ein kondylomatöser (englisch: *warty type*), ein gemischter und ein differenzierter Subtyp der VIN unterschieden. Lediglich die drei erstgenannten Formen zeigen eine starke Assoziation mit HPV. Die differenzierte VIN soll ohne Bezug zu HPV bevorzugt auf dem Boden eines Lichen sclerosus und/oder einer Plattenepithelhyperplasie entstehen. Aufgrund fehlender Evidenz für ein biologisches Kontinuum von VIN 1 zu VIN 2/3 einerseits und der fehlenden Bedeutung der VIN 1 als echte Präneoplasie andererseits schlägt die *International Society for the Study of Vulvovaginal Disease* (ISSVD) vor, den Begriff VIN 1 zukünftig zu vermeiden (116). Der Begriff VIN sollte demnach nur noch für die so genannte *High grade* IN (VIN 2/3) verwendet werden und entsprechend der Ätiologie in eine VIN, usual type (deutsch: „üblicher Typ", zusammengefasst sind basaloide, kondylomatöse und gemischte VIN 2 und 3) und eine VIN, differentiated type (deutsch: „differenzierter Typ", VIN-Einteilung entsprechend der früheren differenzierten als VIN 3) unterteilt werden (116).

Zu den intraepithelialen, allerdings nicht plattenepithelialen und auch nicht HPV-assoziierten Neoplasien der Vulva zählen auch der Morbus Paget und das Melanoma in situ.

8.2.2.2 Vaginale intraepitheliale Neoplasie (VAIN)

Die VAIN ist die intraepitheliale Neoplasie des Plattenepithels der Vagina, wird in drei Schweregrade unterteilt (VAIN 1–3) und unterscheidet sich morphologisch nicht von der CIN (s.u.; [5]).

8.2.2.3 Zervikale intraepitheliale Neoplasie (CIN)

Die CIN ist die gewöhnlich HPV-assoziierte intraepitheliale Neoplasie des Plattenepithels der Cervix uteri und wird in drei Schweregrade unterteilt (CIN 1–3 [135]). In der im angloamerikanischen Sprachraum für die Zytologie favorisierten Bethesda-Klassifikation entspricht die CIN 1 der *low grade squamous intraepithelial lesion* (LSIL), unter welche auch die HPV-assoziierten flachen Kondylome subsummiert werden. Die CIN 2 und CIN 3 werden zur *high grade squamous intraepithelial lesion* (HSIL) zusammengefasst (94) (Tabelle 3).

Tab. 3: Vergleich zytologischer (Münchener, Bethesda) und histologischer (WHO) Nomenklaturen.

Münchner Nomenklatur (Pap)		WHO-Nomenklatur; zervikale intraepitheliale Neoplasie	Bethesda-System; squamous intraepithelial lesion
I	normales Zellbild		
II	leichte entzündliche, degenerative oder metaplastische Veränderungen		
III	unklarer Befund: schwere entzündliche oder degenerative Veränderungen, auffällige Drüsenzellen; eine Dysplasie, ein Carcinoma in situ oder (in seltenen Fällen) ein Malignom können nicht ausgeschlossen werden		ASC-US: atypische plattenepitheliale Zellen unbestimmter Signifikanz ASC-H: atypische plattenepitheliale Zellen, HSIL nicht auszuschließen
IIID	leichte bzw. mäßige Dysplasie	CIN 1 geringgradige IN (leichte Dysplasie)	LSIL low-grade squamous intraepithelial lesion
		CIN 2 mäßiggradige IN (mäßige Dysplasie)	HSIL high-grade squamous intraepithelial lesion
IVa	schwere Dysplasie oder Carcinoma in situ	CIN 3 hochgradige IN (schwere Dysplasie bzw. Carcinoma in situ)	
IVb	schwere Dysplasie oder Carcinoma in situ, invasives Karzinom nicht auszuschließen		
V	invasives Karzinom		

Differentialdiagnosen zur CIN

- **Atrophie:** Abgeflachtes Epithel aus unreifen Basal- und Parabasalzellen. Keine nukleäre Pleomorphie, keine gesteigerte Mitoserate. Kein Verlust der Zell- und Kernpolarität.
- **Regeneratepithel:** Unreife basaloide Zellen in der unteren Epithelhälfte. Zumeist begleitende chronische Entzündung.
- **Unreife Plattenepithelmetaplasie:** Die gesamte Epithelbreite ist ersetzt durch unreife basaloide Zellen. Keine nukleäre Pleomorphie, keine atypische Mitosen. Das Kernchromatin ist fein und gleichmäßig verteilt. Die Zellpolarität ist erhalten. Muzinöses endozervikales Epithel kann an der Oberfläche erhalten sein.

8.2.2.4 Anale intraepitheliale Neoplasie (AIN)

Die AIN ist die intraepitheliale Neoplasie des Plattenepithels des Analkanals und wird in 3 Schweregrade unterteilt (AIN 1–3). Sie unterscheidet sich morphologisch nicht von der CIN (s.o.; [29]).

8.2.3 Intraepitheliale Neoplasien des endozervikalen Zylinderepithels

Eine Graduierung entsprechend der IN des Plattenepithels wurde versucht, ist aber schlecht reproduzierbar und daher umstritten (15, 37, 72). Laut WHO werden zwar eine *glanduläre Dysplasie* und das **Adenocarcinoma in situ (AIS)** unterschieden, dies ist aber nicht generell akzeptiert, da die Abgrenzung der Dysplasie Schwierigkeiten bereitet. Außerdem ist die Abgrenzung ohne praktische Konsequenz. Das AIS ist charakterisiert durch ein pseudomehrreihiges Epithel mit elongierten hyperchromatischen und pleomorphen Kernen. Mitosen und Apoptosen sind häufig. Auch ein kribriformes oder mikropapilläres Wachstum des Epithels kann auftreten. Im Gegensatz dazu sind die Veränderungen bei der glandulären Dysplasie geringer ausgeprägt. Die glandulären IN sind ebenfalls sehr häufig HPV-assoziiert und treten häufig auch in Kombination mit CIN auf. Abgegrenzt werden sollte die (entzündlich) reaktive *glanduläre Atypie*.

8.2.4 Plattenepithelpapillome des Larynx bei Neugeborenen und Kleinkindern (Synonym: rezidivierende respiratorische Papillomatose, laryngeale Papillomatose, juvenile Papillomatose)

Gutartige, meist in Gruppen auftretende papillomatöse plattenepitheliale Läsionen mit zarten fibrovaskulären Septen. Typischerweise parabasale Hyperplasie mit senkrecht zur Basalmembran ausgerichteten Zellen und eventuell reichlich Mitosen. Koilozyten können auftreten. Dysplasien sind selten.

8.3 Pathologisch-anatomische Aufarbeitung

Stanz- und Knipsbiopsien werden umgehend in Formalin fixiert und in der Regel ohne Lamellieren zur Gänze in Paraffin eingebettet. Zur histopathologischen Begutachtung werden mehrere Schnittstufen angefertigt (ca. 6 bis 9). Größere Exzisate sollten vom Operateur räumlich markiert werden. **Hautexzisate** werden senkrecht zur Hautoberfläche geschnitten. Die farbliche Markierung der Resektionsränder erleichtert deren Beurteilung. Sofern aufgrund der Präparatgröße möglich, können Absetzungsränder auch separat untersucht werden. **Portiokonisate** sind vom Operateur räumlich zu markieren (üblicherweise Fadenmarkierung bei 12 Uhr). Von Seiten der Pathologie muss eine vollständige Einbettung erfolgen, wofür eine radiäre bzw. segmentale Aufarbeitungstechnik favorisiert wird. Die Aufarbeitung muss so erfolgen, dass am histopathologischen Schnittpräparat die räumliche Orientierung nachvollzogen werden kann. Die Beurteilung des endozervikalen Absetzungsrandes kann erleichtert werden, wenn dieser separat untersucht wird. Die Absetzungsränder sollten farblich markiert werden (s.o.). Die Anfertigung multipler Schnittstufen ist zu empfehlen, vor allem in Hinsicht auf kleine Herde einer CIN bzw. der Auffindung einer Mikroinvasion.

Empfehlungen zur Bearbeitung größerer Operationspräparate (z.B. Hysterektomieresektat, Vulvektomieresektat) können den jeweiligen Leitlinien (AWMF-Leitlinienregister unter www.awmf-online.de) entnommen werden.

8.4 Ergänzende histomorphologische Untersuchungen

Ergänzend zur routinemäßigen Aufarbeitung in Form Hämatoxilin-Eosin-(H+E)-gefärbter Schnitte kann die Diagnose von genitalen IN und die differentialdiagnostische Abgrenzung zu reaktiven Läsionen durch den Einsatz bestimmter immunhistologischer Marker erleichtert werden (126). Die Bedeutung der In-situ-Hybridisierung mit HPV-Sonden ist demgegenüber in den Hintergrund getreten. Das proliferationsassoziierte Antigen Ki-67 (Mib 1) erleichtert die Abgrenzung der Metaplasie, des Regeneratepithels und der Atrophie von der höhergradigen IN (71, 88), da nur bei Letzterer eine wesentliche Reaktivität im oberflächlichen Epithelanteil zu finden ist. Außerdem ist Ki-67 hilfreich bei der Graduierung der CIN (70). Ein weiterer proliferationsassoziierter Marker ist das Cyclin E (61).

p16^{ink4a} ist ein Marker für eine durch HPV-Infektion deregulierte Expression des viralen Onkogens E7 (63, 65). Die Interpretation der p16-Immunhistochemie kann aber mitunter Schwierigkeiten bereiten. Eine diffuse, stark positive Färbereaktion besitzt eine sehr hohe Spezifität für den Nachweis High-risk-HPV-positiver INs. Eine negative Färbereaktion ist hilfreich bei der Abgrenzung einer (floriden unreifen) Plattenepithelmetaplasie von einer IN (61). Eine herdförmige und mäßige Färbereaktion kann aber auch in einer Plattenepithelmetaplasie vorkommen. Eine Expression von p16^{ink4a} ist auch in Adenokarzinomen und dem AIS nachweisbar, nicht aber in der reaktiven glandulären Atypie (90). Fokale Positivität findet sich aber auch in einer Tubenepithelmetaplasie.

Am besten bewährt sich der kombinierte Einsatz unterschiedlicher Marker, im Speziellen von Ki-67 und p16 für die Abgrenzung (entzündlich) reaktiver bzw. regeneratorischer Veränderungen (Ki-67-positiv, aber Cyclin-E- sowie $p16^{ink4a}$-negativ) von einer IN (61).

Die Identifikation eines AIS wird auch durch eine CEA-Positivität und den Nachweis eines Verlustes der Schleimproduktion in der PAS-Färbung erleichtert (76, 135).

Die immunzytochemische Detektion von HPV mittels eines gegen das L1-Protein gerichteten Antikörpers (z.B. Virofem®) wurde in der Portiozytologie erfolgreich zur Detektion leichter dysplastischer Zellveränderungen eingesetzt (40). Bei HPV-16-DNA-positiven CIN 2 und CIN 3 (HSIL) ist die Expression des L1-capsid-Proteins aber deutlich reduziert. Ein möglicher Einsatz des immunhistochemischen L1-Nachweises in zytologischen Abstrichpräparaten wurde zwar als Prognosefaktor postuliert, aber bis dato nicht bestätigt (85). Evidenzbasierte Erfahrungen mit der L1-capsid-Protein-Immunhistochemie an histologischen Präparaten fehlen bisher.

8.5 Angaben für den Kliniker

Der pathologische Befundbericht sollte eine Diagnose unter Benutzung der allgemein akzeptierten Nomenklatur (WHO) enthalten unter Verwendung des Begriffes einer IN, wobei diese graduiert werden sollte. Bei Exzisaten und Konisaten sollte eine Beurteilung der Resektionsränder erfolgen. Sofern eine Resektion *non in sano* vorliegt, sollte eine Angabe zur Lokalisation erfolgen. Das Vorkommen HPV-assoziierter zytopathischer Effekte (Koilozyten) sollte erwähnt werden. Ebenso sollten entzündliche Veränderungen beschrieben und graduiert werden. Das Vorkommen von metaplastischen, reparativen und atrophischen Veränderungen sollte ebenfalls angegeben werden.

9 Operative Therapie

9.1 Zervikale intraepitheliale Neoplasien (CIN)

Die **Differentialkolposkopie** mit Biopsie (und **nicht** die Konisation) ist das Goldstandardverfahren zur minimalinvasiven histologischen Abklärung von Auffälligkeiten bei der primären Vorsorgeuntersuchung und zur Therapieplanung bei histologisch gesicherten Neoplasien.

Das therapeutische Vorgehen bei histologisch gesicherten zervikalen intraepithelialen Neoplasien (CIN) richtet sich nach dem Schweregrad der Präkanzerose **(Tabelle 4)**, dem Befall des Endozervikalkanals, dem Alter und dem Wunsch der Patientin.

Ziel der operativen Therapie ist die vollständige Entfernung der Transformationszone mit allen neoplastischen Läsionen (6). Jede Operation bedarf einer Indikation.

Ein zytologisch auffälliger (Pap IIID, IVA und IVB) und/oder HPV-positiver Befund sollte kolposkopisch-histologisch abgeklärt werden.

Die Verlässlichkeit der kolposkopisch-histologischen Diagnose ist bei ektozervikalem Befall und ausreichender Expertise des Untersuchers sehr hoch. Kolposkopisch-zytologische Kontrollen sollten in sechsmonatigen Abständen und eine HPV-DNA-Kontrolle in einem Intervall von zwölf Monaten erfolgen.

In der Kolposkopie sollte die Ausdehnung der CIN nach endozervikal abgrenzbar sein. Die operative Therapie kann entweder mittels Laser oder mittels Schlingenkonisation (LEEP, s.u.) erfolgen. Exzisionsverfahren erlauben die adäquate histologische Aufarbeitung.

Eine diagnostische Konisation ist nur bei Pap IV und rezidivierenden Pap-III/IIID-Befunden vertretbar, wenn keine Differentialkolposkopie zu Verfügung steht.

In Abhängigkeit von der Größe des Konus/Exzidates steigt das Risiko für Frühgeburtlichkeit und zervikale Stenosen an (74).

Da sich auch HPV-positive CIN 1 und CIN 2 bei der Mehrzahl junger Frauen in der Altersgruppe bis 30 Jahre besonders häufig spontan zurückbilden, sollte in diesen Fällen ein konservatives Management bevorzugt werden **(Tabelle 4)** (51, 93, 125).

CIN 3 müssen dagegen immer operativ behandelt werden, lediglich bei Schwangeren ist es opportun, die Therapie bis zwei Monate post partum zu verzögern. Die operative Therapie sollte durch ein Exzisionsverfahren erfolgen, um eine adäquate histologische Aufarbeitung zu gewährleisten.

9.2 Schlingenkonisation (LEEP/LLETZ)

Die Resektion der Transformationszone (TZ) mittels Hochfrequenzschlingen wird als Schlingenkonisation (LEEP, loop electrosurgical excisional procedure, oder LLETZ, large loop excision of the transformation zone) bezeichnet. Die TZ wird mit einer entsprechend geformten Drahtschlinge möglichst in einem Stück reseziert (99). Die Schlingenkonisation ist die chirurgische Methode der Wahl. Früh- und Spätkomplikationen treten seltener auf als nach Messerkonisationen (73). Bei endozervikaler Ausdehnung muss gegebenenfalls in einem zweiten Schritt ein endozervikales Exzidat mit einer kleinen Schlinge entfernt werden (69).

Tab. 4: Management von zervikalen intraepithelialen Neoplasien.

	Management	OP-Verfahren	Konservatives Management
CIN 1	Kolposkopisch-zytologische Kontrolle alle 6 Monate (nur bei HPV-HR-Positivität)	Schlingenkonisation, Laserkonisation/Vaporisation (bei Befundpersistenz, HPV-HR-Positivität und Wunsch der Patientin)	Bis zu 24 Monate (nur bei HPV-HR-Positivität relevant)
CIN 2	Kolposkopisch-zytologische Kontrolle alle 6 Monate (nur bei HPV-HR-Positivität)	Schlingenkonisation, Laserkonisation/Vaporisation (bei Befundpersistenz, HPV-HR-Positivität und Wunsch der Patientin)	Bis zu 12 Monate (nur bei HPV-HR-Positivität relevant)
CIN 3	Therapie	Konisation (Schlinge, Laser, Nadel, Messer)	In graviditate
Ausdehnung in die tiefe Endozervix	Kolposkopisch-zytologische Kontrolle	Konisation (Schlinge, Laser oder Messer)	Bei CIN 1 möglich (nur bei HPV-HR-Positivität relevant)

9.3 Messerkonisation

Die Messerkonisation weist bei nachfolgenden Schwangerschaften die höchste Komplikationsrate aller Methoden auf und sollte bei Frauen mit bestehendem Kinderwunsch nicht zum Einsatz kommen (73). Bei endozervikaler Ausdehnung der CIN ist eine tiefe Resektion entsprechend einer klassischen Konisation erforderlich. Hier ist eine kolposkopisch gesteuerte Laserkonisation, eine HF-Nadelkonisation oder die Schlingenkonisation mit Entnahme eines ekto- und endozervikalen Exzidates zu bevorzugen.

9.4 Abrasio

Eine Exzision der Transformationszone mittels LEEP oder Konisation kann zum Ausschluss endozervikaler Neoplasien eine Kürettage der verbliebenen Endozervix (alternativ Zytologie) beinhalten. Eine Abrasio des Cavum uteri ist nicht erforderlich.

9.5 Hysterektomie

Indikationen für eine Hysterektomie zur Behandlung zervikaler Präkanzerosen sind tief endozervikal gelegene Residuen oder Rezidive von CIN 2/3 oder glandulären Neoplasien nach Konisation. Wenn möglich, ist der vaginale Zugang zu wählen, da invasive Rezidive am Scheidenabschluss nach abdomineller Hysterektomie häufiger beobachtet werden.

9.6 VIN und VAIN

Die operative Therapie sollte entsprechend der S2-Leitlinie „Vulvakarzinom und seine Vorstufen“ der Organgruppe Vulva der AGO erfolgen (siehe AWMF-Leitlinienregister unter www.awmf-online.de).

9.6.1 Operative Therapie der VIN

Ziele der operativen Therapie sind

- Prävention des invasiven Vulvakarzinoms/Entfernung okkulter Karzinome,
- Rezidivvermeidung,
- Symptombekämpfung,
- Erhalt der normalen Anatomie und Funktion.

Die Behandlung der VIN muss befundadaptiert durchgeführt werden.

Es bestehen folgende Therapieoptionen bei der VIN:

1. **Lokale Exzision (Wide excision):** Hierbei sollte der suspekte Bezirk im Gesunden exzidiert werden.
2. **Lasertherapie:** Als Alternative zur Exzision hat sich insbesondere bei multifokalen Läsionen die ablative Therapie mittels CO_2-Laser bewährt. Im Vorfeld muss bioptisch ein invasives Karzinom ausgeschlossen werden. Im Bereich der behaarten Haut muss beachtet werden, dass auch die Hautanhangsgebilde mit therapiert werden sollten.
3. **Skinning Vulvektomie:** In seltenen Fällen kann eine großflächige Hautentfernung an der Vulva (sog. skinning Vulvektomie) erforderlich sein.

9.6.2 Operative Therapie bei der VAIN

Das Vorgehen hängt wesentlich von der Verteilung und vom Schweregrad der Läsion ab. Die Sicherung der Diagnose kann nur über Biopsien – bei ausgedehnten oder multizentrischen Fällen an multiplen Stellen – und histologische Diagnose erfolgen (Tabelle 5).

9.7 Condylomata acuminata

Die operative Therapie sollte entspechend der Leitlinie „Condylomata acuminata und HPV-assoziierte Krankheitsbilder" der Deutschen STD-Gesellschaft erfolgen (siehe AWMF-Leitlinienregister unter www.awmf-online.de).

Tab. 5: Therapeutisches Vorgehen bei VAIN.

Verteilung	VAIN 1	VAIN 2	VAIN 3
Umschrieben	Beobachtung oder Exzision	Exzision	Exzision
Multizentrisch, ausgedehnt	Beobachtung	Komplette Exzision (ggf. Kolpektomie[1]) oder Destruktion oder Beobachtung[2]	Komplette Exzision (ggf. Kolpektomie[1]) oder Destruktion[2]

1 Bei resektiven Verfahren ist die Erkennung einer Frühinvasion am OP-Präparat möglich.

2 Bei inoperablen Patientinnen alternativ Kontaktbestrahlung.

10 Medikamentöse/konservative Therapie

10.1 Condylomata acuminata bzw. anogenitale Warzen

Derzeit ist eine spezifische Therapie für HPV-Infektionen nicht verfügbar. Meist handelt es sich um transiente Infektionen, die spontan ausheilen. Für die Therapie von Condylomata acuminata bzw. anogenitalen Warzen steht ein breites Spektrum verschiedener Methoden zur Verfügung. Einige sind für die Selbstbehandlung gut geeignet, andere können nur vom behandelnden Arzt angewandt werden. Welche Therapie durchgeführt wird, ist in erster Linie abhängig von der Morphologie und Ausdehnung der Befunde. Die derzeitigen therapeutischen Möglichkeiten bieten einerseits die operative Therapie mittels Exzision oder Ablation der Warzen und andererseits die lokale medikamentöse Therapie. Die medikamentöse Therapie erfordert eine gute Compliance der Patienten. Keines der zur Verfügung stehenden Therapieverfahren kann mit Sicherheit Genitalwarzen vollständig entfernen und den warzenfreien Zustand dauerhaft erhalten. Unabhängig von der gewählten Therapie kann HPV-DNA trotz erfolgreicher Therapie im Gewebe latent verbleiben und zum Wiederauftreten sichtbarer Läsionen führen. Nach zunächst erfolgreicher Therapie kommt es in mindestens 20 bis 70% innerhalb von sechs Monaten erneut zur Warzenbildung (75).

Kondome haben im Hinblick auf die HPV-Infektion nur einen eingeschränkten präventiven Effekt, da nur die vom Kondom bedeckten Anteile des Genitale geschützt sind. Dennoch ist Kondomschutz indiziert, solange Condylomata acuminata nachweisbar sind und ebenso nach erfolgreicher Therapie der Kondylome bis zur Abheilung. Unabhängig hiervon wird bei jeder neuen Partnerschaft zu Kondomschutz geraten. Es wurde gezeigt, dass bei Frauen mit CIN 1 und CIN 2, deren Männer regelmäßig über zwei Jahre Kondomschutz einhielten, signifikant häufiger eine Spontanregression nachweisbar war als bei Frauen mit CIN ohne Kondomschutz (54).

Kinder tolerieren lokale Behandlungsmethoden nicht. Falls bei ausgedehnten Befunden und Beschwerden abwartendes Verhalten (Spontanremission!) nicht in Betracht kommt, ist eine Laserevaporisation in Allgemeinanästhesie Mittel der Wahl.

Für zusätzliche Informationen siehe auch die Leitlinie „Condylomata acuminata und HPV-assoziierte Krankheitsbilder“ der Deutschen STD-Gesellschaft im AWMF-Leitlinienregister.

10.1.1 Selbsttherapie

10.1.1.1 Podophyllotoxin-0,15%-Creme

Podophyllotoxin-0,15%-Creme wird mit dem Finger zweimal täglich über drei Tage auf die genitalen Warzen aufgetragen, anschließend vier Tage Pause. Der Zyklus wird maximal viermal wiederholt. Die maximal therapierbare Warzenfläche darf eine Fläche von 10 cm² nicht überschreiten, die maximale Tagesdosis beträgt 0,5 ml. Die Behandlung ist insbesondere empfehlenswert bei noch nicht behandelten Genitalwarzen.

10.1.1.1.a. Podophyllin

Wegen Toxizitätsproblemen und einer vergleichsweise niedrigen Wirksamkeit kann heute Podophyllin nicht mehr zur Therapie genitaler Warzen empfohlen werden (130).

10.1.1.2 Imiquimod-5%-Creme

Eine Lokaltherapie der Genitalwarzen mit Imiquimod-Creme erfolgt dreimal pro Woche nachts bis zu maximal 16 Wochen. Es wird empfohlen, das behandelte Areal sechs bis zehn Stunden nach dem Auftragen mit Wasser abzuwaschen. Die Therapie ist empfehlenswert bei noch nicht behandelten Genitalwarzen der genitalen und perianalen Haut, besonders der Schleimhautareale bzw. des Haut-Schleimhaut-Übergangs (45, 110). Der

Vorteil der Imiquimod-Creme ist eine geringe Rezidivrate von weniger als 20%. Nachteile sind die lange Behandlungsdauer, Irritationen und Schwellungen im Genitalbereich.

10.1.1.3 Lokale adjuvante Interferon-β-Gel-Therapie nach Abtragung genitoanaler Warzen

Die Lokaltherapie nach Abtragung externer genitoanaler Warzen mit dem Elektrokauter oder CO_2-Laser besteht im fünfmaligen Auftragen von Interferon-β-Gel (0,1 Mio. I.E./g Gel) pro Tag über die Dauer von vier Wochen. Die maximal therapierbare Warzenfläche darf eine Gesamtfläche von 10 cm^2 nicht überschreiten. Die Therapie ist empfehlenswert bei rezidivierenden Genitalwarzen.

10.1.1.4 Kontraindikationen und Probleme der Selbsttherapie

Podophyllotoxin ist teratogen. Interferon β und Imiquimod sind zur Behandlung von Schwangeren nicht zugelassen. Die genannten Substanzen sind auch nicht zur Behandlung von intravaginalen und intraanalen Kondylomen zugelassen.

Bei Behandlung multipler Warzen mit Podophyllotoxin oder Imiquimod kann es zu schmerzhaften Erosionen und Schwellungen kommen. In diesem Fall ist eine Behandlungspause und gegebenenfalls eine symptomatische Lokalbehandlung erforderlich.

10.1.2 Ärztliche Therapie

10.1.2.1 Trichloressigsäure (bis zu 85%)

Trichloressigsäure ist eine starke Säure, die zu Zellnekrosen führt. Trichloressigsäure wird vom Arzt mit einem Wattetupfer auf die Warzen aufgebracht. Sehr gute Resultate werden bei kleinen, weichen Condylomata acuminata im Schleimhautbereich erzielt. Die Therapie wird im wöchentlichen Abstand wiederholt. Nachteile sind sofortiges Brennen und Schmerzen. Der Vorteil ist eine Abheilung ohne Narbenbildung und eine sichere Anwendung während der Schwangerschaft. Trichloressigsäure darf nur in kleinsten Mengen eingesetzt werden. Bei übertriebenem Einsatz ist die Neutralisation mit Natriumbicarbonat nötig.

10.1.2.2 Fluorouracil-5%-Creme

Eine routinemäßige Anwendung von Fluorouracil-5%-Creme kann aufgrund unklarer Wirkung und ausgeprägter Nebenwirkungen nicht empfohlen werden.

10.1.2.3 Kryotherapie

Kälteanwendung mit flüssigem Stickstoff im offenen Verfahren (Sprayverfahren bzw. Wattetupfer) oder über Kontaktkryotherapie (Kryoprobe unter anderem mit CO_2, N_2O,

N_2). Auf die sorgfältige Desinfektion von Kontaktflächen ist zu achten. Die Therapie wird wöchentlich bis zweiwöchentlich wiederholt. Vorteile sind geringe Kosten, einfache Handhabung und kaum Langzeitkomplikationen. Nachteile sind initial lokale Komplikationen; Rezidive sind häufig (bis zu 75%).

10.2 Präinvasive Läsionen

Präinvasive Läsionen des weiblichen Genitales sollten nach zytologischer und kolposkopischer Evaluierung mittels Biopsie histologisch gesichert und folgend durch chirurgische Exzision oder Lasertherapie behandelt werden (siehe auch S2-Leitlinie „Zervixkarzinom“ und S2-Leitlinie „Vulvakarzinom“; siehe AWMF-Leitlinienregister unter www.awmf-online.de) (59).

10.2.1 Zervikale intraepitheliale Neoplasien (CIN)

10.2.1.1 Therapie mit rekombinantem humanem Interferon γ 1b

Eine Interferontherapie sollte als Ausnahme nur bei Rezidiven oder ausgedehnter Erkrankung angewendet werden (113), da die Datenlage widersprüchlich ist. So konnten durch intraläsionale (intrazervikale) Applikation bei 20 Frauen mit CIN 1/2 nach zweimonatiger Behandlung Remissionsraten für die Dysplasie und die HPV-Infektion von 53% erreicht werden (118). Andere Studien zeigten keinen Effekt durch eine Interferontherapie (34).

10.2.1.2 Vitamin A

Die Daten für die Wirksamkeit von Vitamin A und seinen Derivaten bezüglich einer Remission von CIN 2/3 sind in zwei randomisierten, placebokontrollierten Phase-II-Studien widersprüchlich, so dass ein Einsatz von Vitamin A nicht empfohlen werden kann (8).

10.2.1.3 Cyclooxygenase-2-Inhibitoren

Klinische Studien zeigten die Regression von CIN-2/3-Läsionen unter der Therapie mit Cyclooxygenase-2-Inhibitoren (28, 48). Nach kardiovaskulären Zwischenfällen jedoch wurde der COX2-Inhibitor Rofecoxib vom Markt genommen.

10.2.1.4 Leukozytenultrafiltrat 5 E. i.m.

Derzeit fehlen prospektiv randomisierte Studien, die eine Wirksamkeit aufzeigen könnten. In Kasuistiken und Einzelfallberichten wurde die Regression von Läsionen beschrieben.

10.2.1.5 Folsäure, Riboflavin, Thiamin und Vitamin B12

Die ausreichende Zufuhr von Folsäure, Riboflavin, Thiamin und Vitamin B12 kann das Risiko für zervikale Dysplasien (CIN 1–3) um 50 bis 90% reduzieren. Dies zeigte eine Fallkontrollstudie mit 485 Frauen (49).

10.2.2 Vulväre intraepitheliale Neoplasien (VIN)

In einer Reihe von Kasuistiken und Sammelkasuistiken wurden widersprüchliche Ergebnisse bei der Anwendung von Imiquimod zur Therapie der VIN berichtet (38, 79, 102). Kontrollierte Studien liegen für diese Indikationen nicht vor. Die Anwendung erfolgt ausschließlich im Off-Label-Use. Zu anderen Therapieverfahren liegen keine aussagekräftigen Erfahrungen vor.

11 Diagnostik und Behandlung in der Schwangerschaft

11.1 Larynxpapillomatose (juvenile Larynxpapillomatose) und Transmission

Die frühkindliche Larynxpapillomatose ist eine sehr seltene Erkrankung mit niedriger Mortalität, aber erheblicher Morbidität. Sie wird als gutartige epitheliale Neoplasie des Kehlkopfes bezeichnet. Papillomviren werden hierfür als Ursache angesehen. Läsionen treten bei den Kindern häufig im Bereich des Kehlkopfes, der Stimmbänder und der oralen und nasalen Schleimhäute auf. Die Erkrankung entwickelt sich in den ersten fünf Lebensjahren des Kindes und ist deutlich mit dem Auftreten von Condylomata acuminata in der Schwangerschaft assoziiert, dies betrifft unter 1000 Geburten bei einer mütterlichen Erkrankung mit Genitalwarzen etwa sieben Kinder (119). Das Alter der Mutter (30 Jahre oder darüber), die Parität (Mehrgebärende), sowie die Dauer der Geburt (zehn Stunden oder darüber) stellen Risikofaktoren für die Entwicklung einer Larynxpapillomatose dar. Der Geburtsmodus spielt hierbei keine Rolle. Eine Indikation zur primären Sectio ist prinzipiell nur dann gegeben, wenn die Geburtswege durch einen ausgedehnten Befall von Kondylomen verlegt sind und folgend eine Vaginalgeburt durch zu erwartende Traumata im Geburtskanal nicht möglich ist (50, 60, 119, 134).

11.2 Behandlung von HPV-Infektionen des weiblichen Genitaltrakts (Condylomata acuminata) in der Schwangerschaft

Prinzipiell ist eine Spontanremission von Condylomata acuminata in der Schwangerschaft möglich. Auch während der Schwangerschaft ist eine lokale Behandlung der Genitalwarzen durchführbar. Die medikamentöse lokale Anwendung mit Trichloressigsäure (Konzentration bis zu 85%) ist möglich, aber nicht durch die Patientin selbst durchzuführen. Die Anwendung von Imiquimod-5%-Creme ist bei fehlender Datenlage in der Schwangerschaft nicht zugelassen (50), Podophyllotoxin ist kontraindiziert. Eine Kryotherapie ist ebenfalls in der Schwangerschaft kontraindiziert.

Die Durchführung einer chirurgischen Therapie oder auch Laserevaporisation ist ebenfalls möglich. Eine Behandlung ab der 34. SSW ist hinsichtlich der Reduktion der Rezidive sinnvoll.

11.3 Behandlung von präinvasiven Läsionen in der Schwangerschaft

Das Auftreten einer höhergradigen Dysplasie (CIN 2/3) der Cervix uteri in der Schwangerschaft wird in der Literatur mit 1 bis 7% aller Schwangeren angegeben. Die Häufigkeit des invasiven Zervixkarzinoms liegt bei 0,05% aller Schwangerschaften (2). In der Schwangerschaft gibt es im Bereich des Platten- und Drüsenepithels der Cervix uteri physiologische Veränderungen, die die Beurteilung der Cervix uteri hinsichtlich des Vorliegens einer CIN oder eines mikroinvasiven Zervixkarzinoms deutlich erschweren. Eine HPV-Testung kann hierbei gegebenenfalls hilfreich sein.

Die weiterführende Diagnostik und Therapieempfehlung sollte an einem ausgewiesenen Zentrum durchgeführt werden. Patientinnen mit leichtgradigen Läsionen (CIN 1) in der Schwangerschaft können wieder an der normalen Schwangerschaftsvorsorge teilnehmen, da eine Progression in ein invasives Karzinom nicht beobachtet wurde (2, 73, 142). Bei höhergradigen CIN (CIN 2/3) in der Schwangerschaft kann ebenfalls ein abwartendes Verhalten erfolgen (19, 107, 122). Nach zytologischer, kolposkopischer und ggf. histologischer Abklärung der Läsion folgen engmaschige zytologische und kolposkopische Kontrollen alle acht Wochen bis in die 35/36. Schwangerschaftswoche. Bei Regression oder unverändertem Befund der CIN 3 (≤ PAP IVa) soll die Vaginalgeburt empfohlen werden, da eine hohe Wahrscheinlichkeit einer Regression der Dysplasie (15 bis 60%) besteht (2, 19, 140, 142). Bei histologischer Diagnose eines mikroinvasiven oder klinisch manifesten invasiven Karzinoms der Zervix ist die primäre Sectio caesarea empfohlen (siehe S2-Leitlinie „Zervixkarzinom"; AWMF-Leitlinienregister unter www.awmf-online.de) (59). Bei Persistenz der CIN sollte eine Therapie erst nach Kontrolle in ausreichendem zeitlichem Abstand nach Abschluss des Wochenbetts erfolgen. Eine Reevaluation mittels Zytologie, Kolposkopie und gegebenenfalls Biopsie sollte erfolgen, um dann die entsprechende, stadiengerechte Therapie (Laserevaporisation, Konisation, Hysterektomie) durchzuführen (2, 140).

12 Immunsuppression

12.1 Transplantation

Mittlerweile ist eindeutig gesichert, dass Transplantationspatienten ein höheres Risiko besitzen im Vergleich zu nicht transplantierten Patienten, eine HPV-assoziierte Dysplasie zu entwickeln. Wahrscheinlich ist die therapeutische Immunsuppression zur Vermeidung einer Organabstoßung die primäre Ursache der Anfälligkeit von Transplantationspatientinnen für eine HPV-Infektion, obwohl der genaue Mechanismus noch weitgehend unklar ist (13). Eine zelluläre Immundefizienz könnte in einem atypischen Wachstum bei Organtransplantierten resultieren.

Spezielle Daten zur Primär- und Sekundärprävention existieren zur Zeit nicht.

Regelmäßige gynäkologische Kontrollen sind demzufolge indiziert.

12.2 HIV-Infektion

Auch bei HIV-Patienten wurde eine erhöhte Inzidenz sowohl von HPV-Infektionen als auch von HPV-assoziierten Dysplasien beobachtet (14, 32, 39). Zusätzlich konnte eine höhere Rezidivquote bei HIV-infizierten Patientinnen beobachtet werden. Auffällige zervikale und anale zytologische Abstriche wurden vermehrt in HIV-infizierten Patientinnen im Vergleich zum nicht infizierten Vergleichskollektiv beobachtet (3, 55, 114). Bei HIV-Patientinnen tritt öfter eine multifokale Lokalisation einer HPV-Infektion auf (17). HIV-infizierte Frauen haben demzufolge ein zweifach erhöhtes Risiko, neben einer CIN auch gleichzeitig eine anale IN aufzuweisen. Ebenfalls scheint eine hohe HIV-Viruskonzentration (Viruslast) im Serum zusammen mit einer niedrigen CD4+-Helferzellanzahl mit einem erhöhten Risiko einer persistierenden zervikalen HPV-Infektion einherzugehen. Für die weiteren gynäkologischen Untersuchungen und für die Früherkennung siehe auch die „Deutsch-Österreichischen Empfehlungen zur HIV-Therapie in der Schwangerschaft und bei HIV-exponierten Neugeborenen" (siehe AWMF-Leitlinienregister unter www.awmf-online.de)

Durch die moderne antiretrovirale Behandlung HAART (Hochaktive antiretrovirale Therapie, **H**ighly **A**ctive **A**nti-**R**etroviral Therapy) ist eine signifikante Senkung der Inzidenz von opportunistischen Infektionen bei HIV-Patientinnen erreicht worden (22, 78, 87, 96, 97). Obwohl HAART die Inzidenz einiger opportunistischer Infektionen und HIV-assoziierter Neoplasien bei HIV-infizierten Patientinnen senken kann (18, 92, 101), ist es noch nicht abschließend geklärt, inwieweit diese Therapie auch eine HPV-Infektion sowie deren dysplastische und neoplastische Folgen beeinflusst.

Regelmäßige gynäkologische Kontrollen sowie präventive Maßnahmen (s. a. entsprechende Kapitel) sind demzufolge indiziert.

Immunsupprimierte können einen ungewöhnlich ausgedehnten Befall mit Condylomata acuminata aufweisen, so beispielsweise auch in der Urethra. Der bei Immunkompetenten aufgrund des ausgeprägten Epitheltropismus der HPV praktisch ausgeschlossene Befall der Harnblase wird bei Immunsupprimierten durchaus häufiger in Fallberichten erwähnt (9). Nur für diese Patientinnengruppe scheint bei Kondylombefall der Urethra daher nach Sanierung dieser Kondylome eine Urethrozystoskopie empfehlenswert. Eine diagnostische Zystoskopie vor einer Behandlung ist nicht indiziert.

Bei Immunsupprimierten sind Rezidive bei endoskopisch gesicherten Kondylomen häufig und können auch leichter in Richtung der Harnblase verschleppt werden. Der Aspekt der Kondylome in der Harnblase zeichnet sich durch ein langstieliges, papilläres Wachstum aus. Die Therapie kann durch Laserkoagulation oder Elektroresektion erfolgen.

13 Prophylaxe beim Partner

In einer Metaanalyse aus dem Jahr 2002 kommen die Autoren zu dem Schluss, dass es in den untersuchten 20 Studien keinen konsistenten Beweis dafür gibt, dass Kondome davor schützen, HPV-DNA-positiv zu werden (80). Eine Pool-Analyse von 11.337 Frauen ergab ebenfalls keinen signifikanten Schutz durch die Kondombenutzung (127).

Im Gegensatz dazu berichten Winer et al. in einer hochrangig publizierten Studie über einen signifikanten Schutz durch konsequente Kondombenutzung bei erstmaliger Aufnahme der sexuellen Aktivität (138). Die konsequente Verwendung von Kondomen vermindert das Übertragungsrisiko einer zervikalen und vulvovaginalen HPV-Infektion zwischen Mann und Frau, stellt aber keinen absoluten Schutz dar. Darüber hinaus empfiehlt sich die Kondomanwendung zum Schutz vor anderen sexuell übertragbaren Erkrankungen (siehe entsprechende Leitlinie im AWMF-Leitlinienregister unter www.awmf-online.de)

Meijer et al. wiesen in einer randomisierten Studie mit 148 Teilnehmerinnen und Teilnehmern nach, dass die Benutzung von Kondomen sowohl die Prävalanz von CIN und HPV bei der Partnerin wie auch die Anzahl peniler HPV-Läsionen beim Partner signifikant senken kann (10, 54).

Zusammenfassend liegen derzeit keine konsistenten Empfehlungen bezüglich Kondombenutzung in einer Partnerschaft mit einem bereits HPV-positiven Partner vor. Insbesondere gibt es keinerlei Konsensempfehlungen zu einem Kondomgebrauch beziehungsweise zur Dauer eines Kondomgebrauches nach erfolgter Therapie eines der Partner.

Eine generelle Impfprävention beim Mann kann nach derzeitiger Datenlage nicht empfohlen werden. Die Impfung (HPV 6, 11, 16, 18) ist immunogen. Effektivitätsdaten liegen für Männer noch nicht vor.

14 Nachsorge

14.1 Zervix

14.1.1 Präinvasive Läsionen der Portio uteri

Die Therapie der höhergradigen CIN führt meist zu einer Elimination von HPV und stellt somit ein kausales Therapieverfahren dar (25). Die besondere Bedeutung eines negativen HPV-Tests nach einer CIN-Therapie liegt in dem hohen negativen Vorhersagewert. Ein negativer HPV-Test nach CIN-Therapie schließt eine CIN-Persistenz bzw. ein CIN-Rezidiv mit hoher Wahrscheinlichkeit aus. Dies gilt auch im Status nach inkompletter Resektion (befallene Schnittränder). Die Sensitivität des HPV-Nachweises hinsichtlich der Entdeckung einer persistierenden oder rezidivierenden CIN ist sehr hoch. Die Kombination aus Zytologie und postoperativem HPV-Test führt zu einer Steigerung der Sicherheit (69).

14.1.2 Freie Schnittränder

Rezidive sind selten (105). Es sollte sechs und zwölf Monate nach Therapie ein HPV-HR-Test mit Zytologie durchgeführt werden. Sind alle Tests negativ, erfolgt die weitere Kontrolle in Routineintervallen. Ist einer der Tests positiv, erfolgt die sofortige Kolposkopie (143). Alternativ erfolgen alle sechs Monate Kontrolluntersuchungen mit Zytologie und Kolposkopie. Nach drei unauffälligen Befunden erfolgen gynäkologische Kontrollen in Routineintervallen.

14.1.3 Befallene Schnittränder

In bis zu 25% erfolgt die Konisation nicht oder nur fraglich im Gesunden (positive Absetzungsränder). Risikofaktoren für eine Non-in-sano-Resektion sind CIN 3, große Läsion, endozervikaler (Mit-)Befall, Alter. In über 80% der Fälle ist trotz positiver Absetzungsränder bei sofortiger Nachkonisation keine Dysplasie mehr nachweisbar. Bei einer CIN 1 am Absetzungsrand ist sogar in nur 0 bis 5% mit einem Rezidiv bzw. einer Persistenz zu rechnen. Im Fall einer CIN 3 am Absetzungsrand ist in 20 bis 25% mit einem Rezidiv zu rechnen. Ist dabei der endozervikale Rand betroffen, steigt das Risiko auf bis zu 30%. Am höchsten ist das Risiko, wenn sowohl vaginaler wie auch endozervikaler Rand mit CIN 3 befallen sind (50%) (104).

Eine sofortige Rekonisation ist in der Regel nicht indiziert. Dies gilt insbesondere für Frauen mit noch nicht abgeschlossener Familienplanung. Bei den Kontrolluntersuchungen alle sechs Monate nach Primärtherapie sind ein zytologischer Abstrich und eine Kolposkopie indiziert. Bestätigt sich hier die CIN, sollte eine Rekonisation erfolgen. Ein negativer HPV-Test ist mit einem geringen Persistenzrisiko assoziiert. Bei primärem Befall der endozervikalen Schnittränder oder bei positivem HPV-Nachweis kann zudem eine endozervikale Kürettage durchgeführt werden. Bei drei aufeinander folgenden unauffälligen Befunden erfolgen die weiteren Kontrollen in Routineintervallen.

Grundsätzlich ist bei befallenen Schnitträndern auch eine sofortige Nachresektion möglich. Eine Hysterektomie wird die Ausnahme darstellen. Sie erfordert in der Regel eine zusätzliche Indikation.

14.1.4 Negative Histopathologie (Konisat)

Eine negative Histopathologie nach präoperativ gesicherter CIN ist mit ähnlich hohem Rezidivrisiko assoziiert wie eine Non-in-sano-Resektion (77). Die Nachsorge ist deshalb entsprechend.

14.2 Präinvasive Läsionen der Vulva und Vagina

Für die präinvasiven Läsionen der Vulva und Vagina können aufgrund der Datenlage keine gesicherten Empfehlungen gegeben werden. Regelmäßige klinische Nachsorgeuntersuchungen analog der Nachsorge im Status nach CIN-Therapie auch unter Einbeziehung der Kolposkopie sind indiziert (siehe Leitlinie „Vulvakarzinom und dessen Vorstufen"; AWMF-Leitlinienregister unter www.awmf-online.de).

15 Informationen für Patientinnen und Angehörige

15.1 Zu medizinischen Fragen

Beim Deutschen Krebsinformationsdienst in Heidelberg (KID, www.krebsinformations-dienst.de) erhalten Interessierte im Internet oder per Telefon (0800 / 420 30 40 kostenlos aus dem deutschen Festnetz) Informationen sowohl zur Prävention und Früherkennung als auch zur Diagnose, Behandlung und Nachsorge für erkrankte Frauen – per Telefon auch in türkischer Sprache.

Die Projektgruppe ZERVITA (www.zervita.de) möchte in der Bevölkerung und in medizinischen Fachkreisen das Bewusstsein für Gebärmutterhalskrebs, für dessen Ursachen und für die Möglichkeiten der Prävention und Früherkennung erhöhen.

Empfehlungen der Ständigen Impfkommission (STIKO) sind unter www.rki.de erreichbar. Die Internetseiten zu den Empfehlungen der STIKO beinhalten die aktuellen Empfehlungen und das Archiv mit den Empfehlungen aus den Vorjahren.

Weitere Adressen:

- Deutsche Gesellschaft für Gynäkologie und Geburtshilfe (DGGG): www.dggg.de,
- Arbeitsgemeinschaft Gynäkologische Onkologie (AGO) der DGGG und der DKG: www.ago-online.org,
- Berufsverband der Frauenärzte: www.bvf.de,
- Berufsverband der Kinder- und Jugendärzte e.V. (BVKJ): www.kinderaerzteimnetz.de,
- Bundesministerium für Gesundheit: www.bmg.bund.de,
- Deutsche Gesellschaft für Kinderheilkunde und Jugendmedizin e.V. (DGKJ): www.dgkj.de,
- Deutsches Grünes Kreuz e.V.: www.dgk.de,
- Deutsche Krebsgesellschaft e.V.: www.krebsgesellschaft.de,
- Deutsche Krebshilfe e.V. – Informations- und Beratungsdienst: www.krebshilfe.de, Telefon: 0228 / 72990-95.

Bei den genannten Organisationen erhalten Interessierte auch kostenlose aktuelle Informationsbroschüren und Ratgeber.

15.2 Zu Fragen der psychosozialen Begleitung und Beratung von Betroffenen für Betroffene und Angehörige

Die „Frauenselbsthilfe nach Krebs e.V." – die größte Krebsselbsthilfeorganisation mit bundesweit über 440 Selbsthilfegruppen – arbeitet nach dem Motto: „Auffangen, Informieren, Begleiten und die gesundheits- und sozialpolitischen Interessen Krebskranker vertreten".

Die Frauenselbsthilfe steht unter der Schirmherrschaft der Deutschen Krebshilfe, ist Kooperationspartner des KID und zu erreichen unter www.frauenselbsthilfe.de, Telefonberatung: 0228 / 33889-400.

16 Literaturverzeichnis

1. Abulafia O, Pezzullo J, Sherer D. Performance of ThinPrep liquid-based cervical cytology in comparison with conventionally prepared Papanicolaou smears: a quantitative survey. Gynecol Oncol 2003; 90: 137–144

2. Ackermann S, Gehrsitz C, Mehlhorn G, Beckmann MW. Management and course of histologically verified cervical carcinoma in situ during pregnancy. Acta Obstet Gynecol Scan 2006; 85: 1134–1137

3. Adachi A, Fleming I, Burk RD, et a. Women with human immunodeficiency virus infection and abnormal Papanicolaou smears: a prospective study of colposcopy and clinical outcome. Obstet Gynecol 1993; 81: 372–377

4. Al-Ghamdi A, Freedman D, Miller D, Poh C, Rosin M, Zhang L, Gilks CB. Vulvar squamous cell carcinoma in young women: a clinicopathologic study of 21 cases. Gynecol Oncol 2002; 84: 94–101

5. Andersen ES, Paavonen J, Murnaghan M, Östör AG, Hanselaar AG, Bergeron C, Dobbs SP. Epithelial Tumors of the Vagina. In: Tavassoli FA, Devilee P (eds.), Pathology and Genetics of Tumours of the Breast and Female Genital Organs: World Health Organization Classification of Tumours. IARC Press, Lyon, 2003: 259–279

6. Anderson MC, Jordan J, Morse A, Sharp F, Stafl AS. Integrated Colposcopy. In: Management of premalignant and early malignant disease. Chapman&Hall Medical, London, Weinheim, New York, 1996: 162–178

7. Anhang R, Wright TC, Jr., Smock L, Goldie SJ. Women's desired information about human papillomavirus. Cancer 2004; 100: 315–320

8. Bell MC, Alvarez RD. Chemoprevention and vaccines: a review of the nonsurgical options for the treatment of cervical dysplasia. Int J Gynecol Cancer 2005; 15: 4–12

9. Bishop JW, Emanuel JM, Sims KL. Disseminated mucosal papilloma/condyloma secondary to human papillomavirus. Am J Surg Pathol 1998; 22: 1291–1295

10. Bleeker MC, Hogewoning CJ, Voorhorst FJ, van den Brule AJ, Snijders PJ, Starink TM, Berkhof J, Meijer CJ. Condom use promotes regression of human papillomavirus-associated penile lesions in male sexual partners of women with cervical intraepithelial neoplasia. Int J Cancer 2003; 107: 804–810

11. Bosch FX, de Sanjose S. Chapter 1: Human papillomavirus and cervical cancer – burden and assessment of causality. J Natl Cancer Inst Monogr 2003; 31: 3–13

12. Brandt HM, McCree DH, Lindley LL, Sharpe PA, Hutto BE. An evaluation of printed HPV educational materials. Cancer Control 2005; 12 (Suppl 2): 103–106

13. Brown DR, Bryan JT, Cramer H, Fife KH. Analysis of human papillomavirus types in exophytic condylomata acuminata by hybrid capture and Southern blot techniques. J Clin Microbiol 1993; 31: 2667–2673

14. Byrne MA, Taylor-Robinson D, Munday PE, Harris JR. The common occurrence of human papillomavirus infection and intraepithelial neoplasia in women infected by HIV. Aids 1989; 3: 379–382

15. Casper GR, Ostor AG, Quinn MA. A clinicopathologic study of glandular dysplasia of the cervix. Gynecol Oncol 1997; 64: 166–170

16. Castellsague X, Bosch FX, Munoz N. Environmental co-factors in HPV carcinogenesis. Virus Res 2002; 89: 191–199

17. Chin-Hong PV, Vittinghoff E, Cranston RD, Browne L, Buchbinder S, Colfax G, Da Costa M, Darragh T, Benet DJ, Judson F, Koblin B, Mayer KH, Palefsky JM. Age-related prevalence of anal cancer precursors in homosexual men: the EXPLORE study. J Natl Cancer Inst 2005; 97: 896–905

18. Clifford GM, Polesel J, Rickenbach M, Dal Maso L, Keiser O, Kofler A, Rapiti E, Levi F, Jundt G, Fisch T, Bordoni A, De Weck D, Franceschi S. Cancer risk in the Swiss HIV Cohort Study: associations with immunodeficiency, smoking, and highly active antiretroviral therapy. J Natl Cancer Inst 2005; 97: 425–432

19. Coppola A, Sorosky J, Casper R, Anderson B, Buller RE. The clinical course of cervical carcinoma in situ diagnosed during pregnancy. Gynecol Oncol 1997; 67: 162–165

20. Crum CP, McLachlin CM, Tate JE, Mutter GL. Pathobiology of vulvar squamous neoplasia. Curr Opin Obstet Gynecol 1997; 9: 63–69

21. Crum CP. Carcinoma of the vulva: epidemiology and pathogenesis. Obstet Gynecol 1992; 79: 448–454

22. Cubie HA, Seagar AL, Beattie GJ, Monaghan S, Williams AR. A longitudinal study of HPV detection and cervical pathology in HIV infected women. Sex Transm Infect 2000; 76: 257–261

23. Cuzick J, Clavel C, Petry KU, Meijer CJ, Hoyer H, Ratnam S, Szarewski A, Birembaut P, Kulasingam S, Sasieni P, Iftner T. Overview of the European and North American studies on HPV testing in primary cervical cancer screening. Int J Cancer 2006; 119: 1095–1101

24. Daling JR, Madeleine MM, Schwartz SM, Shera KA, Carter JJ, McKnight B, Porter PL, Galloway DA, McDougall JK, Tamimi H. A population-based study of squamous cell vaginal cancer: HPV and cofactors. Gynecol Oncol 2002; 84: 263–270

25. Dannecker C, Hillemanns P, Hepp H. HPV-Nachweis in der Nachsorge bei CIN. Der Gynäkologe 2003; 36: 331–340

26. Davey E, d'Assuncao J, Irwig L, Macaskill P, Chan SF, Richards A, Farnsworth A. Accuracy of reading liquid based cytology slides using the ThinPrep Imager compared with conventional cytology: prospective study. Bmj 2007; 335: 31

27. Elbasha EH, Dasbach EJ, Insinga RP. Model for assessing human papillomavirus vaccination strategies. Emerg Infect Dis 2007; 13: 28–41

28. Farley JH, Truong V, Goo E, Uyehara C, Belnap C, Larsen WI. A randomized double-blind placebo-controlled phase II trial of the cyclooxygenase-2 inhibitor Celecoxib in the treatment of cervical dysplasia. Gynecol Oncol 2006; 103: 425–430

29. Fenger C, Frisch M, Marti MC, Parc R. Tumors of the anal canal. In: Hamilton SR, Aaltonen LA (eds.), Pathology and Genetics of Tumours of the Digestive System: World Health Organization Classification of Tumours. IARC Press, Lyon, 2000: 259–279

30. Ferlay A, et al. Cancer incidence, mortality and prevalence worldwide. IARC Press, Lyon, 2002

31. Franceschi S. The IARC commitment to cancer prevention: the example of papillomavirus and cervical cancer. Recent Results Cancer Res 2005; 166: 277–297

32. Frazer IH, Medley G, Crapper RM, Brown TC, Mackay IR. Association between anorectal dysplasia, human papillomavirus, and human immunodeficiency virus infection in homosexual men. Lancet 1986; 2: 657–660

33. Freeman-Wang T, Walker P, Linehan J, Coffey C, Glasser B, Sherr L. Anxiety levels in women attending colposcopy clinics for treatment for cervical intraepithelial neoplasia: a randomised trial of written and video information. Bjog 2001; 108: 482–484

34. Frost L, Skajaa K, Hvidman LE, Fay SJ, Larsen PM. No effect of intralesional injection of interferon on moderate cervical intraepithelial neoplasia. Br J Obstet Gynaecol 1990; 97: 626–630

35. Garland SM, Hernandez-Avila M, Wheeler CM, Perez G, Harper DM, Leodolter S, Tang GW, Ferris DG, Steben M, Bryan J, Taddeo FJ, Railkar R, Esser MT, Sings HL, Nelson M, Boslego J, Sattler C, Barr E, Koutsky LA. Quadrivalent vaccine against human papillomavirus to prevent anogenital diseases. N Engl J Med 2007; 356: 1928–1943

36. Garland SM, Quinn MA. CHAPTER 11 How to manage and communicate with patients about HPV? Int J Gynaecol Obstet 2006; 94: S106–112

37. Goldstein NS, Ahmad E, Hussain M, Hankin RC, Perez-Reyes N. Endocervical glandular atypia: does a preneoplastic lesion of adenocarcinoma in situ exist? Am J Clin Pathol 1998; 110: 200–209

38. Goorney BP, Polori R. A case of Bowenoid papulosis of the penis successfully treated with topical imiquimod cream 5%. Int J STD AIDS 2004; 15: 833–835

39. Greenspan D, de Villiers EM, Greenspan JS, de Souza YG, zur Hausen H. Unusual HPV types in oral warts in association with HIV infection. J Oral Pathol 1988; 17: 482–488

40. Griesser H, Sander H, Hilfrich R, Moser B, Schenck U. Correlation of immunochemical detection of HPV L1 capsid protein in pap smears with regression of high-risk HPV positive mild/moderate dysplasia. Anal Quant Cytol Histol 2004; 26: 241–245

41. Gross G, Hillemanns P, Iftner T, et al. HPV-Vakzine: Wer sollte wann, wo und wie geimpft werden? Dt Ärzteblatt 2006; 103: A-3384 / B-2945 / C-2825

42. Gross G, Pfister H. Role of human papillomavirus in penile cancer, penile intraepithelial squamous cell neoplasias and in genital warts. Med Microbiol Immunol 2004; 193: 35–44

43. Gross G, Von Krogh G. Therapy of anogenital HPV-induced lesions. Clin Dermatol 1997; 15: 457–470

44. Gross G. Impact of prophylactic HPV vaccines on dermatology and venereology. Hautarzt 2007; 58: 507–514

45. Haidopoulos D, Diakomanolis E, Rodolakis A, Vlachos G, Elsheikh A, Michalas S. Safety and efficacy of locally applied imiquimod cream 5% for the treatment of condylomata acuminata of the vulva. Arch Gynecol Obstet 2004; 270: 240–243

46. Hampl M, Sarajuuri H, Wentzensen N, Bender HG, Kueppers V. Effect of human papillomavirus vaccines on vulvar, vaginal, and anal intraepithelial lesions and vulvar cancer. Obstet Gynecol 2006; 108: 1361–1368

47. Harper DM, Franco EL, Wheeler C, Ferris DG, Jenkins D, Schuind A, Zahaf T, Innis B, Naud P, De Carvalho NS, Roteli-Martins CM, Teixeira J, Blatter MM, Korn AP, Quint W, Dubin G. Efficacy of a bivalent L1 virus-like particle vaccine in prevention of infection with human papillomavirus types 16 and 18 in young women: a randomised controlled trial. Lancet 2004; 364: 1757–1765

48. Hefler LA, Grimm C, Speiser P, Sliutz G, Reinthaller A. The cyclooxygenase-2 inhibitor rofecoxib (Vioxx) in the treatment of cervical dysplasia grade II–III A phase II trial. Eur J Obstet Gynecol Reprod Biol 2006; 125: 251–254

49. Hernandez BY, McDuffie K, Wilkens LR, Kamemoto L, Goodman MT. Diet and premalignant lesions of the cervix: evidence of a protective role for folate, riboflavin, thiamin, and vitamin B12. Cancer Causes Control 2003; 14: 859–870

50. Higgens RV, Naumann W, Hall J, Spandorfer SD, Talavera F, Chelmow D, Gaupp FB, Shulman LP. Condyloma Acuminatum. last updated 01/2007 2007; http://www.emedicine.com/med/topic3293.htm

51. Hillemanns P, Thaler C, Kimmig R. Epidemiologie und Diagnostik der zervikalen intraepithelialen Neoplasie – Ist das derzeitige Konzept von Screening und Diagnostik der CIN noch aktuell? Gynäkologisch-geburtshilfliche Rundschau 1997; 37: 179–191

52. Hillemanns P, Wang X. Integration of HPV-16 and HPV-18 DNA in vulvar intraepithelial neoplasia. Gynecol Oncol 2006; 100: 276–282

53. Ho GY, Bierman R, Beardsley L, Chang CJ, Burk RD. Natural history of cervicovaginal papillomavirus infection in young women. N Engl J Med 1998; 338: 423–428

54. Hogewoning CJ, Bleeker MC, van den Brule AJ, Voorhorst FJ, Snijders PJ, Berkhof J, Westenend PJ, Meijer CJ. Condom use promotes regression of cervical intraepithelial neoplasia and clearance of human papillomavirus: a randomized clinical trial. Int J Cancer 2003; 107: 811–816

55. Holly EA, Ralston ML, Darragh TM, Greenblatt RM, Jay N, Palefsky JM. Prevalence and risk factors for anal squamous intraepithelial lesions in women. J Natl Cancer Inst 2001; 93: 843–849

56. Jones RW, Rowan DM, Stewart AW. Vulvar intraepithelial neoplasia: aspects of the natural history and outcome in 405 women. Obstet Gynecol 2005; 106: 1319–1326

57. Joura EA, Losch A, Haider-Angeler MG, Breitenecker G, Leodolter S. Trends in vulvar neoplasia. Increasing incidence of vulvar intraepithelial neoplasia and squamous cell carcinoma of the vulva in young women. J Reprod Med 2000; 45: 613–615

58. Kahn JA, Slap GB, Bernstein DI, Tissot AM, Kollar LM, Hillard PA, Rosenthal SL. Personal meaning of human papillomavirus and Pap test results in adolescent and young adult women. Health Psychol 2007; 26: 192–200

59. Kaufmann M, Beckmann MW, Emons G, Dall P, Ebert AD, Hantschmann P, von Minckwitz G, Schmalfeldt B. Aktuelle Empfehlungen der Arbeitsgemeinschaft Gynäkologische Onkologie. Zuckschwerdt-Verlag, Germering/München, 2006

60. Kawana K, Yasugi T, Yoshikawa H, Kawana Y, Matsumoto K, Nakagawa S, Onda T, Kikuchi A, Fujii T, Kanda T, Taketani Y. Evidence for the presence of neutralizing antibodies against human papillomavirus type 6 in infants born to mothers with condyloma acuminata. Am J Perinatol 2003; 20: 11–16

61. Keating JT, Cviko A, Riethdorf S, Riethdorf L, Quade BJ, Sun D, Duensing S, Sheets EE, Munger K, Crum CP. Ki-67, cyclin E, and p16INK4 are complimentary surrogate biomarkers for human papilloma virus-related cervical neoplasia. Am J Surg Pathol 2001; 25: 884–891

62. Khan MJ, Castle PE, Lorincz AT, Wacholder S, Sherman M, Scott DR, Rush BB, Glass AG, Schiffman M. The elevated 10-year risk of cervical precancer and cancer in women with human papillomavirus (HPV) type 16 or 18 and the possible utility of type-specific HPV testing in clinical practice. J Natl Cancer Inst 2005; 97: 1072–1079

63. Khleif SN, DeGregori J, Yee CL, Otterson GA, Kaye FJ, Nevins JR, Howley PM. Inhibition of cyclin D-CDK4/CDK6 activity is associated with an E2F-mediated induction of cyclin kinase inhibitor activity. Proc Natl Acad Sci USA 1996; 93: 4350–4354

64. Kjaer S, Hogdall E, Frederiksen K, Munk C, van den Brule A, Svare E, Meijer C, Lorincz A, Iftner T. The absolute risk of cervical abnormalities in high-risk human papillomavirus-positive, cytologically normal women over a 10-year period. Cancer Res 2006; 66: 10630–10636

65. Klaes R, Friedrich T, Spitkovsky D, Ridder R, Rudy W, Petry U, Dallenbach-Hellweg G, Schmidt D, von Knebel Doeberitz M. Overexpression of p16(INK4A) as a specific marker for dysplastic and neoplastic epithelial cells of the cervix uteri. Int J Cancer 2001; 92: 276–284

66. Klug SJ, Hukelmann M, Hollwitz B, Duzenli N, Schopp B, Petry KU, Iftner T. Prevalence of human papillomavirus types in women screened by cytology in Germany. J Med Virol 2007; 79: 616–625

67. Koch A, Kirschner W, Schäfer A. Robert-Koch-Info II/97, 1997

68. Koutsky L. Epidemiology of genital human papillomavirus infection. Am J Med 1997; 102: 3–8

69. Kreimer AR, Guido RS, Solomon D, Schiffman M, Wacholder S, Jeronimo J, Wheeler CM, Castle PE. Human papillomavirus testing following loop electrosurgical excision procedure identifies women at risk for posttreatment cervical intraepithelial neoplasia grade 2 or 3 disease. Cancer Epidemiol Biomarkers Prev 2006; 15: 908–914

70. Kruse AJ, Baak JP, de Bruin PC, Jiwa M, Snijders WP, Boodt PJ, Fons G, Houben PW, The HS. Ki-67 immunoquantitation in cervical intraepithelial neoplasia (CIN): a sensitive marker for grading. J Pathol 2001; 193: 48–54

71. Kruse AJ, Baak JP, Helliesen T, Kjellevold KH, Bol MG, Janssen EA. Evaluation of MIB-1-positive cell clusters as a diagnostic marker for cervical intraepithelial neoplasia. Am J Surg Pathol 2002; 26: 1501–1507

72. Kurian K, al-Nafussi A. Relation of cervical glandular intraepithelial neoplasia to microinvasive and invasive adenocarcinoma of the uterine cervix: a study of 121 cases. J Clin Pathol 1999; 52: 112–117

73. Kyrgiou M, Koliopoulos G, Martin-Hirsch P, Arbyn M, Prendiville W, Paraskevaidis E. Obstetric outcomes after conservative treatment for intraepithelial or early invasive cervical lesions: systematic review and meta-analysis. Lancet 2006; 367: 489–498

74. Kyrgiou M, Tsoumpou I, Vrekoussis T, Martin-Hirsch P, Arbyn M, Prendiville W, Mitrou S, Koliopoulos G, Dalkalitsis N, Stamatopoulos P, Paraskevaidis E. The up-to-date evidence on colposcopy practice and treatment of cervical intraepithelial neoplasia: the Cochrane colposcopy & cervical cytopathology collaborative group (C5 group) approach. Cancer Treat Rev 2006; 32: 516–523

75. Leitlinien der Deutschen STD-Gesellschaft in Zusammenarbeit mit der Deutschen Dermatologischen Gesellschaft und der Paul-Ehrlich-Gesellschaft: Condylomata acuminata und andere HPV-assoziierte Krankheitsbilder von Genitale, Anus und Harnröhre. Hautarzt 2007; 58: 179–186

76. Liang J, Mittal KR, Wei JJ, Yee H, Chiriboga L, Shukla P. Utility of p16INK4a, CEA, Ki67, P53 and ER/PR in the differential diagnosis of benign, premalignant, and malignant glandular lesions of the uterine cervix and their relationship with Silverberg scoring system for endocervical glandular lesions. Int J Gynecol Pathol 2007; 26: 71–75

77. Livasy CA, Moore DT, Van Le L. The clinical significance of a negative loop electrosurgical cone biopsy for high-grade dysplasia. Obstet Gynecol 2004; 104: 250–254

78. Louie JK, Hsu LC, Osmond DH, Katz MH, Schwarcz SK. Trends in causes of death among persons with acquired immunodeficiency syndrome in the era of highly active antiretroviral therapy, San Francisco, 1994–1998. J Infect Dis 2002; 186: 1023–1027

79. Mandekou-Lefaki I, Delli F, Koussidou-Eremondi T, Mourellou-Tsatsou O, Dionyssopoulos A. Imiquimod 5% cream: a new treatment for Bowen's disease. Int J Tissue React 2005; 27: 31–38

80. Manhart LE, Koutsky LA. Do condoms prevent genital HPV infection, external genital warts, or cervical neoplasia? A meta-analysis. Sex Transm Dis 2002; 29: 725–735

81. Mao C, Hughes JP, Kiviat N, Kuypers J, Lee SK, Adam DE, Koutsky LA. Clinical findings among young women with genital human papillomavirus infection. Am J Obstet Gynecol 2003; 188: 677–684

82. McCaffery K, Irwig L. Australian women's needs and preferences for information about human papillomavirus in cervical screening. J Med Screen 2005; 12: 134–141

83. McCaffery K, Waller J, Nazroo J, Wardle J. Social and psychological impact of HPV testing in cervical screening: a qualitative study. Sex Transm Infect 2006; 82: 169–174

84. McCree DH, Sharpe PA, Brandt HM, Robertson R. Preferences for sources of information about abnormal Pap tests and HPV in women tested for HPV. Prev Med 2006; 43: 165–170

85. Melsheimer P, Kaul S, Dobeck S, Bastert G. Immunocytochemical detection of HPV high-risk type L1 capsid proteins in LSIL and HSIL as compared with detection of HPV L1 DNA. Acta Cytol 2003; 47: 124–128

86. Miller F, Nagel L, Kenny-Moynihan M. Implementation of the ThinPrep® Imaging System in a High-Volume Metropolitan Laboratory. Diagn Cytopathol 2007; 35: 213–217

87. Minkoff H, Ahdieh L, Massad LS, Anastos K, Watts DH, Melnick S, Muderspach L, Burk R, Palefsky J. The effect of highly active antiretroviral therapy on cervical cytologic changes associated with oncogenic HPV among HIV-infected women. Aids 2001; 15: 2157–2164

88. Mittal K, Mesia A, Demopoulos RI. MIB-1 expression is useful in distinguishing dysplasia from atrophy in elderly women. Int J Gynecol Pathol 1999; 18: 122–124

89. Modrow S, Falke S. Molekulare Virologie. Spektrum Akademischer Verlag, Heidelberg, Berlin, Oxford, 1997

90. Negri G, Egarter-Vigl E, Kasal A, Romano F, Haitel A, Mian C. p16INK4a is a useful marker for the diagnosis of adenocarcinoma of the cervix uteri and its precursors: an immunohistochemical study with immunocytochemical correlations. Am J Surg Pathol 2003; 27: 187–193

91. Nobbenhuis MA, Meijer CJ, van den Brule AJ, Rozendaal L, Voorhorst FJ, Risse EK, Verheijen RH, Helmerhorst TJ. Addition of high-risk HPV testing improves the current guidelines on follow-up after treatment for cervical intraepithelial neoplasia. Br J Cancer 2001; 84: 796–801

92. Opportunistic infections update. Proj Inf Perspect 1998: 13–14

93. Ostor AG, Mulvany N. The pathology of cervical neoplasia. Curr Opin Obstet Gynecol 1996; 8: 69–73

94. Ostor AG. Natural history of cervical intraepithelial neoplasia: a critical review. Int J Gynecol Pathol 1993; 12: 186–192

95. Paavonen J, Jenkins D, Bosch FX, Naud P, Salmeron J, Wheeler CM, Chow SN, Apter DL, Kitchener HC, Castellsague X, de Carvalho NS, Skinner SR, Harper DM, Hedrick JA, Jaisamrarn U, Limson GA, Dionne M, Quint W, Spiessens B, Peeters P, Struyf F, Wieting SL, Lehtinen MO, Dubin G. Efficacy of a prophylactic adjuvanted bivalent L1 virus-like-particle vaccine against infection with human papillomavirus types 16 and 18 in young women: an interim analysis of a phase III double-blind, randomised controlled trial. Lancet 2007; 369: 2161–2170

96. Palefsky JM, Holly EA, Efirdc JT, Da Costa M, Jay N, Berry JM, Darragh TM. Anal intraepithelial neoplasia in the highly active antiretroviral therapy era among HIV-positive men who have sex with men. Aids 2005; 19: 1407–1414

97. Palefsky JM, Holly EA, Ralston ML, Da Costa M, Bonner H, Jay N, Berry JM, Darragh TM. Effect of highly active antiretroviral therapy on the natural history of anal squamous intraepithelial lesions and anal human papillomavirus infection. J Acquir Immune Defic Syndr 2001; 28: 422–428

98. Pearce KF, Haefner HK, Sarwar SF, Nolan TE. Cytopathological findings on vaginal Papanicolaou smears after hysterectomy for benign gynecologic disease. N Engl J Med 1996; 335: 1559–1562

99. Petry KU, Glaubitz M, Maschek H, Böhmer G, Linge G, Kühnle H. Die elektrochirurgische Schlingenexzision der Transformationszone (LEEP) zur Behandlung zervikaler Neoplasien. Geburtshilfe Frauenheilkd 1996; 56: 513–516

100. Petry KU, Scheffel D, Bode U, Gabrysiak T, Kochel H, Kupsch E, Glaubitz M, Niesert S, Kuhnle H, Schedel I. Cellular immunodeficiency enhances the progression of human papillomavirus-associated cervical lesions. Int J Cancer 1994; 57: 836–840

101. Prevention and treatment of tuberculosis among patients infected with human immunodeficiency virus: principles of therapy and revised recommendations. Centers for Disease Control and Prevention. MMWR Recomm Rep 1998; 47: 1–58

102. Prinz BM, Hafner J, Dummer R, Burg G, Bruswanger U, Kempf W. Treatment of Bowen's disease with imiquimod 5% cream in transplant recipients. Transplantation 2004; 77: 790–791

103. Quadrivalent vaccine against human papillomavirus to prevent high-grade cervical lesions. N Engl J Med 2007; 356: 1915–1927

104. Reich O, Lahousen M, Pickel H, Tamussino K, Winter R. Cervical intraepithelial neoplasia III: long-term follow-up after cold-knife conization with involved margins. Obstet Gynecol 2002; 99: 193–196

105. Reich O, Pickel H, Lahousen M, Tamussino K, Winter R. Cervical intraepithelial neoplasia III: long-term outcome after cold-knife conization with clear margins. Obstet Gynecol 2001; 97: 428–430

106. Report der Beratung über Humane Papillomvirus Impfstoffe. Weltgesundsheitsorganisation (WHO), Genf. 2005

107. Robinson WR, Webb S, Tirpack J, Degefu S, O'Quinn AG. Management of cervical intraepithelial neoplasia during pregnancy with LOOP excision. Gynecol Oncol 1997; 64: 153–155

108. Rylander E, Ruusuvaara L, Almstromer MW, Evander M, Wadell G. The absence of vaginal human papillomavirus 16 DNA in women who have not experienced sexual intercourse. Obstet Gynecol 1994; 83: 735–737

109. Saslow D, Runowicz CD, Solomon D, Moscicki AB, Smith RA, Eyre HJ, Cohen C. American Cancer Society guideline for the early detection of cervical neoplasia and cancer. CA Cancer J Clin 2002; 52: 342–362

110. Sauder DN, Skinner RB, Fox TL, Owens ML. Topical imiquimod 5% cream as an effective treatment for external genital and perianal warts in different patient populations. Sex Transm Dis 2003; 30: 124–128

111. Schneede P, Munch P, Ziller F, Hofstetter A. Urethral condylomas. A therapeutic challenge. Hautarzt 2001; 52: 411–417

112. Schneider A, Hoyer H, Lotz B, Leistritza S, Kuhne-Heid R, Nindl I, Muller B, Haerting J, Durst M. Screening for high-grade cervical intra-epithelial neoplasia and cancer by testing for high-risk HPV, routine cytology or colposcopy. Int J Cancer 2000; 89: 529–534

113. Schneider A, Kaufmann A, Nidl I, Dürst M. Molekulare Diagnostik und Therapie der HPV-assoziierten genitalen Erkrankung. Der Gynäkologe 1998; 31: 1057–1066

114. Seck AC, Faye MA, Critchlow CW, Mbaye AD, Kuypers J, Woto-Gaye G, Langley C, De EB, Holmes KK, Kiviat NB. Cervical intraepithelial neoplasia and human papillomavirus infection among Senegalese women seropositive for HIV-1 or HIV-2 or seronegative for HIV. Int J STD AIDS 1994; 5: 189–193

115. Sherris J, Friedman A, Wittet S, Davies P, Steben M, Saraiya M. Chapter 25: Education, training, and communication for HPV vaccines. Vaccine 2006; 24 (Suppl 3): S210–218

116. Sideri M, Jones RW, Wilkinson EJ, Preti M, Heller DS, Scurry J, Haefner H, Neill S. Squamous vulvar intraepithelial neoplasia: 2004 modified terminology, ISSVD Vulvar Oncology Subcommittee. J Reprod Med 2005; 50: 807–810

117. Siebert U, Muth C, Sroczynski G, Velasco-Garrido M, Gerhardus A, Gibis B. Dünnschichtpräparationen und computergestützte Untersuchungen von Zervixabstrichen – Medizinische Effektivität, gesundheitsökonomische Evaluation und systematische Entscheidungsanalyse. DIMDI: DAHTA-Datenbank (DAHTA) Vol 35/2003, 2003

118. Sikorski M, Zrubek H. Recombinant human interferon gamma in the treatment of cervical intraepithelial neoplasia (CIN) associated with human papillomavirus (HPV) infection. Eur J Gynaecol Oncol 2003; 24: 147–150

119. Silverberg MJ, Thorsen P, Lindeberg H, Grant LA, Shah KV. Condyloma in Pregnancy is strongly Predictive of Juvenile-Onset recurrent Respiratory Papillomatosis. Am College Obstet Gynecol 2003; 101: 645–652

120. Smith JS, Green J, Berrington de Gonzalez A, Appleby P, Peto J, Plummer M, Franceschi S, Beral V. Cervical cancer and use of hormonal contraceptives: a systematic review. Lancet 2003; 361: 1159–1167

121. Sobel JD. Vulvovaginitis in healthy women. Compr Ther 1999; 25: 335–346

122. Sood AK, Sorosky JI, Mayr N, Anderson B, Buller RE, Niebyl J. Cervical cancer diagnosed shortly after pregnancy: prognostic variables and delivery routes. Obstet Gynecol 2000; 95: 832–838

123. Stewart DE, Buchegger PM, Lickrish GM, Sierra S. The effect of educational brochures on follow-up compliance in women with abnormal Papanicolaou smears. Obstet Gynecol 1994; 83: 583–585

124. STIKO. Robert Koch-Institut: Epidemiologisches Bulletin Nr 12/23 2007; www.rki.de

125. Syrjanen KJ. Spontaneous evolution of intraepithelial lesions according to the grade and type of the implicated human papillomavirus (HPV). Eur J Obstet Gynecol Reprod Biol 1996; 65: 45–53

126. Trunk MJ, Wentzensen N, von Knebel Doeberitz M. (Molecular pathogenesis of cervical cancer and its first steps). Pathologe 2005; 26: 283–290

127. Vaccarella S, Franceschi S, Herrero R, Munoz N, Snijders PJ, Clifford GM, Smith JS, Lazcano-Ponce E, Sukvirach S, Shin HR, de Sanjose S, Molano M, Matos E, Ferreccio C, Anh PT, Thomas JO, Meijer CJ. Sexual behavior, condom use, and human papillomavirus: pooled analysis of the IARC human papillomavirus prevalence surveys. Cancer Epidemiol Biomarkers Prev 2006; 15: 326–333

128. van Seters M, van Beurden M, de Craen AJ. Is the assumed natural history of vulvar intraepithelial neoplasia III based on enough evidence? A systematic review of 3322 published patients. Gynecol Oncol 2005; 97: 645–651

129. von Krogh G, Gross G. Anogenital warts. Clin Dermatol 1997; 15: 355–368

130. von Krogh G, Lacey CJ, Gross G, Barrasso R, Schneider A. European course on HPV associated pathology: guidelines for primary care physicians for the diagnosis and management of anogenital warts. Sex Transm Infect 2000; 76: 162–168

131. von Krogh G. Management of anogenital warts (condylomata acuminata). Eur J Dermatol 2001; 11: 598–603

132. Walboomers JM, Jacobs MV, Manos MM, Bosch FX, Kummer JA, Shah KV, Snijders PJ, Peto J, Meijer CJ, Munoz N. Human papillomavirus is a necessary cause of invasive cervical cancer worldwide. J Pathol 1999; 189: 12–19

133. Waller J, McCaffery K, Nazroo J, Wardle J. Making sense of information about HPV in cervical screening: a qualitative study. Br J Cancer 2005; 92: 265–270

134. Watts DH, Koutsky L, Holmes KK, Goldman D, Kuypers J, Kiviat NB, Galloway D. Low risk of perinatal transmission of human papillomavitus: Results from a prospective cohort study. Am J Obstet Gynecol 1998; 178: 365–373

135. Wells M, Östör AG, Crum CP, Franceschi S, Tommasino M, Nesland JM, Goodman AK, Sankaranayanan R, Hanselaar AG, Albores-Saavedra J. Epithelial Tumors of the Uterine Cervix. In: Tavassoli FA, Devilee P (eds.), Pathology and Genetics of Tumours of the Breast and Female Genital Organs: World Health Organization Classification of Tumours. IARC Press, Lyon, 259–279; 2003

136. Wilbur DC, Prey MU, Miller WM, Pawlick GF, Colgan TJ. The AutoPap system for primary screening in cervical cytology. Comparing the results of a prospective, intended-use study with routine manual practice. Acta Cytol 1998; 42: 214–220

137. Wilkinson EJ, Teixeira MR. Epithelial Tumors of the Vulva. In: Tavassoli FA, Devilee P (eds.), Pathology and Genetics of Tumours of the Breast and Female Genital Organs: World Health Organization Classification of Tumours. IARC Press, Lyon, 2003: 259–279

138. Winer RL, Hughes JP, Feng Q, O'Reilly S, Kiviat NB, Holmes KK, Koutsky LA. Condom use and the risk of genital human papillomavirus infection in young women. N Engl J Med 2006; 354: 2645–2654

139. Wright TC Jr, Cox JT, Massad LS, Twiggs LB, Wilkinson EJ. 2001 Consensus Guidelines for the management of women with cervical cytological abnormalities. Jama 2002; 287: 2120–2129

140. Yamazaki T, Inaba F, Takeda N, Huruno M, Kamemori T, Kousaka N, Ohta Y, Fukasawa I, Inaba N. A study of abnormal cervical cytology in pregnant women. Arch Gynecol Obstet 2006; 273: 274–277

141. Yang B, Hart WR. Vulvar intraepithelial neoplasia of the simplex (differentiated) type: a clinicopathologic study including analysis of HPV and p53 expression. Am J Surg Pathol 2000; 24: 429–441

142. Yost NP, Santoso JT, McIntire DD, Iliya FA. Postpartum regression rates of antepartum cervical intraepithelial neoplasia II and III lesions. Obstet Gynecol 1999; 93: 359–362

143. Zielinski GD, Bais AG, Helmerhorst TJ, Verheijen RH, de Schipper FA, Snijders PJ, Voorhorst FJ, van Kemenade FJ, Rozendaal L, Meijer CJ. HPV testing and monitoring of

144. women after treatment of CIN 3: review of the literature and meta-analysis. Obstet Gynecol Surv 2004; 59: 543–553

145. zur Hausen H. Papillomaviruses in human cancer. Appl Pathol 1987; 5: 19–24

Erstfassung	2001
Neufassung	2008. Gültigkeit im Jahr 2010 bestätigt. S3-Leitlinie in Vorbereitung.
Beteiligte Fachgesellschaften, Arbeitsgemeinschaften und Organisationen	Deutsche Gesellschaft für Gynäkologie und Geburtshilfe · Arbeitsgemeinschaft Infektiologie und Infektimmunologie in Gynäkologie und Geburtshilfe (Federführung) · Arbeitsgemeinschaft Gynäkologische Onkologie · Arbeitsgemeinschaft Zervixpathologie und Kolposkopie Berufsverband der Frauenärzte · Arbeitsgemeinschaft Impfen Deutsche Krebsgesellschaft Deutsche Gesellschaft für Kinderheilkunde und Jugendmedizin Deutsche Gesellschaft für Pathologie Deutsche Gesellschaft für sexuell übertragbare Krankheiten Deutsche Gesellschaft für Urologie Deutsches Krebsforschungszentrum Frauenselbsthilfe nach Krebs European Society for Infectious Diseases in Obstetrics and Gynaecology
Autoren der letzten Überarbeitung	Prof. Dr. med. K. Friese, München (Federführung) PD Dr. med. I. Mylonas, München (Schriftführer) PD Dr. rer. physiol. H. Sitter, Marburg (Moderation) Dr. rer. nat. G. Anton, München Prof. Dr. med. M. W. Beckmann, Erlangen Dr. med. F. Bergauer, München PD Dr. med. C. Dannecker, München Prof. Dr. med. L. Gissmann, Heidelberg Prof. Dr. med. G. Gross, Rostock Dr. med. P. Hantschmann, Altötting Dr. med. M. Heinz, Berlin Prof. Dr. med. P. Hillemanns, Hannover PD Dr. med. H. Ikenberg, Frankfurt/M. Prof. Dr. med. S. Lax, Graz (Österreich) PD Dr. M. Löning, Hannover Prof. Dr. med. K.U. Petry, Wolfsburg B. Reckers, Bonn Dr. med. B. Schlenker, München PD Dr. med. P. Schneede, Memmingen Prof. Dr. med. K. Sotlar, München Prof. Dr. med. H. Spitzbart, Erfurt Dr. med. M. Steiner, Ihringen Prof. Dr. Dr. med. E. R. Weissenbacher, München Dr. med. M. Wojcinski, Bielefeld
Anmerkungen	S2k-Leitlinie Methoden- und Leitlinienreport siehe Homepages der DGGG und der AWMF

DGGG Leitlinienregister 2010	1	Allgemeine Gynäkologie und gynäkologische Onkologie
	1.4	Gynäkologische Infektiologie
	1.4.5	Chlamydia-trachomatis-Infektionen
AWMF Leitlinienregister	059/003 (angemeldet)	

Chlamydia-trachomatis-Infektionen

in Vorbereitung

Erstfassung geplant	2011
Beteiligte Fachgesellschaften, Arbeitsgemeinschaften und Organisationen	Deutsche Gesellschaft für Gynäkologie und Geburtshilfe Deutsche STD-Gesellschaft (Gemeinsame Federführung)
Autoren	Prof. Dr. med. G. Gross, Rostock (Federführung DGSTD) PD Dr. med. I. Mylonas, München (Federführung DGGG)

DGGG Leitlinienregister 2010	1 Allgemeine Gynäkologie und gynäkologische Onkologie
	1.5 Psychosomatik
	1.5.1 Chronischer Unterbauchschmerz der Frau (Kurzfassung)
AWMF Leitlinienregister	016/001 (S2k)

Chronischer Unterbauchschmerz der Frau

Kurzfassung

Inhaltsverzeichnis

1 Methodik

Für die Literaturrecherche wurden folgende Quellen verwendet:

- Medline von 1966 bis August 2007,
- Psychlit/Psyndex bis November 2001,
- Jahresbände der Deutschen Gesellschaft für Psychosomatische Frauenheilkunde und Geburtshilfe (DGPFG) von 1983 bis 2007.

Als Keyword zur Recherche diente chronic pelvic pain. Zur Erarbeitung spezieller Kapitel wurden ergänzende Schlüsselwörter verwendet. Zusätzlich erfolgte eine Durchsicht der Referenzangaben der gefundenen Veröffentlichungen mit Übernahme relevanter Publikationen in die Auswertung. Nationale Leitlinien internationaler gynäkologischer und geburtshilflicher Gesellschaften wurden ebenfalls berücksichtigt. Siehe zur ausführlichen Beschreibung der Methodik den Methodenreport.

2 Definition

2.1 Vorbemerkung

Bei der Betrachtung des chronischen Unterbauchschmerzes ergibt sich die grundsätzliche Schwierigkeit, dem Symptom anhaltender Schmerzen im Unterbauch eine eindeutige Diagnose zuzuordnen. Die Schwierigkeit besteht darin, dass es körperliche und psychische Faktoren gibt, die in einer Zusammenschau zu sehen und im Einzelfall zu gewichten sind.

2.2 Definition

Eine einheitliche internationale Definition zum chronischen Unterbauchschmerz (chronic pelvic pain = CCP) liegt derzeit nicht vor. Dies ist auf die Komplexität dieses Krankheitsbildes mit variierender Symptomatik je nach zugrunde liegender Ursache zurückzuführen.

Zugleich ergibt sich die grundsätzliche Schwierigkeit, vom Symptom „anhaltender Schmerz im Unterbauch" zu einer eindeutigen Diagnose zu kommen.

Da für diesen Quellentext sowohl körperliche als auch psychische Gesichtspunkte in die Definition mit einzubeziehen sind, wird folgende Definition zugrunde gelegt, für die es jedoch keine ICD-10- oder DSM-IV-Klassifizierung gibt:

Definition:

Der chronische Unterbauchschmerz ist ein andauernder, schwerer und quälender Schmerz der Frau mit einer Dauer von mindestens sechs Monaten. Er kann sich zyklisch, intermittierend-situativ oder nichtzyklisch chronisch ausprägen. Dieser Schmerz führt zu einer deutlichen Einschränkung der Lebensqualität. Bei einem Teil der Patientinnen können körperliche Veränderungen/Störungen als überwiegend ursächlich anzusehen sein. Bei anderen Patientinnen können emotionale Konflikte oder psychosoziale Belastungen als entscheidende ursächliche Faktoren gelten.

Man geht davon aus, dass auf 60–80% der Patientinnen mit chronischem Unterbauchschmerz die Diagnosekriterien der anhaltenden somatoformen Schmerzstörung der ICD 10 (F 45.4) zutreffen.

---

3 Kodierung

Der chronische Unterbauchschmerz kann in Abhängigkeit von den zugrunde liegenden somatischen und psychosozialen Ursachen gemäß der ICD-10-Klassifikation wie folgt kodiert werden: Bei chronischen Unterbauchschmerzen mit medizinischen Krankheitsfaktoren sind „Peritoneale Adhäsionen im weiblichen Becken“ (N 73.6), „Entzündliche Erkrankungen im weiblichen Becken“ (N73.9) oder Endometriose (N80) zu kodieren. Mögliche psychische Faktoren und Verhaltenseinflüsse (F54) bzw. psychische Komorbiditäten sind zusätzlich zu kodieren. Bei psychischen Störungen mit Leitsymptom chronischer Unterbauchschmerz ohne erklärenden medizinischen Krankheitsfaktor sind Diagnosen psychischer Störungen wie „Anhaltende somatoforme Schmerzstörung“ (F 45.4) oder „Somatisierungsstörung“ (F 45.0) zu kodieren. Diagnosen aus anderen Fachgebieten, welche zu chronischen Unterbauschmerzen beitragen können, wie „Reizdarmsyndrom“ (K 58), „Fibromyalgie“ (M 79.7) oder „Interstitielle Zystitis“ (N 30.2) sind zusätzlich zu kodieren.

4 Epidemiologie

Derzeit liegt keine internationale allgemeingültige Definition bezüglich des chronischen Unterbauchschmerzes der Frau vor (siehe Kapitel 2). Dies macht auch Prävalenzschätzungen schwierig. In einer epidemiologischen Studie der WHO wurden mittels international umfangreicher Literaturrecherche erstmals die Daten zur vorliegenden weltweiten Prävalenz des chronischen Unterbauchschmerzes zusammengefasst (85).

In der US-amerikanischen Literatur wird davon ausgegangen, dass 15% aller Frauen vom chronischen Unterbauchschmerz betroffen sind und dass ca. 10% aller gynäkologischen Konsultationen aufgrund solcher Beschwerden erfolgen (42, 75, 93, 124, 139).

Für Europa und Deutschland liegen wenige Daten zur Prävalenz vor (174–177).

Verbindliche epidemiologische Daten für Deutschland liegen derzeit nicht vor. Die einzige bisher in Deutschland durchgeführte Prävalenzstudie zum chronischen Unterbauchschmerz ermittelte eine altersassoziierte Häufigkeit von 12% mit häufigerem Auftreten bei jüngeren Patientinnen (17).

Die Daten zur Prävalenz und Inzidenz des Auftretens chronischer Unterbauchschmerzen sind unzureichend und weitere gezielte prospektive epidemiologische Studien sind erforderlich. Es wird jedoch davon ausgegangen, dass die Prävalenz weit höher liegt, als gegenwärtige Studien bisher ermitteln konnten.

5 Pathophysiologie

Für das Erkrankungsrisiko, an einer somatoformen Schmerzstörung zu erkranken, konnten folgende Risikofaktoren herausgearbeitet werden: Stresserfahrungen in der Kindheit, besonders verursacht durch emotionale Vernachlässigung, psychische Erkrankung beider Eltern (Alkohol, Depression, Psychosen), Armut und Gewalterfahrungen führen zu einem unsicheren oder desorganisierten Bindungstyp. Für die Entstehung einer somatoformen Schmerzstörung sind diese Ergebnisse gut gesichert. Mit hoher Sicherheit lässt sich dieses Modell der Chronifizierung auch auf den chronischen Unterbauchschmerz übertragen. Bindungstheoretische Ansätze liefern ebenfalls ein Modell zur Entstehung chronischer Schmerzen. Daher wird zunehmend eine multimodale Betrachtungsweise unter Einbeziehung verschiedener Faktoren favorisiert.

Untersuchungen zur Bedeutung der neuronalen Plastizität für die Chronifizierung von Schmerzen bei chronischen Rückenschmerzpatienten (88) sind für die Entstehung chronischer Unterbauchschmerzen nicht bekannt. Man geht aber heute davon aus, dass im Rahmen der Entstehung chronischer Schmerzen das Nervensystem mit seinen Rezeptoren unter anderem durch chemische und entzündliche Mediatoren sowie Hormone beeinflusst wird (73, 149).

5.1 Die Bedeutung von Zytokinen

Die Bedeutung von Zytokinen beim chronischen Unterbauchschmerz der Frau ist unklar. Es existieren wenige, zum Teil widersprüchliche Studienergebnisse (24, 119).

5.2 Die Bedeutung von Prostaglandinen

Die Bedeutung von Prostaglandinen beim chronischen Unterbauchschmerz der Frau ist unklar. Es existieren wenige, zum Teil widersprüchliche Studienergebnisse (33, 118, 131).

5.3 Die Bedeutung des Neurokins Substanz P und CGPR

Für Substanz P und CGRP (calcitonin-gene-related peptide) wird eine bedeutende Rolle als Entzündungsmediatoren vermutet (169). Infrage kommt auch eine besondere Weise der Verarbeitung sensibler Afferenzen auf Rückenmarksebene sowie im Kortex bei den betroffenen Frauen (113, 151).

5.4 Die Bedeutung endokrinologischer Faktoren

Endokrinologische Veränderungen wurden als pathophysiologische Erklärungsmodelle ebenfalls herangezogen (64, 65). Die Ergebnisse zeigten nur teilweise eine Entsprechung.

5.5 Die Bedeutung geschlechtsspezifischer Unterschiede

Geschlechtsspezifische Unterschiede in der Schmerzrezeption werden vermutet. Dieses Phänomen konnte mittels Positronenemissionstomographie (PET) bei Patientinnen mit Reizdarmsyndrom nachgewiesen werden (16, 94, 95).

6 Ursachen und Befunde

6.1 Risikofaktoren

Im Rahmen der WHO-Erhebung zur Prävalenz des chronischen Unterbauchschmerzes (85) führten die Autoren eine Metaanalyse aller Studien durch, die Risikofaktoren für das Auftreten chronischer Unterbauchschmerzen untersucht hatten (86).

Die Metaanalyse ergab ein erhöhtes Risiko für das Auftreten nichtzyklischer chronischer Unterbauchschmerzen, wenn folgende Faktoren vorlagen: lange Blutungsdauer, gesicherte Endometriose, Pelvic Inflammatory Disease, Adhäsionen, Z. n. Sectio caesarea, Z. n. Abort, körperlicher oder sexueller Missbrauch in der Kindheit, sexueller Missbrauch im Erwachsenenalter, Alkohol- und Drogenmissbrauch, Angst, Depression, Hysterie und Somatisierungsstörungen.

Keine Assoziation fand sich dagegen zu folgenden Faktoren: Ausbildungsstand, Erwerbstätigkeit, Familienstand, Parität, Zyklusdauer, Z. n. Abruptio, Z. n. Sterilisation, Infertilität, pelvine Varikosis und verschiedene psychologische Symptome und Erkrankungen. Die dargestellte Reihenfolge stellt keine Wertung der einzelnen Faktoren dar.

6.2 Übersicht

Tab. 1: Mögliche Ursachen und Befunde des chronischen Unterbauchschmerzes, modifiziert nach (2, 70).

	Ursachen und Befunde
Gynäkologische Erkrankungen	Endometriose/Adenomyosis maligne gynäkologische Erkrankungen Pelvic Inflammatory Disease und deren Folgen (PID) Ovarian Retention Syndrome/Ovarian Remnant Syndrome (Residual Ovary Syndrome) Adhäsionen Leiomyome zervikale Stenose (11) mit Hämatometra Dysmenorrhoe Ovulationsschmerz Fehlbildungen (z. B. akzessorische Ovarien, Uterus duplex [48]) venöse Stauung im kleinen Becken (pelvine Varikosis)
Urologische Erkrankungen	interstitielle Zystitis Urethralsyndrom (109) maligne urologische Erkrankungen Blasenfunktionsstörungen chronische Harnwegsentzündungen Urolithiasis
Gastrointestinale Erkrankungen	Reizdarmsyndrom chronische Obstipation chronisch-entzündliche Darmerkrankungen maligne intestinale Erkrankungen Dünn- oder Dickdarmstenosen chronische intestinale Pseudoobstruktion
Erkrankungen des Muskel-/Skelettsystems und des Bindegewebes	Fibromyalgie (173) myofasziale Schmerzen, Triggerpunkte (128) chronische Rückenschmerzen Neuralgien/Neuropathisches Schmerzsyndrom (110) Beckenbodendysfunktion Narbenschmerzen maligne Erkrankungen des Muskel-/Skelettsystems und des Bindegewebes Nervenkompressionssyndrome Hernien (98)
Psychische Störungen	somatoforme Störungen Anpassungsstörungen affektive Störungen schizophrene, schizotype und wahnhafte Störungen

6.3 Gynäkologische Ursachen und Befunde

6.3.1 Endometriose

Die Endometriose ist eine klinisch relevante Erkrankung, für die ein Zusammenhang zwischen pathologischem Befund und Schmerzsymptomatik belegt werden konnte. Bei einem Drittel der Frauen, die wegen Unterbauchschmerz laparoskopiert wurden, finden sich Endometrioseherde (71) (LOE 3a). Ein Teil der Frauen mit gesicherter Endometriose weist keine Symptome auf. Das Ausmaß der Erkrankung korreliert nicht zwingend mit dem Grad der Beschwerden (127) (LOE 2b), auch wenn teilweise dieser Zusammenhang beschrieben wurde (46, 99, 153) (LOE 2b).

Hurd et al. postulierten drei Kriterien, nach denen angenommen werden kann, dass ein chronisch-pelviner Schmerz durch Endometriose verursacht wird: 1. Der Schmerz tritt zyklisch auf, 2. eine operative Bestätigung erfolgte und 3. durch medikamentöse und/oder chirurgische Therapie wird eine Besserung erzielt (72) (LOE 5).

Wegen des mannigfaltigen inspektorisch-visuellen Spektrums peritonealer Veränderungen ist der histologische Nachweis zur Differentialdiagnose bei Endometrioseverdacht grundsätzlich zu fordern (6, 29, 71, 156, 167) (LOE 2b).

Eine gewisse Sonderstellung nimmt die Adenomyosis uteri ein, die klinisch durch Dysmenorrhoe, Hypermenorrhoe, azyklische Blutungen und Sterilität in Erscheinung tritt (6).

6.3.2 Adhäsionen; Pelvic Inflammatory Disease (PID)

Die Bedeutung von Adhäsionen bei der Schmerzentstehung ist weitestgehend unklar und wird kontrovers diskutiert (4, 29, 37) (LOE 5).

Zwar finden sich bei Patientinnen mit chronischen Unterbauchschmerzen in 36% Adhäsionen, aber auch zu 15% bei Frauen ohne Schmerzanamnese. Ausprägungsgrad und Lokalisation unterscheiden sich nicht (122, 133), und ob die mit Adhäsionen verbundenen Traktionen und Tensionen peritoneale Schmerzrezeptoren aktiveren, kann nur vermutet werden (83) (LOE 3b).

Trotzdem zeigen zahlreiche Studien eine Verbesserung oder ein Sistieren der Symptomatik nach vollständiger und/oder partieller Adhäsiolyse (27, 32, 45, 55, 81, 96, 102, 103, 112, 134, 137, 147, 157, 158) (LOE 2b).

6.3.3 Pelvine Varikosis

Obwohl die pelvine Varikosis als mögliche Schmerzursache beschrieben wird, konnte pathophysiologisch bisher keine wissenschaftliche Erklärung für die Korrelation zwischen Varikose und Schmerzgenese gefunden werden (12, 13, 43, 49, 115, 143) (LOE 4).

In Deutschland spielt das Konzept der pelvinen Varikosis eine untergeordnete Rolle.

6.3.4 Ovarian Retention Syndrome/Ovarian Remnant Syndrome

Welche Bedeutung zurückgelassenes Ovargewebe nach Hysterektomien oder Adnexexstirpation in Hinsicht auf Unterbauchbeschwerden tatsächlich hat, muss offen bleiben und ist eher kritisch zu bewerten, da lediglich retrospektive Arbeiten vorliegen (30, 89, 100, 142) (LOE 2b).

6.4 Andere somatische Ursachen

6.4.1 Reizdarmsyndrom (Colon irritabile)

Ein aktueller systematischer Review (92) zeigte große Gemeinsamkeiten (Epidemiologie, psychosoziale Faktoren) zwischen chronischem Unterbauchschmerz und Reizdarmsyndrom. Das Reizdarmsyndrom (RDS) ist durch chronische Bauchschmerzen und Störungen der Defäkation bei fehlendem Nachweis von die Beschwerden erklärenden strukturellen Defekte des Darmes bzw. biochemischen Abweichungen gekennzeichnet. Neben den negativen Ergebnissen einer Ausschlussdiagnostik (Blut- und Stuhluntersuchungen, Ileokoloskopie) wird das RDS anhand von Symptomen definiert, die über einen bestimmten Zeitraum vorliegen müssen. Wiederkehrende bauchbezogene Schmerzen oder Missempfindungen an mindestens drei Tagen im Monat in den letzten drei Monaten einhergehend mit mindestens zwei der folgenden Symptome:

1. Nachlassen der Beschwerden nach dem Stuhlgang,
2. Einsetzen der Beschwerden mit einer Veränderung der Stuhlfrequenz,
3. Einsetzen der Beschwerden mit einer Änderung der Stuhlform.

6.4.2 Bladder Pain Syndrome/Interstitielle Zystitis

Patientinnen mit chronischen Unterbauchschmerzen geben oft schmerzhafte Miktionsbeschwerden an. Diese werden meist als Harnwegsinfektionen verkannt. Differentialdiagnostisch kommt neben urologischen Erkrankungen (Steine, anatomische Veränderungen) auch das Bladder Pain Syndrome (BPS) und eine seiner Unterformen, die interstitielle Zystitis (IC), in Betracht (107, 145).

Die European Society for the Study of IC/BPS (ESSIC) definiert das Bladder Pain Syndrome auf der Basis eines chronischen pelvinen Schmerzes, Druckgefühls oder Unbehagens, welches als blasenbezogen empfunden wird. Das Bladder Pain Syndrome wird von wenigstens einem weiteren Harnwegssymptom wie persistierendem Harndrang oder einer erhöhten Miktionsfrequenz begleitet. Verwechselbare Erkrankungen als Ursache der Symptome müssen ausgeschlossen werden. Eine Klassifikation des Bladder Pain Syndromes kann mithilfe von Hydrodistensionsbefunden und morphologischen Veränderungen in Blasenbiopsien erfolgen (18). Unverzichtbar ist ein Miktionsprotokoll zur Erfassung und Beurteilung der Schwere der Pollakisurie. Weitere Untersuchungen (Zystoskopie, Hydrodistension in Narkose, histomorphologische Untersuchungen der Harnblasenschleimhaut) sind differentialdiagnostisch sinnvoll, aber nicht zwingend erforderlich. Gleiches gilt auch für den Kaliuminstillationstest. Die Prävalenz des Bladder Pain Syndromes in der Gesamtbevölkerung wird mit circa 10 bis 25% angegeben (108, 123, 129, 145).

Statement

Dem Bladder Pain Syndrome kommt beim chronischen Unterbauchschmerz eine große Bedeutung zu. Dieses Krankheitsbild sollte als Ursache/Mitursache für chronische Unterbauchschmerzen in Betracht gezogen werden.

6.4.3 Myofasziale Schmerzsyndrome

Myofasziale Schmerzursachen können bei vielen Patientinnen mit chronischen Unterbauchschmerzen nachgewiesen werden. Triggerpunkte finden sich bei Patientinnen mit chronischen Unterbauchschmerzen meist im Bereich der Muskulatur der vorderen Bauchwand oder in der Muskulatur des Beckenbodens. Häufig entsteht ein Triggerpunkt nach Gewebeverletzung, so beispielsweise nach einem Pfannenstielquerschnitt oder nach einer Episiotomie.

6.4.4 Fibromyalgiesyndrom

Das Fibromyalgiesyndrom (FMS) wird durch chronische Schmerzen (> 3 Monate) in mehreren Körperregionen

- Achsenskelett (Halswirbelsäule oder vorderer Brustkorb oder Brustwirbelsäule oder Lendenwirbelsäule) und
- rechte Körperhälfte und linke Körperhälfte und
- oberhalb der Taille und unterhalb der Taille

und den klinischen Befund einer schmerzhaften Palpation von mindestens 11/18 Tender Points definiert (171). Chronische Unterbauchschmerzen können ein Symptom des FMS sein. Eine Assoziation von FMS und CPP wird in bis zu 20% der Patientinnen beschrieben (63).

6.5 Psychosoziale Ursachen

6.5.1 Psychologische Faktoren

Es scheint sich insgesamt die Ansicht durchzusetzen, dass Psychopathologie im Rahmen chronischer Unterbauchschmerzen eher als eine *Antwort* auf die Entstehung chronischer Unterbauchschmerzen zu verstehen ist als ein *Grund* für deren Entstehung (20, 172).

Immer wieder weisen aber Artikel darauf hin, dass bei Patientinnen mit chronischen Unterbauchschmerzen psychologische Befunde vorliegen (60).

Es zeigte sich in der WHO-Metaanalyse ein statistisch signifikanter Zusammenhang zwischen einer Depression und dem chronischen Unterbauchschmerz (86). Dennoch existieren Studien, die eine Depression nicht als Risikofaktor für die Entstehung des chronischen Unterbauchschmerzes ausmachen konnten (64).

Auch Somatisierungsstörungen konnten vermehrt bei Patientinnen mit chronischen Unterbauchschmerzen festgestellt werden (9, 19, 21, 39, 58, 59, 86, 161, 162). Die WHO-Metaanalyse untersuchte zum Thema Somatisierungsstörungen acht Studien und fand ein statistisch signifikant gehäuftes Auftreten von Somatisierungen bei Patientinnen mit chronischen Unterbauchschmerzen (86).

Nicht zuletzt scheint ein anamnestisch vorliegender Alkohol- oder Drogenabusus für das Auftreten chronischer Unterbauchschmerzen verantwortlich zu sein (9, 86, 161).

In einer anderen Studie untersuchten Walker et al. Copingmechanismen in Verbindung mit chronischen Unterbauchschmerzen (163). Sie vermuteten eine stärkere Dissoziierungstendenz bei Unterbauchschmerz-Patientinnen.

Insgesamt lässt sich sagen, dass die Forschung zur psychologischen Morbidität problematisch ist. Viele Studien weisen methodische Mängel auf (57, 136).

Statement

Eine Komorbidität zu psychologischen Faktoren wie Angststörungen, Substanzabhängigkeit oder depressiven Störungen liegt häufig vor.

6.5.2 Soziale Faktoren

Die Bedeutung sozialer und vor allem sozioökonomischer Faktoren bei der Entstehung chronischer Unterbauchschmerzen wurde im Rahmen einiger epidemiologischer Studien untersucht (2, 51). Gemäß demographischer Studien scheint kein Zusammenhang zwischen Alter, Rasse oder ethnischer Zugehörigkeit, Familienstand und Erwerbstätigkeit zu bestehen (86, 93, 130, 177). Roth et al. (130) fanden eine Korrelation zwischen niedrigerer Bildung und stärkeren Schmerzen, Besorgtheit, emotionalem Leid und funktioneller Eingeschränktheit. Keine Unterschiede ergaben sich bezüglich Schmerzdauer und depressiver Symptome. Beard et al. beobachteten bei Unterbauchschmerz-Patientinnen eine größere Anzahl von Krankheiten und Todesfällen in der Familie (12). Die WHO-Metaanalyse ergab keine Assoziation zu sozialen Faktoren (85).

Statement

Eine eindeutige Zuordnung sozialer Faktoren zu chronischen Unterbauchschmerzen ist nicht nachgewiesen.

6.5.3 Körperlicher und sexueller Missbrauch

In vielen Studien wurde dokumentiert, dass 40–60% der Patientinnen mit chronischen Unterbauchschmerzen in der Anamnese über körperlichen und/oder sexuellen Missbrauch berichten, d. h. körperliche Gewalt erfahren haben. In der somatischen Diagnostik fand sich überwiegend kein organisches Korrelat (9, 74, 86, 97, 120, 125, 159, 161, 162, 166) für die Schmerzsymptomatik, dafür aber eine Komorbidität mit psychosomatischen/psychiatrische Krankheitsbildern. Hier sind besonders depressive Symptome, Ängste, Somatisierungsstörungen bis hin zu Symptomen der posttraumatischen Belastungsstörung zu nennen. Es gibt auch eine Gruppe von Patientinnen, die vielfach ohne eindeutige Indikation operiert wurden. Die klinische Arbeit zeigt aber auch, dass Frauen mit einem manifesten Befund einer Endometriose, wo quälende Schmerzen nicht ausreichend zu beeinflussen sind, über Missbrauch und Gewalterfahrung berichten.

Eine prospektive Studie hat Kinder mit Gewalterfahrungen untersucht (117), hierbei zeigte sich kein vermehrtes Auftreten von ungeklärten Schmerzsyndromen. Hierzu muss angemerkt werden, dass durch die Aufnahme in die Studie der Missbrauch und die Gewalt aufgedeckt, enttabuisiert und beendet wurden. Dies ist sicher ein wesentlicher schützender Faktor, der einer Ausbildung eines chronischen Schmerzsyndroms entgegenwirkt. Frauen, die später dennoch ein Schmerzsyndrom entwickelten, hatten ein ausgeprägtes, wenig steuerbares Erinnerungsvermögen hinsichtlich ihrer Gewalterfahrungen.

Die Zusammenhänge zwischen Gewalterfahrung und sexuellem Missbrauch sind einerseits eindeutig belegt, andererseits können einige Fakten wissenschaftlich noch nicht abschließend bewertet werden. Die klinische Relevanz ist unumstritten.

6.5.4 Der Einfluss der Arzt-Patientin-Beziehung

Die Herausforderung, eine tragfähige und wirksame Arzt-Patientin-Beziehung mit Patientinnen, die an chronischen Unterbauchschmerzen erkrankt sind, aufzubauen, wurde in zahlreichen Publikationen dargestellt. Die Schwierigkeit beginnt, wenn kein ausreichendes morphologisches Korrelat für die Schmerzsymptomatik gefunden wird. Die Patientin ist meist durch die belastende Schmerzsymptomatik von einer organischen Ursache überzeugt. Der Nachdruck, mit dem der Schmerz oft in katastrophisierenden Beschreibungen geschildert wird, und die hohe Erwartung der Patientin an die Behandlung können auch auf der ärztlichen Seite zu Verunsicherung, Frustration oder Insuffizienzgefühlen führen. Dies steht im Zusammenhang, die Patientin kommuniziert über den Schmerz, gleichzeitig sind für den Arzt schwer zu identifizierende psychosomatische/psychiatrische Symptome vorhanden, die Wahrnehmung beider Dimensionen stellt die Herausforderung somatisch/psychosomatischer Diagnostik dar. Hier beginnt dann häufig der Circulus vitiosus der Chronifizierung.

Bei dem häufig lebensgeschichtlich traumatischen Hintergrund der Patientin müssen die Überzeugung einer organischen Ursache, die dysfunktionale Interaktion über das Phänomen Schmerz und die Abwehr einer gefühlsmäßigen Beteiligung an der Krankheitsursache als eine schützende und stabilisierende Funktion Anerkennung finden. Diese innere Haltung kann den Untersucher entlasten und darüber zu einer Arzt-Patientin-Beziehung führen, in der sich die Patientin verstanden und ernst genommen erlebt. Diese beiden Voraussetzungen sind die Grundlage, einen beruhigenden Einfluss auszuüben und Zusammenhänge im Sinne des bio-psycho-sozialen Modells zu vermitteln. Dabei würde sich die ambulante Behandlung von Patientin mit chronischen Unterbauchschmerz sicher verbessern.

7 Diagnostik

7.1 Vorbemerkung

Beim chronischen Unterbauchschmerz der Frau bietet es sich an, schon die diagnostische Situation therapeutisch nutzbar zu machen. Die Anamneseerhebung stellt eine wesentliche Schnittstelle zwischen Diagnostik und Therapie dar. Sie kann dafür genutzt werden, psychosomatische Zusammenhänge im Sinne der Gesprächsführung gemäß psychosomatischer Grundversorgung der Patientin zu verdeutlichen.

Statement

Eine tragfähige Arzt-Patientin-Beziehung ist die Vorraussetzung für die frühzeitige Erkennung einer psychosomatischen Beteiligung. Die Komplexität des Krankheitsbildes sollte dem behandelnden Arzt hinreichend bekannt sein.

7.2 Gynäkologische Basisdiagnostik

7.2.1 Anamnese

Bei der Anamneseerhebung handelt es sich um einen kontinuierlichen Prozess, der ausführlich und genau erhoben werden sollte. Hinsichtlich des Schmerzerlebens sollte diese unter anderem über folgende Punkte Auskunft geben (2, 104):

- Schmerzlokalisationen (Verwendung der Schmerzskizze nach DGSS),
- Schmerzintensität (Visuelle Analogskala, VAS),
- Schmerzdauer,
- Schmerzqualität,
- Wann tritt die Symptomatik auf?
- Besteht ein Bezug zur Menstruation?
- Wann hat die Symptomatik begonnen?
- Liegt eine auslösende Situation vor?
- Welche Aktivitäten beeinträchtigen (verbessern, verschlimmern) die Beschwerden?
- Wie wird die Lebensqualität beeinträchtigt (Partnerschaft, Sexualität, Arbeit, Freizeit)?
- subjektive Krankheitstheorie.

Die Verwendung einer Schmerzskizze bzw. gezielte Fragen nach weiteren Schmerzsyndromen (z. B. Kopf- und Rückenschmerzen) sind sinnvoll. Das zeitlich begrenzte Führen eines Schmerzkalenders kann bei der Diagnosestellung hilfreich sein (8).

Ein besonderes Augenmerk sollte auf Gewalterfahrungen, Substanzabusus und Zeichen einer depressiven Erkrankung gelegt werden (124). Hinweisend auf eine Somatisierungsstörung kann das Beklagen von weiteren chronischen Beschwerden sein (38). Eine Empfehlung zur Anwendung spezieller Persönlichkeitstests und psychiatrischer Fragebögen kann derzeit aber nicht gegeben werden. Ein validiertes Screeninginstrument zur Diagnostik des chronischen Unterbauchschmerzes liegt nicht vor. Bei entsprechendem Verdacht sollte frühzeitig eine psychologische oder psychiatrische Intervention in Betracht gezogen werden (58, 59).

Statement

Eine ausführliche Anamneseerhebung ist unerlässlich. Nach weiteren Begleitsymptomen und Beeinträchtigungen sollte aktiv gefragt werden. Die psychologische Diagnostik erfolgt dabei im Rahmen der Gesprächsführung gemäß der psychosomatischen Grundversorgung.

Statement

Die pelvine Untersuchung soll grundsätzlich Bestandteil der Diagnostik sein.

Statement

Laborchemische Untersuchungen sollen zum Ausschluss entzündlicher Prozesse durchgeführt werden und Leukozyten, CRP und einen Urinstatus umfassen.

7.3 Invasive Diagnostik

7.3.1 Diagnostische Laparoskopie

Bis zu 40% der diagnostischen Laparoskopien werden wegen der Indikation „chronischer Unterbauchschmerz“ durchgeführt In zahlreichen Studien korrelierte die laparoskopische Diagnose mit einem vorher erhobenen klinisch auffälligen Untersuchungsbefund (31, 34).

Im Einzelfall ist die Einschätzung äußerst schwierig, ob ein intraoperativ erhobener pathologischer Befund auch tatsächlich als kausale Erklärung für ein entsprechendes Symptom geeignet ist, da eine direkte Korrelation zwischen intraoperativem Befund und der Schmerzstärke bei einigen Krankheitsbildern (z. B. Endometriose) nicht nachgewiesen ist.

„Pain mapping“ bleibt bisher den Nachweis seiner Effektivität und Reproduzierbarkeit schuldig, es muss als experimentelle Medizin eingeschätzt werden (5, 35, 68).

Insgesamt stellt die diagnostische Laparoskopie einen wichtigen Schritt bei der Abklärung des chronischen Unterbauchschmerzes dar (53). Sie ist umso dringlicher indiziert, je klarer bereits klinisch von einer relevanten intraabdominalen Pathologie auszugehen ist, wie z. B. bei Verdacht auf Endometriose oder Raumforderung. Ein unschätzbarer Vorteil ist die Möglichkeit, bei Vorliegen einer morphologisch fassbaren Störung in derselben Sitzung auch die operative Therapie durchzuführen – falls dies sinnvoll und die Patientin entsprechend vorbereitet ist.

Statement

Insgesamt stellt die Laparoskopie eine sinnvolle diagnostische Methode dar. Sie ermöglicht aber lediglich eine intraperitoneale Diagnostik. Retroperitoneale Erkrankungen werden nicht gleichermaßen erfasst.

7.3.2 Zusätzliche operative Diagnostik

Spezielle operativ-diagnostische Maßnahmen bleiben bestimmten Fragestellungen vorbehalten. Einige Autoren empfehlen im Zusammenhang mit Studien zur chronischen interstitiellen Zystitis, jede Laparoskopie mit einer Zystoskopie zu verbinden. Diese Ansicht wird kontrovers diskutiert (56).

Statement

Spezielle operativ-diagnostische Maßnahmen bleiben bestimmten Fragestellungen vorbehalten, sollen aber in der Routinediagnostik keine Rolle spielen.

7.4 Bildgebende Diagnostik

7.4.1 Sonographie

An bildgebender Diagnostik findet vor allem die vaginale Sonographie Verwendung. Ein unauffälliger sonographischer Befund geht in nur 20% der Fälle mit einem somatischen Befund in der Laparoskopie einher. Ein normaler Ultraschallbefund geht selten mit einer organischen Diagnose einher (105, 154).

Eine vaginale Sonographie soll im Rahmen einer gynäkologischen Untersuchung durchgeführt werden. Erhobene Befunde müssen hinsichtlich ihrer Bedeutung für die Schmerzgenese stets kritisch hinterfragt werden.

7.4.2 Computertomographie, Kernspintomographie, PET

CT, MRT und PET bleiben speziellen Fragestellungen vorbehalten und spielen in der Routinediagnostik keine Rolle.

8 Therapie

8.1 Psychosomatische Grundversorgung

Alle Formen der Diagnostik und Therapie sind in die Arzt-Patienten-Beziehung eingebettet. Die Einbeziehung des bio-psycho-sozialen Modells bildet hierfür die Grundlage der therapeutischen Haltung für das ärztliche Handeln (Gesprächstherapie, operative Therapie, medikamentöse Behandlung). Dabei wird geklärt, in welchem Umfang die schmerzhaften Beschwerden durch psychische Faktoren beeinflusst sind oder eine psychische Komorbidität besteht.

Erfolgt durch den primären Behandelnden die Überweisung in ein spezialisiertes Zentrum, ist darauf zu achten, dass er in die weitere Behandlungsplanung und Therapie mit einbezogen wird. Der primäre Behandelnde stellt im Allgemeinen die langfristige, verlässliche und haltgebende Arzt-Patienten-Beziehung her, die als Voraussetzung für eine erfolgreiche Behandlung anzusehen ist.

Der Heilungsverlauf stellt an alle Beteiligten eine hohe Herausforderung an das Zeitmanagement, Bewältigung von Rückschlägen und Frustration dar. Die dabei ausgelösten oft unbewussten emotionalen Empfindungen können schwerwiegende Auswirkungen auf die Arzt-Patienten-Beziehung haben und im Extremen von vernachlässigender Diagnostik und Therapie bis zu nicht gerechtfertigten invasiven Eingriffen führen.

8.2 Psychotherapeutische Ansätze

Dass psychosomatische Faktoren für das Krankheitsbild des chronischen Unterbauchschmerzes von entscheidender Bedeutung sind, konnte durch Studien belegt werden. Für die psychosomatische Dimension des chronischen Unterbauchschmerzes sind für die Diagnostik, die Einleitung einer adäquaten interdisziplinären Therapie und die Motivation des Patienten zu einem ganzheitlichen Krankheitsverständnisses (91) psychosomatische Kenntnisse und Erfahrungen bei dem Behandelnden erforderlich. Eine innere ärztliche Haltung, die das bio-psycho-soziale Modell berücksichtigt, kann einer frühen Fixierung bzw. Verfestigung des Unterbauchschmerzes entgegenwirken.

Bisher zeigt die Datenlage hierzu empirische Studien oder multimodale Behandlungskonzepte. In einer randomisierten placebokontrollierten Studie kam es bei Patienten mit einer pelvinen Varikosis (44) durch die Behandlung mit Progesteron zu einer signifikanten Schmerzreduktion, diese besserte sich durch eine begleitende Psychotherapie nochmals. Auch in der placebokontrollierten Gruppe führte Psychotherapie zur Schmerzreduktion. Peters et al. (112) verglichen eine Patientengruppe die eine gynäkologische Standardtherapie erhielten, mit einem multidisziplinären Therapiekonzept. In dem multidisziplinären Therapiekonzept unter Einbeziehung psychosomatischer oder psychologisch-psychiatrischer Faktoren, zeigten sich statistisch signifikant bessere Therapieeffekte. Albert et al. (3) konnten durch eine Gruppentherapie nachweisen, dass es zu einer Abnahme der Schmerzen, Reduktion von Analgetikaeinnahme, weniger Arztbesuchen und Zunahme der Arbeitstätigkeit kam.

Voraussetzung für eine erfolgreiche Therapie ist eine tragfähige und haltgebende Arzt-Patienten-Beziehung. Hierunter können bio-psycho-soziale Aspekte vom Arzt der Patientin zunächst einmal vermittelt werden, damit die Patientin erstmals eine Vorstellung über die beteiligten Hintergründe entwickeln und in einer vertrauensvollen Atmosphäre durch den Arzt in psychosozialen Belastungssituationen Unterstützung annehmen kann (40, 50, 140, 141). Die erfolgreiche Etablierung multidisziplinärer Behandlungskonzepte unter Einbeziehung psychotherapeutischer Maßnahmen würde sich unter diesen Voraussetzungen deutlich verbessern.

8.2.1 Somatokognitive Therapie nach Mensendieck

Frauen mit chronischen Unterbauchschmerzen zeigen Veränderungen in ihrem Körperbild (61). In einer kontrollierten randomisierten Studie wurde begleitend zur gynäkologischen Therapieintervention eine somatokognitive Behandlung nach Mensendieck durchgeführt, dabei kam es zu einer Verbesserung der motorischen Funktion und signifikanten Verminderung des Schmerzscore (62).

8.3 Medikamentöse Therapie

Bei den differentialdiagnostisch sehr unterschiedlichen Ursachen von chronischen Unterbauchschmerzen unterscheiden sich die Therapieempfehlungen grundsätzlich nicht von anderen pharmakologischen Therapieansätzen (124). Wenn keine wahrscheinliche Ursache diagnostiziert werden kann, gibt es von einem Expertengremiums aus den USA (139) die Empfehlung der empirischen Anwendung von nichtsteroidalen Analgetika, oralen Kontrazeptiva, Spasmolytika oder selten Antibiotika. Bei einer Endometriose kann es unter Gabe von GnRH-Analoga zur Schmerzreduktion kommen.

8.3.1 Analgetika

Es liegen keine kontrollierten Studien zur wirksamen Therapie des chronischen Unterbauchschmerzes mit COX2-Hemmern, nichtsteroidalen Analgetika, Paracetamol Metamizol oder Morphinderivaten vor. Der eindeutige Einsatz dieser Substanzgruppen kann deshalb nicht empfohlen werden.

8.3.2 Antidepressiva

Beim differentialdiagnostischen Einsatz von Antidepressiva können übergeordnete Gruppen bei der Behandlung des chronischen Unterbauchschmerzes unterschieden werden: Komorbidität mit Angst und Depression, Somatisierungsstörungen und Überlagerung durch psychische Faktoren. Veröffentlichungen zur Wirksamkeit einer medikamentösen antidepressiven Therapie beziehen sich überwiegend auf empirische Daten oder Kasuistiken (14, 41, 164). Die Studienlage hierzu ist sehr undifferenziert, weil der chronische Unterbauchschmerz differentialdiagnostisch in seinen psychosomatischen/psychiatrischen Anteilen nicht unterschieden wurde. Der Einsatz sollte, sofern möglich, störungsspezifisch erfolgen, aber auch ein empirischer Therapieversuch kann gerechtfertigt sein (145), weil die Lebensqualität der Patientin dadurch verbessert werden kann (152).

Studien aus Österreich zeigen eine signifikante Schmerzreduktion unter Amitriptylin (135), Gabapentin oder Amitriptylin und Gabapentin.

8.3.3 Andere medikamentöse Therapieansätze

Für Lofexidinhydrochlorid (α2-Adrenozeptoragonist) ergab sich in einer placebokontrollierten Studie keine signifikante Besserung (150). Zum Einsatz von Hormonbehandlungen siehe Kapitel 8.4.

8.4 Operative Therapie

8.4.1 Operative Therapie bei klinischem Korrelat für den Unterbauchschmerz

Die minimalinvasive Chirurgie/Laparoskopie wird als therapeutisches Instrument der Wahl zur operativen Behandlung der möglichen Ursachen für chronischen Unterbauchschmerz empfohlen, auch wenn die eingeschränkte Datenlage bezüglich definierter Maßnahmen zu berücksichtigen ist.

Eine besonders kritische Abwägung ist bei Indikationsstellung zu wiederholten laparoskopischen Eingriffen erforderlich.

Adhäsiolyse

Trotz kontroverser Bewertung der kompletten oder partiellen Adhäsiolyse existieren zahlreiche Studien zur Effizienz einer laparoskopischen Adhäsiolyse. Die Literaturangaben bewegen sich zwischen keinem Effekt auf die Schmerzsituation bis zu 88%iger postoperativer Schmerzfreiheit (10, 27, 45, 82, 84, 90, 158) (LOE 2b).

Hinsichtlich der Methodik sollte der Laparoskopie der Verzug gegeben werden, da per laparotomiam der Erfolg möglicherweise geringer ist (111) (LOE 1b).

Hysterektomie

Eine Hysterektomie ist eine radikale therapeutische Option, welche nur bei deutlicher Organveränderung, unter Berücksichtigung aller histologischen, psychologischen und sozialen Faktoren, in Erwägung gezogen werden sollte.

Obwohl die Datenlage zur Hysterektomie im Zusammenhang mit chronischem Unterbauchschmerz begrenzt ist, scheint es, dass die Hysterektomie wegen chronischem Unterbauchschmerz in 70 bis 90% mit einer dauerhaften Schmerzreduktion einhergeht (2, 66, 80, 155) (LOE 2b).

Frauen mit einer Adenomyosis uteri oder symptomatischem Uterus myomatosus kann eine Hysterektomie empfohlen werden (6).

Zu den Schwierigkeiten der präoperativen Diagnostik einer Adenomyosis uteri sei auf die DGGG-Leitlinie Endometriose verwiesen.

8.4.2 Operative Eingriffe zur Beeinflussung der Schmerzübertragung

Die präsakrale Neurektonie, uterosakrale Nervenablation (LUNA), Neuromodulation und Neurolyse sollen über die Beeinflussung der Schmerzübertragung zur Linderung chronischer Unterbauchbeschwerden führen. Wegen der nur empirischen Datenlage, welche eine Bewertung der Methoden nicht erlaubt, sollten diese experimentellen Verfahren nicht in der Routine angewendet werden (28, 76, 78, 79, 110, 114, 160) (LOE 3b).

8.5 Therapie spezieller Krankheitsbilder

8.5.1 Endometriose

Im Folgenden wird nur eine kurze Übersicht zur Diagnostik und Therapie der Endometriose gegeben. Für eine ausführliche Darstellung der Thematik sei der Leser auf die aktuelle interdisziplinäre S2k-Leitlinie der Deutschen Gesellschaft für Gynäkologie und Geburtshilfe verwiesen (AWMF 015/045) (6).

Medikamentöse Therapie der Endometriose

Endometriose-assoziierte Beschwerden können, erstens, spezifisch durch das Erreichen eines azyklischen hormonellen Zustandes behandelt werden, d. h. durch die Induktion einer therapeutischen Amenorrhoe, und, zweitens, unspezifisch mit Analgetika (6).

Durch die Unterdrückung der ovariellen Funktion kann eine Regression von Endometrioseimplantaten erreicht werden, wobei GnRH-Analoga effektiver als orale Antikonzeptiva und Gestagene sind (178) (LOE 1b). Eine Besserung der Endometriose-assoziierten Beschwerden kann mit den genannten Hormonen in gleicher Weise erreicht werden, allerdings sind die Nebenwirkungen unterschiedlich (69, 101, 116) (LOE 1a). Die Therapie mit GnRHa dauert hierbei in aller Regel sechs Monate. Beendet man die Therapie nach drei Monaten, ist der Effekt auf die Schmerzen gleich bei jedoch kürzerem rezidivfreiem Intervall (67, 138) (LOE 1b). Bei einer Langzeittherapie mit GnRHa ist eine Begleitmedikation zur Knochenprotektion angezeigt.

Eine Alternative zur Schmerzreduktion bei Endometriose ist die Applikation eines Levonorgestrel-freisetzenden IUP (47) (LOE 2b).

Nichtsteroidale Antiphlogistika können unspezifisch zur Therapie von Endometriose-assoziierten Schmerzen eingesetzt werden (77) (LOE 1b).

Operative Therapie der Endometriose

Die komplette chirurgische Entfernung der Implantate bzw. der Endometriosemanifestationen an den jeweils befallenen Organen gilt nach derzeitigem Wissenstand als die Therapie der Wahl bei symptomatischer Endometriose (1, 6, 54) (LOE 1b, LOE 1a).

Allerdings muss bei Frauen mit Kinderwunsch oft ein Kompromiss eingegangen werden, da der Organerhalt im Genitale hier oberstes Gebot und die aus Sicht der Erkrankung wünschenswerte komplette Resektion dann u. U. unmöglich ist. Bei einer solchen Patientin muss die Radikalität der Operation bewusst eingeschränkt werden (6).

Unterschiedliche Zahlen existieren in der Literatur bezüglich der Rezidivhäufigkeit der Endometriose und der damit verbundenen Schmerzen. Die Angaben in der Literatur bewegen sich zwischen 15 und 100% (2, 25, 106).

8.5.2 Fibromyalgiesyndrom

Es wird auf die interdisziplinäre S3-Leitlinie (7) verwiesen (http: //www.uni-duesseldorf.de/AWMF/ll/041-004.htm). Eine starke Empfehlung wird für aerobes Ausdauertraining, kognitive Verhaltenstherapie, multimodale Therapie und Amitripylin gegeben (LOE 1a).

8.5.3 Reizdarmsyndrom

Es wird auf die aktuelle Leitlinie der britischen gastroenterologischen Gesellschaft (http: //www.bsg.org.uk/pdf_word_docs/man_ibd.pdf) und des Britischen National Institute for Health and Clinical Excellence (NICE) (http: //www.nice.org.uk/nicemedia/pdf/CG061NICEGuidelineWord.doc) (144) verwiesen.

8.5.4. Muskuloskeletale Schmerzen

Triggerpunkt-Injektionen mit Lokalanästhetika können zu einer anhaltenden Schmerzreduktion führen (LOE 2c). Digitale Dehnung schmerzhafter Strukturen im Bereich des Beckenbodens kann zu einer kurzfristigen Schmerzreduktion führen (LOE 2b).

8.6 Multimodales Behandlungskonzept

Ein multimodales Behandlungskonzept wird inzwischen von vielen Autoren gefordert (15, 22, 23, 26, 52, 58, 87, 112, 121, 126, 132, 146, 147, 168, 170). Man geht davon aus, dass eine rein somatische Behandlung die Überzeugung der Patientinnen stützt, dass die

Symptomatik auch rein somatische Ursachen habe. Dies erschwert die Implementierung psychosomatischer Behandlungsansätze (59).

Eine multimodale Schmerztherapie nach dem deutschen Operationen- und Prozedurenschlüssel OPS Ziffer 8-918.x erfordert eine interdisziplinäre Diagnostik (36).

Statement

Die Therapie chronischer Unterbauchschmerzen erfordert eine individuell erstellte Behandlungsstrategie. In einem multimodalen Konzept sollten psychosomatische Therapieansätze mit eingeschlossen sein.

9 Präventionsansätze

Präventive Ansätze sollten beinhalten:

- Betreuung gemäß der psychosomatischen Grundversorgung,
- frühzeitige Implementierung psychosomatischer Ansätze,
- keine überflüssigen medikamentösen Therapien und operativen Eingriffe,
- Schulung und Weiterbildung der behandelnden Ärzte,
- mögliche Supervision und Balint-Gruppenarbeit für Ärzte.

10 Literatur

1. Abbott J, Hawe J, Hunter D, Holmes M, Finn P, Garry R. Laparoscopic excision of endometriosis: a randomized, placebo-controlled trial. Fertil Steril 2004; 82 (4): 878–884. LEVEL 1b

2. ACOG Practice Bulletin No. 51. Chronic pelvic pain. Obstet Gynecol 2004; 103 (3): 589–605. GUIDELINE

3. Albert H. Psychosomatic group treatment helps women with chronic pelvic pain. J Psychosom Obstet Gynaecol 1999; 20 (4): 216–225. LEVEL 2b

4. Alexander-Williams J. Do adhesions cause pain? Br Med J (Clin Res Ed) 1987; 294 (6573): 659–660. LEVEL 5

5. Almeida OD, Jr. Microlaparoscopic conscious pain mapping in the evaluation of chronic pelvic pain: a case report. JSLS 2002; 6 (1): 81–83. LEVEL 4

6. AWMF 015/045. Diagnostik und Therapie der Endometriose. Interdisziplinäre S2k-Leitlinie der Deutschen Gesellschaft für Gynäkologie und Geburtshilfe. Homepage 2006; http: //leitlinien.net, www.dggg.de, www.AGEndoskopie.de: GUIDELINE

7. AWMF 041/004. Definition, Pathophysiologie, Diagnostik und Therapie des Fibromyalgiesyndroms. Homepage 2008; http: //leitlinien.net/: GUIDELINE

8. AWMF. Leitlinie somatoforme Schmerzstörungen. Homepage 2007; http: //www.uni-duesseldorf.de/AWMF/: GUIDELINE

9. Badura AS, Reiter RC, Altmaier EM, Rhomberg A, Elas D. Dissociation, somatization, substance abuse, and coping in women with chronic pelvic pain. Obstet Gynecol 1997; 90 (3): 405–410. LEVEL 4

10. Baker PN, Symonds EM. The resolution of chronic pelvic pain after normal laparoscopy findings. Am J Obstet Gynecol 1992; 166 (3): 835–836. LEVEL 2b

11. Barbieri RL. Stenosis of the external cervical os: an association with endometriosis in women with chronic pelvic pain. Fertil Steril 1998; 70 (3): 571–573. LEVEL 4

12. Beard R, Reginald P, Pearce S. Psychological and somatic factors in women with pain due to pelvic congestion. Adv Exp Med Biol 1988; 245: 413–421. ALLGEMEINER REVIEW

13. Beard RW, Reginald PW, Wadsworth J. Clinical features of women with chronic lower abdominal pain and pelvic congestion. Br J Obstet Gynaecol 1988; 95 (2): 153–161. LEVEL 3b

14. Beresin EV. Imipramine in the treatment of chronic pelvic pain. Psychosomatics 1986; 27 (4): 294–296. LEVEL 4

15. Bergant AM, Widschwendter M. Review Article: Chronic pelvic pain (CPP) – gynaecologic and psychosocial factors. Archives of Women's Mental Health 1998; 1 (3): 103–108. ALLGEMEINER REVIEW

16. Berman S, Munakata J, Naliboff BD, Chang L, Mandelkern M, Silverman D et al. Gender differences in regional brain response to visceral pressure in IBS patients. Eur J Pain 2000; 4 (2): 157–172. LEVEL 3b

17. Beutel ME, Weidner K, Brähler E. Chronic pelvic pain of Women and its Co-Morbidity. Geburtsh Frauenheilk 2005; 65: 61–67. LEVEL 4

18. Binder I, van Ophoven A. [The complexity of chronic pelvic pain exemplified by the condition currently called interstitial cystitis. Part 1: Background and basic principles]. Aktuelle Urol 2008; 39 (3): 205–214. ALLGEMEINER REVIEW

19. Bodden-Heidrich R, Busch M, Kuppers V, Beckmann MW, Rechenberger I, Bender HG. [Chronic pelvic pain and chronic vulvodynia as multifactorial psychosomatic disease syndromes: results of a psychometric and clinical study taking into account musculoskeletal diseases]. Zentralbl Gynakol 1999; 121 (8): 389–395. LEVEL 3b

20. Bodden-Heidrich R, Hilberink M, Frommer J, Stratkotter A, Rechenberger I, Bender HG et al. [Qualitative research on psychosomatic aspects of endometriosis]. Z Psychosom Med Psychother 1999; 45 (4): 372–389. LEVEL 4

21. Bodden-Heidrich R, Kuppers V, Beckmann MW, Ozornek MH, Rechenberger I, Bender HG. Psychosomatic aspects of vulvodynia. Comparison with the chronic pelvic pain syndrome. J Reprod Med 1999; 44 (5): 411–416. LEVEL 3b

22. Bodden-Heidrich R. [Chronic pelvic pain syndrome – a multifactorial syndrome]. Zentralbl Gynakol 2001; 123 (1): 10–17. LEVEL 3b

23. Butrick CW. Chronic pelvic pain: how many surgeries are enough? Clin Obstet Gynecol 2007; 50 (2): 412–424. ALLGEMEINER REVIEW

24. Buyalos RP, Funari VA, Azziz R, Watson JM, Martinez-Maza O. Elevated interleukin-6 levels in peritoneal fluid of patients with pelvic pathology. Fertil Steril 1992; 58 (2): 302–306. LEVEL 3b

25. Candiani GB, Fedele L, Vercellini P, Bianchi S, Di Nola G. Repetitive conservative surgery for recurrence of endometriosis. Obstet Gynecol 1991; 77 (3): 421–424. LEVEL 2b

26. Carter JE. Surgical treatment for chronic pelvic pain. JSLS 1998; 2 (2): 129–139. ALLGEMEINER REVIEW

27. Chan CL, Wood C. Pelvic adhesiolysis – the assessment of symptom relief by 100 patients. Aust N Z J Obstet Gynaecol 1985; 25 (4): 295–298. LEVEL 2b

28. Chen FP, Soong YK. The efficacy and complications of laparoscopic presacral neurectomy in pelvic pain. Obstet Gynecol 1997; 90 (6): 974–977. LEVEL 2b

29. Cheong Y, William SR. Chronic pelvic pain: aetiology and therapy. Best Pract Res Clin Obstet Gynaecol 2006; 20 (5): 695–711. ALLGEMEINER REVIEW

30. Christ JE, Lotze EC. The residual ovary syndrome. Obstet Gynecol 1975; 46 (5): 551–556. LEVEL 2b

31. Cunanan RG, Jr., Courey NG, Lippes J. Laparoscopic findings in patients with pelvic pain. Am J Obstet Gynecol 1983; 146 (5): 589–591. LEVEL 2b

32. Daniell JF, Pittaway DE. Short-interval second-look laparoscopy after infertility surgery. A preliminary report. J Reprod Med 1983; 28 (4): 281–283. LEVEL 4

33. Dawood MY, Khan-Dawood FS, Wilson L, Jr. Peritoneal fluid prostaglandins and prostanoids in women with endometriosis, chronic pelvic inflammatory disease, and pelvic pain. Am J Obstet Gynecol 1984; 148 (4): 391–395. LEVEL 3b

34. Decker K. [Indications and results of diagnostic laparoscopy in the assessment of lower abdominal pain]. Geburtshilfe Frauenheilkd 1988; 48 (12): 884–886. LEVEL 2b

35. Demco LA. Effect on negative laparoscopy rate in chronic pelvic pain patients using patient assisted laparoscopy. JSLS 1997; 1 (4): 319–321. LEVEL 2b

36. Deutsches Institut für Medizinische Information und Dokumentation. Operationen- und Prozedurenschlüssel (OPS) Version 2007. Homepage 2007; http: //www.dimdi.de/static/de/klassi/prozeduren/ops301/opshtml2007/fr-ops.htm

37. Duffy DM, diZerega GS. Adhesion controversies: pelvic pain as a cause of adhesions, crystalloids in preventing them. J Reprod Med 1996; 41 (1): 19–26. ALLGEMEINER REVIEW

38. Egle UT. Die biographische Anamnese als diagnostische Grundlage im Rahmen eines bio-psycho-sozialen Schmerzverständnisses. In: Egle UT, Hoffmann SO, editors. Der Schmerzkranke. Grundlagen, Pathogenese, Klinik und Therapie chronischer Schmerzen aus bio-psychosozialer Sicht. Stuttgart: Schattauer Verlag, 1993: 182–190. LEVEL 5

39. Ehlert U, Heim C, Hellhammer DH. Chronic pelvic pain as a somatoform disorder. Psychother Psychosom 1999; 68 (2): 87–94. LEVEL 3b

40. Ehlert U. Differentialdiagnostik und verhaltenstherapeutische Behandlung bei einer Patientin mit chronischen Unterbauchbeschwerden ohne organisches Korrelat. Verhaltenstherapie 1994; 4 (1): 28–37. LEVEL 4

41. Eisendrath SJ, Kodama KT. Fluoxetine management of chronic abdominal pain. Psychosomatics 1992; 33 (2): 227–229. LEVEL 4

42. Elliott ML. Chronic pelvic Pain: What are the psychological considerations? American Pain Society Bulletin 1996; 6: 1–4. ALLGEMEINER REVIEW

43. Emmanuel AV, Kamm MA, Beard RW. Reproducible assessment of vaginal and rectal mucosal and skin blood flow: laser doppler fluximetry of the pelvic microcirculation. Clin Sci (Lond) 2000; 98 (2): 201–207. LEVEL 4

44. Farquhar CM, Rogers V, Franks S, Pearce S, Wadsworth J, Beard RW. A randomized controlled trial of medroxyprogesterone acetate and psychotherapy for the treatment of pelvic congestion. Br J Obstet Gynaecol 1989; 96 (10): 1153–1162. LEVEL 1b

45. Fayez JA, Clark RR. Operative laparoscopy for the treatment of localized chronic pelvic-abdominal pain caused by postoperative adhesions. J Gynecol Surg 1994; 10 (2): 79–83. LEVEL 2b

46. Fedele L, Bianchi S, Bocciolone L, Di Nola G, Parazzini F. Pain symptoms associated with endometriosis. Obstet Gynecol 1992; 79 (5 (Pt 1)): 767–769. LEVEL 3b

47. Fedele L, Bianchi S, Zanconato G, Portuese A, Raffaelli R. Use of a levonorgestrel-releasing intrauterine device in the treatment of rectovaginal endometriosis. Fertil Steril 2001; 75 (3): 485–488. LEVEL 2b

48. Fliegner JR. Uncommon problems of the double uterus. Med J Aust 1986; 145 (10): 510–512. LEVEL 4

49. Foong LC, Gamble J, Sutherland IA, Beard RW. Altered peripheral vascular response of women with and without pelvic pain due to congestion. BJOG 2000; 107 (2): 157–164. LEVEL 3b

50. Friederich MA. Psychological aspects of chronic pelvic pain. Clin Obstet Gynecol 1976; 1 9 (2): 399–406. LEVEL 5

51. Fry RP, Crisp AH, Beard RW. Sociopsychological factors in chronic pelvic pain: a review. J Psychosom Res 1997; 42 (1): 1–15. ALLGEMEINER REVIEW

52. Gambone JC, Reiter RC. Nonsurgical management of chronic pelvic pain: a multidisciplinary approach. Clin Obstet Gynecol 1990; 33 (1): 205–211. ALLGEMEINER REVIEW

53. Garry R. Diagnosis of endometriosis and pelvic pain. Fertil Steril 2006; 86 (5): 1307–1309. ALLGEMEINER REVIEW

54. Garry R. The effectiveness of laparoscopic excision of endometriosis. Curr Opin Obstet Gynecol 2004; 16 (4): 299–303. LEVEL 1a

55. Goldstein DP, deCholnoky C, Emans SJ, Leventhal JM. Laparoscopy in the diagnosis and management of pelvic pain in adolescents. J Reprod Med 1980; 24 (6): 251–256. LEVEL 2b

56. Gowri V, Krolikowski A. Chronic pelvic pain. Laparoscopic and cystoscopic findings. Saudi Med J 2001; 22 (9): 769–770. LEVEL 4

57. Grace VM. Pitfalls of the medical paradigm in chronic pelvic pain. Baillieres Best Pract Res Clin Obstet Gynaecol 2000; 14 (3): 525–539. ALLGEMEINER REVIEW

58. Greimel ER, Thiel I. [Psychological treatment aspects of chronic pelvic pain in the woman]. Wien Med Wochenschr 1999; 149 (13): 383–387. LEVEL 5

59. Greimel ER. Unterbauchschmerzen ohne Organbefund – ein Leitsymptom für somatoforme Störungen? Geburtshilfe Frauenheilkd 1999; 59: 458–464. LEVEL 4

60. Gross RJ, Doerr H, Caldirola D, Guzinski GM, Ripley HS. Borderline syndrome and incest in chronic pelvic pain patients. Int J Psychiatry Med 1980; 10 (1): 79–96. LEVEL 4

61. Haugstad GK, Haugstad TS, Kirste UM, Leganger S, Klemmetsen I, Malt UF. Mensendieck somatocognitive therapy as treatment approach to chronic pelvic pain: results of a randomized controlled intervention study. Am J Obstet Gynecol 2006; 194 (5): 1303–1310. LEVEL 1b

62. Haugstad GK, Haugstad TS, Kirste UM, Leganger S, Wojniusz S, Klemmetsen I et al. Posture, movement patterns, and body awareness in women with chronic pelvic pain. J Psychosom Res 2006; 61 (5): 637–644. LEVEL 3b

63. Häuser W, Türp JC, Lempa M, Wesselmann U, Derra C. Funktionelle somatische Schmerzsyndrome – Nomenklatur. Schmerz 2004; 18: 98–103

64. Heim C, Ehlert U, Hanker JP, Hellhammer DH. Abuse-related posttraumatic stress disorder and alterations of the hypothalamic-pituitary-adrenal axis in women with chronic pelvic pain. Psychosom Med 1998; 60 (3): 309–318. LEVEL 3b

65. Heim C, Ehlert U, Hanker JP, Hellhammer DH. Psychological and endocrine correlates of chronic pelvic pain associated with adhesions. J Psychosom Obstet Gynaecol 1999; 20 (1): 11–20. LEVEL 3b

66. Hillis SD, Marchbanks PA, Peterson HB. The effectiveness of hysterectomy for chronic pelvic pain. Obstet Gynecol 1995; 86 (6): 941–945. LEVEL 2b

67. Hornstein MD, Yuzpe AA, Burry KA, Heinrichs LR, Buttram VL, Jr., Orwoll ES. Prospective randomized double-blind trial of 3 versus 6 months of nafarelin therapy for endometriosis associated pelvic pain. Fertil Steril 1995; 63 (5): 955–962. LEVEL 1b

68. Howard FM, El Minawi AM, Sanchez RA. Conscious pain mapping by laparoscopy in women with chronic pelvic pain. Obstet Gynecol 2000; 96 (6): 934–939. LEVEL 2b

69. Howard FM. An evidence-based medicine approach to the treatment of endometriosis-associated chronic pelvic pain: placebo-controlled studies. J Am Assoc Gynecol Laparosc 2000; 7 (4): 477–488. LEVEL 1a

70. Howard FM. Chronic pelvic pain. Obstet Gynecol 2003; 101 (3): 594–611. ALLGEMEINER REVIEW

71. Howard FM. The role of laparoscopy as a diagnostic tool in chronic pelvic pain. Baillieres Best Pract Res Clin Obstet Gynaecol 2000; 14 (3): 467–494. ALLGEMEINER REVIEW

72. Hurd WW. Criteria that indicate endometriosis is the cause of chronic pelvic pain. Obstet Gynecol 1998; 92 (6): 1029–1032. LEVEL 5

73. Jaggar SI, Habib S, Rice AS. The modulatory effects of bradykinin B1 and B2 receptor antagonists upon viscero-visceral hyper-reflexia in a rat model of visceral hyperalgesia. Pain 1998; 75 (2–3): 169–176. LEVEL 2b

74. Jamieson DJ, Steege JF. The association of sexual abuse with pelvic pain complaints in a primary care population. Am J Obstet Gynecol 1997; 177 (6): 1408–1412. LEVEL 4

75. Jamieson DJ, Steege JF. The prevalence of dysmenorrhea, dyspareunia, pelvic pain, and irritable bowel syndrome in primary care practices. Obstet Gynecol 1996; 87 (1): 55–58. LEVEL 4

76. Johnson NP, Farquhar CM, Crossley S, Yu Y, Van Peperstraten AM, Sprecher M et al. A double-blind randomised controlled trial of laparoscopic uterine nerve ablation for women with chronic pelvic pain. BJOG 2004; 111 (9): 950–959. LEVEL 1b

77. Kauppila A, Ronnberg L. Naproxen sodium in dysmenorrhea secondary to endometriosis. Obstet Gynecol 1985; 65 (3): 379–383. LEVEL 1b

78. Kennedy S, Bergqvist A, Chapron C, D'Hooghe T, Dunselman G, Greb R et al. ESHRE guideline for the diagnosis and treatment of endometriosis. Hum Reprod 2005; 20 (10): 2698–2704. GUIDELINE

79. Kim SW, Paick JS, Ku JH. Percutaneous posterior tibial nerve stimulation in patients with chronic pelvic pain: a preliminary study. Urol Int 2007; 78 (1): 58–62. LEVEL 2b

80. Kjerulff KH, Langenberg PW, Rhodes JC, Harvey LA, Guzinski GM, Stolley PD. Effectiveness of hysterectomy. Obstet Gynecol 2000; 95 (3): 319–326. LEVEL 2b

81. Kleinhaus S. Laparoscopic lysis of adhesions for postappendectomy pain. Gastrointest Endosc 1984; 30 (5): 304–305. LEVEL 2b

82. Kolmorgen K, Schulz AM. [Results of laparoscopic lysis of adhesions in patients with chronic pelvic pain]. Zentralbl Gynakol 1991; 113 (6): 291–295. LEVEL 2b

83. Kresch AJ, Seifer DB, Sachs LB, Barrese I. Laparoscopy in 100 women with chronic pelvic pain. Obstet Gynecol 1984; 64 (5): 672–674. LEVEL 3b

84. Lamvu G, Tu F, As-Sanie S, Zolnoun D, Steege JF. The role of laparoscopy in the diagnosis and treatment of conditions associated with chronic pelvic pain. Obstet Gynecol Clin North Am 2004; 31 (3): 619–630. ALLGEMEINER REVIEW

85. Latthe P, Latthe M, Say L, Gulmezoglu M, Khan KS. WHO systematic review of prevalence of chronic pelvic pain: a neglected reproductive health morbidity. BMC Public Health 2006; 6: 177. LEVEL 3a

86. Latthe P, Mignini L, Gray R, Hills R, Khan K. Factors predisposing women to chronic pelvic pain: systematic review. BMJ 2006; 332 (7544): 749–755. LEVEL 3a

87. Lovrincevic M. Chronic pelvic pain in women of childbearing age. Curr Opin Anaesthesiol 2003; 16 (3): 275–280. ALLGEMEINER REVIEW

88. Lutzenberger W, Flor H, Birbaumer N. Enhanced dimensional complexity of the EEG during memory for personal pain in chronic pain patients. Neurosci Lett 1997; 226 (3): 167–170. LEVEL 3b

89. Magtibay PM, Nyholm JL, Hernandez JL, Podratz KC. Ovarian remnant syndrome. Am J Obstet Gynecol 2005; 193 (6): 2062–2066. LEVEL 2b

90. Malik E, Berg C, Meyhofer-Malik A, Haider S, Rossmanith WG. Subjective evaluation of the therapeutic value of laparoscopic adhesiolysis: a retrospective analysis. Surg Endosc 2000; 14 (1): 79–81. LEVEL 2b

91. Markel SN, Rigberg CC, Strausz IK. Chronic pelvic pain of obscure origin: A clinical study. J Psychosom Obstet Gynaecol 1983; 2 (2): 80–85. LEVEL 4

92. Matheis A, Martens U, Kruse J, Enck P. Irritable bowel syndrome and chronic pelvic pain: a singular or two different clinical syndrome? World J Gastroenterol 2007; 13: 3446–3455

93. Mathias SD, Kuppermann M, Liberman RF, Lipschutz RC, Steege JF. Chronic pelvic pain: prevalence, health-related quality of life, and economic correlates. Obstet Gynecol 1996; 87 (3): 321–327. LEVEL 4

94. Mayer EA, Naliboff B, Lee O, Munakata J, Chang L. Gender-related differences in functional gastrointestinal disorders. Aliment Pharmacol Ther 1999; 13 Suppl 2: 65–69. ALLGEMEINER REVIEW

95. Mayer EA, Naliboff B, Lee O, Munakata J, Chang L. Review article: gender-related differences in functional gastrointestinal disorders. Aliment Pharmacol Ther 1999; 13 Suppl 2: 65–69. ALLGEMEINER REVIEW

96. Mecke H, Semm K, Lehmann-Willenbrock E. [Pelviscopic adhesiolysis. Successes in the treatment of chronic abdominal pain caused by adhesions in the lower and middle abdomen]. Geburtshilfe Frauenheilkd 1988; 48 (3): 155–159. LEVEL 2b

97. Meltzer-Brody S, Leserman J, Zolnoun D, Steege J, Green E, Teich A. Trauma and posttraumatic stress disorder in women with chronic pelvic pain. Obstet Gynecol 2007; 109 (4): 902–908. LEVEL 4

98. Miklos JR, O'Reilly MJ, Saye WB. Sciatic hernia as a cause of chronic pelvic pain in women. Obstet Gynecol 1998; 91 (6): 998–1001. LEVEL 2b

99. Milingos S, Protopapas A, Kallipolitis G, Drakakis P, Loutradis D, Liapi A et al. Endometriosis in patients with chronic pelvic pain: is staging predictive of the efficacy of laparoscopic surgery in pain relief? Gynecol Obstet Invest 2006; 62 (1): 48–54. LEVEL 2b

100. Moen MH, Stokstad T. A long-term follow-up study of women with asymptomatic endometriosis diagnosed incidentally at sterilization. Fertil Steril 2002; 78 (4): 773–776. LEVEL 2b

101. Moore J, Kennedy SH, Prentice A. Modern combined oral contraceptives for pain associated with endometriosis (Chochrane Review). The Cochrane Library, Issue 3 2004; Chichester, UK. John Wiley & Sons Ltd. LEVEL 1a

102. Mueller MD, Tschudi J, Herrmann U, Klaiber C. An evaluation of laparoscopic adhesiolysis in patients with chronic abdominal pain. Surg Endosc 1995; 9 (7): 802–804. LEVEL 2b

103. Nezhat FR, Crystal RA, Nezhat CH, Nezhat CR. Laparoscopic adhesiolysis and relief of chronic pelvic pain. JSLS 2000; 4 (4): 281–285. LEVEL 2b

104. Ng C, Trew G. Common Causes and protocol for investigation of chronic pelvic pain. In: Li TC, Ledger WL, editors. Chronic Pelvic Pain. Taylor & Francis, 2006: 15–36. ALLGEMEINER REVIEW

105. Okaro E, Condous G, Khalid A, Timmerman D, Ameye L, Huffel SV et al. The use of ultrasound-based 'soft markers' for the prediction of pelvic pathology in women with chronic pelvic pain – can we reduce the need for laparoscopy? BJOG 2006; 113 (3): 251–256. LEVEL 2b

106. Ozawa Y, Murakami T, Terada Y, Yaegashi N, Okamura K, Kuriyama S et al. Management of the pain associated with endometriosis: an update of the painful problems. Tohoku J Exp Med 2006; 210 (3): 175–188. ALLGEMEINER REVIEW

107. Parsons CL, Dell J, Stanford EJ, Bullen M, Kahn BS, Waxell T et al. Increased prevalence of interstitial cystitis: previously unrecognized urologic and gynecologic cases identified using a new symptom questionnaire and intravesical potassium sensitivity. Urology 2002; 60 (4): 573–578. LEVEL 3b

108. Parsons CL, Tatsis V. Prevalence of interstitial cystitis in young women. Urology 2004; 64 (5): 866–870. LEVEL 4

109. Parsons CL. Prostatitis, interstitial cystitis, chronic pelvic pain, and urethral syndrome share a common pathophysiology: lower urinary dysfunctional epithelium and potassium recycling. Urology 2003; 62 (6): 976–982. ALLGEMEINER REVIEW

110. Perry CP. Peripheral neuropathies and pelvic pain: diagnosis and management. Clin Obstet Gynecol 2003; 46 (4): 789–796. ALLGEMEINER REVIEW

111. Peters AA, Trimbos-Kemper GC, Admiraal C, Trimbos JB, Hermans J. A randomized clinical trial on the benefit of adhesiolysis in patients with intraperitoneal adhesions and chronic pelvic pain. Br J Obstet Gynaecol 1992; 99 (1): 59–62. LEVEL 1b

112. Peters AA, van Dorst E, Jellis B, van Zuuren E, Hermans J, Trimbos JB. A randomized clinical trial to compare two different approaches in women with chronic pelvic pain. Obstet Gynecol 1991; 77 (5): 740–744. LEVEL 1b

113. Pezzone MA, Liang R, Fraser MO. A model of neural cross-talk and irritation in the pelvis: implications for the overlap of chronic pelvic pain disorders. Gastroenterology 2005; 128 (7): 1953–1964. LEVEL 2b

114. Possover M, Baekelandt J, Chiantera V. The laparoscopic approach to control intractable pelvic neuralgia: from laparoscopic pelvic neurosurgery to the LION procedure. Clin J Pain 2007; 23 (9): 821–825. LEVEL 3

115. Prendergast SA, Weiss JM. Screening for musculoskeletal causes of pelvic pain. Clin Obstet Gynecol 2003; 46 (4): 773–782. ALLGEMEINER REVIEW

116. Prentice A, Deary AJ, Goldbeck-Wood S, Farquhar C, Smith SK. Gonadotropin-releasing hormone analogues for pain associated with endometriosis. The Cochrane Library, Issue 3 2004; Chichester, UK. John Wiley & Sons Ltd: LEVEL 1a

117. Raphael KG, Widom CS, Lange G. Childhood victimization and pain in adulthood: a prospective investigation. Pain 2001; 92 (1–2): 283–293. LEVEL 2b

118. Rapkin A, Bhattacherjee P. Peritoneal fluid eicosanoids in chronic pelvic pain. Prostaglandins 1989; 38 (4): 447–452. LEVEL 4

119. Rapkin A, Morgan M, Bonpane C, Martinez-Maza O. Peritoneal fluid interleukin-6 in women with chronic pelvic pain. Fertil Steril 2000; 74 (2): 325–328. LEVEL 4

120. Rapkin AJ, Kames LD, Darke LL, Stampler FM, Naliboff BD. History of physical and sexual abuse in women with chronic pelvic pain. Obstet Gynecol 1990; 76 (1): 92–96. LEVEL 3b

121. Rapkin AJ, Kames LD. The pain management approach to chronic pelvic pain. J Reprod Med 1987; 32 (5): 323–327. ALLGEMEINER REVIEW

122. Rapkin AJ. Adhesions and pelvic pain: a retrospective study. Obstet Gynecol 1986; 68 (1): 13–15. LEVEL 3b

123. Reid S, Rosario D. Painful bladder syndrome. In: Li TC, Ledger WL, editors. Chronic Pelvic Pain. Taylor & Francis, 2006: 83–110. ALLGEMEINER REVIEW

124. Reisner LA. Etiology and Management of Chronic Pelvic Pain Syndromes. Journal of Pharmaceutical Care in Pain & Symptom Control 1997; 5 (4): 31–48. ALLGEMEINER REVIEW

125. Reiter RC, Shakerin LR, Gambone JC, Milburn AK. Correlation between sexual abuse and somatization in women with somatic and nonsomatic chronic pelvic pain. Am J Obstet Gynecol 1991; 165 (1): 104–109. LEVEL 3b

126. Reiter RC. Evidence-based management of chronic pelvic pain. Clin Obstet Gynecol 1998; 41 (2): 422–435. ALLGEMEINER REVIEW

127. Relationship between stage, site and morphological characteristics of pelvic endometriosis and pain. Hum Reprod 2001; 16 (12): 2668–2671. LEVEL 2b

128. Rosen N. The myofascial syndrome. Phys Med Rehabil Clin N Am 1993; 4: 41–63. ALLGEMEINER REVIEW

129. Rosenberg MT, Page S, Hazzard MA. Prevalence of interstitial cystitis in a primary care setting. Urology 2007; 69 (4 Suppl): 48–52. LEVEL 4

130. Roth RS, Punch MR, Bachman JE. Educational achievement and pain disability among women with chronic pelvic pain. J Psychosom Res 2001; 51 (4): 563–569. LEVEL 4

131. Ruifang W, Zhenhai W, Lichang L, Fenger Z, Xinglin G. Relationship between prostaglandin in peritoneal fluid and pelvic venous congestion after sterilization. Prostaglandins 1996; 51 (2): 161–167. LEVEL 3b

132. Ryder RM. Chronic pelvic pain. Am Fam Physician 1996; 54 (7): 2225–32, 2237. ALLGEMEINER REVIEW

133. Saravelos H, Li T, Cooke I. Adhesions and chronic pelvic pain. Contemporary Reviews in Obstetrics and Gynaecology 1995; 7: 172–177. ALLGEMEINER REVIEW

134. Saravelos HG, Li TC, Cooke ID. An analysis of the outcome of microsurgical and laparoscopic adhesiolysis for chronic pelvic pain. Hum Reprod 1995; 10 (11): 2895–2901. LEVEL 2b

135. Sator-Katzenschlager SM, Scharbert G, Kress HG, Frickey N, Ellend A, Gleiss A et al. Chronic pelvic pain treated with gabapentin and amitriptyline: a randomized controlled pilot study. Wien Klin Wochenschr 2005; 117 (21–22): 761–768. LEVEL 1b

136. Savidge CJ, Slade P. Psychological aspects of chronic pelvic pain. J Psychosom Res 1997; 42 (5): 433–444. ALLGEMEINER REVIEW

137. Schietroma M, Carlei F, Altilia F, Carloni A, Mattucci S, Agnifili A et al. The role of laparoscopic adhesiolysis in chronic abdominal pain. Minerva Chir 2001; 56 (5): 461–465. LEVEL 2b

138. Schweppe KW. Konsensus-Richtlinien vom 8. GnRH-Kongress Salzburg 2005. Gynecol Tribune 2005; 6: 3

139. Scialli AR. Evaluating chronic pelvic pain. A consensus recommendation. Pelvic Pain Expert Working Group. J Reprod Med 1999; 44 (11): 945–952. GUIDELINE

140. Selfe SA, Matthews Z, Stones RW. Factors influencing outcome in consultations for chronic pelvic pain. J Womens Health 1998; 7 (8): 1041–1048. LEVEL 2b

141. Selfe SA, Van Vugt M, Stones RW. Chronic gynaecological pain: an exploration of medical attitudes. Pain 1998; 77 (2): 215–225. LEVEL 4

142. Shemwell RE, Weed JC. Ovarian remnant syndrome. Obstet Gynecol 1970; 36 (2): 299–303. ALLGEMEINER REVIEW

143. Soysal ME, Soysal S, Vicdan K, Ozer S. A randomized controlled trial of goserelin and medroxyprogesterone acetate in the treatment of pelvic congestion. Hum Reprod 2001; 16 (5): 931–939. LEVEL 1b

144. Spiller R, Aziz Q, Creed F, Emmanuel A, Houghton L, Hungin P et al. Guidelines on the irritable bowel syndrome: mechanisms and practical management. Gut 2007; 56 (12): 1770–1798

145. Stanford EJ, Dell JR, Parsons CL. The emerging presence of interstitial cystitis in gynecologic patients with chronic pelvic pain. Urology 2007; 69 (4 Suppl): 53–59. ALLGEMEINER REVIEW

146. Stauber M, Blendinger J. Zur Behandlung von Patientinnen mit chronischen Unterbauchbeschwerden. In: Prill HJ, Langen D, editors. Der psychosomatische Weg zur gynäkologischen Praxis. Stuttgart, New York: Schattauer Verlag, 1983: 163–167. LEVEL 5

147. Steege JF, Stout AL. Resolution of chronic pelvic pain after laparoscopic lysis of adhesions. Am J Obstet Gynecol 1991; 165 (2): 278–281. LEVEL 2b

148. Steege JF. Basic philosophy of the Integrated Approach: Overcoming the Mind-Body-Split. In: Steege JF, Metzger DA, Levy BS, editors. Chronic pelvic pain: an integrated approach. Philadelphia: WB Saunders Verlag, 1998: 5–12. ALLGEMEINER REVIEW

149. Steen KH, Steen AE, Kreysel HW, Reeh PW. Inflammatory mediators potentiate pain induced by experimental tissue acidosis. Pain 1996; 66 (2–3): 163–170. LEVEL 2b

150. Stones RW, Bradbury L, Anderson D. Randomized placebo controlled trial of lofexidine hydrochloride for chronic pelvic pain in women. Hum Reprod 2001; 16 (8): 1719–1721. LEVEL 1b

151. Stones RW, Mountfield J. Interventions for treating chronic pelvic pain in women. Cochrane Database Syst Rev 2000; (2): CD000387. LEVEL 1a

152. Stones RW, Price C. Health services for women with chronic pelvic pain. J R Soc Med 2002; 95 (11): 531–535. ALLGEMEINER REVIEW

153. Stovall DW, Bowser LM, Archer DF, Guzick DS. Endometriosis-associated pelvic pain: evidence for an association between the stage of disease and a history of chronic pelvic pain. Fertil Steril 1997; 68 (1): 13–18. LEVEL 4

154. Stovall DW. Transvaginal ultrasound findings in women with chronic pelvic pain. Obstet Gynecol 2000; 95 (4 Suppl 1): S57. LEVEL 4

155. Stovall TG, Ling FW, Crawford DA. Hysterectomy for chronic pelvic pain of presumed uterine etiology. Obstet Gynecol 1990; 75 (4): 676–679. LEVEL 2b

156. Stratton P, Winkel CA, Sinaii N, Merino MJ, Zimmer C, Nieman LK. Location, color, size, depth, and volume may predict endometriosis in lesions resected at surgery. Fertil Steril 2002; 78 (4): 743–749. LEVEL 4

157. Sutton C, MacDonald R. Laser laparoscopic adhesiolysis. J Gynecol Surg 1990; 6 (3): 155–159. LEVEL 2b

158. Swank DJ, Swank-Bordewijk SC, Hop WC, van Erp WF, Janssen IM, Bonjer HJ et al. Laparoscopic adhesiolysis in patients with chronic abdominal pain: a blinded randomised controlled multi-centre trial. Lancet 2003; 361 (9365): 1247–1251. LEVEL 1b

159. Toomey TC, Hernandez JT, Gittelman DF, Hulka JF. Relationship of sexual and physical abuse to pain and psychological assessment variables in chronic pelvic pain patients. Pain 1993; 53 (1): 105–109. LEVEL 4

160. Vercellini P, Fedele L, Bianchi S, Candiani GB. Pelvic denervation for chronic pain associated with endometriosis: fact or fancy? Am J Obstet Gynecol 1991; 165 (3): 745–749. ALLGEMEINER REVIEW

161. Walker E, Katon W, Harrop-Griffiths J, Holm L, Russo J, Hickok LR. Relationship of chronic pelvic pain to psychiatric diagnoses and childhood sexual abuse. Am J Psychiatry 1988; 145 (1): 75–80. LEVEL 4

162. Walker EA, Katon WJ, Hansom J, Harrop-Griffiths J, Holm L, Jones ML et al. Psychiatric diagnoses and sexual victimization in women with chronic pelvic pain. Psychosomatics 1995; 36 (6): 531–540. LEVEL 4

163. Walker EA, Katon WJ, Neraas K, Jemelka RP, Massoth D. Dissociation in women with chronic pelvic pain. Am J Psychiatry 1992; 149 (4): 534–537. LEVEL 4

164. Walker EA, Roy-Byrne PP, Katon WJ, Jemelka R. An open trial of nortriptyline in women with chronic pelvic pain. Int J Psychiatry Med 1991; 21 (3): 245–252. LEVEL 2b

165. Walker EA, Sullivan MD, Stenchever MA. Use of antidepressants in the management of women with chronic pelvic pain. Obstet Gynecol Clin North Am 1993; 20 (4): 743–751. ALLGEMEINER REVIEW

166. Walling MK, Reiter RC, O'Hara MW, Milburn AK, Lilly G, Vincent SD. Abuse history and chronic pain in women: I. Prevalences of sexual abuse and physical abuse. Obstet Gynecol 1994; 84 (2): 193–199. LEVEL 4

167. Walter AJ, Hentz JG, Magtibay PM, Cornella JL, Magrina JF. Endometriosis: correlation between histologic and visual findings at laparoscopy. Am J Obstet Gynecol 2001; 184 (7): 1407–1411. LEVEL 2b

168. Wesselmann U, Czakanski PP. Pelvic pain: a chronic visceral pain syndrome. Curr Pain Headache Rep 2001; 5 (1): 13–19. ALLGEMEINER REVIEW

169. Wesselmann U. Neurogenic inflammation and chronic pelvic pain. World J Urol 2001; 19 (3): 180–185. ALLGEMEINER REVIEW

170. Wiesender CCT. Pelvic pain clinic: a multidisciplinary approach. In: Li TC, Ledger WL, editors. Chronic Pelvic Pain. Taylor & Francis, 2006: 197–210. ALLGEMEINER REVIEW

171. Wolfe F, Smythe HA, Yunus MB, et al. The American College of Rheumatology criteria for the classification of fibromyalgia: report of the multicenter criteria committee. Arthritis Rheum 1990; 33: 160–172

172. Wood DP, Wiesner MG, Reiter RC. Psychogenic chronic pelvic pain: diagnosis and management. Clin Obstet Gynecol 1990; 33 (1): 179–195. ALLGEMEINER REVIEW

173. Yunus MB, Masi AT, Aldag JC. A controlled study of primary fibromyalgia syndrome: clinical features and association with other functional syndromes. J Rheumatol Suppl 1989; 19: 62–71. LEVEL 3b

174. Zondervan K, Barlow DH. Epidemiology of chronic pelvic pain. Baillieres Best Pract Res Clin Obstet Gynaecol 2000; 14 (3): 403–414. ALLGEMEINER REVIEW

175. Zondervan KT, Yudkin PL, Vessey MP, Dawes MG, Barlow DH, Kennedy SH. The prevalence of chronic pelvic pain in women in the United Kingdom: a systematic review. Br J Obstet Gynaecol 1998; 105 (1): 93–99. LEVEL 3a

176. Zondervan KT, Yudkin PL, Vessey MP, Dawes MG, Barlow DH, Kennedy SH. Prevalence and incidence of chronic pelvic pain in primary care: evidence from a national general practice database. Br J Obstet Gynaecol 1999; 106 (11): 1149–1155. LEVEL 4

177. Zondervan KT, Yudkin PL, Vessey MP, Jenkinson CP, Dawes MG, Barlow DH et al. Chronic pelvic pain in the community – symptoms, investigations, and diagnoses. Am J Obstet Gynecol 2001; 184 (6): 1149–1155. LEVEL 4

178. Zupi E, Marconi D, Sbracia M, Zullo F, De Vivo B, Exacustos C et al. Add-back therapy in the treatment of endometriosis-associated pain. Fertil Steril 2004; 82 (5): 1303–1308. LEVEL 1b

Erstfassung	2009
Beteiligte Fachgesellschaften, Arbeitsgemeinschaften und Organisationen	Deutsche Gesellschaft für Psychosomatische Frauenheilkunde und Geburtshilfe Deutsche Gesellschaft für Gynäkologie und Geburtshilfe · Arbeitsgemeinschaft Gynäkologische Endoskopie · Arbeitsgemeinschaft Infektiologie und Infektimmunologie in Gynäkologie und Geburtshilfe Deutsches Kollegium für Psychosomatische Medizin Deutsche Gesellschaft für Psychosomatische Medizin und Ärztliche Psychotherapie Deutsche Gesellschaft zum Studium des Schmerzes Endometriose Vereinigung Deutschland Deutsche Gesellschaft für Urologie
Autoren	**Federführung** Dr. med. F. Siedentopf, Berlin Dr. med. P. Kölm, Berlin Prof. Dr. med. H. Kentenich, Berlin **unter Mitarbeit von** B. Bergander, Berlin Dr. med. W. Häuser, Saarbrücken Prof. Dr. med. W. Mendling, Berlin Dr. med. O. Moormann, Düsseldorf Dr. med. R. Müller, Königs Wusterhausen PD Dr. med. M. Rauchfuß, Berlin Prof. Dr. med. D. Richter, Bad Säckingen PD Dr. med. H. Sitter, Marburg Prof. Dr. med. U. Ulrich, Berlin
Anmerkungen	S2k-Leitlinie Methoden- und Leitlinienreport siehe Homepages der DGGG und der AWMF Die gesamte Leitlinie inklusive Kurzfassung, Quellentext, Methoden und Leitlinienreport ist erschienen im Verlag S. Kramarz, Berlin.

Medizinrecht in der Allgemeinen Gynäkologie und gynäkologischen Onkologie

1.6.1 Möglichkeiten der Delegation ärztlicher Leistungen im Bereich der Gynäkologie und Geburtshilfe

identisch mit 5.1, siehe Band IV, S. 187 ff.

1.6.2 Das nicht erkannte Mammakarzinom

identisch mit 4.2.1, siehe Band IV, S. 71 ff.

1.6.3 Operationsbedingte Verletzungen des Ureters in der Gynäkologie und Geburtshilfe

identisch mit 4.2.2, siehe Band IV, S. 81 ff.

DGGG Leitlinienregister 2010	1	Allgemeine Gynäkologie und gynäkologische Onkologie
	1.7	Sonstige Leitlinien
	1.7.1	Prophylaxe der venösen Thromboembolie (Kurzfassung der DGGG)
AWMF Leitlinienregister	003/001 (S3)	

Kurzfassung akkreditiert durch die Deutsche Gesellschaft für Gynäkologie und Geburtshilfe (DGGG).
An der Langfassung beteiligte Fachgesellschaften siehe S. 441.

Prophylaxe der venösen Thromboembolie (VTE)

Kurzfassung der DGGG

Inhaltsverzeichnis

1 Einleitung

Seit März 2009 steht die neue S3-Leilinie der AWMF zur Prophylaxe der venösen Thromboembolie zur Verfügung. Die S2-Leitlinie von 2003 wurde grundlegend unter Mitwirkung von mittlerweile 27 Fachgesellschaften und Organisationen evidenzbasiert und praxisorientiert überarbeitet. Speziell der physikalischen Thromboseprophylaxe bei bestehender Kontraindikation gegen eine medikamentöse wurde Rechnung getragen.

2 Gültigkeit

Eine erneute komplette Revision der S3-Leitlinie ist erst für 2013 geplant. Praxisrelevante neue Daten werden im Vorgriff in methodisch korrekte Update-Verfahren integriert. Die Diskussion der Empfehlungen erfolgte nach dem Prinzip der übertragbaren Evidenz. Das bedeudet, zu einer klinischen Situation (z. B. gynäkologische Eingriffe) wurden auch stets andere Situationen mit vergleichbarem VTE-Risiko (z. B. abdominalchirurgische Eingriffe) mitbetrachtet (siehe Tabelle 1).

Tab. 1: Graduierung der Evidenz- und Empfehlungsstärke.

Studienqualität	Evidenzstärke	Empfehlung	Beschreibung
systematische Übersichtsarbeit (Metaanalyse) oder randomisiert-kontrollierte Studie (Therapie) oder Kohortenstudien (Risikofaktoren, Diagnostik) von hoher Qualität	hoch	„soll“	starke Empfehlung
randomisiert-kontrollierte Studie oder Kohortenstudien von eingeschränkter Qualität	mäßig	„sollte“	Empfehlung
randomisiert-kontrollierte Studie oder Kohortenstudien von schlechter Qualität, alle anderen Studiendesigns, Expertenmeinung	schwach	„kann“	Empfehlung offen

3 Notwendigkeit

Die Inzidenz einer spontanen tiefen Venenthrombose (TVT) liegt für die nichthospitalisierte Allgemeinbevölkerung bei ca. 1/1.000 pro Jahr. Für Patienten mit operativen Eingriffen, Verletzungen oder akuten Erkrankungen ist das Thromboserisiko bis zu 800-mal so hoch! Genauere Angaben sind in Tabelle 2 aufgeführt:

Tab. 2: Häufigkeiten tiefer Beinvenenthrombosen (Gesamtraten symptomatischer und asymptomatischer) in der operativen und konservativen Medizin ohne Prophylaxe.

Patientengruppe	Prävalenz von TVT
Innere Medizin	10 bis 20%
Allgemeinchirurgie	15 bis 40%
große gynäkologische Eingriffe	15 bis 40%
große urologische Eingriffe	15 bis 40%
Neurochirurgie	15 bis 40%
Schlaganfall	20 bis 50%
Hüft- oder Kniegelenkersatz	40 bis 60%
Hüftfrakturen	40 bis 60%
multiples Trauma	40 bis 80%
Rückenmarkverletzung	60 bis 80%
Intensivmedizin	10 bis 80%

Statement

Bei allen Patienten mit operativen Eingriffen, Verletzungen oder akuten Erkrankungen soll das Risiko venöser Thromboembolien bedacht werden. Die Indikationsstellung zur Prophylaxe soll individuell und risikoadaptiert erfolgen.

Eine sich anbahnende venöse Thromboembolie (VTE) ist klinisch nicht diagnostizierbar. In diesem Stadium liegen weder venöse Stauungszeichen noch schmerzhafte Gefäßwandreaktionen vor und trotzdem besteht zu diesem Zeitpunkt das höchste Risiko einer Lungenembolie. Aufgrund der überwiegenden Zahl tödlicher Lungenembolien bei klinisch fehlenden Frühsymptomen erscheint nur die generelle Prophylaxe in Risikosituationen sinnvoll.

4 Risikofaktoren

Statement

Das individuelle Risiko setzt sich aus expositionellen und dispositionellen Risikofaktoren zusammen.

Das expositionelle Risiko ist durch Art und Umfang eines operativen Eingriffs oder Traumas bzw. einer akuten Erkrankung mit Immobilisation charakterisiert. Das dispositionelle Risiko umfasst angeborene und erworbene personenbezogene Faktoren.

Statement

Beide Aspekte sollen bei der Einschätzung des individuellen VTE-Risikos berücksichtigt werden.

Zur Einschätzung des dispositionellen Risikofaktors dient Tabelle 3.

Tab. 3: Dispositionelle Risikofaktoren, geordnet nach relativer Bedeutung.

** z. B. Antiphospholipidsyndrom, Antithrombin-, Protein-C- oder –S-Mangel, APC-Resistenz/Faktor-V-Leiden-Mutation, thrombophiler Prothrombinpolymorphis-mus u. a.

*** Diese dispositionellen Risikofaktoren können auch als expositionelle Risikofaktoren auftreten bzw. angesehen werden.

Risikofaktor	Relative Bedeutung
frühere tiefe Beinvenenthrombose/ Lungenembolie	hoch
thrombophile Hämostasedefekte **	artspezifisch: gering bis hoch
maligne Erkrankung ***	mittel bis hoch
Übergewicht (BMI >30 kg/m^2)	mittel
Therapie mit oder Blockade von Sexualhormonen (zur Kontrazeption, in der Postmenopause, zur Tumorbehandlung)	substanzspezifisch gering bis hoch
nephrotisches Syndrom	gering
höheres Lebensalter (über 60 J., Risikozunahme mit dem Alter)	mittel

Risikofaktor	Relative Bedeutung
venöse Thromboembolie bei Verwandten 1. Grades	mittel
chronische Herzinsuffizienz, Z. n. Herzinfarkt ***	mittel
akute Infektionen/entzündliche Erkrankungen mit Immobilisation ***	mittel
Schwangerschaft und Postpartalperiode	gering
stark ausgeprägteVarikosis	gering
Nikotin	nicht relevant
Geschlecht	nicht relevant

Ein Antithrombin-, Protein-C- oder -S-Mangel und eine APC-Resistenz erhöhen das Risiko für VTE-Komplikationen jeweils etwa um das 8- bis 15-Fache. Trotzdem ist ein routinemäßiges Screening aller Patienten auf thrombophile Hämostasedefekte nicht sinnvoll.

Das Basisrisiko einer Schwangeren wird mit 0,2% beschrieben. Dieses im Vergleich zur Allgemeinbevölkerung doppelt so hohe Risiko begründet sich durch den veränderten hormonellen Status der Schwangeren sowie in der späteren Schwangerschaft auf den Kompressionseffekt des Uterus auf die großen Beckengefäße. Das Risiko ist in allen Trimena gleich verteilt.

Die individuelle Risikosituation der Schwangeren kann sich bereits durch nur einen weiteren „Niedrigrisikofaktor“ (z. B. Sectio statt vaginaler Entbindung) in einen Bereich des mittleren oder hohen Risikos verschieben.

Eine venöse Thrombose unter oraler Antikonzeption kann nicht automatisch als niedriges Risiko für das Auftreten einer Thrombose in der Schwangerschaft gewertet werden. Aufgrund der nicht ausreichenden Datenlage sollte eine individuelle Entscheidung unter Berücksichtigung weiterer thrombophiler Faktoren (z. B. Adipositas, Immobilität, Infektion) erfolgen.

5 Prinzipien der Prophylaxe

Allgemeine Basismaßnahmen sind Frühmobilisisation, Bewegungsübungen, Anleitung zu Eigenübungen. Diese sollten regelmäßig bei allen Patienten zur Anwendung kommen.

Statement

Präoperative Laboruntersuchungen (D-Dimere, Thrombin-Antithrombin-Komplex) erhöhen nicht die Prädiktivität von postoperativen venösen Thromboembolien. Sie sollen daher zur Risikostratifizierung nicht eingesetzt werden.

6 Risikogruppen

Zur Einschätzung des VTE-Risikos auf der Basis von expositionellen und dispositionellen Risikofaktoren sollte eine Einteilung in drei Risikogruppen (niedrig, mittel, hoch) erfolgen.

Statement

Art und Umfang der VTE-Prophylaxe sollen sich nach der Einteilung in diese Risikogruppen und nach Kontraindikationen richten. Siehe dazu Tabelle 4.

Bei Vorliegen eines mehr als gering einzuschätzenden dispositionellen Risikos erfolgt die Einstufung in eine höhere Risikokategorie!

Tab. 4: Risikogruppen mit Beispielen und Häufigkeiten einer VTE (venöse Thromboembolie).

	Beispielsweise:	Distale Beinvenenthrombose	Proximale Beinvenenthrombose	Tödliche Lungenembolie
Niedriges VTE-Risiko	kleine operative Eingriffe; Infektion oder akutentzündliche Erkrankung ohne Bettlägerigkeit	< 10%	< 1%	< 0,1%
Mittleres VTE-Risiko	länger dauernde Operationen; stationär behandlungsbedürftige maligne Erkrankung.	10–40%	1–10%	0,1–1%
Hohes VTE-Risiko	größere Eingriffe in der Bauch- und Beckenregion bei maligen Tumoren oder entzündlichen Erkrankungen; Sepsis	40–80%	10–30%	> 1%

Tab. 5: Umfang der VTE-Prophylaxe.

	VTE-Prophylaxe mit: (hohe Evidenzstärke)	ggf. zusätzlich: (schwache Evidenzstärke)
Niedriges VTE-Risiko	Basismaßnahmen: Frühmobilisation, Bewegungsübungen, adäquate Hydrierung	medizinische Thromboseprophylaxestrümpfe (MTPS)
Mittleres VTE-Risiko	medikamentöse VTE-Prophylaxe & Basismaßnahmen	medizinische Thromboseprophylaxestrümpfe (MTPS)
Hohes VTE-Risiko	medikamentöse VTE-Prophylaxe & Basismaßnahmen	medizinische Thromboseprophylaxestrümpfe (MTPS)

Unter Maßnahmen zur VTE-Prophylaxe werden zusammengefasst:

- Basismaßnahmen (Frühmobilisation, Bewegungsübungen, Anleitung zu Eigenübungen),
- physikalische Maßnahmen (z. B. medizinische Thromboseprophylaxestrümpfe, intermittierende pneumatische Kompression),
- medikamentöse Maßnahmen.

Statement

Für Patienten mit niedrigem VTE-Risiko sollten Basismaßnahmen regelmäßig angewendet werden. Sie können durch medizinische Thromboseprophylaxestrümpfe ergänzt werden. Bei Patienten mit mittlerem und hohem Thromboserisiko soll eine medikamentöse VTE-Prophylaxe durchgeführt werden. Bei Patienten mit mittlerem und hohem Thromboserisiko sind neben einer medikamentösen Prophylaxe Basismaßnahmen indiziert. Zusätzlich können physikalische Maßnahmen (MTPS) angewendet werden.

Erhöht sich für die Schwangere das VTE-Risiko aufgrund zusätzlicher Faktoren (z. B. Adipositas, Praeeklampsie, Bettlägerigkeit, Infektion), soll zusätzlich zu den physikalischen Maßnahmen eine medikamentöse Prophylaxe erfolgen. Speziell während der Schwangerschaft und auch im Wochenbett sollte auf ausreichende Hydrierung geachtet werden.

7 Physikalische VTE-Prophylaxe

Statement

Zu den physikalischen Maßnahmen gehören vor allem medizinische Thromboseprophylaxestrümpfe (MTPS) und intermittierende pneumatische Kompressionsmaßnahmen (IPK). Basismaßnahmen sowie physikalische Maßnahmen können eine indizierte medikamentöse VTE-Prophylaxe nicht ersetzen. Umgekehrt sollte bei einer medikamentösen VTE-Prophylaxe nicht auf Basismaßnahmen verzichtet und physikalische Maßnahmen indikationsgerecht eingesetzt werden.

Statement

Eine allgemeine Empfehlung für die Verwendung von MTPS kann nicht gegeben werden. Zur Indikationsstellung wird auf die speziellen Empfehlungen in den einzelnen Fachgebieten verwiesen. In Situationen, in denen eine medikamentöse VTE-Prophylaxe indiziert wäre, jedoch Kontraindikationen gegen Antikoagulantien vorliegen, sollen physikalische Maßnahmen (z. B. MTPS, IPK) zur Anwendung kommen.

8 Medikamentöse VTE-Prophylaxe

Zur medikamentösen VTE-Prophylaxe sind, wie in der Tabelle 6 dargestellt, folgende Medikamente zugelassen:

Tab. 6: Zugelassene Medikamente zur VTE-Prophylaxe. Kontraindikationen sollen immer beachtet werden!

	Spezielle Hinweise	Wirkung	HWZ	Elimination
Heparine	besser niedermolekulare Heparine (wg. niedrigerem Blutungs- und HIT-II-Risiko) Monitoring der Anti-Xa-Aktivität nur bei schwerer Niereninsuffizienz regelmäßige Thrombozytenkontrollen bis zum 14. Tag nach Therapiebeginn (HIT-II)	Potenzierung der Antithrombinwirkung gegenüber Thrombin und Faktor Xa	NMH: 4 h UFH: 2 h	renal (UFH, NMH) & hepatisch (nur UFH)
Danaparoid	Monitoring der Anti-Xa-Aktivität nur bei schwerer Niereninsuffizienz Einsatz v.a. bei Patienten mit HIT-II	Antithrombin-vermittelte Faktor-Xa-Hemmung.	24 h	renal
Fondaparinux	Kumulationgefahr bei stark eingeschränkter Nierenfunktion Einsatz erst 6 Stunden nach der Operation (Blutungsgefahr)	Antithrombin-vermittelte Faktor-Xa-Hemmung.	17 h	renal
Thrombin-inhibitoren	Einsatz v. a. bei Patienten mit HIT-II Kumulationgefahr bei stark eingeschränkter Nierenfunktion	direkte Thrombinhemmung	0,8–1,5 h	renal (Hirudin) hepatisch (Argatroban)
Vitamin-K-Antagonisten (Kumarine)	individuelle Dosisanpassung und INR-Kontrollen (2,0–3,0) notwendig Kontraindikation ab der 6. SSW!	Synthesehemmung der Vit.-K-abhängigen Gerinnungsfaktoren	24–120 h	hepatisch

Statement

Unter Abwägung von Effektivität, Blutungs- und HIT-II-Risiko soll NMH gegenüber UFH bevorzugt eingesetzt werden. In einer Reihe von Indikationen kann ebenso Fondaparinux eingesetzt werden. Kontraindikationen und fachspezifische Besonderheiten sollen berücksichtigt werden. Andere Antikoagulantien sind wirksam, aber nur bei bestimmten Indikationen sinnvoll bzw. zugelassen. ASS sollte zur VTE-Prophylaxe nicht eingesetzt werden.

Bei subkutaner Applikation ist auf ausreichenden Abstand zur Wunde zu achten (z. B. Oberarm nach Laparotomie).

9 Nebenwirkungen

Statement

Beim Einsatz von Antikoagulantien zur VTE-Prophylaxe soll das Blutungsrisiko bedacht werden. Bei NMH, Danaparoid, Fondaparinux und Hirudin ist die Nierenfunktion, ggf. mit erforderlicher Dosisreduktion, zu berücksichtigen.

Bei klinisch-anamnestischer Blutungsneigung oder absehbarem Blutungsrisiko (z. B. bei schwerer Thrombozytopenie oder -pathie) kann die medikamentöse Thromboembolieprophylaxe kontraindiziert sein.

Mögliche Ursachen einer Blutung sind: Ausbleiben der primären Hämostase nach dem operativem Eingriff, fehlerhafte Medikamentendosierung, Arzneimittelkumulation unter Nieren- oder Leberinsuffizienz oder Komedikation mit Thrombozytenfunktionshemmern.

Bei gravierenden Blutungskomplikationen ist die Dosis zu reduzieren oder evtl. auch komplett abzusetzen. Neben lokalen Maßnahmen zur Blutstillung kann bei pathologischer Blutgerinnung eine Antagonisierung mit Protamin (bei Heparin) oder Vitamin K (bei Kumarinen) erwogen werden.

Die wichtigste unerwünschte Arzneimittelwirkung der Heparine ist die Heparin-induzierte Thrombozytopenie (HIT). Im Gegensatz zur klinisch bedeutungslosen HIT-I (Abfall der Thrombozyten bis zu 100.000/µl) geht die HIT-II oft mit venösen und/oder arteriellen Thromboembolien einher und kann sich auch unspezifisch in Form von Hautnekrosen oder entzündlichen Reaktionen an den Heparineinstichstellen klinisch manifestieren.

Statement

Bei Heparinanwendung soll an das Risiko einer HIT-II gedacht werden.

Bei HIT-II fällt die Thrombozytenzahl in der Regel zwischen dem 5. und 14., selten bis zum 21. Tag nach Erstanwendung ab. Ein Abfall auf Werte um > 50% vom höchsten Thrombozytenwert ab Tag 5 der Heparingabe ist typisch. Dabei sind sehr niedrige Thrombozytenwerte < 20.000/µl nicht typisch für HIT-II und in der Regel durch andere Ursachen bedingt. Zu bedenken ist, dass der Thrombozytenzahlabfall ein plötzliches Ereignis ist, welches sich mit starren Zeitvorgaben nicht erfassen lässt, und das klinische Erscheinungsbild einer HIT Typ II auch ohne gravierenden Thrombozytenzahlabfall auftreten kann. Daher ist es nicht verwunderlich, dass bisher noch kein internationaler Konsens über die Häufigkeit der Thrombozytenzahlkontrollen gefunden wurde.

Statement

Bei Verwendung von UFH sollte eine regelmäßige Kontrolle der Thrombozytenzahl zwischen dem 5. und 14. Tag durchgeführt werden.

Klinische Symptome einer HIT:

- Thrombosen oder Embolien unter Heparingabe,
- wenn die Thrombozytenzahlen um mehr als 50% im Vergleich zum höchsten Wert ab Tag 5 der Heparingabe abfallen,
- nekrotische oder entzündliche Infiltrationen an den Heparininjektionsstellen.

Die Entwicklung einer Osteopenie ist bei Langzeitanwendung von Antikoagulantien möglich. Seltener als bei UFH tritt diese unerwünschte Arzneimittelwirkung bei NMH auf. Sehr selten kann dies auch bei Langzeitanwendung von Kumarinen entstehen.

10 Beginn und Dauer

Statement

Die medikamentöse VTE-Prophylaxe sollte zeitnah zur risikoverursachenden Situation begonnen werden.

Dabei kann im Moment keine deutliche Überlegenheit eines präoperativen zum postoperativen Beginn festgestellt werden. Zumindest bei einigen Operationen in bestimmten Fachbereichen werden erhöhte Blutungsrisiken bei präoperativer Gabe gefunden. Fondaparinux wird grundsätzlich erst 6 Stunden postoperativ eingesetzt, wobei auch die erstmalige Gabe im Abstand von 20 Stunden postoperativ keinen Wirkungsverlust begünstigt.

Statement

Die Dauer der medikamentösen Thromboembolieprophylaxe soll sich am Fortbestehen relevanter Risikofaktoren für venöse Thromboembolien orientieren. Bei Notwendigkeit der Fortführung der Prophylaxe soll der weiterbehandelnde Arzt darüber informiert werden.

Zum Erkennen einer HIT-II muss dem Weiterbehandelnden auch der letzte Thrombozytenwert mitgeteilt werden. Beim Übergang von der stationären auf die poststationäre Behandlung dürfen keine Prophylaxelücken entstehen. Dies wird v. a. bei immer früherer Entlassung aus der stationären Behandlung nötig.

Statement

Die Applikation einer medikamentösen VTE-Prophylaxe soll nur in sicherem zeitlichen Abstand zur Regionalanästhesieeinleitung und Katheterentfernung erfolgen.

Die höchste Komplikationsrate wird bei weiblichen Patienten in der Orthopädie sowie in der Gefäßchirurgie beobachtet, während junge Frauen in der Geburtshilfe mit 1:100.000 bis 1:168.000 das geringste Risiko haben. Da insbesondere die medikamentöse VTE-Prophylaxe sehr häufig mit spinalen epiduralen Hämatomen assoziiert ist, haben die meisten nationalen Fachgesellschaften einschließlich der Deutschen Gesellschaft für Anästhesiologie und Intensivmedizin (DGAI) Empfehlungen zum Einhalten von Zeitintervallen herausgegeben, wie in Tabelle 7 zusammengefasst:

Tab. 7: Empfehlung zu den Zeitintervallen bei Spinal- und Epiduralanästhesie. (nach DGAI 2007 [213]). * Alle Zeitangaben beziehen sich auf eine normale Nierenfunktion; ** verlängertes Zeitintervall bei Leberinsuffizienz; ***NMH einmalig pausieren, kein NMH 36–42 h vor der Punktion oder vor der geplanten Katheterentfernung.

Medikament	Letzte Medikamentengabe vor Punktion/Katheterentfernung*	Nächste Medikamentengabe nach Punktion/Katheterentfernung*
UFH (Prophylaxe)	4 h	1 h
UFH (Therapie)	4–6 h	1 h
NMH (Prophylaxe)	12 h	2–4 h
NMH (Therapie)	24 h	2–4 h
Danaparoid	möglichst keine rückenmarknahe Anästhesie oder „single-shot"-Verfahren	
Fondaparinux	36–42 h	6–12 h
Hirudine	8–10 h	2–4 h
Argatroban**	4 h	2 h
Acetylsalicylsäure (100 mg) ***	keine	keine
Vit.-K-Antagonisten	INR < 1,4	nach Katheterentfernung

11 Spezielle Empfehlung Gynäkologie und Geburtshilfe

Statements

Das Risiko für venöse thromboembolische Ereignisse ist in allen Trimestern einer Schwangerschaft gleich. In der Phase des Wochenbettes ist das Thromboserisiko erhöht. Vor und nach einer natürlichen Geburt oder einer Entbindung per Kaiserschnitt ist bei Frauen, bei denen keine zusätzlichen Risikofaktoren vorliegen, eine medikamentöse VTE-Prophylaxe nicht erforderlich.

Liegen Risikofaktoren für eine VTE vor, sollte zusätzlich zur nichtmedikamentösen VTE-Prophylaxe eine medikamentöse VTE-Prophylaxe mit NMH für die Dauer des erhöhten Risikos bzw. im Wochenbett (bis 6 Wochen postpartal) durchgeführt werden.

Tab. 8: Risikokonstellation in der Schwangerschaft. *Risikokategorien für Thrombophilien bei Schwangeren.

	Risikokonstellation in der Schwangerschaft
Niedriges VTE-Risiko	Schwangere mit familiärer Thromboseanamnese * Schwangere mit thrombophilen Faktoren ohne eigene oder familiäre Thromboseanamnese *
Mittleres VTE-Risiko	Schwangere mit Thrombose in der Eigenanamnese ohne hereditäres thrombophiles Risiko * Schwangere mit wiederholten Spontanaborten oder schwerer Präeklampsie/HELLP-Syndrom und Thrombophilie (angeboren, erworben) ohne Thrombose in der Eigenanamnese* Schwangere mit homozygoter Faktor-V-Leiden-Mutation in der Eigenanamnese* Schwangere mit niedrigem Risiko und zusätzlichen Risikofaktoren (Adipositas, Präeklampsie, Infektion, Bettlägerigkeit)
Hohes VTE-Risiko	Schwangere mit wiederholter Thrombose in der Eigenanamnese * Schwangere mit homozygoter Faktor-V-Leiden-Mutation oder kombinierten thrombophilen Faktoren und einer Thrombose in der Eigenanamnese *

Tab. 9: Risikofaktoren für VTE in Schwangerschaft und Wochenbett.
* nach RCOG-Leitlinie # 37 (2004); ** potenziell reversible oder erst später in der Schwangerschaft auftretende Riskofaktoren, die eine individuelle Anpassung der medikamentösen und nichtmedikamentösen Prophylaxe erfordern; *** für das Wochenbett spezifische Risikofaktoren; **** nach C.J. Lockwood (2007)

Präexistente Risikofaktoren	Neu auftretende oder transiente Risikofaktoren**
Alter > 35 Jahren	Hyperemesis
Multiparität (> 4 Geburten)	Dehydratation
Paraplegie	ovarielles Überstimulationssyndrom
Sichelzellanämie	Immobilität (> 4 Tage) vor/nach der Geburt**, ***
chronisch-entzündliche Erkrankungen	Präeklampsie
angeborene maternale Herzfehler	großer Blutverlust
Z. n. Herzklappenersatz	protrahierte Geburtsverläufe***
myeloproliferative Erkrankungen	vaginal-operative Entbindungen***
	operative Maßnahmen in der Schwangerschaft oder dem Wochenbett***
	Trauma****
	Myometritis****
	systemischer Lupus erythematodes****
	Kaiserschnittentbindung, bes. Notsectio***, ****

11.1 Pränatale VTE-Propylaxe

Die medikamentöse Prophylaxe für alle Schwangeren mit hohem Risiko soll so früh wie möglich begonnen und bis zur Beseitigung der Risikofaktoren fortgeführt werden. Bei Schwangeren mit Zustand nach einmaliger Thrombose außerhalb der Schwangerschaft, die im Zusammenhang mit temporären Risikofaktoren stand, kann auf eine medikamentöse Prophylaxe verzichtet werden. Basismaßnahmen (Mobilisation, Hydrierung) und physikalische Maßnahmen (medizinische Thromboseprophylaxestrümpfe) sollen der Schwangeren empfohlen werden.

Für Schwangere mit Herzklappenersatz oder mit akuter venöser VTE in der aktuellen Schwangerschaft gelten gesonderte Empfehlungen, siehe hierzu auch die Leitlinie „Diagnostik und Therapie der Bein- und Beckenvenenthrombose und der Lungenembolie“.

Im Rahmen einer medikamentösen Antikoagulation (NMH und UFH) sollte Schwangeren zur Prophylaxe der Osteoporose begleitend Kalzium und Vitamin D angeboten werden.

11.2 Intrapartale VTE-Prophylaxe

Für Patientinnen, die antepartal eine prophylaktische antikoagulatorische Dosierung (NMH) erhalten haben, soll die Gabe mit beginnender regelmäßiger Wehentätigkeit ausgesetzt werden. Physikalische Maßnahmen sollen auch bei Kaiserschnittentbindungen fortgeführt werden. Die Geburt oder Sectio 12 Stunden nach der letzten prophylaktischen Gabe von NMH geht nicht mit einem höheren Blutungsrisiko einher.

11.3 Postpartale VTE-Prophylaxe

Die Inzidenz von VTE-Ereignissen ist in der postpartalen Phase am höchsten. Die Entbindung per Kaiserschnitt erhöht das Risiko um den Faktor 3–5 im Vergleich zur Spontangeburt. Die größeren Gewebsverletzungen im Rahmen vaginal-operativer Entbindungen erhöhen das Thromboserisiko ebenfalls.

Das Mittel der Wahl zur kurzfristigen (3–5 Tage) postpartalen Thromboembolieprophylaxe ist das NMH. Eine postpartale medikamentöse Prophylaxe sollte bei allen Frauen erfolgen, die auch eine antepartale Prophylaxe erhielten. Patientinnen mit Hochrisikofaktoren sollen unabhängig vom Geburtsmodus eine postpartale medikamentöse und physikalische Prophylaxe für 6 Wochen postpartal erhalten, es sei denn, die Prophylaxe diente der Prävention wiederholter Aborte.

Die Entbindung per Kaiserschnitt erhöht das Risiko einer VTE um das 3–5-Fache. Aktuell liegen keine zuverlässigen Daten vor, ob eine prophylaktische Gabe von NMH die Rate an VTE reduzieren kann. Die bisher verfügbaren drei Studien (zwei Pilot-Studien) zum Vergleich von Heparinen gegenüber keiner Prophylaxe zeigen in der Tendenz sogar eher eine Zunahme in der VTE-Rate, so dass eine routinemäßige medikamentöse Prophylaxe nicht indiziert erscheint.

Frauen mit Niedrigrisikofaktoren, welche aber per Kaiserschnitt entbunden wurden, sollten neben der physikalischen auch eine medikamentöse postpartale Prophylaxe erhalten. Die initiale postpartale Prophylaxe erscheint 4–6 Stunden nach vaginaler Entbindung und 6–12 Stunden nach operativer Entbindung als sicher.

11.4 Physikalische Prophylaxe (Gynäkologie und Geburtshilfe)

Eine Kohortenstudie zeigt, dass angepasste elastische Kompressionsstrümpfe das Risiko von VTE reduzieren können, so dass sich hieraus eine Alternative zur medikamentösen Therapie für Niedrigrisikoschwangere mit Zusatzrisiko ergibt.

12 Gynäkologische Eingriffe

Für Patienten mit gynäkologischen operativen Eingriffen gelten im Grundsatz die gleichen Empfehlungen wie für Patienten mit anderen (viszeralchirurgischen, gefäßchirurgischen, urologischen) operativen Eingriffen im Bauch- und Beckenbereich.

Patientinnen mit großen gynäkologischen operativen Eingriffen sollen unabhängig von der Eingriffsart eine medikamentöse VTE-Prophylaxe neben Basismaßnahmen (Frühmobilisation, Eigenaktivierung der Wadenmuskulatur) sowie physikalischen Maßnahmen (medizinische Thromboseprophylaxestrümpfe) erhalten.

Patientinnen mit laparoskopischen Eingriffen sollen bei Vorliegen von Risikofaktoren ebenfalls eine medikamentöse VTE-Prophylaxe erhalten. Patientinnen mit operativen laparoskopischen Eingriffen oder mit diagnostischen laparoskopischen Eingriffen und dispositionellen Risikofaktoren sollten eine medikamentöse VTE-Prophylaxe erhalten.

Statement

Die medikamentöse Prophylaxe mit NMH kann bei Patientinnen mit elektiven Eingriffen am Vorabend der Operation begonnen werden.

Bei Anwendung medikamentöser und physikalischer Prophylaxemaßnahmen kann die Entwicklung einer tiefen Venenthrombose effektiv gesenkt werden. Die Inzidenz der VTE beträgt 1–6,5% bei gynäkologischen onkologischen Patientinnen mit Prophylaxe.

Die Kombination der medikamentösen und physikalischen Prophylaxe verbessert die Effektivität, insbesondere bei Patientinnen mit hohem Thromboserisiko (z. B. große Operationen beim Zervix-, Korpus- und Ovarialkarzinom).

12.1 Mamma-Operationen

Zur medikamentösen Thromboseprophylaxe bei Brustoperationen gibt es im Moment keine validen Studien. Patientinnen mit Mammakarzinomoperation sollten bis zum Vorliegen von mehr Evidenz ebenfalls eine medikamentöse Thromboseprophylaxe erhalten.

Die geschätzte Inzidenz klinisch manifester VTE bei Mammakarzinomoperation liegt unter 1%. Eine große retrospektive Analyse bei Patientinnen mit operativen Eingriffen bei Mammakarzinom und physikalischer Prophylaxe zeigte eine Thromboseinzidenz von 0,16%. Für Malignomoperationen der Viszeralchirurgie haben klinische Studien den Nutzen einer vier bis fünfwöchigen medikamentösen Thromboembolieprophylaxe gezeigt, so dass im Einzelfall eine stationär begonnene Prophylaxe auch ambulant weitergeführt werden sollte. Sie ist individuell festzulegen.

13 Hormontherapie

Die Hormontherapie und die orale Antikonzeption sind mit einem erhöhten Risiko für thromboemolische Ereignisse assoziert. Das relative Risiko (RR) für das Auftreten eines thromboembolischen Ereignisses steigt um den Faktor 2 bis 3 unter Hormontherapie. Es existieren keine Studien, die zeigen, dass eine Reduktion des postoperativen Thromboserisikos mit einem präoperativen Aussetzen der Hormontherapie erzielt werden kann.

Anwenderinnen von oralen Kontrazeptiva haben in der postoperativen Phase eine leicht erhöhte Thromboserate (0,96% statt 0,5%). Trotz eines großen Patientinnenkollektives konnte keine statistische Signifikanz festgestellt werden. Eine Unterbrechung der Einnahme der Kontrazeptiva ist routinemäßig nicht zu empfehlen.

Erstfassung der VTE-Leitlinie	1997
Überarbeitung der VTE-Leitlinie	2003, 2009
Kurzfassung für die DGGG	2009
An der Kurzfassung beteiligte Fachgesellschaften	Deutsche Gesellschaft für Angiologie/Gesellschaft für Gefäßmedizin (Federführung) Deutsche Gesellschaft für Chirurgie Deutsche Gesellschaft für Allgemein- und Viszeralchirurgie Deutsche Gesellschaft für Unfallchirurgie Deutsche Gesellschaft für Orthopädie und Orthopädische Chirurgie Deutsche Gesellschaft für Thorax-, Herz- und Gefäßchirurgie Deutsche Gesellschaft für Gefäßchirurgie Deutsche Gesellschaft für Thoraxchirurgie Deutsche Gesellschaft der Plastischen, Rekonstruktiven und Ästhetischen Chirurgie Deutsche Gesellschaft für Kinderchirurgie Deutsche Gesellschaft für Neurochirurgie Deutsche Gesellschaft für Urologie Deutsche Gesellschaft für Mund-, Kiefer- und Gesichtschirurgie Deutsche Gesellschaft für Gynäkologie und Geburtshilfe Deutsche Gesellschaft für HNO-Heilkunde, Kopf- und Halschirurgie Deutsche Gesellschaft für Anästhesiologie und Intensivmedizin Gesellschaft für Thrombose- und Hämostaseforschung Deutsche Gesellschaft für Innere Medizin Deutsche Gesellschaft für Kardiologie Deutsche Gesellschaft für Phlebologie Deutsche Gesellschaft für Hämatologie und Onkologie Deutsche Gesellschaft für Neurologie Deutsche Dermatologische Gesellschaft Deutsche Gesellschaft für Kinder- und Jugendmedizin Deutsche Gesellschaft für Allgemein- und Familienmedizin Berufsverband der Deutschen Chirurgen Gemeinschaft Fachärztlicher Berufsverbände Arzneimittelkommission der Deutschen Ärzteschaft
Autoren	Prof. Dr. med. M.W. Beckmann, Erlangen Dr. med. A.S. Boosz, Erlangen
Anmerkungen	Kurzfassung der Leitlinie „Prophylaxe der venösen Thromboembolie (VTE) für die DGGG. Publiziert in: Beckmann, M. W.; Boosz, A. S.: Kurzfassung der Leitlinie der AWMF. Prophylaxe der venösen Thrombembolie (S3) – Stand März 2009 – Geburtsh Frauenheilk 2009; 69: 1028-1033 Die Langfassung der Leitlinie ebenso wie die offizielle Kurzfassung, Methoden- und Leitlinienreport siehe Homepage der AWMF

Sonstige Leitlinien

1.7.2 Perioperative Antibiotikaprophylaxe

AWMF 029/022 (S2), Arbeitskreis Krankenhaus - Praxishygiene der AWMF

1.7.3 Diagnostik und Therapie der Bein- und Beckenvenenthrombose und Lungenembolie

AWMF 065/002 (S2), Deutsche Gesellschaft für Angiologie - Gesellschaft für Gefäßmedizin u.a.

1.7.4 Medikamentöse Schmerztherapie

AWMF 032/039 (S1), Deutsche Krebsgesellschaft, Deutsche Gesellschaft für Palliativmedizin, Deutsche Gesellschaft zum Studium des Schmerzes, Deutsche Interdisziplinäre Vereinigung für Schmerztherapie

1.7.5 Condylomata acuminata und andere HPV-assoziierte Krankheitsbilder des Genitale und der Harnröhre

AWMF 059/001 (S1), Deutsche STD-Gesellschaft

1.7.6 Impfprävention HPV-assoziierter Neoplasien

AWMF 082/002 (S3), Paul-Ehrlich-Gesellschaft für Chemotherapie, Deutsche STD-Gesellschaft, Deutsche Dermatologische Gesellschaft

1.7.7 Analgesie, Sedierung und Delirmanagement in der Intensivmedizin

AWMF 001/012 (S3) , Deutsche Gesellschaft für Anästhesiologie und Intensivmedizin, Deutsche Interdisziplinäre Vereinigung für Intensiv- und Notfallmedizin

Sonstige Leitlinien (Fortsetzung)

1.7.8 Behandlung akuter perioperativer und posttraumatischer Schmerzen

AWMF 041/001 (S3), Deutsche Interdisziplinäre Vereinigung für Schmerztherapie

1.7.9 Weichteilsarkome

AMWF 033/035 (S3, geplant), Deutsche Gesellschaft für Orthopädie und orthopädische Chirurgie

1.7.10 Bisphosphonat-assoziierte Kiefernekrose

AWMF 007/091 (S3, geplant), Deutsche Gesellschaft für Mund-, Kiefer- und Gesichtschirurgie

1.7.11 Prävention und Früherkennung des Hautkrebs

AWMF 032/053 (S3, geplant), Leitlinienprogramm Onkologie, Deutsche Krebsgesellschaft

1.7.12 Psychoonkologische Diagnostik, Beratung und Behandlung von Krebspatienten

AWMF 032/051 (S3, geplant), Leitlinienprogramm Onkologie, Deutsche Krebsgesellschaft

1.7.13 Langzeit-Follow-up der Systemtherapie bei Krebspatienten

(S3, geplant), Deutsche Gesellschaft für Hämatologie und Onkologie

Diese Leitlinien wurden nicht unter der Federführung der DGGG erarbeitet. Sie sind in der jeweils aktuellen Fassung den Homepages der AWMF und der DGGG zu entnehmen.

Deutsche Gesellschaft für Gynäkologie und Geburtshilfe (DGGG),
Arbeitsgemeinschaft für ästhetische, plastische und wiederherstellende Operationsverfahren in der Gynäkologie (AWOGyn)

Sicherheit von Silikon-Brustimplantaten

Stellungnahme

Inhaltsverzeichnis

1 Einführung

Die Verwendung von Silikonimplantaten ist ein etabliertes Verfahren zur primären und sekundären Rekonstruktion nach abladierenden Operationen, zur Therapie von Fehlbildungen und Anlagestörungen der Brust sowie zur kosmetischen Augmentation. Für die Implantation von Silikonprothesen spricht der geringe operative Aufwand, die niedrige Komplikationsrate, die zunehmend besseren Möglichkeiten der Anpassung an die natürliche Form der Brust sowie die bessere biologische Kompatibilität durch die Verwendung moderner Materialien und Oberflächenbeschaffenheiten. Nachdem in den USA in den 60er-Jahren erstmals Silikonprothesen zur kosmetischen Augmentation und zur Brustrekonstruktion implantiert wurden, betrug die Zahl der Implantatträgerinnen im Jahre 1989 in den USA 815.700.

Zur Steigerung der Biokompatibilität sind lokale Komplikationen wie die Kapselfibrose und das Leakage von Silikonbestandteilen in den umgebenen Weichteilmantel Gegenstand intensivster Forschung.

So wurde die Rate an Kapselkontrakturen durch die Einführung texturierter Oberflächen und durch die Verwendung von doppellumigen Prothesen mit einem silikongefüllten Kern und einer NaCl-gefüllten Mantelzone erheblich gesenkt.

Infolge eines Beschlusses der FDA von 16.4.1992 wurden in den USA Silikonprothesen lediglich zur Brustrekonstruktion und nicht mehr zur Brustvergrößerung zugelassen. Begründet wurde dies mit den nicht ausreichend untersuchten Auswirkungen der Silikonimplantate auf das umgebende Gewebe, deren Kanzerogenität sowie deren pathogenetische Bedeutung für autoimmunologische Erkrankungen und Krankheiten des rheumatischen Formenkreises. Seit dieser Entscheidung gab es eine große Anzahl von Untersuchungen zur Erforschung der Biokompatibilität von Silikonprothesen, in deren Ergebnis Silikon als auch Polyurethan als die am besten erforschten Biomaterialien angesehen werden können.

Im Rahmen einer sog. „Premarked Approval Application (PMA)“ von zwei Implantatherstellern wurden umfangreiche Daten für die FDA erarbeitet, die im November 2006 zur Wiederzulassung bestimmter Silikonimplantate zur Brustaugmentation führte. Verbunden ist diese Zulassung mit erheblichen Auflagen zur Verwendung und Kontrolle von Implantaten und Implantatträgerinnen. U.a. werden MRT-Untersuchungen in definierten Intervallen zur Erkennung von Implantatrupturen festgelegt.

Trotz dieser wissenschaftlichen Bestätigung der Sicherheit von Brustimplantaten stehen sowohl das Implantatmaterial als auch die Implantate selbst weiterhin in der öffentlichen Diskussion.

2 Komplikationen und Risiken im Zusammenhang mit der Verwendung von Silikonimplantaten

2.1 Kanzerogenität

2.1.1 Brustkrebs und Implantate

Eine der ersten Befürchtungen bezüglich der zu erwartenden Langzeitkomplikationen von Silikonimplantaten war die Frage nach der Inzidenz von Brustkrebs bei diesen Patientinnen. Diese Befürchtungen basierten auf Beobachtungen von Fremdmaterialien in Tierversuchen. Die Entstehung von Krebs nach Implantation von Fremdkörpern ist anhand verschiedener Materialien mit glatten Oberflächen wie Nylon, Glas und Polyester im Tierversuch beschrieben worden. Die Kanzerogenität der Implantate scheint dabei mehr von der Oberflächenbeschaffenheit als von der chemischen Zusammensetzung der jeweiligen Implantate abzuhängen. Diese Ergebnisse lassen keine direkten Schlussfolgerungen für das Krebsrisiko bei Brustimplantaten zu, da Sarkome und insbesondere Sarkome der Brust beim Menschen sehr selten sind. Anhand von Studien des Center for Disease Control der USA gibt es keine Veränderung der Inzidenz von Fibrosarkomen der Brust in einem Beobachtungszeitraum von 1973–1986. Bei allen Fällen von Mammasarkomen, die im Zeitraum von 1982–1986 am Memorial Sloan Kettering Cancer Center registriert wurden, hatte keine der betroffenen Patientinnen ein Silikonimplantat erhalten. Das implantatabhängige Brustkrebsrisiko wurde in zahlreichen Kohorten-Studien beschrieben (11, 17, 23, 40, 50, 53). Fallkontrollstudien wurden von folgenden Autoren publiziert: (9, 28, 46). Die meisten der vorliegenden Untersuchungen (9, 11, 17, 46, 50) berichteten ein vermindertes Krebsrisiko für Implantatträgerinnen bzw. ein der Normalbevölkerung vergleichbares Risiko (23, 28). Die „International Agency for Research on Cancer“ IARC konstatiert in ihrem Bericht von 1999, dass im Zusammenhang mit Brustimplantaten keine erhöhte Brustkrebsgefahr besteht (37). In aktuellen Publikationen aus USA (6), Dänemark (22), Finnland (54), Schweden (48) und Kanada (10) wurde anhand von 13.488 amerikanischen, 2736 dänischen, 2171 finnischen, 3486 schwedischen und 24.558 kanadischen Patientinnen ein unverändertes Krebsrisiko für Patientinnen nach kosmetischer Augmentation beschrieben.

2.1.2 Tumorrisiko in anderen Organen bei Implantatträgerinnen

Das Risiko für andere Tumorerkrankungen neben Brustkrebs im Zusammenhang mit Brustimplantaten wurde in zahlreichen Studien untersucht (7, 26, 44, 49). Daraus ergibt sich kein Anhalt dafür, dass bei Silikonimplantatträgerinnen eine höhere Krebsinzidenz als in der Normalpopulation vorliegt.

2.1.3 Einfluss von Silikonimplantaten auf die Früherkennung von Brustkrebs

Seit der Verwendung von Silikonimplantaten für kosmetische Operationen besteht die Sorge der verzögerten Erkennung von Brustkrebs. Diese wird wesentlich verursacht durch die schlechteren Mammographiebedingungen bei Patientinnen mit kosmetischer Augmentation (18, 33, 61). Im Rahmen klinischer Untersuchungen wurde eine Verzögerung der Diagnose von Brustkrebs vielfach vermutet (12, 20 ,43), jedoch niemals belegt. Die hierzu vorliegenden epidemiologischen und Mortalitätsstudien widerlegen klar den Verdacht einer späteren Tumordiagnose oder verschlechterter Überlebensraten (2, 16, 22, 48, 63). Die Ergebnisse einer Studie (36) sind in Abbildung 1 dargestellt. Miglioretti et al. (52) berichten von einer verminderten Sensitivität, aber unveränderten Spezifität der Mammographie bei Brustimplantaten, ohne jedoch die Implantatposition zu berücksichtigen. Seit Silverstein et al. (61) ist jedoch bekannt, dass die Implantatposition erheblichen Einfluss auf die Aussagefähigkeit der Mammographie hat. So ist die auswertbare Gewebemenge bei Patientinnen mit subglandulärer Augmentation deutlich niedriger als nach subpektoraler Implantatposition. Eine spezielle Aufnahmetechnik (18) verbessert die Aussagefähigkeit der Mammographie. Die Präsenz einer Kapselfibrose verschlechtert die Aussagefähigkeit einer Mammographie.

2.2 Rheumatische und autoimmunologische Erkrankungen

Jede Frau ist im täglichen Leben mit einer großen Anzahl silikonhaltiger Produkte in Kontakt. Aus diesen und ähnlichen Gründen konnte bislang der kausale Zusammenhang zwischen Autoimmunerkrankungen sowie Krankheiten des rheumatischen Formenkreises und der Implantation von Silikonprothesen der Brust weder zweifelsfrei ausgeschlossen noch nachgewiesen werden. In einem Konsensuspapier von Rohrich (57), in dem über 1500 Patientinnen mit Silikonimplantaten über einen Zeitraum von acht Jahren im Hinblick auf mögliche gesundheitsschädigende Auswirkungen erfasst wurden, finden sich folgende Schlussfolgerungen:

1. Es gibt keinen Nachweis, dass Silikonimplantate irgendeine systemische Erkrankung verursachen.
2. Es gibt darüber hinaus keinen stichhaltigen Beleg für eine „neuartige Autoimmunerkrankung“ durch Implantate.
3. Die häufigsten Komplikationen im Zusammenhang mit Silikonimplantaten sind lokal begrenzt und nicht lebensbedrohlich.
4. Bei Frauen mit Silikonimplantaten und Krankheiten des rheumatischen Formenkreises gibt es keinen schlüssigen Beweis, dass diese Patientinnen durch das Implantat erkrankt sind. Zur gleichen Aussage kommt der IOM-Report (3).

Über die grundlegende Frage, ob Silikonimplantate eine Autoimmunantwort induzieren können, gibt es ebenfalls keine abschließende Beurteilung. Während diese Frage von den meisten Autoren verneint wird, berichten andere Autoren über den Nachweis antinukleärer Antikörper gegen Myelinscheiden. Es wird angenommen, dass im Rahmen des Prothesenabbaus oberflächliche SI-OH-Gruppen freigesetzt und biologisch aktiv werden. Die Umwandlung von Silikon zu SiO_2 durch die Nikotinamidadenin-Dinukleotidphosphatase (NADP) in Makrophagen gilt hypothetisch ebenfalls als potentiell Immunantwort auslösendes Ereignis. In der aktuellen Literatur zu diesem Thema fehlt jeder Beweis eines statistisch signifikanten Zusammenhanges zwischen rheumatischen oder autoimmunen Erkrankungen und Brustimplantaten (5, 24, 45). In der dänischen aktuellen Studie (24) wird das relative Risiko spezifischer rheumatischer Erkrankungen bei Implantatträgerinnen mit 0,7 (95% CI 0,4–1,2) beschrieben im Vergleich zur Kontrollgruppe mit 1,2 (95% CI 1,0–1,5).

2.3 Lokale Komplikationen

2.3.1 Kapselkontraktur

Nachdem das Fehlen systemischer Risiken bei Implantatträgerinnen innerhalb der letzten Jahre zunehmend anerkannt wurde, rückten die lokalen Komplikationen des Implantatlagers mehr in den Fokus des Interesses. Eine Aufarbeitung implantatassoziierter lokaler Komplikationen mit Erfassung der entsprechenden Therapiemaßnahmen findet sich bei Gabriel et al. (27), Siggelkow et al. (59), Handel et al. (29) und McLaughlin et al. (49). Lokale Komplikationsraten in Abhängigkeit vom Implantationsgrund sind in Abbildung 2 zusammengefasst. Die Ausbildung einer fibrösen Kapsel um Silikon-Brustimplantate ist Bestandteil einer physiologischen Fremdkörperreaktion. Die aus der Formierung einer Implantatkapsel unter verschiedenen, zum Teil ungeklärten Ursachen resultierende Kapselkontraktur mit schmerzhafter Verziehung des Drüsenkörpers der Haut und der Areola ist die spezifische und am häufigsten auftretende lokale Komplikation nach Implantation von Silikon-Brustimplantaten. Aktuelle Studien (29, 35, 42) geben Kontrakturraten zwischen 4% nach zwei Jahren und 15% nach zehn und mehr Jahren an.

Die submuskuläre Platzierung von Implantaten sowie die Veränderung physikalischer Oberflächenbeschaffenheiten wie der Oberflächentexturierung haben in unterschiedlichem Ausmaß zu einer Reduktion der Inzidenz von Kapselkontrakturen geführt. Wie auch die Ätiologie der Kapselfibrose an sich bleiben die Mechanismen, mit denen die Texturierung von Implantatoberflächen oder die submuskuläre Implantation das Auftreten der Kapselfibrose vermindern kann, unklar. Ob der Präventionseffekt der Texturierung nur in den ersten Implantatjahren besteht und ggf. später abnimmt, ist zur Zeit wissenschaftlich nicht eindeutig belegt. Eine aktuelle Studie von Handel et al. (30) zeigt eine deutliche Reduktion der Kapselkontraktur für polyurethanbeschichtete Prothesen auch nach zehn Jahren.

Eine erste Metaanalyse von Barnsley et al. (1) bestätigt die geringere Kontrakturrate texturierter Implantate gegenüber glaswandigen Implantaten in den ersten drei Jahren.

Eine bakteriologische Ätiologie der Kapselkontraktur wird von verschiedenen Autoren mit dem entzündlich bedingten verzögerten Heilungsprozess und der zellulären Antwort auf das lokale entzündliche Geschehen begründet.

In-vitro-Untersuchungen zur Reaktion von koagulasenegativen Staphylokokken, die von Silikonimplantaten isoliert und auf Fibroblastenkulturen übertragen wurden, ergaben keine Ergebnisse. Auch die Abhängigkeit der Bakterienbesiedelung vom Prothesenmaterial ist nicht eindeutig geklärt. Kulturelle Untersuchungen der Prothesenumgebung subpektoraler und präpektoraler Implantate erbrachten keinen eindeutigen Unterschied. Das vorhandene Wissen um die bakterielle Besiedelung von Implantaten bringt letztlich keine Klärung der Frage, warum texturierte und polyurethanbeschichtete Prothesen weniger Kapselbildungen nach sich ziehen, als dies bei Prothesen mit glatten Oberflächen der Fall ist, obwohl im biologischen Sinne die Texturierung mehr bakterielle Angriffsfläche bieten würde. Zusammenfassend gibt es genügend Hinweise, die einen Einfluss der bakteriellen subklinischen Inplantatbesiedelung auf die Ausbildung einer Kapselkontraktur nahe legen, der endgültige Beweis steht jedoch noch aus.

Andere akute lokale Komplikationen sind Serome, Hämatome und Infektionen. Die Häufigkeit wird zwischen 0,2 und 2,5% angegeben (49). Neben perioperativen akuten Infektionen werden späte Infektionen nach 20–300 Tagen beobachtet (Enterobacter-Spezies).

2.4 Biokompatibilität von Silikonimplantaten – aktueller Stand

In der Literatur gibt es nur wenige ultrastrukturelle Untersuchungen der Grenzflächen zwischen Implantaten und deren Umgebung. Zur Klärung der vielfach diskutierten Kausalkette zwischen der Implantation von Silikonprothesen der Mamma und der Entstehung von Autoimmunerkrankungen bedarf es weiterer systematischer Untersuchungen der fibrösen Bindegewebskapseln explantierter Prothesen bezüglich der morphologischen Reaktionsmuster. Die Erforschung der Biokompatibilität von Silikonprothesen beinhaltet ein breites Spektrum an Untersuchungen, in denen der Einfluss der Materialalterung, die Konzentration von Abbauprodukten des Implantates in der bindegeweblichen Kapsel und dem umgebenden Mammaparenchym dargestellt werden, sowie Beschreibungen der zellulären, morphologischen und humoralen Prozesse bei der Auseinandersetzung des Körpers mit Silikonprothesen in Abhängigkeit von der Expositionszeit. Alterungsprozesse von Silikonimplantaten führen zu spezifischen Veränderungen der Implantatwand, zu Ablagerungen von Silikonabbauprodukten in der Umgebung des Implantates sowie zu offensichtlich zeitlich determinierten entzündlichen Reaktionsabläufen. Im Rahmen von chromatographischen Untersuchungen der Implantatwand hatte Embrey (19) Lipidinfiltrate der äußeren Silikongrenzschicht in Abhängigkeit von der

Liegezeit der Implantate nachgewiesen und gefolgert, dass die Lipidinfiltrate strukturelle Degenerationen bewirken, die schließlich zu Prothesenbleeding und Kapselruptur führen.

Die Untersuchung von Silikonimplantatkapseln und deren Umgebung auf die Silikonkonzentration wurde durch Weinzweig (64) durchgeführt. Sowohl bei Silikonimplantatkapseln als auch bei Kochsalzimplantatkapseln war die Silikonkonzentration der Kapseln wesentlich höher als die des umgebenden Gewebes. Die Silikonkonzentration in der Kapsel von Silikonimplantaten war höher als die der Kochsalzimplantate, die des umgebenden Gewebes war bei beiden Implantattypen gleich. Eine Abhängigkeit der Gewebssilikonkonzentration zu bestehenden Bindegewebs- und Autoimmunerkrankungen konnte nicht nachgewiesen werden.

In einer umfangreichen Untersuchung von Kapseln explantierter Prothesen beschreibt auch Friemann (21) eine zellarmes, hyalinschwieliges Narbenbild, entstanden aus einer ursprünglich granulierenden Entzündung, als Ursache für die geringere Kontrakturrate texturierter Mammaimplantate. Die hier untersuchten Polyurethanprothesen nehmen dahingehend eine Sonderstellung ein, da sie das Bild einer chronisch resorbierenden Entzündungsreaktion darstellen, welches mit dem progredienten Abbau des Polyurethanschaummantels einhergeht. Bereits nach zwei Jahren sind dessen Bruchstücke nahezu vollständig in faserreiches Bindegewebe eingebettet und bieten ein spezifisches Bild mit Fremdkörperriesenzellen und lymphoplasmazellulären Infiltraten. Der Nachweis von Abbauprodukten des Polyurethanschaummantels in Makrophagen ist ebenfalls geführt worden. Unabhängig von der Oberflächenbeschaffenheit der Prothese wurde auf einen zeitlich gesetzmäßigen Ablauf einer chronisch proliferierenden Entzündungsreaktion geschlossen. Bei dieser geht mit zunehmender Verweildauer der Prothese die als synovialc Metaplasie bezeichnete reparative Proliferation ortsständiger Mesenchymzellen an der inneren Oberfläche der fibrösen Pseudokapsel allmählich in ein zellarmes hyalinschwieliges Narbenstadium über (56). Offensichtlich haben die unterschiedlichen Oberflächenbeschaffenheiten der Prothesen lediglich Einfluss auf den Zeitpunkt des Übergangs aus der Phase der reparativen Mesenchymzellproliferation in das hyalinschwielige Narbenstadium. Die immunhistochemisch nachgewiesene Abnahme der Proliferationsaktivität von Mesenchymzellen an der Prothesengrenze nach einer Verweildauer von drei Jahren spricht gegen ein erhöhtes Risiko, Mammasarkome auszubilden.

Das Prothesenbleeding mit Ablagerung von Silikontropfen in der Bindegewebskapsel geht mit einer lymphoplasmazellulären und histiozytären Entzündungsreaktion einher. Die Beschaffenheit der geweblichen Reaktion im Prothesenlager scheint allerdings auch von bislang unbekannten Individualfaktoren abzuhängen. So wurde auch ohne Silikontropfen in 8,3% der Fälle eine vorherrschend lymphoplasmazelluläre und z.T. lymphofollikuläre Entzündungsreaktion in den aus hyalinschwieligem Narbengewebe bestehenden Pseudokapseln nachgewiesen. Für die Beobachtung, dass in 18,8% der untersuchten Fälle im Prothesenlager nur eine diskrete, entzündungszellfreie Fibrose nachweisbar war, gibt es ebenfalls keine Erklärung. In eigenen Untersuchungen fibröser Implantatkapseln bei schwergradiger Kapselkontraktur (58) fanden wir die Beschaffenheit der Implantatkapsel abhängig von der Oberflächenbeschaffenheit des Implantates, der Implantatliegezeit und dem Schweregrad der Kapselkontraktur. Auf der Suche nach anamnestisch und morphologischen Entsprechungen der schwergradigen Kapselkontraktur (Baker 3 und 4) konnten wir die Implantatliegezeit, die Dicke der fibrösen Implantatkapsel, das Alter der Patientinnen und den histologischen Nachweis von Entzündungszeichen in der Implantatumgebung definieren. Das Bleeding von Silikonpartikeln in die Implantatkapsel sowie das histologische Bild einer Kapselfibrose sind in Abbildung 3und 4 dargestellt.

Zur Klärung der genannten Problemstellungen sind weitere ultrastrukturelle Untersuchungen der zellulären Reaktion auf Implantate, deren chemische Komponenten und Abbauprodukte erforderlich. Neben den morphologischen Reaktionsmustern auf die Implantate ist vor allem deren Abhängigkeit von der Oberflächenbeschaffenheit der Implantate von äußerstem Interesse. Die Zielvorstellung zukünftiger Biokompatibilitätsuntersuchungen von Brustimplantaten sollte in der Klärung der Vorhersagbarkeit von Kapselkontrakturen anhand definierter individueller Faktoren der Implantatträgerinnen bestehen. Bis heute bleibt es im Einzelfall unvorhersehbar, welche Rolle individuelle Faktoren für die Beschaffenheit der lokalen Fremdkörperreaktion auf das Implantat spielen.

3 Literatur

1. Barnsley GP, Sigurdson LJ, Barnsley SE. Textured surface breast implants in the prevention of capsular contracture among breast augmentation patients: a meta-analysis of randomized controlled trials. Plast Reconstr Surg 2006; 117: 2182–2190

2. Birdsell DC, Jenkins H, Berkel H. Breast cancer diagnosis and survival in women with and without breast implants. Plast Recontr Surg. 1993; 92 (5): 795–800

3. Bondurant S, Ernster V, Herdman R. Safety of Silicone Breast Implants: Report of the Committee on the Safety of Silicone Breast Implants (IOM). National Academy Press, Washington, DC, 1999

4. Brinton LA, Brown SL, Colton T, et al. Characteristics of a population of women with breast implants compares wirth women seeking other types of plastic sugery. Plast Reconstr Surg 2000; 105: 919–927

5. Brinton LA, Buckley LM, Dvorkina O, et al. Risk of connective tissue disorders among breast implant patients. Am J Epidemiol 2004; 160: 619–627

6. Brinton LA, Lubin JH, Burich MC, Colton T, Brown SL, Hoover RN. Breast cancer following augmentation mammoplasty (United States). Cancer Causes Control 2000; 11 (9): 819–27

7. Brinton LA, Lubin JH, Burich MC, Colton T, Hoover RN. Mortality among augmentation mammoplasty patients. Epidemiology 2001; 12 (3): 321–326

8. Brinton LA, Lubin JH, Murray MC, et al. Mortality rates among augmentation mammoplasty patients: an update. Epidemiology 2006; 17: 162–169

9. Brinton LA, Malone KE, Coates RJ, Schoenberg JB, Swanson CA, Daling JR, Stanford JL. Breast enlargement and reduction: results from a breast cancer case-control study. Plast Reconstr Surg 1996; 97 (2): 269–275

10. Brisson J, Holowaty EJ, Villeneuve PJ, et al. Cancer incidence in a sohort of Ontario an Qeubec women having bilateral breast augmentation. Int J Cancer. 2006; 118: 2854–2862

11. Bryant H, Brasher P. Breast implants and breast cancer-reanalysis of a linkage study. N Engl J Med 1995; 332 (23): 1535–1539

12. Carlson GW, Curley SA, Martin JE, Fornage BD, Ames FC. The detection of breast cancer after augmentation mammaplasty. Plast Recontr Surg 1993; 91 (5): 837–840

13. Clark CP 3rd, Peters GN, O'Brien KM. Cancer in the augmented breast. Diagnosis and prognosis. Cancer 1993; 72 (7): 2170–2174

14. Cook LS, Daling, JR, Voigt LF, et al. Characteristics of women with and without breast augmentation. JAMA 1997; 277: 1612–1617

15. Copeland M, Choi M, Bleiweiss IJ. Silicone breakdown and capsular synovial metaplasia in textures-wall saline breast prosthesis. Plast Reconstr Surg 1994; 94: 628–633

16. Deapen D, Hamilton A, Bernstein L, Brody GS. Breast cancer stage at diagnosis and survival among patients with prior breast implants. Plast Reconstr Surg 2000; 105 (2): 535–540

17. Deapen DM, Bernstein L, Brody GS. Are breast implants anticarcinogenic? A 14-year follow-up of the Los Angeles Study. Plast Redonstr Surg 1997; 99 (5): 1346–1353

18. Eklund GW, Busby RC, Miller SH, Job JS. Improved imaging of the augmented breast. AJR Am J Roentgenol 1988; 151 (3): 469–473

19. Embrey M, Adams EE, Cunningham B, Peters W, Young VL, Carlo GL. Factors associated with breast implant rupture: pilot of a retrospective analysis. Aesthetic Plast Surg 1999; 23 (3): 207–212

20. Fajardo LL, Harvey JA, McAleese KA, Roberts CC, Granstrom P. Breast cancer diagnosis in women with subglandular silicone gel-filled augmentation implants. Radiology 1995; 194 (3): 859–862

21. Friemann J, Bauer M, Golz B, Rombeck N, Höhr D, Erbs G, Steinau H-U, Olbrisch RR. Physiologische und pathologische Reaktionsmuster auf Silikonprothesen der Mamma. Zentralbl Chir 1997; 122: 551–564

22. Friis S, Holmich LR, McLaughlin JK, et al. Cancer risk among Danish women with cosmetic breast implants. Int J Cancer 2006; 118: 998–1003

23. Friis S, Storm HH. Urban-rural variation in cancer incidence in Denmark 1943–1987. Eur J Cancer 1993; 29 A (4): 538–544

24. Fryzck JP, Holmich L, McLaughlin JK, et al. A nationwide study of connective tissue disease and other rheumatic conditions among Danish women with long term cosmetic breast implantation. Ann Epidemiol 2007; 17: 374–379

25. Fryzek JP, Signorello LB, Hakelius L, et al. Local complications and subsequent symptom reporting among women with cosmetic breast implants. Plast Reconstr surg 2001; 107: 214–221

26. Fryzek JP, Weiderpass E, Sinorello LB, et al. Characteristics of women with cosmetic breast augmentation surgery compares with breast reduktion surgery patients an women in the general population of Sweden. Ann Plast Surg 2000; 45: 349–356

27. Gabriel SE, Woods JE, O'Fallon WM, Beard CM, Kurland LT, Melton LJ 3rd. Complications leading to surgery after breast implantation. N Engl J Med 1997; 336 (10): 677–682

28. Glasser JW, Lee NC, WingoPA. Does breast augmentation increase the risk of breast cancer. EIS Conference. U.S. Department of Health and Human Service, Center for Disease Control, Atlanta, 1989

29. Handel N, Cordray T, Gutierrez J, et al. A long-term study of outcomes, complications, and patient satisfaction with breast implants. Plast Reconstr Surg 2006; 117: 757–767

30. Handel N, Geffen D. Long-term safety and efficacy of polyurethane foam-covered breast implants. Aesthetic Surg J 2006; 26: 265–274

31. Handel N, Jensen JA, Black Q, Waismann JR, Silverstein MJ. The fate of breast implants: a critical analysis of complications and outsomes. Plast Reconstr Surg 1995; 96: 1521–1533

32. Handel N, Silverstein MJ, Gamagami P, Jensen JA, Collins A. Factors affecting mammographic visualization oft he breast after augmentation mammaplasty. JAMA 1992; 268 (14): 1913–1917

33. Hayes H Jr, Vandergrift J, Diner WC. Mammography and breast implants. Plast Reconstr Surg 1988; 82 (1): 1–8

34. HenriksenTF, Fryzek JP, Holmich LR, et al. Surgical intervention and capsular contracture after breast augmentation: a prospective study of risk factors. Ann Plast Surg 2005; 54: 343–351

35. Henriksen TF, Holmich LR, Fryzek JP, et al. Incidence and severity of short-term somlications after breast augmentation: results from a nationwide breast implant registry. Ann Plast Surg 2003; 51: 531–539

36. Hölmich LR, Mellemkjaer L, Gunnarsdottir KA, Tange UB, Krag C, Moller S, McLaughlin JK, Olson JH, Stage of breast cancer at diagnosis among women with cosmetic breast implants. BR J Cancer 2003; 888: 832–838

37. International Agency for Research on Cancer. Surgical Implants and other Foreign Bodies: IARC Monograph on the Evaluation of Carcinogenic Risks to Humans, Volume 74. IARC Press, Lyon, 1999

38. Jacobsen PH, Hölmich LR, McLaughlin JK, et al. Mortality and suicide among Danish women with cosmetic breast implants. Arch Intern Med 2004; 164: 2450–2455

39. Kamel M, Protzner K, Fornasier V, Peters W, Smith D, Ibanez D. The peri-implant breast capsule: an immunophenotypic study of capsules taken at explantation surgery. J Biomed Mater Res 2001; 58: 88–96

40. Kern KA, Flannery JT, Kuehn PG. Carcinogenic potential of silicone breast implants: a Connecticut statewide study. Plast Reconstr Surg 1997; 100 (3): 737–747

41. Kjoller K, Holmich LR, Fryzek JP, et al. Characteristics of women with cosmetics breast implants compared with women with other types of cosmetic surgery and population-Based controls in Denmark. Ann Plast Surg 2003; 50: 6–12

42. Kumala I, McLaughlin JK, Pakkanan M, et al, Local complications after cosmetic breast implant surgery in Finland. Ann Plast Surg 2004; 53: 413–419

43. Leibman AJ, Kruse B. Breast cancer: mammographic and sonographic findings after augmentation mammoplasty. Radiology 1990; 174 (1): 195–198

44. Lipworth L, Nyren O, Ye W, et al. Excess mortality from suicide and other external causes of death among women with cosmetic breast implants. Ann Plast Surg 2007; 59: 119–123

45. Lipworth L, Tarone RE, McLaughlin JK. Silicone breast implants and connective tissue disease: an updated review of the epidemiologic evidence. Ann Plast Surg 2004; 52 (6): 598–601

46. Malone KE, Stanford JL, Daling JR, Voigt LF. Implants and breast cancer. Lancet 1992; 339 (8805): 1365

47. McLaughlin JK, Lipworth L. Brain cancer and cosmetic breast implants: a review of the epidemiologic evidence. Ann Plast Surg 2004; 52: 115–117

48. McLaughlin JK, Lipworth L, Murphy D, Walker P. The safety of silicone gel-filled breast implants: a review of the epidemiologic evidence. Ann Plast Surg 2007; 59 (5): 569–580

49. McLaughlin JK, Lipworth L, Fryzek JP, et al. Long-term cancer risk among Swedish women with cosmetic breast implants: an update of a nationwide study. J Natl Cancer Inst 2006; 98: 557–560

50. McLaughlin JK, Nyren O, Blot WJ, Yin L, Josefsson S, Fraumeni JF Jr, Adami HO. Cancer risk among women with cosmetic breast implants: a population-based short study in Sweden. J Natl Cancer Inst 1998 21; 90 (2): 156–158

51. Mellemkjaer L, Kjoller K, Friis S, McLaughlin JK, Hogsted C, Winther JF, Breiting V, Krag C, Krüger Kjaer S, Blot WJ, Olsen JH. Cancer occurrence after cosmetic breast implantation in Denmark. Int J Cancer 2000; 88 (2): 301–306

52. Miglioretti DL, Rutter CM, Geller BM, Cutter G, Barlow WE, Rosenberg R, Weaver DL, augmentation on the accuracy of mammography and cancer characteristics. JAMA 2004; 291 (4): 442–450

53. Park AJ, Chetty U, Watson AC. Patient satisfaction following insertion of silicone breast implants. Br J Plast Surg 1996; 49 (8): 515–518

54. Pukkala E, Boice JD Jr, Hovi SL, et al. Incidence of breast an other cancers among Finnish women with cosmetic breast implants, 1970–1999. J Long Term Eff Med Implants 2002; 12: 271–279

55. Pukkala E, Kulmala I, Hovi SL, et al. Causes of death among Finnish women with cosmetic breast implants, 1971–2001. Ann Plast Surg 2003; 51: 339–342

56. Raso D, Crymes L, Metcalf JS. Histological assessment of fifty breast capsules from smooth and textures augmentation and reconstruction mammoplasty prosthesis with emphasis on the role of synovial metaplasia. Mod Pathol 1994; 7: 310–316

57. Rohrich RJ. Safety of silicone breast implants: scientific validation/vindication at last. Plast Reconstr Surg 1999; 104 (6): 1786–1788

58. Siggelkow W, Faridi A, Spiritus K, Klinge U, Rath W, Klosterhalfen B. Histological analysis of silicone breast implant capsules and correlation with capsular contracture. Biomaterials 2003; 24 (6): 1101–1109

59. Siggelkow W, Klosterhalfen B, Klinge U, Rath W, Faridi A. Analysis of local complication following explantation of silicone breast implants. Breast 2004; 13 (2): 122–128

60. Silverstein MJ, Gierson ED, Gamagami P, Handel N, Waisman JR. Breast cancer diagnosis and Prognosis in women augmented with silicone gel-filled implants. Cancer 1990; 66 (1): 97–101

61. Silverstein MJ, Handel N, Gamagami P, Gierson ED, Furmanski M, Collins AR, Epstein

M, Cohlan BF. Breast cancer diagnosis and prognosis in women following augmentation with silicone gel-filled prostheses. Eur J Cancer 1992; 28 (2–3): 635–640

62. Vasey FB, Zarabadi SA, Seleznick M, Ricca L. Where there's smoke there's fire: the silicone breast implant controversy continues to flicker: a new disease that needs to be defindes. J Rheumatol 2003; 30 (10): 2092–2094

63. Villeneuve PJ, Holowaty EJ, Brisson J, Xie L, Ugnat A-M, Latulippe L, Mao Y. Mortality among Canadian women with cosmetic breast implants. American Journal of Epidemiology 2006; 164 (4): 334–341

64. Weinzweig J, Schnur PL, McConell JP, Harris JB, Petty PM, Moyer TP, Nixon D. Silicon analysis of breast and capsular tissue from patients with saline of silicone gel breast implants: II. Correlation with connective-tissue disease. Plast Reconstr Surg 1998; 101 (7): 1836–1841

65. Yeoh G, Russel P, Jenkins E. Spectrum of histological changes reactive to prosthetic breast implants: a clinicopathological study of 84 patients. Pathology 1996; 28: 232–237

Abbildungen

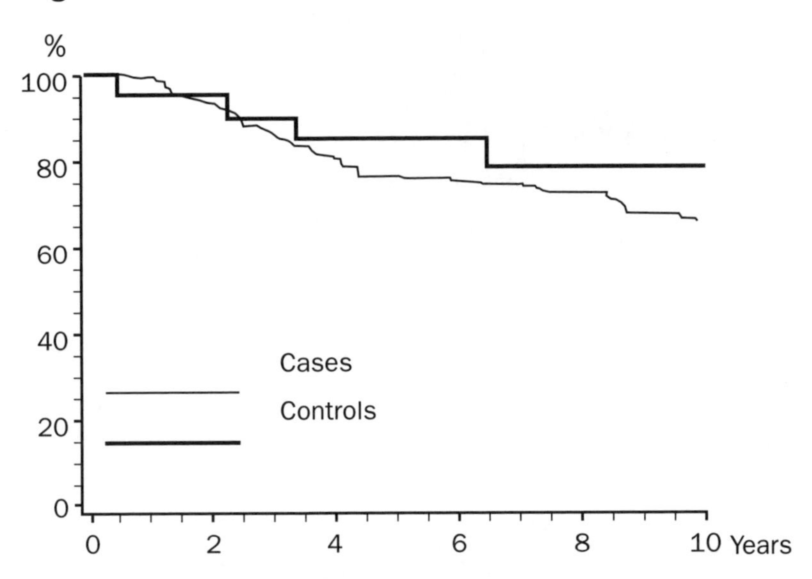

Abb. 1: Gesamtüberleben von Patientinnen mit Brustkrebs nach Brustaugmentationen (n=23) und einer Kontrollgruppe (n=253) [36].

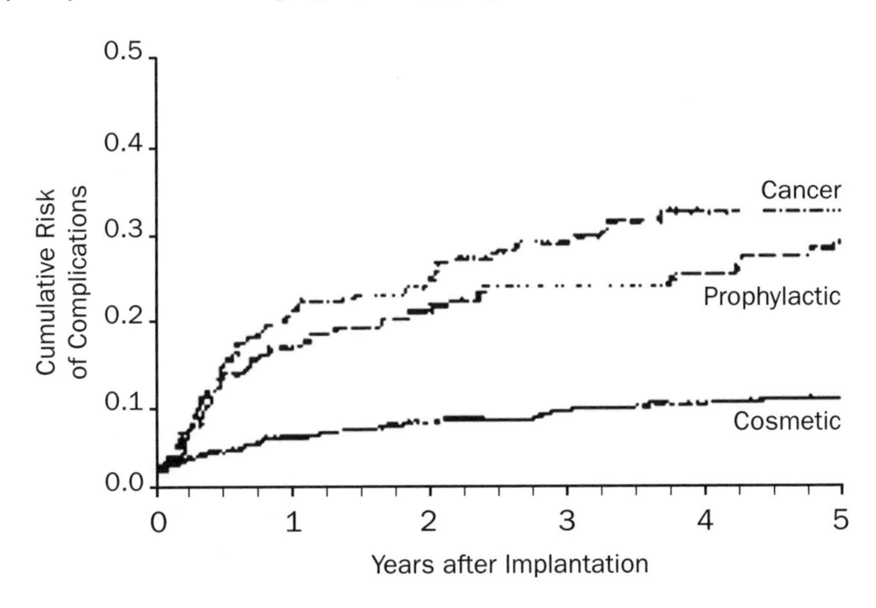

Abb. 2: Darstellung des kumulativen Implantat-assoziierten Komplikationsrisiko bei 1703 Brustimplantaten nach dem Operationsgrund [27].

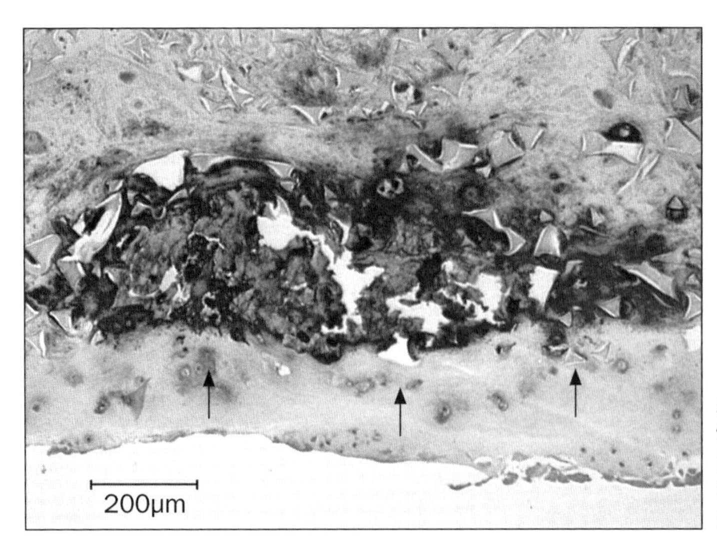

Abb. 3: Silikonpartikel in der fibrösen Implantatkapsel bei Kapselkontraktur Baker IV

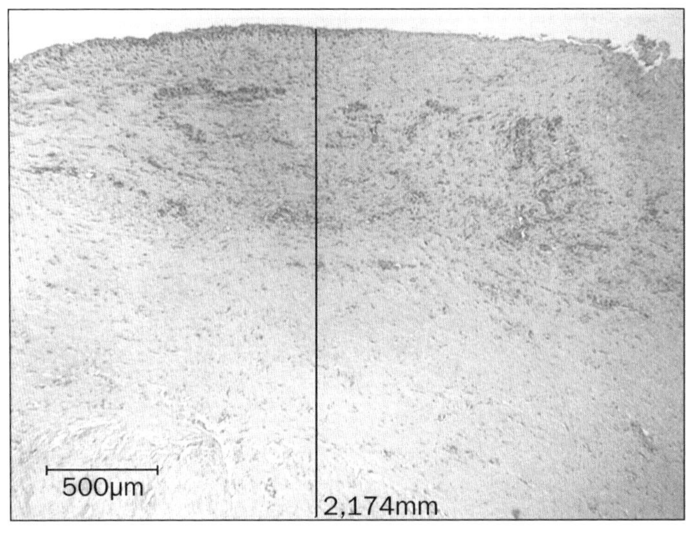

Abb. 4: Dicke Implantatkapsel mit reichlich Entzündungszellen bei einer Patientin mit einer symptomatischen Kapselfibrose (Baker IV) nach einer Implantatliegezeit von 156 Monaten. Das Implantat wies eine glatte Oberfläche auf.

Erstfassung	2004
Überarbeitung	2008. Gültigkeit im Jahr 2010 bestätigt.
Beteiligte Fachgesellschaften, Arbeitsgemeinschaften und Organisationen	Deutsche Gesellschaft für Gynäkologie und Geburtshilfe • Arbeitsgemeinschaft für ästhetische, plastische und wiederherstellende Operationsverfahren in der Gynäkologie
Autoren	Prof. Dr. med. P. Schmidt-Rhode, Hamburg (Federführung 2008) Dr. med. H. Dieterich, Rheinfelden Dr. med. W. Siggelkow, Mainz
Anmerkungen	Stellungnahme, keine Leitlinie

Deutsche Gesellschaft für Gynäkologie und Geburtshilfe (DGGG)

Stellungnahme der DGGG zur Intimchirurgie

Eingriffe in die körperliche Integrität von Frauen und Männern waren und sind auf Grund geschlechtsspezifischer Normen in allen Kulturkreisen üblich und nicht Bestandteil der Heilkunde - auch wenn es sich um nicht unerhebliche operative Eingriffe handelte:

- Infolge eines veränderten Schönheitsideals, was Form, Aussehen und Funktionalität des weiblichen Genitale angeht und dem dafür vorhandenen Medieninteresse, haben sich die Anfragen von Frauen nach kosmetischen Genitaloperationen und auch die Zahl der durchgeführten Operationen erhöht. Bei diesen Operationen handelt es sich im Einzelnen um Verkleinerung der inneren und Vergrößerung der äußeren Schamlippen (Labioplastien mit ggf. Reduzierung des Präputiums oder Neupositionierung der Klitoris).
- Gewebsveränderung und Eigenfettunterspritzung sowie Liposuktionen (Fettabsaugung am Schamhügel und an den äußeren Schamlippen) zur optischen Veränderung.
- Vaginalverengung (durch zirkuläre Eigenfettunterspritzung oder chirurgisch) bei zu weit empfundener Vagina.
- Vergrößerung des G-Punktes durch Kollagen-, Hyaluronsäure- oder Eigenfettinjektionen in diesem Bereich (was zu einem Anschwellen der G-Punktregion und damit zur Steigerung des sexuellen Lustempfindens führen soll).
- Rekonstruktion des Jungfernhäutchens (Revirgination, Hymenoplastik) aus kulturell-sozialen Gründen.

Bisher sind die Gründe für die Inanspruchnahme dieser Operationen ungenügend untersucht. Für die Labienreduktion sind aus wissenschaftlichen Studien als Operationsbegründung bekannt:

Größe und Asymmetrie der Schamlippen, Schamgefühle beim Sich-Zeigen, Einschränkung bei der Kleiderwahl oder beim Geschlechtsverkehr und Urinieren, sowie bei Sport und Freizeitaktivitäten (z. B. Radfahren, Wandern etc.). In anderen Studien werden überwiegend ästhetische Motive als Hauptgrund für die Labienreduktion angeführt, wobei funktionelle Einschränkungen dann seltener als Operationsindikation angeführt werden.

Bei der Rekonstruktion des Hymens sind psychosoziale Gründe (Depression, Einsamkeit, Identitätskonflikte oder sogar Suizidalität) insbesondere bei Frauen aus nicht westlich-europäisch tradierten Kulturkreisen ausschlaggebend.

Gemeinsam ist bei allen diesen kosmetischen Operationen am weiblichen Genitale, dass Risikoeinschätzungen und Komplikationsraten dieser Operationen fehlen, nicht bekannt sind oder verharmlost werden (keine Nachuntersuchungen über längere Zeiträume). Zu den Komplikationen und Risiken dieser Eingriffe zählen Wundheilungsstörungen und Entzündungen, Narbenbildungen, Sensibilitätsstörungen mit herabgesetzter sexueller Empfindlichkeit, veränderte taktile Empfindungen bis hin zu deutlichen Funktionsbeeinträchtigungen des Genitale (z.B. Dyspareunie, nicht Eintreten der gewünschten Stimulationswiederherstellung). Durch die Narbenbildung, Asymmetrie kann es zu Schmerzen beim Gehen, Sitzen, bei sportlicher Betätigung und beim Geschlechtsverkehr kommen, die auch noch Jahre nach der Operation vorhanden sein können und das Sexualleben und Lebensqualität beeinflussen.

Neben diesen auch bei gutem kosmetischen Ergebnis potentiellen Komplikationen und Risiken ist es von besonderer Relevanz, dass es heute keinerlei verbindliche Fort- und Weiterbildungscurricula entsprechender Fachgesellschaften gibt und damit auch eine qualitätssichernde Ergebnisbeurteilung rein subjektiv und nicht objektivierbar ist. Entsprechende Operationen sollten nur nach entsprechender Weiterbildung und persönlicher theoretischer und klinischer Erfahrung durchgeführt werden. In erfahrener Hand sind operativ bedingte Komplikationen selten. Auf jeden Fall sollten Standards entwikkelt und publiziert werden.

Darüber hinaus liegen keine wissenschaftlichen Daten vor, die nachweisen, dass diese Eingriffe zu anhaltenden psychischen Verbesserung führen. Der Unzufriedenheit von Frauen und jungen Mädchen mit ihren Genitalien muss durch vermehrte Information und Bewusstseinsbildung bezüglich des ohne Nachteil vielfältigen Erscheinungsbildes weiblichen Genitale entgegengetreten werden. Für die tägliche Praxis ist deshalb zu fordern, dass vor jeglicher schönheitschirurgischer Operation im Genitalbereich ein ausführliches ärztliches Gespräch, ggf. unter Hinzuziehung eines Psychologen/Psychiaters zu führen ist, insbesondere bei Hinweisen auf depressive Stimmung, Sexualstörung, Selbstwertstörung oder Reifungskonflikt.

Bei der Verkleinerung der Schamlippen und auch für die anderen Methoden der Intimchirurgie sollten die vom American College of Obstetricians and Gynecologists gegebenen Empfehlungen berücksichtigt werden:

1. Vor einem solchen Eingriff sollten die Motive für die Operation genau abgeklärt werden.
2. Es sollte ein körperlicher Befund für den Eingriff vorliegen.
3. Die Patientinnen müssen darüber aufgeklärt werden, dass bisher keine ausreichenden wissenschaftlichen Daten darüber vorliegen, dass diese Eingriffe zu anhaltenden psychischen oder funktionellen Verbesserungen führen.
4. Es muss über die Risiken der Eingriffe, wie Infektionen, veränderte Sensibilität, Dyspareunie, Verwachsungen und Narben umso detaillierter aufgeklärt werden, je weniger der Eingriff den Charakter einer ärztlichen Heilmaßnahme hat. Diese ausführliche Aufklärung muss sorgfätig dokumentiert werden.
5. Es muss darauf hingewiesen werden, dass es für diese Operationen keine wissenschaftlich erarbeiteten Operationsstandards gibt, die bei unzureichenden Operationsergebnissen als Klagegrund verwendbar wären.

Erstfassung	2009
Beteiligte Fachgesellschaften, Arbeitsgemeinschaften und Organisationen	Deutsche Gesellschaft für Gynäkologie und Geburtshilfe
Autoren	Dr. phil. A. Borkenhagen, Berlin Dr. med. G. Gille, Lüneburg Prof. Dr. med. S. Gress, München Prof. Dr. med. H. Kentenich, Berlin Dr. med. C. Nestle-Kraemling, Gerresheim Prof. Dr. med. R. Kreienberg, Ulm Prof. Dr. Dr. med. R. L. de Wilde, Oldenburg

Robert-Koch-Institut (RKI)

Erkrankungen durch Chlamydia trachomatis

Inhaltsverzeichnis

Die Herausgabe dieser Reihe durch das Robert Koch-Institut (RKI) erfolgt auf der Grundlage des § 4 Infektionsschutzgesetz (IfSG). Praktisch bedeutsame Angaben zu wichtigen Infektionskrankheiten sollen aktuell und konzentriert der Orientierung dienen. Die Beiträge werden in Zusammenarbeit mit den Nationalen Referenzzentren, Konsiliarlaboren sowie weiteren Experten erarbeitet. Die Erstpublikation erfolgt im *Epidemiologischen Bulletin* und die Publikation von Aktualisierungen im Internet (http://www.rki.de). Eine Aktualisierung erfolgt nach den Erfordernissen, aktualisierte Fassungen ersetzen die älteren.

1 Erreger

Die Gattung *Chlamydia (C.)* und die Gattung *Chlamydophila (Cp.)* in der Familie der *Chlamydiaceae* umfassen die drei humanpathogenen Arten *C. trachomatis, Cp. psittaci* und *Cp. pneumoniae*. Es handelt sich um unbewegliche und gramnegative Bakterien, deren Zellwand charakteristischerweise keine Peptidoglykanschicht aber Lipopolysaccharide enthält und die obligat intrazellulär leben. Eine gemeinsame Eigenschaft aller Chlamydien ist ihr komplexer Reproduktionszyklus. Bei diesem Zyklus kommen extrazelluläre, infektiöse Elementarkörperchen und intrazelluläre, nichtinfektiöse Retikularkörperchen vor. Die infektiösen Elementarkörperchen erreichen eine Größe von etwa 0,3 Mikrometern und dienen der Übertragung der Infektion. Die in ihren Wirtszellen lebenden Retikularkörperchen sind stoffwechselaktiv und haben eine Größe von etwa einem Mikrometer.

Elementarkörperchen heften sich mit speziellen Molekülen an Rezeptoren empfänglicher Zielzellen (normalerweise Epithelzellen des Urogenitaltraktes oder des Respirationstraktes) an und werden von den Zellen durch Endozytose aufgenommen. Innerhalb von 8 Stunden wandeln sich die Elementarkörperchen in stoffwechselaktive Retikularkörperchen um, die sich anschließend durch Teilung vermehren. Dabei entstehen ein oder mehrere von der Endosomenmembran umgebene Einschlusskörperchen, die sehr viele Bakterienzellen enthalten können und einen großen Teil der infizierten Wirtszelle einnehmen. Nach 24 bis 36 Stunden bilden sich aus den Retikularkörperchen wiederum Elementarkörperchen, die das Einschlusskörperchen bei seiner Ruptur verlassen oder ausgeschleust werden können. Diese freigesetzten Elementarkörperchen infizieren benachbarte Zellen oder andere Individuen.

Der erste Teil des Ratgebers über Erkrankungen durch Chlamydien bezieht sich auf Erkrankungen durch *C. trachomatis*. Die Serotypen von *C. trachomatis* lösen verschiedene Erkrankungen aus:

Die Serotypen A–C verursachen das Trachom, eine in den Tropen verbreitete chronisch rezidivierende Erkrankung der Bindehäute und Hornhäute des Auges.

Die Serotypen D–K verursachen sexuell übertragbare urogenitale Infektionen (und gelegentlich auch Infektionen der Augenbindehaut) sowie nach perinataler Übertragung Infektionen bei Neugeborenen.

Die Serotypen L1, L2 und L3 verursachen das Lymphogranuloma venereum, eine sexuell übertragbare Infektionen, die vorwiegend in den Tropen vorkommt.

2 Vorkommen

C. trachomatis (Serotypen D–L) gehört weltweit zu den häufigsten Erregern sexuell übertragbarer Infektionen (STI = *sexually transmitted infections*). Im Jahr 2001 hat die Weltgesundheitsorganisation (WHO) geschätzt, dass weltweit jährlich 89 Millionen Neuinfektionen mit genitalen Chlamydien erfolgen. In den Industriestaaten sind Chlamydien die häufigsten bakteriellen Erreger von Urogenitalinfektionen. In Deutschland sind Infektionen mit Chlamydien nicht meldepflichtig. Es gibt daher über die Zahl der Neuinfektionen nur Schätzungen. Über das STD-Sentinel, an dem sich zurzeit auf nationaler Ebene ca. 250 Einrichtungen beteiligen, werden Infektionsanteile von 6% gefunden. Dabei handelt es sich jedoch meist um Personen mit erhöhtem Risikoverhalten. In einzelnen Studien wurden Prävalenzraten von 10% bei 17-jährigen Mädchen bzw. 20% bei 20- bis 24-jährigen Frauen gefunden.[1,2]

Bei epidemiologischen Untersuchungen mit Hilfe molekularbiologischer Verfahren wurden in Deutschland insbesondere unter den sexuell aktiven jugendlichen Frauen bis zu 13% als infiziert ermittelt. Diese Infektionsrate variiert regional und geht mit steigendem Alter und Eintritt in eine stabile partnerschaftliche Bindung stark zurück.

Infektionen bei Neugeborenen treten auf, wenn die vaginale Geburt durch einen mit *C. trachomatis* infizierten Geburtskanal erfolgt. Um die schwerwiegenden Folgen zu verringern werden Schwangere daher auf *C. trachomatis* gescreent. Systematisch erhobene Daten hierzu liegen leider nicht vor.

Die Inzidenz an Lymphogranuloma venereum (Lymphogranuloma inguinale, Durand-Nicolas-Favre-Krankheit) nimmt weltweit ab, allerdings ist diese sexuell übertragbare Infektion in Asien, Afrika, Südamerika und Teilen der Karibik immer noch endemisch. Die höchste Inzidenz der Erkrankung korreliert mit dem Alter der größten sexuellen Aktivität, dem 2. und 3. Lebensjahrzehnt; Teile der Bevölkerung mit niedrigerem sozialen Status sind häufiger betroffen. In Europa traten mehrere Häufungen seit dem Jahr 2000 auf. Auch in Deutschland wurden in den vergangenen Jahren mehrere Fälle bei HIV-infizierten Männern beobachtet. In Deutschland wurden bisher meist Fälle mit Serotyp L2 gefunden, vorwiegend bei Männern, die (auch) Sex mit Männern haben (MSM). Insgesamt wurden zwischen August 2002 und Januar 2009 164 Fälle mit gesichertem Genotyp L1–L3 freiwillig an das RKI gemeldet.

Das Trachom tritt nahezu ausschließlich in tropischen Ländern unter mangelhaften hygienischen Verhältnissen auf. Es stellt weltweit die häufigste Augenkrankheit und nach der Katarakt die zweithäufigste Ursache einer Erblindung dar. Es wird angenommen, dass etwa 150 Millionen Menschen infiziert sind, von denen es bei etwa 6 Millionen zu einer Erblindung gekommen ist. In Deutschland wurden im Jahr 1998 zwei und im Jahr 1999 drei an Trachom erkrankte Personen durch Meldung erfasst. Seit dem Jahr 2000 ist das Trachom in Deutschland nur meldepflichtig, wenn mehrere epidemiologisch zusammenhängende Fälle auftreten.

3 Reservoir

Erregerreservoir für *C. trachomatis* ist ausschließlich der Mensch.

4 Infektionsweg

Eine Übertragung der Serovare D–K sowie L1–L3 ist nur durch sexuellen Kontakt sowie perinatal möglich. Die selten auftretende „Schwimmbadkonjunktivitis" ist eher eine Folge sexueller Aktivitäten als Folge einer Übertragung durch Wasser in Schwimmbädern. Die Serovare A, B und C werden durch infektiöses Augensekret oder durch damit kontaminierte Hände oder Tücher übertragen (Schmierinfektionen). Fliegen werden als Überträger des Trachoms eine besondere Bedeutung beigemessen.

5 Inkubationszeit

Die Inkubationszeit für die Erstinfektionen beträgt etwa 1 bis 3 Wochen.

6 Dauer der Ansteckungsfähigkeit

Eine exakte Dauer der Ansteckungsfähigkeit kann aufgrund asymptomatischer Verlaufsformen der Infektionen nicht angegeben werden.

7 Klinische Symptomatik

7.1 Urogenitale Chlamydieninfektion

Bei Frauen verlaufen bis zu 80% der chlamydienbedingten Genitalinfektionen asymptomatisch. Die Infektion manifestiert sich zunächst an der Zervikalschleimhaut, die wenig innerviert ist und deshalb bei einer Infektion bis auf einen eitrigen Fluor kaum Beschwerden macht. Die Infektion kann aber auch die Urethra und die Bartholin-Drüsen einbeziehen und wird spätestens dann symptomatisch. Von der Zervix kann die Infektion auf das Endometrium, die Tuben oder auch in den Peritonealraum weitergeleitet werden. Die Folgen sind Salpingitis, Endometritis und Perihepatitis (Fitz-Hugh-Curtis-Syndrom). Die Salpingitis kann zu Verklebungen, und narbigen Strikturen und somit zum Funktionsverslust der Tuben führen und ist damit einer der wichtigsten Gründe für extrauterine Schwangerschaften und die sekundäre Sterilität von Frauen.

Genitale Infektionen mit *C. trachomatis* treten bei Männern zunächst als Urethritis auf, die durch Druckgefühl und Schmerzen sowie Brennen beim Wasserlassen auffallen. Aus Zeiten, in denen nur eine Infektion mit Gonokokken als Ursache einer Urethritis angenommen wurde, stammt die Bezeichnung nichtgonorrhoische Urethritis (NGU), wenn Gonokokken bei einer Urethritis nicht nachgewiesen werden konnten. In dieser Zeit wurde die Gonorrhö noch vorwiegend mit Penicillin behandelt, das gegen eine gleichzeitig erworbene Chlamydieninfektion nicht wirksam ist. Die aufgrund der Chlamydien weiter ablaufende Urethritis wurde als postgonorrhoische Urethritis (PGU) bezeichnet. Chlamydieninfektionen können bei ca. 50% der Männer asymptomatisch verlaufen und bleiben daher häufig unerkannt.

Chlamydieninfektionen der Urethra verursachen Schmerzen und Brennen beim Wasserlassen sowie einen eitrigen Ausfluss. Chlamydien können in die Prostata aufsteigen und weiter in die Nebenhoden. Die dann auftretende Epididymitis ist sehr schmerzhaft und führt die Patienten zum Arzt. Als Ergebnis der durch Chlamydien ausgelösten Prostatitis wird auch die Sterilität des Mannes diskutiert. In der Folge der akuten Infektion mit *C. trachomatis* kann es zur Arthritis in verschiedenen Gelenken, zur Tendovaginitis (Sehnenscheidenentzündung) und in seltenen Fällen auch zum Reiter-Syndrom kommen. Entsprechend der sexuellen Gewohnheiten des Patienten kann die Infektion auch als Proktitis oder Pharyngitis in Erscheinung treten.

Koinfektionen mit Gonokokken sind relativ häufig, so waren 15% aller männlichen chlamydieninfizierten Patienten der STD-Sentinel-Einrichtungen auch positiv für *Neisseria gonorrhoeae*.

Entsprechend der sexuellen Gewohnheiten der Patienten kann die Infektion auch als Konjunktivitis (Schwimmbadkonjunktivitis) oder auch als Proktitis oder Pharyngitis vorkommen. In der Folge der Infektion können ebenfalls Arthritiden an verschiedenen Gelenken und selten auch ein Morbus Reiter auftreten.

7.2 Chlamydieninfektion der Neugeborenen

Bei infizierten Schwangeren kommt es in etwa 60% bis 70% der Fälle bei Durchtritt durch den Geburtskanal zu einer Infektion des Neugeborenen. Meist entsteht dann eine Konjunktivitis, seltener eine Otitis media. Wird erregerhaltiges Vaginalsekret während der Geburt aspiriert, kann es zu einer schweren Pneumonie des Neugeborenen kommen. Außerdem gibt es Hinweise für ein erhöhtes Risiko von Frühgeburten, vorzeitigem Blasensprung, kindlichem Untergewicht und anderen Schwangerschaftskomplikationen.

7.3 Lymphogranuloma venereum

Am Infektionsort entsteht nach 3 bis 12 Tagen zunächst ein schmerzloses Bläschen, dann ein oberflächliches Geschwür (Primärläsion). Nach 10 bis 30 Tagen kommt es zu schmerzhaften Schwellungen der regionären Lymphknoten (Bubo), die aufbrechen können. Die Abheilung erfolgt unter Bildung bindegewebiger Narben, Verlegung der Lymphgefäße mit nachfolgenden Abflussstörungen. Je nach sexueller Gewohnheit kann es auch zu einer massiven ulcerösen Proktitis mit schleimigem oder blutigem Ausfluss, Tenesmen und Fieber oder zu perirektalen Abszessen und Fisteln kommen. In der Folge können sich narbige Strikturen und Stenosen bilden, die unter Umständen chirurgisch therapiert werden müssen.

7.4 Trachom

Die Erstinfektion erfolgt meist im Kindesalter und verursacht eine follikuläre Keratokonjunktivitis. Häufige Reinfektionen und bakterielle Superinfektionen führen zur Vergrößerung und zum Zusammenfließen der Follikel (Granulome). Die Folge ist eine narbige Schrumpfung der Bindehaut der Augenlider und ein Entropium. Das wiederum führt zu dauernden Verletzungen und Infektionen der Hornhaut, die sich entzündlich verändert und eintrübt. Das Trachom ist trotz leichter Behandelbarkeit weltweit die zweithäufigste Erblindungsursache.

8 Diagnostik

8.1 Erregernachweis

Für den Nachweis einer Infektion ist der direkte Erregernachweis die Methode der Wahl. Die Auswahl der geeignetsten Methode hängt vom klinischen Bild und der Zielstellung der Diagnostik im individuellen Fall ab.

8.2 Nukleinsäure-Amplifikations-Techniken (NAT) aus Abstrichmaterial oder Urin

Kommerziell werden NAT mit unterschiedlichen Verfahrensprinzipien angeboten, die meistens eine sehr hohe Sensitivität und Spezifität aufweisen. Einige dieser Verfahren verwenden für die DNA-Amplifikation eine Sequenz aus dem kryptischen Plasmid von C. trachomatis, das in 10-facher Kopie in den Bakterien vorkommt. Damit wird eine hohe Sensitivität der NAT erreicht. Vor wenigen Jahren ist allerdings in Skandinavien ein C. trachomatis-Stamm mit einer defekten Zielsequenz in diesem Plasmid aufgetreten, die zu falsch negativen NAT-Resultaten geführt hat. Da sich Zielsequenzen für die NAT grundsätzlich im Laufe der Zeit verändern können, sollten negative NAT-Ergebnisse in regelmäßigen Abständen mit einem anderen NAT-Protokoll überprüft werden. Für C. trachomatis eignet sich in dieser Hinsicht das MOMP-Gen als Zielsequenz. DNA-Amplifikate aus diesem Bereich erlauben zudem eine Zuordnung zu definierten Genotypen, die den Serotypen weitgehend entsprechen, da die Serotypen durch verschiedene MOMP-Antigene repräsentiert werden. Nicht jede NAT ist für jedes Untersuchungsmaterial gleichermaßen geeignet, da die dabei verwendeten Enzyme durch Bestandteile der Proben inhibiert werden können. So enthalten beispielsweise Urinproben Inhibitoren der Taq-Polymerase. Neben NAT werden chlamydienspezifische Gensonden kommerziell angeboten, die meist eine etwas geringere Sensitivität als die NAT haben.

8.3 Anzucht

Die Anzucht ist in der Zellkultur auf unterschiedlichen permanenten epithelialen Zellen aus zellreichen Zervix-, Urethra-, Rektum- oder Konjunktivalabstrichen möglich. Dabei ist die Verwendung von Spezialtupfern und Transportmedien Voraussetzung.

8.4 Antigen-Nachweis

Der Antigen-Nachweis durch ELISA oder durch die direkte Immunfluoreszenz mit Hilfe markierter Antikörper kann falsch positive Befunde erbringen, die mit einem zweiten

Test bestätigt werden sollten. Sowohl die niedrige Sensitivität als auch die geringe Spezifität dieser Verfahren erlaubt den Chlamydiennachweis nur bei hoher Bakteriendichte. Schnellteste gelten als unsicher.

8.5 Antikörpernachweis

Gattungsspezifische Verfahren, die komplexe Antigene aus ganzen Elementarkörperchen verwenden, erfassen Antikörper gegen alle Chlamydienarten. Mit artspezifischen Verfahren, die rekombinante Peptide von *C. trachomatis* verwenden (Peptid-ELISA), lassen sich spezifische Antikörper gegen *C. trachomatis* erfassen. Andere serologische Verfahren vergleichen die Reaktivität des untersuchten Patientenserums mit Antigenen von *C. trachomatis, Cp. pneumoniae* und *Cp. psittaci*. Das Antigen mit der stärksten Reaktivität zeigt die Spezifität der Antikörper an. Nach diesem Prinzip funktioniert der Mikroimmunfluoreszenz-Test (MIF) oder auch ein Immunoblot mit rekombinanten Antigenen. Für beide Verfahren gibt es kommerzielle Angebote. Die Komplementbindungs-Reaktion (KBR) kann wegen mangelnder Standardisierbarkeit nicht mehr empfohlen werden. Antikörper werden nach Infektion mit *C. trachomatis* erst nach 6 bis 8 Wochen messbar, sind also bei einer akuten Infektion nicht unbedingt zu erwarten. Antikörper der Klasse IgA stellen kein Akuitätsmarker dar. Die Antikörper können monate- oder sogar jahrelang persistieren. Daher sollten positive serologische Befunde bei fehlender Symptomatik nicht zwangsläufig als persistierende Infektion interpretiert werden. Die serologische Diagnostik kann aber zur Differenzialdiagnose bei Folgeerkrankungen, insbesondere bei der Differenzialdiagnose der Sterilität von Nutzen sein. Die Interpretation der *C. trachomatis*-Serologie ist mitunter durch kreuzreagierende Antikörper gegen *Cp. pneumoniae* erschwert.

9 Therapie

Die hier gegebenen Hinweise sind nur orientierend, so dass auf fachspezifische Therapieempfehlungen und Angaben der Arzneimittelhersteller verwiesen wird. Zum Einsatz kommen Tetrazykline (Doxycyclin), Makrolide (Erythromycin und insbesondere neuere Substanzen, wie Clarithromycin oder Azithromycin) sowie Chinolone (z.B. Levofloxacin). Resistenzentwicklungen gegenüber Tetrazyklinen und Erythromycin sind bisher nicht bekannt geworden. Die Gabe von Azithromycin kann bei unkomplizierter genitaler Chlamydieninfektion in einer Einzeldosis (1 g) erfolgen. Laut *Centers for Disease Control and Prevention* (CDC) kann alternativ auch eine Therapie mit Doxycyclin 100 mg 2 x 1 für 7 Tage erfolgen. Erythromycin 500 mg 4 x 1, Ofloxacin 300 mg 2 x 1 oder Levofloxacin 500 mg 1 x 1 jeweils für 7 Tage stellen weitere Therapieoptionen dar.[3]

In vivo treten trotz antibiotischer Therapie häufig Rezidive auf, so dass bei einer Therapie mit Doxycyclin oder Erythromycin auch bei unkomplizierten genitalen Infektionen eine Behandlungsdauer von mindestens 14 Tagen empfohlen wird. Unter Umständen sind bei fortbestehender klinischer Symptomatik mehrere antibiotische Kuren erforderlich.

Bei komplizierten Infektionen, z.B. einer entzündlichen Erkrankungen des Beckens – *Pelvic inflammatory disease* – oder einer Epididymitis, ist auf jeden Fall eine zweiwöchige, eventuell sogar eine parenterale Therapie erforderlich, beim Lymphogranuloma venereum eine Behandlung von 3 Wochen.

Auch eine Untersuchung und Mitbehandlung von allen Sexualpartnern der letzten 60 Tage soll veranlasst werden, um Reinfektionen zu verhindern.

10 Präventiv- und Bekämpfungsmaßnahmen

10.1 Präventive Maßnahmen

Genitale Infektionen durch C. trachomatis: Die Maßnahmen der Prävention entsprechen den allgemeinen Grundsätzen der Verhütung sexuell übertragbarer Infektionen (Information, Aufklärung, Expositionsprophylaxe).

Chlamydien-Screening bei Frauen bis 25 Jahre: Der Gemeinsame Bundesausschuss (G-BA) hat für die kassenärztliche Versorgung im September 2007 wegen einer steigenden Prävalenz ein neues Vorgehen bei der Bekämpfung von *C. trachomatis*-Infektionen bei jungen Frauen beschlossen. Seit dem 1.1.2008 wird sexuell aktiven Frauen unter 25 Jahren ein Chlamydien-Screening angeboten und unter bestimmten Voraussetzungen von den Krankenkassen erstattet. Diese Voraussetzungen bestehen darin, dass als Nachweismethode ein NAT (PCR) zur Anwendung kommt und dass aus Kostengründen fünf Proben gepoolt werden können. Da sich für das „poolen" nur Urin eignet, wurde als Untersuchungsmaterial für dieses Screening Urin festgelegt. Es werden demnach fünf Urinproben zusammengegossen und gemeinsam in einem NAT-Protokoll untersucht. Bei positivem Reaktionsausfall werden die Proben einzeln nachuntersucht. So wichtig die frühzeitige Erfassung einer Chlamydieninfektion zur Prophylaxe der chronischen Adnexitis auch ist, so ist die Effektivität dieser Empfehlung hinsichtlich des Untersuchungsmaterials und des „poolings" bislang durch Studien nicht belegt.

Screening von schwangeren Frauen und Frauen vor Schwangerschaftsabbruch: In Deutsch-land ist aufgrund oben genannter möglicher Komplikationen ein Screening auf Chlamydien bei Schwangeren seit dem Jahr 1995 Bestandteil der Mutterschaftsvorsorge der GKV. Bei einem Schwangerschaftsabbruch ist das Risiko für eine PID bei unbehandelter Infektion erheblich (in den für den Beschluss des G-BA bewerteten Studien bis 43%).[4]

Trachom: Die Elimination des endemischen Trachoms ist eng mit der Verfügbarkeit allgemeiner Hygienemaßnahmen und einer entsprechenden Verbesserung des Lebensstandards verbunden. Eine adäquate Wasserversorgung für die persönliche Körperpflege, die in Ländern der Dritten Welt nicht allen Menschen zur Verfügung steht, spielt eine wesentliche Rolle. In manchen Gebieten ist die Bekämpfung der Fliegen bedeutungsvoll. Patienten mit Trachom benötigen eine konsequente Antibiotikatherapie. – Zielgruppen der Vorbeugung sind vor allem Kinder im Vorschulalter, die das wesentliche Chlamydienreservoir bilden.

SAFE-Strategie im Global Programme for the Elimination of Trachoma der WHO:

S – Surgery, d.h. die Oberlidchirurgie bei Trichiasis und Entropium,

A – Antibiotika, d.h. lokale oder systemische Antibiotikatherapie,

F – Facial cleanliness, d.h. Waschen des Gesichtes zur Säuberung von Sekret (Eindämmung der Schmierinfektion und Eindämmung der Übertragung durch Fliegen),

E – Environmental Improvement im Sinne einer generellen Verbesserung der Haus- und Dorfhygiene, z.B. durch Latrinenbau, Wasserversorgung und Abfallbeseitigung.

Zur Verhütung nosokomialer Infektionen ist besonders im Bereich der Augenheilkunde auf das sorgfältige Einhalten krankenhaushygienischer Normen (z.B. Desinfektion der Instrumente) zu achten.

10.2 Maßnahmen für Patienten und Kontaktpersonen

Genitale Chlamydieninfektionen sollten möglichst frühzeitig erkannt und behandelt werden. Sexuelle Kontakte dürfen erst nach Abschluss der Behandlung (bei einmaliger Azithromycingabe nach 7 Tagen), bei Lymphogranuloma venereum außerdem nach dem völligen Abheilen der Läsionen, erfolgen. Im Falle einer festgestellten genitalen Chlamydieninfektion bzw. eines Lymphogranuloma venereum sollte der Arzt mit dem Patienten besprechen, dass eine Beratung und Untersuchung des Partners/der Partnerin notwendig ist (relevant sind Sexualpartner innerhalb der letzten 60 Tage). Wegen des Infektionsrisikos (und der Möglichkeit falsch negativer Befunde bei genitaler Infektion durch Chlamydien) wird – bei vorliegendem Einverständnis – eine gleichzeitige Mitbehandlung empfohlen. Diese Sicherheitsbehandlung schützt den Betreffenden vor den Folgen der Infektion und verhindert eine Weiterverbreitung bzw. eine Reinfektion innerhalb der Partnerschaft. Anderenfalls wären wiederholte Kontrolluntersuchungen erforderlich.

Im § 19 des Infektionsschutzgesetzes ist festgelegt, dass das Gesundheitsamt im Rahmen des Schutzes vor sexuell übertragbaren Infektionen Beratung und Untersuchung anbietet oder diese in Zusammenarbeit mit anderen medizinischen Einrichtungen sicherstellt. Diese Maßnahmen können für Personen, deren Lebensumstände eine erhöhte Ansteckungsgefahr für sich oder andere mit sich bringen, auch aufsuchend angeboten werden; im Einzelfall können sie die ambulante Behandlung durch einen Arzt des Gesundheitsamtes umfassen, soweit dies zur Verhinderung der Weiterverbreitung der sexuell übertragbaren Infektionen erforderlich ist.

10.3 Maßnahmen bei Ausbrüchen

Bei Ausbrüchen sollte das zuständige Gesundheitsamt informiert werden, um rechtzeitig Präventionsmaßnahmen einleiten zu können.

11 Meldepflicht

Mit dem Inkrafttreten des Infektionsschutzgesetzes (IfSG) im Jahr 2001 entfiel die laut Bundes-Seuchengesetz bisher bestehende Meldepflicht für Trachom sowie für Lymphogranuloma venereum nach dem Geschlechtskrankheiten-Gesetz. Auch für Einzelfälle anderer Erkrankungen durch *C. trachomatis* besteht keine gesetzliche Meldepflicht.

Eine Meldepflicht besteht allerdings nach § 6 Abs. 1 Nr. 5b IfSG, wenn zwei oder mehrere gleichartige Erkrankungen an Trachom oder Lymphogranuloma venereum auftreten, bei denen ein epidemiologischer Zusammenhang wahrscheinlich ist oder vermutet wird.

12 Beratung und Spezialdiagnostik: Konsiliarlaboratorium für Chlamydien

Institut für Medizinische Mikrobiologie am Universitätsklinikum Jena
Leitung: Herr Prof. Dr. Eberhard Straube
Erlanger Allee 101, 07747 Jena
Tel.: 0 36 41 . 93 93 – 500
Fax: 0 36 41 . 93 93 – 502
E-Mail: eberhard.straube@med.uni-jena.de

13 Literatur

1. World Health Organization: Global Prevalence and Incidence of Selected Sexually Transmitted Diseases. Geneva: World Health Organization, 2001

2. Gille G, Klapp C et al.: Chlamydien – eine heimliche Epidemie unter Jugendlichen. Deutsches Ärzteblatt 2005; 102 (28–29): A2021–A2025

3. Centers for Disease Control and Prevention: Sexually Transmitted Diseases Treatment Guidelines, 2006. MMWR 2006; 55: 38–42

4. Gemeinsamer Bundesausschuss: Screening auf genitale Chlamydia trachomatis-Infektionen bei Frauen. Abschlussbericht des Unterausschusses „Familienplanung" des G-BA, 30. Januar 2008

14 Ausgewählte Informationsquellen

1. Tropenmedizin in Klinik und Praxis: 164 Tabellen. Hrsg. v. W. Lang und Th. Löscher. Mit Beitr. von M. Alexander. – 3. völlig neu bearb. und erw. Aufl. – Georg Thieme Verlag, Stuttgart, New York 2000: 497–500

2. Marre R, Mertens T, Trautmann M, Vanek E (Hrsg): Klinische Infektiologie. Urban & Fischer Verlag, München, Jena, 2000: 474

3. Chin J (ed.): Control of Communicable Diseases Manual. American Public Health Association, Washington, 2000: 97–99

4. Harrison innere Medizin: Anthony S. Fauci (ed.) et al. (Hrsg. 14. dt. Ausg. W.E. Berdel) – McGraw-Hill, London, Frankfurt a. M., 1999: 1258–1267

5. Darai G, Handermann M, Hinz E, Sonntag H-G (Hrsg.): Lexikon der Infektionskrankheiten. Springer-Verlag 1997: 99–101

6. Mandell GL, Bennett JE, Dolin R (Hrsg.): Principles and Practice of Infectious Diseases. Churchill Livingstone Inc 1995: 1679–1693

7. RKI: Infektionen durch Chlamydien – Stand des Wissens. Epid Bull 1997; 18: 121–122

8. Koch J, Kirschner R, Schäfer A: Bestimmung der Prävalenz genitaler HPV- und Chlamydia trachomatis-Infektionen in einem repräsentativen Querschnitt der weiblichen Normalbevölkerung in Berlin (Eine Untersuchung von asymptomatischen Patientinnen in der Routineklientel niedergelassener Gynäkologen). Infektionsepidemiologische Forschung 1997; II: 1–7

9. WHO: Blindness and Visual Disability

10. CDC: Some Facts about Chlamydia

11. European Guideline for the Management of Chlamydial Infection. Draft European STI-Guidelines Deutsche STD-Gesellschaft: Diagnostik und Therapie sexuell übertragbarer Krankheiten – Leitlinien 2001 (Hrsg. von D. Petzoldt u. G. Gross). Springer Verlag, Berlin Heidelberg New York, 2001

12. Pressemitteilung Gemeinsamer Bundesausschuss gemäß § 91 Abs. 5 SGB Vertragsärztliche Versorgung G-BA ergänzt GKVLeistungen um Screening auf Chlamydien – Neueste Testverfahren schützen junge Frauen vorschwerwiegenden Folgeerkrankungen, Siegburg/Berlin, 14. September 2007

13. *Oakeshott P, Kerry S, Atherton H et al.: Community-based trial of screening for Chlamydia trachomatis to prevent pelvic inflammatory disease: the POPI (prevention of pelvic infection) trial. Trials 2008; 9: 73*

14. *White J, Ison C: Lymphogranuloma venereum: what does the clinician need to know? Clinical Medicine 2008; 8: 327–330*

15. *Wright H, Turner A, Taylor H: Trachoma. Lancet 2008; 371: 1945–1954*

Erstfassung	2001
Überarbeitung	2009. Gültigkeit im Jahr 2010 bestätigt.
Beteiligte Fachgesellschaften, Arbeitsgemeinschaften und Organisationen	Robert-Koch-Institut
Anmerkungen	Aktualisierte Fassung vom September 2009; Erstveröffentlichung im *Epidemiologischen Bulletin* 12/2001. Abdruck mit freundlicher Genehmigung des Robert-Koch-Instituts.

Verzeichnis der Leitlinienkoordinatoren und Erstautoren

PD Dr. med. Sven **Ackermann**
Klinikum Darmstadt
Frauenklinik
Grafenstraße 9
D – 64283 – Darmstadt

Prof. Dr. med. Ute-Susann **Albert**
Universitätsklinikum Gießen
und Marburg
Standort Marburg-Brustzentrum Regio
Frauenklinik
Baldingerstraße
D – 35033 Marburg

PD Dr. med. Kaven **Baessler**
Charité Campus Mitte
Beckenboden-Zentrum
Charitéplatz 1
D – 10117 Berlin

Prof. Dr. med. Matthias W. **Beckmann**
Universitätsklinikum Erlangen
Frauenklinik
Universitätsstraße 21-23
D – 91054 Erlangen

PD Dr. med. Bernd **Bojahr**
Evangelisches Krankenhaus Hubertus
Klinik für MIC
Kurstraße 11
D – 14129 Berlin

Dr. med. Alexander S. **Boosz**
Universitätsklinikum Erlangen
Frauenklinik
Universitätsstraße 21-23
D – 91054 Erlangen

Prof. Dr. med. Thomas **Dimpfl**
Klinikum Kassel
Frauenklinik
Mönchebergstraße 41–43
D – 34125 Kassel

Prof. Dr. med. Günter **Emons**
Universitätsklinikum Göttingen
Frauenklinik
Robert-Koch-Straße 40
D – 37075 Göttingen

Prof. Dr. med. Klaus **Friese**
Universitätsklinikum München
Frauenkliniken
Innenstadt und Großhadern
MaiStraße 11
D – 80337 München

PD Dr. med. Annett **Gauruder-Burmester**
Neues Deutsches Interdisziplinäres
Beckenbodenzentrum
Friedrichstr. 147
D – 10117 Berlin

Dr. med. Peer **Hantschmann**
Kreisklinik Altötting
Frauenklinik
Vinzenz-von-Paul-Straße 10
D – 84503 Altötting

Prof. Dr. med. Helmut **Heidler**
Allgemeines Krankenhaus
Urologische Kliik
Krankenhausstr. 9A
A – 4020 Linz

Prof. Dr. med. Klaus **Höfner**
Evangelisches Krankenhaus Oberhausen
Urologische Klinik
Virchowstraße 20
D – 46047 Oberhausen

Prof. Dr. med. Lars-Christian **Horn**
Universitätsklinikum Leipzig
Institut für Pathologie
Liebigstraße 26
D – 04103 Leipzig

Prof. Dr. med. Udo B. **Hoyme**
Helios Klinikum Erfurt
Frauenklinik
Nordhäuser Straße 74
D – 99089 Erfurt

Prof. Dr. med. Heribert **Kentenich**
DRK-Kliniken Berlin | Westend
Frauenklinik
Spandauer Damm 130
D – 14050 Berlin

Prof. Dr. med. Ina **Kopp**
Universitätsklinikum
Gießen und Marburg
Institut für Medizinisches
Wissensmanagement
Baldingerstraße
D – 35043 Marburg

Prof. Dr. med. Rolf **Kreienberg**
Universitätsklinikum Ulm
Frauenklinik
Prittwitzstraße 43
D – 89075 Ulm

Prof. Dr. med. Joachim **Martius**
Krankenhaus Agatharied
Frauenklinik
St.-Agatha-Straße 1
D – 83734 Hausham

Prof. Dr. med. Peter **Mallmann**
Universitätsklinikum Köln
Frauenklinik
Kerpener Straße 34
D – 50931 Köln

Prof. Dr. med. Werner **Mendling**
Vivantes-Kliniken Am Urban und
im Friedrichshain
Frauenklinik
Dieffenbachstraße 1
D – 10967 Berlin

PD Dr. med. Ioannis **Mylonas**
Universitätsklinikum München
Frauenklinik
Maistraße 11
D – 80337 München

Prof. Dr. med. Klaus J. **Neis**
Frauenärzte am Staden
Bismarckstraße 39–41
D – 66121 Saarbrücken

PD Dr. med. Ursula **Peschers**
Chirurgische Klinik München
Bogenhausen
Beckenboden Zentrum München
Denninger Straße 44
D – 81679 München

Prof. Dr. med. Jacobus **Pfisterer**
Universitätsklinikum Schleswig-Holstein
Campus Kiel, Frauenklinik
Michaelisstraße 16
D – 24105 Kiel

Dipl.-Ing. Anita **Prescher**
Deutsche Krebsgesellschaft
Informationszentrum für Standards
in der Onkologie (ISTO)
Straße des 17. Juni 106–108
D – 10623 Berlin

Prof. Dr. med. Christl **Reisenauer**
Universitätsklinikum Tübingen
Frauenklinik
Calwerstraße 7
D – 72076 Tübingen

Prof. Dr. med. Barbara **Schmalfeldt**
Klinikum rechts der Isar der
TU München
Frauenklinik
Ismaninger Straße 22
D – 81675 München

Prof. Dr. med. Peter **Schmidt-Rhode**
Gynäkologische Praxisklinik Hamburg
Rübenkamp 148, Hs. 24
D – 22291 Hamburg

Prof. Dr. med. Hans-Georg **Schnürch**
Städtische Kliniken Neuss
Lukaskrankenhaus
Frauenklinik
Preußenstraße 84
D – 41464 Neuss

Prof. Dr. med. Claus **Seebacher**
D – 01309 Dresden

Dr. med. Friederike **Siedentopf**
DRK-Kliniken Berlin | Westend
Frauenklinik
Spandauer Damm 130
D – 14050 Berlin

PD Dr. med. Helmut **Sitter**
Universitätsklinikum Gießen
und Marburg
Institut für Theoretische Chirurgie
Baldingerstraße
D – 35043 Marburg

Prof. Dr. med. R. **Tunn**
St. Hedwig-Krankenhaus
Deutsches Beckenbodenzentrum
Große Hamburger Straße 5–11
D – 10115 Berlin

Dr. med. Isabell **Utz-Billing**
DRK-Kliniken Berlin | Westend
Frauenklinik
Spandauer Damm 130
D – 14050 Berlin

Prof. Dr. med. Dirk **Watermann**
Universitätsklinikum Freiburg
Frauenklinik
Hugstetter Straße 55
D – 79106 Freiburg

Dipl. math. oec. Thomas **Zemmler**
Universitätsklinikum Ulm
EDV-Gruppe der Frauenklinik
Prittwitzstraße 43
D – 89075 Ulm

Dr. med. Wolfgang **Zubke**
Universitätsklinikum Tübingen
Frauenklinik
Calwerstraße 7
D – 72076 Tübingen